高等学校教材

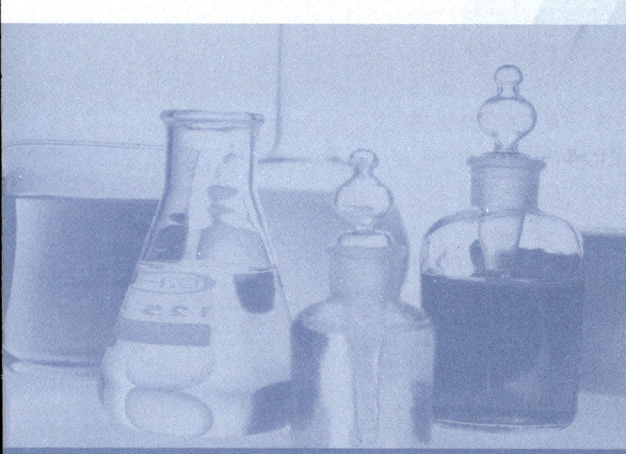

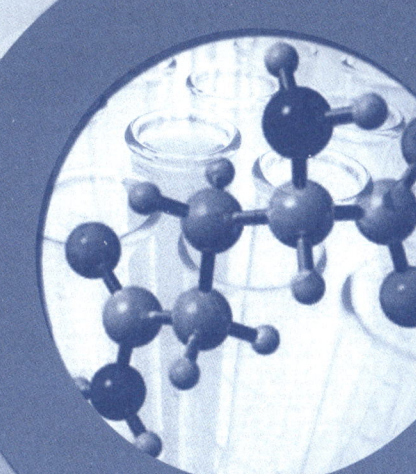

（供临床、护理、医学影像、中医、预防医学等专业用）

医 用 化 学

（第二版）

■ 主 编　杨　峰　孙体健

■ 副主编　杨　旭　赵云洁

编委（以姓氏拼音为序）

包慧敏	复旦大学	陈晓明	温州医科大学
陈志琼	重庆医科大学	郭贝贝	海军军医大学
韩玮娜	山东第二医科大学	贾彦兴	北京大学
李兰兰	陆军军医大学	刘　娜	大连医科大学
罗　俊	海军军医大学	卢　玲	南方医科大学
乔　华	山西医科大学	宋丽英	陆军军医大学士官学校
孙体健	山西医科大学	谭光国	空军军医大学
王海波	空军军医大学	王　津	福建医科大学
杨　超	哈尔滨工业大学（深圳）	杨　峰	海军军医大学
杨　旭	重庆医药高等专科学校	杨宇辉	同济大学
姚秋丽	遵义医科大学	俞世冲	海军军医大学
赵云洁	温州医科大学	朱荣秀	山东大学
朱仙弟	台州学院		

中国教育出版传媒集团

高等教育出版社·北京

内容提要

　　本书由19所军队和地方医学院校联合编写而成。根据课程的教学要求，共设21章。其中第一章至第八章介绍了基础化学的内容，包括溶液、电解质溶液、胶体分散系、原子结构和分子结构、配位化合物、氧化还原与电极电势、滴定分析法、分光光度法；第九章至第二十章介绍了有机化学的内容，按官能团分类法划分章节，包括有机化合物概述，链烃，环烃，旋光异构，卤代烃，醇、酚、醚、醛、酮、醌，羧酸及其衍生物，取代羧酸，含氮有机化合物，脂类和甾族化合物，糖类，蛋白质和核酸，每章从各类化合物的分子结构入手，着重阐明化合物的结构和性质；本书还结合医学学科人才培养的需要，在第二十一章系统介绍了化学消毒剂的相关知识。

　　考虑军队和地方医学院校特色，本书内容适量、重点突出、简明扼要，强调化学和医学知识的融合，每章内容均包含相关医学知识应用的案例和相关科学家简介。

　　本书可作为临床医学、护理学、医学影像技术、中医学、预防医学、医学检验技术、公共卫生管理等专业本科和专科层次的教学用书和自学用书。

图书在版编目（CIP）数据

　　医用化学／杨峰，孙体健主编；杨旭，赵云洁副主编. -- 2版. -- 北京：高等教育出版社，2024.12.
　　ISBN 978-7-04-062975-0

　　Ⅰ. R313

　　中国国家版本馆 CIP 数据核字第 20243M2K65 号

YIYONG HUAXUE

| 策划编辑　沈晚晴 | 责任编辑　沈晚晴 | 封面设计　李树龙 | 版式设计　李彩丽 |
| 责任绘图　马天驰 | 责任校对　张　然 | 责任印制　赵义民 | |

出版发行	高等教育出版社	网　　址	http://www.hep.edu.cn
社　　址	北京市西城区德外大街4号		http://www.hep.com.cn
邮政编码	100120	网上订购	http://www.hepmall.com.cn
印　　刷	北京市白帆印务有限公司		http://www.hepmall.com
开　　本	787mm×1092mm　1/16		http://www.hepmall.cn
印　　张	22		
字　　数	490 千字	版　　次	2017 年 7 月第 1 版
插　　页	1		2024 年 12 月第 2 版
购书热线	010-58581118	印　　次	2024 年 12 月第 1 次印刷
咨询电话	400-810-0598	定　　价	57.00 元

第二版前言

本书第一版于 2017 年 7 月出版，主要适用于临床医学、护理学、医学影像技术、中医学、预防医学、医学检验技术、公共卫生管理等专业本科和专科层次医学化学课程教学。为贯彻党的教育方针，培养德才兼备的新时代医学人才，我们对本书进行了修订。

本次修订在保留上版教材特色和风格的基础上，全面落实党的"二十大"精神，贯彻党的教育方针，主要在以下 4 个方面进行了改进：

（1）为充分在教材编写中融入和落实"培根铸魂、启智增慧"理念，在本书的案例、科学家简介及趣说化学等内容的编写中，注重弘扬科学精神、启发学生创造灵感，以体现知识、能力、人格发展并重。

（2）中国化学会在 2017 年颁布了新版的《有机化合物命名原则 2017》，以规范有机化合物的命名，使有机化合物的中文命名在基本原则上与当前国际上通行的英文命名原则一致，便于国际交流。结合此重大变化，本书有机化学部分的有机化合物命名均按照《有机化合物命名原则 2017》进行了修订。

（3）本次修订对教材进行了针对性数字化资源建设。通过理论教材嵌入二维码的方式，实现了理论学习与电子教案、微课视频、动画演示、趣说化学、案例分析、网络自测、问题互动等内容的衔接。

（4）本次修订更注重教材的医学特色和与实际应用的联系。通过引入化学知识和新技术在日常生活、军事应用和医学研究前沿应用的案例，特别是研究性案例，使教材的知识体系具备更好的科学性和系统性，内容更加丰富，并突出基础性与发展性的协调。

本书在编写和出版过程中，得到了参编人员所在院校及高等教育出版社的大力支持，在此致以衷心的感谢。

由于编者水平所限，书中难免有不妥甚至错误之处。敬请专家、同行及使用本书的教师和同学们对书中存在的问题批评指正，我们将不胜感激，并在后续工作中加以改进。

编　者
2024 年 5 月

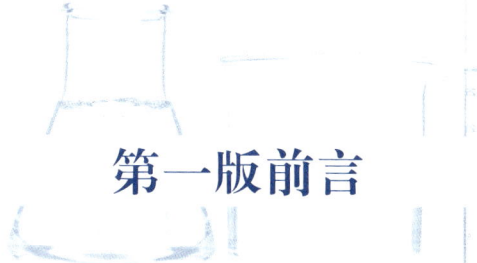

第一版前言

医用化学是医学相关专业学生必修的一门专业基础课,其内容涵盖了化学学科的无机化学、分析化学、有机化学及胶体化学等分支学科。本书编写时根据医学专业的教学需求和教材编写特点,选定了包括溶液、胶体化学、原子和分子结构、电化学、滴定分析、仪器分析、有机化学的概述、烃、醇、酚、醚、醛、酮、醌、有机酸、含氮化合物、糖类、蛋白质和核酸、化学消毒剂等在内的章节作为教材主体,内容贯穿了医学相关专业所必备的化学基础知识。本书共有21章,其中第一章至第八章介绍了基础化学的内容,第九章至第二十章介绍了有机化学的内容,第二十一章介绍了化学消毒剂的相关知识。

本书的编写考虑了各医学院校的教学特色及教材的实用性,以"内容适量、重点突出、简明扼要,强调化学与医学知识的融合"为编写理念,以基础理论、基础知识和医学应用的介绍为主要内容,适当引入现代理论和最新应用的进展,力求实现化学与医学(含军事医学)的紧密结合。在每章的内容中均编入相关知识点在医学中应用的案例和相关的科学家简介,希望通过这样的安排,起到促进化学知识和医学应用及社会实践相融合的目的。

本书的参考学时数为60~90。由于参编院校较多,各校的教学要求和教材使用习惯均存在着较大的差异,因此在内容安排上更注重了教材的完整性、系统性和前后知识点的衔接。任课教师在使用本书时,可在满足教学要求的前提下,根据本校具体情况对内容进行适当的增删和调整。本书可供临床医学、护理学、医学影像技术、中医学、预防医学、医学检验技术等专业使用。

本书在编写和出版过程中,得到了编者所在院校及高等教育出版社的大力支持,在此一并致以衷心的感谢。

因编者水平有限,书中难免有不妥甚至错误之处,恳请专家、同行及使用本书的教师和同学们对书中存在的问题批评指正,编者将不胜感激。

编　者
2017 年 1 月

目　录

第一章 溶　液

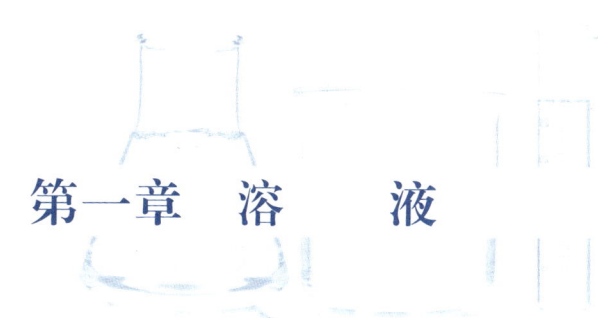

溶液(solution)是物质以分子、离子状态分散在另一种物质中形成的均匀而稳定的体系,按聚集状态可分为气态溶液、液态溶液和固态溶液。比如,大气是气态溶液,锌和铜形成的黄铜合金是固态溶液,而生理盐水是液态溶液。通常所讲的溶液多指液态溶液,由溶质和溶剂两部分组成。溶液与人们的日常生活、工作、生产息息相关,与生命现象也有着密切的联系。人体内的体液,包括血液、各种消化液、细胞内液等都是溶液,体内食物的消化和吸收、氧的输送、代谢产物的生成和排泄、疾病的诊断和治疗等都离不开溶液。在药物的研发、生产和临床应用中,也常常涉及溶液。因此,掌握溶液有关的物理化学性质对于医学研究和后续课程的学习十分必要。本章重点介绍溶液组成标度的表示方法和溶液的渗透压,为后续了解体液的渗透平衡、输液和血液透析的原理等奠定基础。

第一章
课件

第一节　溶液组成标度的表示方法

溶液的组成标度(composition scales)是指在一定量溶液或溶剂中所含有溶质的量。溶液组成标度的表达形式很多,本节主要介绍物质的量浓度、质量摩尔浓度、质量浓度、质量分数和体积分数等常用的表示方法。

一、物质的量和物质的量浓度

(一) 物质的量

在法定计量单位中,物质的量(amount of substance)是表示物质数量的基本物理量。物质 B 的物质的量常用符号 n_B 表示,基本单位是摩尔(mole),单位符号是 mol。

摩尔的定义为:"摩尔是一系统的物质的量,该系统所包含的基本单元数与 0.012 kg ^{12}C 的原子数相等"。该定义表明,只要系统的基本单元数与 0.012 kg ^{12}C 的原子数 (6.022×10^{23},即 Avogadro 常数)相等,物质 B 的物质的量 n_B 就是 1 mol。

在使用物质的量和单位摩尔时,还应注明基本单元(elementary entity)。B 表示系统的基本单元,它可以是原子、分子、离子、电子或这些粒子的特定组合,如 H、H_2、

H_2O、$\frac{1}{2}H_2O$、$\frac{1}{2}SO_4^{2-}$、$(2H_2+O_2)$ 等。当系统使用化学式或其特定组合式表示时,为了避免含义不清,一般不用文字描述。例如,只说"氢氧化钙的物质的量为 1 mol",则含义不清,因为基本单元可能是 $Ca(OH)_2$,也可能是 $\frac{1}{2}Ca(OH)_2$。

物质 B 的物质的量 n_B 可以通过 B 的质量和摩尔质量求算。B 的摩尔质量 M_B 定义为 B 的质量除以 B 的物质的量,即

$$M_B = \frac{m_B}{n_B} \tag{1-1}$$

摩尔质量的单位是 $kg \cdot mol^{-1}$。当以 $g \cdot mol^{-1}$ 为单位时,某原子的摩尔质量的数值等于其相对原子质量,某分子的摩尔质量的数值等于其相对分子质量 M_r。

(二)物质的量浓度

物质 B 的物质的量浓度(molarity)也称 B 的浓度,常用符号 c_B 表示。其定义为物质 B 的物质的量 n_B 除以溶液的体积 V,即

$$c_B = \frac{n_B}{V} \tag{1-2}$$

物质的量浓度的法定计量单位是 $mol \cdot m^{-3}$,由于立方米的单位太大,应用起来不方便,习惯用升代替立方米,表示为 $mol \cdot L^{-1}$,临床上也常常采用 $mmol \cdot L^{-1}$ 和 $\mu mol \cdot L^{-1}$ 等作为物质的量浓度的单位。

值得注意的是,使用物质的量浓度时也应指明基本单元,如 $c(HCl) = 0.1\ mol \cdot L^{-1}$、$c\left(\frac{1}{2}H_2SO_4\right) = 2\ mol \cdot L^{-1}$、$c\left(\frac{1}{5}KMnO_4\right) = 0.1\ mol \cdot L^{-1}$ 等。根据世界卫生组织的建议,凡是已知相对分子质量的物质在人体内的含量,均应用物质的量浓度表示。例如,人体血液葡萄糖含量的正常值为 $c(C_6H_{12}O_6) = 3.9 \sim 5.6\ mmol \cdot L^{-1}$。

例 1-1　临床上治疗碱中毒时常用 NH_4Cl 针剂,其规格为每支 20.0 mL,含氯化铵(NH_4Cl)0.16 g,试计算每支针剂中含 NH_4Cl 的物质的量和该针剂的浓度(单位 $mmol \cdot L^{-1}$)。

解:NH_4Cl 摩尔质量为 53.5 $g \cdot mol^{-1}$,可得

$$n(NH_4Cl) = \frac{m(NH_4Cl)}{M(NH_4Cl)} = \frac{0.16g}{53.5\ g \cdot mol^{-1}} = 3.0 \times 10^{-3}\ mol$$

$$c(NH_4Cl) = \frac{n(NH_4Cl)}{V} = \frac{3.0 \times 10^{-3}\ mol \times 1\,000\ mL \cdot L^{-1}}{20.0\ mL} = 150\ mmol \cdot L^{-1}$$

微课
质量摩尔
浓度

二、质量摩尔浓度

溶质 B 的质量摩尔浓度(molality)定义为溶质 B 的物质的量 n_B 除以溶剂的质量 m_A,用符号 b_B 表示,单位为 $mol \cdot kg^{-1}$,即

$$b_B = \frac{n_B}{m_A} \tag{1-3}$$

对于极稀的溶液,物质的量浓度与质量摩尔浓度可近似相等。

例 1-2　将 7.00 g 结晶草酸($H_2C_2O_4 \cdot 2H_2O$)溶于 93.0 g 水中,求草酸的质量摩尔浓度 $b(H_2C_2O_4)$。

解:结晶草酸的摩尔质量 $M(H_2C_2O_4 \cdot 2H_2O) = 126 \text{ g} \cdot \text{mol}^{-1}$,而 $M(H_2C_2O_4) = 90.0 \text{ g} \cdot \text{mol}^{-1}$,故 7.00 g 结晶草酸中草酸的质量为

$$m(H_2C_2O_4) = \frac{7.00 \text{ g} \times 90.0 \text{ g} \cdot \text{mol}^{-1}}{126 \text{ g} \cdot \text{mol}^{-1}} = 5.00 \text{ g}$$

溶液中水的质量为

$$m(H_2O) = 93.0 \text{ g} + (7.00 - 5.00) \text{ g} = 95.0 \text{ g}$$

则

$$b(H_2C_2O_4) = \frac{5.00 \text{ g} \times 1\,000 \text{ g} \cdot \text{kg}^{-1}}{90.0 \text{ g} \cdot \text{mol}^{-1} \times 95.0 \text{ g}} = 0.585 \text{ mol} \cdot \text{kg}^{-1}$$

三、质量浓度

质量浓度(mass concentration)定义为物质 B 的质量 m_B 除以溶液的体积 V,用符号 ρ_B 表示,即

$$\rho_B = \frac{m_B}{V} \tag{1-4}$$

问题互动
质量浓度
与密度是
否一样?

质量浓度的基本单位是 $\text{kg} \cdot \text{m}^{-3}$。医学上常用 $\text{g} \cdot \text{L}^{-1}$、$\text{mg} \cdot \text{L}^{-1}$ 或 $\mu\text{g} \cdot \text{L}^{-1}$ 等表示,如生理盐水的质量浓度为 $9.0 \text{ g} \cdot \text{L}^{-1}$。在临床上习惯以 $\text{g} \cdot \text{mL}^{-1}$ 为质量浓度的单位,用百分数表示。例如,临床上常将生理盐水的质量浓度表示成 $0.9\%(\text{g} \cdot \text{mL}^{-1})$。当待测物质为未知确切化学结构的化合物或混合物时,一般用质量浓度表示。

例 1-3　1 000 mL NaCl 注射液中含 9.0 g NaCl,计算该溶液的质量浓度(单位 $\text{g} \cdot \text{L}^{-1}$)。

解:该溶液的质量浓度为

$$\rho(NaCl) = \frac{m(NaCl)}{V} = \frac{9.0 \text{ g} \times 1\,000 \text{ mL} \cdot \text{L}^{-1}}{1\,000 \text{ mL}} = 9.0 \text{ g} \cdot \text{L}^{-1}$$

四、质量浓度与物质的量浓度之间的换算

由式(1-2)和式(1-4)可以得出,物质 B 的质量浓度 ρ_B 与物质的量浓度 c_B 之间的关系为

$$\rho_B = c_B M_B \quad \text{或} \quad c_B = \rho_B / M_B \tag{1-5}$$

例 1-4　市售 96% 的浓硫酸密度为 $1.84 \text{ kg} \cdot \text{L}^{-1}$,计算物质的量浓度 $c(H_2SO_4)$ 和 $c\left(\frac{1}{2}H_2SO_4\right)$。

解:H_2SO_4 的摩尔质量为 $98 \text{ g} \cdot \text{mol}^{-1}$,$c\left(\frac{1}{2}H_2SO_4\right)$ 的摩尔质量为 $49 \text{ g} \cdot \text{mol}^{-1}$。

由 $c_B = \rho_B / M_B$ 得

$$c(H_2SO_4) = \frac{0.96 \times 1.84 \text{ kg} \cdot \text{L}^{-1} \times 1\,000 \text{ g} \cdot \text{kg}^{-1}}{98 \text{ g} \cdot \text{mol}^{-1}} = 18 \text{ mol} \cdot \text{L}^{-1}$$

$$c\left(\frac{1}{2}H_2SO_4\right) = \frac{0.96 \times 1.84 \text{ kg} \cdot \text{L}^{-1} \times 1\,000 \text{ g} \cdot \text{kg}^{-1}}{49 \text{ g} \cdot \text{mol}^{-1}} = 36 \text{ mol} \cdot \text{L}^{-1}$$

五、质量分数

物质 B 的质量分数(mass fraction)定义为物质 B 的质量 m_B 与溶液的总质量 m 之

比,用符号 w_B 表示,即

$$w_B = \frac{m_B}{m} \tag{1-6}$$

通常以一个量纲为 1 的小数或分数表示,它代表相同质量单位的相对含量。

例 1-5 将 500 g 蔗糖($C_{12}H_{22}O_{11}$)和 300 g 水加热配制成糖浆,计算该糖浆中蔗糖的质量分数。

解:根据式(1-6)得

$$w(C_{12}H_{22}O_{11}) = \frac{m(C_{12}H_{22}O_{11})}{m} = \frac{500\ g}{500\ g + 300\ g} = 0.625 = 62.5\%$$

六、体积分数

物质 B 的体积分数(volume fraction)定义为物质 B 的体积 V_B 与溶液的总体积 V 之比,用符号 φ_B 表示,即

$$\varphi_B = \frac{V_B}{V} \tag{1-7}$$

通常以一个量纲为 1 的小数或分数表示,它代表相同体积单位的相对含量。

例 1-6 医用消毒酒精中乙醇的体积分数为 0.75,现配制 475 mL 医用消毒酒精,需 95% 乙醇多少毫升?

解:由式(1-7)得

$$V_B = V \cdot \varphi_B = \frac{475\ mL \times 0.75}{0.95} = 375\ mL$$

即量取 375 mL 95% 乙醇,用水稀释至 475 mL 即得医用消毒酒精。

第二节   溶液的渗透压

一、渗透现象和渗透压

动画
渗透现象
和渗透压

若在一杯水中滴入一滴蓝墨水,很快整杯水都会变成蓝色;若在容器中加入一定量的蔗糖溶液,再在蔗糖溶液的液面上小心地加一层水,静置一段时间后,整杯水都会变甜。这些现象是由溶质分子和溶剂分子的扩散而产生的。当两种浓度不同的溶液相互接触时,由于分子热运动,发生扩散现象,使整个溶液最终均匀混合,浓度达到均一。

用一种只允许溶剂分子通过,而溶质分子不能通过的半透膜(semipermeable membrane)将蔗糖溶液和纯水隔开,如图 1-1(a)所示。一段时间后,可以看到蔗糖一侧的液面不断上升,说明水分子不断地通过半透膜进入蔗糖溶液中。这种溶剂分子自动通过半透膜进入溶液中的现象,称为渗透现象。

问题互动
溶剂的渗
透方向

半透膜是一种只允许某些物质透过,而不允许另一些物质透过的薄膜,它的种类很多,通透性也各不相同。常用的半透膜有火棉胶、羊皮纸、硫酸纸等。此外,动物的肠衣、动植物的细胞膜、毛细血管壁等都是生物半透膜。

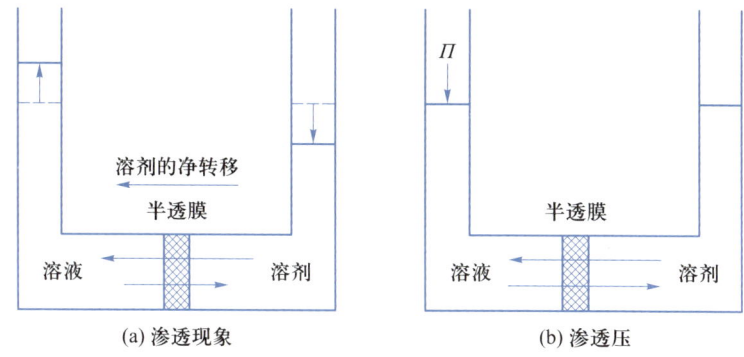

图 1-1　渗透现象与渗透压

渗透现象的产生是由于蔗糖分子不能透过半透膜,而溶剂水分子却可以自由通过半透膜。膜两侧单位体积内溶剂分子数不相等,单位时间内由纯溶剂进入溶液的溶剂分子数要比由溶液进入纯溶剂的溶剂分子数多,膜两侧渗透速率不同,因而产生了渗透现象。

渗透现象的产生必须具备两个条件:一是有半透膜的存在;二是半透膜两侧单位体积内溶剂分子数不相等。渗透现象自发进行的方向总是溶剂分子从纯溶剂一方向溶液一方或从稀溶液一方向浓溶液一方进行。

由于渗透作用,蔗糖溶液的液面逐渐上升,升高的那段液柱所产生的静水压也会随之增加,使水分子从蔗糖溶液进入纯水的速率加快。当半透膜内、外的液面高度差达到一定值时,水分子向两边的渗透速率相等,此时达到渗透平衡。

要想阻止渗透现象的产生,必须在溶液上方施加一份额外的压力。这一份额外的压力在数值上等于该溶液的渗透压(osmotic pressure),如图 1-1(b)所示。渗透压的符号为 Π,单位为 Pa 或 kPa。如果被半透膜隔开的是两种不同浓度的溶液,为了阻止渗透现象的产生,必须在较浓的溶液一方施加一份额外的压力,但此压力不代表任何一种溶液的渗透压,它只是两种溶液的渗透压之差。

渗透压是溶液的一个重要性质,凡是溶液都具有渗透压。渗透压的大小与溶液的浓度和温度有密切的关系。

微课
渗透现象
和渗透压

趣说化学
反渗透法
海水净化

案例 1-1　细胞上的离子通道

细胞膜是一种生物半透膜,物质通过细胞膜的方式除了简单扩散,另一种主要形式为膜上离子通道蛋白协助的转运。细胞膜厚度在 6~8 nm,是蛋白质和磷脂的嵌合体,细胞膜的表面是磷脂双分子层,在双分子层中有蛋白质镶嵌,这些蛋白质中有些就是离子通道。离子通道负责细胞内外物质的通过,能够选择性地让细胞内外的物质进行交换,调节细胞内外的渗透压。一种离子通道往往只允许一种或少数几种离子通过,离子通道也根据其主要选择通过的离子而命名,如钙通道、钾通道等。

硫芥(SM,芥子气)是糜烂性化学战剂的代表,性质稳定,穿透力强,多次用于战争。人体产生硫芥损伤后,细胞内钙离子会增多,同时产生脂质过氧化作用,从而对细胞造成损害。已有研究发现在小鼠暴露于芥子气前给钙离子通道阻滞剂尼莫地平,可防止细胞内半胱氨酸水平的过度下降,减轻细胞的脂质过氧化,以及延长小鼠的平均生存期。

二、渗透压与溶液浓度及温度的关系

实验证明,在一定温度下,溶液的渗透压与它的浓度成正比;在一定浓度下,溶液的渗透压与热力学温度成正比。1886 年,荷兰物理化学家 van't Hoff 根据大量实验数据总结得出:理想稀溶液的渗透压与溶液的浓度和温度的关系同理想气体方程式一致,即

$$\Pi V = n_B R T \tag{1-8}$$

科学家简介
范托夫

或
$$\Pi = c_B R T \tag{1-9}$$

式中,Π 为溶液的渗透压(kPa),n_B 为溶质的物质的量(mol),V 为溶液的体积(L),c_B 为溶液的物质的量浓度(mol·L^{-1}),T 为热力学温度(K),R 为摩尔气体常数(kPa·L·K^{-1}·mol^{-1})。

van't Hoff 方程式的意义为:在一定温度下,稀溶液渗透压的大小仅与单位体积溶液中溶质粒子数的多少有关,而与溶质的本性无关。

需要说明的是,式(1-9)只适用于非电解质稀溶液。对于电解质稀溶液来说,由于电解质在水中的解离,van't Hoff 方程式应表达为

$$\Pi \approx i c_B R T \tag{1-10}$$

式中 i 为校正因子,指溶质的一个分子在溶液中产生的粒子数。对强电解质,在近似处理情况下,可认为 NaCl 的校正因子 $i=2$;CaCl$_2$ 的校正因子 $i=3$。

例 1-7 将 3.60 g 葡萄糖(C$_6$H$_{12}$O$_6$)溶于水,配制成 50.0 mL 溶液,求溶液在 37 ℃时的渗透压。

解:$M(C_6H_{12}O_6) = 180 \text{ g·mol}^{-1}$

$$c(C_6H_{12}O_6) = \frac{m(C_6H_{12}O_6)}{M(C_6H_{12}O_6)V} = \frac{3.60 \text{ g}}{180 \text{ g·mol}^{-1} \times 50.0 \times 10^{-3} \text{ L}} = 0.40 \text{ mol·L}^{-1}$$

$\Pi = c_B R T = 0.40 \text{ mol·L}^{-1} \times 8.314 \text{ kPa·L·K}^{-1}·\text{mol}^{-1} \times 310.15 \text{ K} = 1\ 031.4 \text{ kPa}$

利用 van't Hoff 方程式可以测定高分子物质如生命大分子蛋白质、血红素等的摩尔质量。

$$\Pi V = n_B R T = \frac{m_B}{M_B} R T$$

所以
$$M_B = \frac{m_B R T}{\Pi V} \tag{1-11}$$

式中,m_B 为溶质的质量(g),M_B 为溶质的摩尔质量(g·mol^{-1})。

例 1-8 将 35.0 g 血红蛋白溶于适量水中,配制成 1.00 L 溶液,在 298.15 K 时,测得溶液的渗透压为 1.33 kPa,试求血红蛋白的相对分子质量。

解:根据式(1-11),有

$$M_B = \frac{35.0 \text{ g} \times 8.314 \text{ kPa·L·K}^{-1}·\text{mol}^{-1} \times 298.15 \text{ K}}{1.33 \text{ kPa} \times 1.00 \text{ L}} = 6.52 \times 10^4 \text{ g·mol}^{-1}$$

所以血红蛋白的相对分子质量为 6.52×10^4。

三、渗透浓度

由于渗透压仅与溶液中溶质粒子数的多少有关,而与溶质的本性无关,把溶液中能产生渗透效应的溶质粒子(分子、离子等)统称为渗透活性物质。渗透活性物质的物质的量除以溶液的体积称为溶液的渗透浓度(osmotic concentration),用符号 c_{os} 表示,常用单位为 $mol \cdot L^{-1}$ 或 $mmol \cdot L^{-1}$。临床上常采用渗透浓度来衡量溶液渗透压的大小。

例 **1-9** 计算 $50.0\ g \cdot L^{-1}$ 葡萄糖溶液、$9.00\ g \cdot L^{-1}$ NaCl 溶液和 $12.5\ g \cdot L^{-1}$ $NaHCO_3$ 溶液的渗透浓度(用 $mmol \cdot L^{-1}$ 表示)。

解:葡萄糖($C_6H_{12}O_6$)的摩尔质量为 $180\ g \cdot mol^{-1}$,$50.0\ g \cdot L^{-1}$ 葡萄糖溶液的渗透浓度为

$$c_{os} = \frac{50.0\ g \cdot L^{-1} \times 1\,000\ mmol \cdot mol^{-1}}{180\ g \cdot mol^{-1}} = 278\ mmol \cdot L^{-1}$$

NaCl 的摩尔质量为 $58.5\ g \cdot mol^{-1}$,$9.00\ g \cdot L^{-1}$ NaCl 溶液的渗透浓度为

$$c_{os} = 2 \times \frac{9.00\ g \cdot L^{-1} \times 1\,000\ mmol \cdot mol^{-1}}{58.5\ g \cdot mol^{-1}} = 308\ mmol \cdot L^{-1}$$

$NaHCO_3$ 的摩尔质量为 $84\ g \cdot mol^{-1}$,$12.5\ g \cdot L^{-1}$ $NaHCO_3$ 溶液的渗透浓度为

$$c_{os} = 2 \times \frac{12.5\ g \cdot L^{-1} \times 1\,000\ mmol \cdot mol^{-1}}{84\ g \cdot mol^{-1}} = 298\ mmol \cdot L^{-1}$$

表 1-1 列出了正常人体血浆、组织间液和细胞内液中各种渗透活性物质的渗透浓度。

表 1-1 正常人体血浆、组织间液和细胞内液中各种渗透活性物质的渗透浓度

渗透活性物质	血浆中浓度 $mmol \cdot L^{-1}$	组织间液中浓度 $mmol \cdot L^{-1}$	细胞内液中浓度 $mmol \cdot L^{-1}$
Na^+	144	137	10
K^+	5.0	4.7	141
Ca^{2+}	2.5	2.4	—
Mg^{2+}	1.5	1.4	31
Cl^-	107	112.7	4.0
HCO_3^-	27	28.3	10
HPO_4^{2-}、$H_2PO_4^-$	2.0	2.0	11
SO_4^{2-}	0.5	0.5	1.0
磷酸肌酸	—	—	45
肌肽	—	—	14
氨基酸	2.0	2.0	8.0
肌酸	0.2	0.2	9.0
乳酸盐	1.2	1.2	1.5
三磷酸腺苷	—	—	5.0
一磷酸己糖	—	—	3.7

续表

渗透活性物质	血浆中浓度	组织间液中浓度	细胞内液中浓度
	mmol · L^{-1}	mmol · L^{-1}	mmol · L^{-1}
葡萄糖	5.6	5.6	—
蛋白质	1.2	0.2	4.0
尿素	4.0	4.0	4.0
c_{os}	303.7	302.2	302.2

四、渗透压在医学上的意义

(一) 等渗、低渗和高渗溶液

在同一温度下,渗透压相等的溶液互称为等渗溶液(isotonic solution)。对于渗透压不相等的两种溶液,通常将渗透压相对较高的溶液称为高渗溶液(hypertonic solution),把渗透压相对较低的溶液称为低渗溶液(hypotonic solution)。

在临床医学上,溶液的等渗、低渗和高渗是以血浆渗透压为标准来衡量的。由表 1-1 可知,正常人体血浆的渗透浓度为 303.7 mmol · L^{-1},所以临床上规定,凡渗透浓度在 280~320 mmol · L^{-1} 范围内的溶液称为等渗溶液;渗透浓度低于 280 mmol · L^{-1} 的溶液称为低渗溶液;渗透浓度高于 320 mmol · L^{-1} 的溶液称为高渗溶液。例如,生理盐水(9.0 g · L^{-1} 的 NaCl 溶液)和 12.5 g · L^{-1} 的 NaHCO$_3$ 溶液都是临床上常用的等渗溶液。但是,在实际应用时,个别略低于或略高于此范围的溶液,如 50.0 g · L^{-1} 的葡萄糖溶液(渗透浓度为 278 mmol · L^{-1})和 18.7 g · L^{-1} 的乳酸钠溶液(渗透浓度为 334 mmol · L^{-1}),在临床上也看作等渗溶液。

临床治疗中为患者大量输液时,应用等渗溶液是一个基本的原则,否则可能导致人体内水分调节失常及细胞的变形和破坏。下面以红细胞在低渗、高渗和等渗溶液中的形态变化为例加以说明。

若将红细胞置于 9.0 g · L^{-1} 的 NaCl 溶液(生理盐水)中,在显微镜下可以观察到红细胞维持原来的形态不变[图 1-2(a)],这是由于红细胞内液和生理盐水的渗透压相等,处于渗透平衡。

动画
红细胞在
不同溶液
中的形态
变化

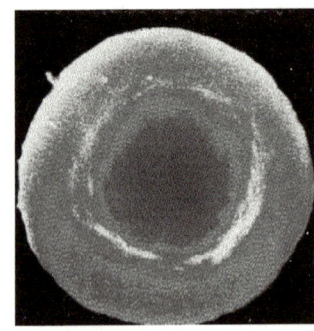

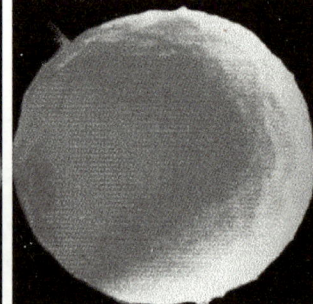

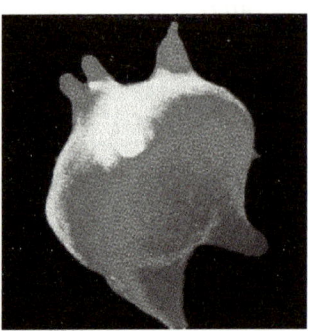

(a) 9.0 g · L^{-1}的NaCl溶液　　　(b) 3.0 g · L^{-1}的NaCl溶液　　　(c) 15.0 g · L^{-1}的NaCl溶液

图 1-2　红细胞在不同浓度 NaCl 溶液中的形态变化

若将红细胞置于稀 NaCl 溶液(质量浓度为 3.0 g·L^{-1})中,在显微镜下可以观察到红细胞逐渐膨胀,最后破裂,释放出红细胞内的血红蛋白将溶液染成红色,这种现象医学上称为溶血(hemolysis)[图 1-2(b)]。产生这种现象的原因是细胞内液的渗透压高于细胞外液,细胞外液的水向细胞内渗透,直至最后细胞破裂。

若将红细胞置于浓 NaCl 溶液(质量浓度为 15.0 g·L^{-1})中,在显微镜下可观察到红细胞逐渐皱缩[图 1-2(c)]。产生这种现象的原因是细胞内液的渗透压低于细胞外液,红细胞内的水向外渗透。皱缩的红细胞易互相聚结成团,若此现象发生于血管中,将产生"栓塞"。

从以上实例可以看出,只有等渗溶液才能维持细胞的正常形态,保持正常的生理功能。不仅大量静脉补液时要使用等渗溶液,即使少量注射及外用药物也应考虑药液的渗透压,如眼药水及冲洗伤口的生理盐水等外用药也都是等渗溶液。但临床上也有例外:如对脑血管障碍伴脑水肿的患者常给予高渗输液辅助吸收病灶部位水肿;对于心、肾功能差的老年、幼儿患者若输入大量的等渗溶液易造成电解质潴留而出现水肿等并发症,故反而以低渗输液更为常见。当然,实际临床上的输液原则远比理论上的渗透原理复杂得多,要根据病情确定具体的治疗方案。

案例 1-2 战伤合并海水浸泡的治疗

海军某水警区官兵正在进行海上训练,上等兵小李在抛缆绳时用力过猛,头部撞到船体受伤,由于海上风浪很大,船体晃动剧烈,小李未能及时抓住船体坠海,经过战友紧急捞救才成功脱险。但由于小李受伤的头部被海水浸泡,被捞救上岸后已陷入昏迷状态。

小李昏迷的主要原因是"战伤合并海水浸泡"。战伤合并海水浸泡是指海战中伤员受海水浸泡的一类特殊战伤。海水具有温度低、渗透压高(海水渗透压为人体血浆的 4.3 倍)、含菌量大(每毫升海水约有 10 万个细菌)等特点。伤口创面经过高渗海水的浸泡后,直接造成组织间渗透压发生改变,导致细胞内脱水、组织间水肿,影响伤口愈合和组织修复。同时海水特有菌群会对伤口造成感染,从而加重伤口损伤,给战伤救治带来很大困难。

针对战伤合并海水浸泡情况,应在伤员被救助出水后尽快清创(4~6 h 内伤道感染尚未形成之前),用低渗盐水冲洗,并迅速测评伤员生命体征、伤情、表情、意识、瞳孔等变化。对于本例中昏迷的开放性颅脑损伤伤员应给予气管插管,建立良好的呼吸通道,以维持大脑供氧量,减轻因缺氧造成的脑组织继发性损害。

(二)晶体渗透压和胶体渗透压

在血浆等生物体液中含有电解质(如 NaCl、KCl、NaHCO$_3$ 等)、小分子物质(如葡萄糖、尿素、氨基酸等)及高分子物质(如蛋白质、核酸等)等。在医学上,把电解质和小分子物质统称为晶体物质,所产生的渗透压称为晶体渗透压(crystalloid osmotic pressure);把高分子物质称为胶体物质,所产生的渗透压称为胶体渗透压(colloid osmotic pressure)。血浆中胶体物质的含量(约为 70 g·L^{-1})虽远高于晶体物质的含量(约为 7.5 g·L^{-1}),但是晶体物质的相对分子质量小,而且其中的电解质可以解离,单位体积血浆中的粒子数较多,而胶体物质的相对分子质量很大,单位体积血浆中的粒子数少,因此,人体血浆的渗透压主要由晶体物质产生。如 310 K 时,血浆的总渗透压约为 770 kPa,其中胶体渗透压仅为 2.9~4.0 kPa。

由于人体内各种半透膜(如毛细血管壁和细胞膜)的通透性不同,晶体渗透压和胶体渗透压的生理功能也不相同。

细胞膜将细胞内液和细胞外液隔开,并且只让水分子自由通过,而 K^+、Na^+ 等离子却不易通过。因此,晶体渗透压对维持细胞内、外的水盐平衡起主要作用。如果由于某种原因引起人体内缺水,则细胞外液中盐的浓度将相对升高,晶体渗透压增大,于是细胞内液的水分子透过细胞膜向细胞外液渗透,造成细胞内失水。若大量饮水或输入过多葡萄糖溶液(葡萄糖在体内很容易被消化吸收而使溶液浓度降低),则使细胞外液中盐的浓度降低,晶体渗透压减小,细胞外液中的水分子就向细胞内液渗透,严重时可产生水中毒。向高温作业者供给盐汽水,就是为了维持细胞外液晶体渗透压的恒定。

毛细血管壁与细胞膜不同,它允许水分子、离子和小分子物质自由透过,而不允许蛋白质等高分子物质透过。因此,胶体渗透压对维持毛细血管内、外的水盐平衡起主要作用。如果由于某种疾病造成血浆蛋白质减少时,则血浆的胶体渗透压降低,血浆中的水和盐等小分子物质就会透过毛细血管壁进入组织间液,造成血容量降低而组织间液增多,这是形成水肿的原因之一。因此,临床上对大面积烧伤或失血的患者,除补给电解质溶液外,还要输给血浆或右旋糖酐等代血浆,以恢复血浆的胶体渗透压并增加血容量。

案例
"男怕穿靴,
女怕戴帽"
的说法有
道理吗?

案例 1-3 　渗透压摩尔浓度的测定

在涉及溶质扩散或通过生物膜液体转运的各种生物过程中,渗透压都起着极其重要的作用。例如,在制药领域,在制备注射剂、眼用液体制剂等药物制剂时,必须关注其渗透压,否则不适当的渗透压不仅会给患者带来刺激和疼痛,还会造成溶血或细胞皱缩;药物处方中添加了渗透压调节剂的制剂,应控制其渗透压摩尔浓度;静脉输液、营养液、电解质或渗透利尿药等制剂,应在药品说明书上标明其渗透压摩尔浓度,以便临床医生根据实际需要对所用制剂进行稀释等适当的处置,防止发生副作用。因此,渗透压摩尔浓度的测定是提升药品的安全性和药品制剂生产规范性的重要手段之一。

《中国药典》(二部)附录渗透压摩尔浓度测定法中规定了两种测定方法,即绝对值测定法和相对值测定法。渗透压摩尔浓度测定(绝对值测定法)是先用已知渗透压摩尔浓度的标准溶液校正仪器,然后测定供试液的渗透压摩尔浓度。渗透压摩尔浓度比测定(相对值测定法)是测定供试液与 0.9% 氯化钠标准溶液渗透压摩尔浓度之比,即分别测定供试液和 0.9% 氯化钠标准溶液的渗透压摩尔浓度,取其比值。采用冰点下降测量原理设计的渗透压摩尔浓度测定仪通常由制冷系统、测定电流或电位差的热敏探头和振荡器(或金属探针)组成。测定时,将测定探头浸入供试液的中心,并降至仪器的冷却槽中,启动制冷系统,当供试液的温度降至冰点以下时,仪器采用振荡器(或金属探针)诱导溶液结冰,自动记录冰点下降的温度,仪器显示的测定值可以是冰点下降的温度,也可以是渗透压摩尔浓度。

📖 科学家简介　伦纳德·罗杰斯

伦纳德·罗杰斯(Leonard Rogers)1868 年出生于英国普利茅斯。他 18 岁进入普利茅斯学院,虽然数学成绩十分优异,但他最终选择了儿时向往的医学专业,于 1892 年顺利获得医学学士和理学学士学位。1893 年,罗杰斯考入印度医务署(Indian Medical Service,IMS),自此后在印度的 27 年,是他一生中最富创造力的时期。他积极地从事各种研究,不仅埋头于实验室,还定期到医院检查患者。他将基础与临床研究相结合,开创了某些热带病的新疗法,其中应用高渗生理盐水静脉注射治疗霍乱颇具代表性。

霍乱是由霍乱弧菌感染引起的急性肠道传染病,其传染性强,流行广泛,属于烈性传染病,是《国际卫生条例》规定的国际检疫传染病之一,也是目前《中华人民共和国传染病防治法》规定的甲类传染病之一,一旦发现须在 2 h 内上报疾控部门,并隔离治疗。罗杰斯等对霍乱治疗方法的系统研究始于 1906 年。起初,他尝试静脉注射普通生理盐水,将补液增至 3~4 品脱(1 品脱 = 568.261 25 mL),必要时重复输液。然而结果令人失望,死亡率仍为 50.9%,比起过去 11 年的平均值 59%,并未大幅下降。针对此结果,罗杰斯反复思考,设想高渗生理盐水可能有助于阻止体液丢失。因此,他将输液中的氯化钠含量由每品脱 60 格令(1 格令 = 0.064 8 g)增至 90 格令,后来又增至 120 格令,第一批接受此疗法的患者死亡率下降到 27%,效果明显。在一些病例中,他发现有必要在半小时内给患者输入 7 品脱的补液,这远超出之前所预计的补液量。由此,罗杰斯总结出所需补液量及其配比的规律。他所应用的高渗生理盐水的配比为:氯化钠 120 格令、氯化钾 6 格令、氯化钙 4 格令、蒸馏水 1 品脱。1908 年初,高渗生理盐水静脉注射法开始应用,经过两年的临床观察,死亡率下降到 32.6%,证明此方法切实有效。

罗杰斯首创的霍乱疗法——高渗生理盐水静脉注射法,不仅在印度加尔各答地区,而且在许多其他国家和地区都取得显著疗效,成为当时世界上霍乱治愈率最高的疗法。尽管随着医学不断发展进步,现已不再沿用此法,但是罗杰斯在烈性肠道传染病治疗上的成功探索,至今仍不失为医学研究的典范。

📖 习题

1. 若需要 1 500 g 86.0%(质量分数)的乙醇作溶剂,则如何用 95.0%(质量分数)的乙醇进行配制?

2. 质量分数为 20%的硫酸 87.8 mL,密度为 1.139 g·cm^{-3},往该溶液中加水 766 mL 稀释(不考虑混合时体积变化),所得溶液密度为 1.014 g·cm^{-3},求该溶液的:

（1）物质的量浓度；（2）质量摩尔浓度；（3）质量浓度。

3. 37 ℃ 时，血液的渗透压为 775 kPa，试计算与血液有同样渗透压的葡萄糖（$C_6H_{12}O_6$）静脉注射液的物质的量浓度。

4. 101 mg 胰岛素溶于 10.0 mL 水中，该溶液在 25 ℃ 时渗透压为 4.34 kPa，则胰岛素的相对分子质量为多少？

5. 临床用的等渗溶液有（a）生理盐水；（b）12.5 g·L^{-1} $NaHCO_3$ 溶液；（c）18.7 g·L^{-1} $NaC_3H_5O_3$（乳酸钠）溶液。若按下述比例混合，试问这几个混合溶液是等渗、低渗还是高渗溶液？

（1）$\frac{2}{3}$（a）+ $\frac{1}{3}$（c）；（2）$\frac{2}{3}$（a）+ $\frac{1}{3}$（b）；（3）在（a）（b）（c）三种等渗溶液中，任意取其中两种且以任意比例混合所得的混合溶液。

6. 为什么在淡水中游泳，眼睛会红肿、疼痛？

第一章
网络自测
题

第二章　电解质溶液

电解质(electrolyte)是指在水溶液中或熔融状态下能够导电的化合物,其水溶液称为电解质溶液。根据电解质在水中的解离情况,电解质分为强电解质和弱电解质。强电解质在水溶液中全部解离成离子,而弱电解质在水溶液中只有部分解离。电解质的解离及解离平衡对人体的正常生理活动非常重要。人体内含有多种电解质解离生成的离子,如 Na^+、K^+、Ca^{2+}、Mg^{2+}、Cl^-、HCO_3^-、CO_3^{2-}、$H_2PO_4^-$、HPO_4^{2-} 等,这些离子中有的如 Ca^{2+} 参与细胞内神经递质的释放,有的如 HCO_3^-、CO_3^{2-} 对维持体液的 pH 起作用。体液的 pH 能够维持在一狭小的范围内,而不随外加少量强酸强碱发生明显的变化,这是因为体液本身就是缓冲溶液。此外,根据在水中的溶解度不同,强电解质又可分为易溶强电解质和难溶强电解质。难溶强电解质在水溶液中存在着沉淀-溶解平衡,这一平衡在骨骼的形成、龋齿的产生等方面有着具体的应用。因此,了解电解质的有关知识,掌握弱电解质的解离平衡,熟悉缓冲溶液的基本原理,理解沉淀-溶解平衡,对医学科学的学习十分必要。

第二章
课件

第一节　弱电解质溶液

在弱电解质溶液中,弱电解质解离生成的离子与弱电解质分子共同存在,弱酸、弱碱和少数盐类如 HAc、$NH_3 \cdot H_2O$、Hg_2Cl_2 等都是弱电解质。由于弱电解质的解离平衡对于维持体液的 pH 及正常渗透压等具有重要的意义,本节主要讨论弱电解质的解离平衡。

一、弱电解质的解离平衡和标准解离常数

弱电解质在水溶液中只有部分解离成离子,因此溶液中既存在弱电解质分子,也存在由弱电解质分子解离生成的离子。当弱电解质分子解离生成离子的速率与弱电解质离子结合生成分子的速率相等时,弱电解质的分子和离子数目不再发生变化,达到平衡状态。如弱电解质 AB,在水溶液中存在如下平衡:

$$AB \rightleftharpoons A^+ + B^-$$

这种弱电解质分子与其离子之间的平衡叫解离平衡。对于弱电解质 AB,当解离达到平衡时,A^+ 的浓度 $[A^+]$、B^- 的浓度 $[B^-]$ 与 AB 的浓度 $[AB]$ 之间的关系可用下式表示:

$$K^{\ominus} = \frac{[A^+][B^-]}{[AB]} \tag{2-1}$$

式中,$K^{\ominus}$ 为弱电解质的标准解离平衡常数,简称解离平衡常数或解离常数(dissociation constant)。为了书写和计算方便,本书标准解离平衡常数表达式中出现的浓度项均表示除以标准浓度(1 mol · L^{-1})或标准压力(100 kPa)后的相对平衡浓度或相对平衡压力。

若 AB 为弱酸,解离常数用 $K_a^{\ominus}$ 表示;若 AB 为弱碱,解离常数则用 $K_b^{\ominus}$ 表示。$K^{\ominus}$ 在一定温度下为一常数,其数值可表示弱电解质的解离程度。酸的 $K_a^{\ominus}$ 越大,解离程度越大,解离出的 H^+ 越多,酸性就越强;酸的 $K_a^{\ominus}$ 越小,解离程度越小,解离出的 H^+ 越少,酸性就越弱。相应地,碱的 $K_b^{\ominus}$ 越大,碱性越强;碱的 $K_b^{\ominus}$ 越小,碱性越弱。

弱电解质在水中的解离程度除了用标准解离平衡常数表示外,还可用解离度(degree of dissociation)α 表示。解离度是指溶液中已经解离的电解质分子数占原电解质分子总数的百分数,用公式表示为

$$解离度(\alpha) = \frac{已解离弱电解质的分子数}{溶液中原有弱电解质分子总数} \times 100\% \tag{2-2}$$

二、影响弱电解质解离平衡的因素

溶液中弱电解质的解离平衡是弱电解质分子与离子间建立的动态平衡,当外界条件改变时,解离平衡会发生移动,引起解离程度的变化。影响解离平衡的因素,主要有弱电解质的浓度、温度及溶液中的共存离子。

(一)浓度的影响

浓度为 c 的弱电解质 AB 在水溶液中解离达到平衡时,存在下列关系式:

$$AB \rightleftharpoons A^+ + B^-$$

初始浓度 c 0   0

平衡浓度 $c(1-\alpha)$ $c\alpha$ $c\alpha$

则

$$K^{\ominus} = \frac{c\alpha \cdot c\alpha}{c(1-\alpha)} = \frac{c\alpha^2}{(1-\alpha)} \tag{2-3}$$

对于弱电解质 AB,如果其解离度 α 很小,可认为 $1-\alpha \approx 1$,这时式(2-3)可近似为

$$K^{\ominus} = \frac{c\alpha^2}{(1-\alpha)} \approx c\alpha^2$$

即

$$\alpha = \sqrt{\frac{K^{\ominus}}{c}} \tag{2-4}$$

从式(2-4)可以看出,在一定温度下,同一弱电解质的解离度与其浓度的平方根成反比,这就是稀释定律。对于同一弱电解质,溶液浓度越小,解离度越大。利用稀释定律可以进行有关解离度或解离平衡常数的计算。

例 2-1 在 25 ℃时,已知(1)0.1 mol·L^{-1} HAc 的解离度为 1.32%;(2)0.2 mol·L^{-1} HAc 的解离度为 0.93%,求 HAc 的解离平衡常数。

解:(1) $K_a^{\ominus} = \dfrac{c\alpha^2}{(1-\alpha)} = \dfrac{0.1\times0.013\,2^2}{1-0.013\,2} = 1.76\times10^{-5}$

(2) $K_a^{\ominus} = \dfrac{c\alpha^2}{(1-\alpha)} = \dfrac{0.2\times(0.009\,3)^2}{1-0.009\,3} = 1.75\times10^{-5}$

从例 2-1 可以看出,在一定温度下,不同浓度的 HAc 溶液具有不同的解离度,但所计算出来的解离平衡常数基本保持不变。

(二)温度的影响

温度变化能使弱电解质的解离平衡发生移动,这种移动是通过解离平衡常数的改变实现的,但较小的温度变化对标准解离平衡常数的影响不大。因此,在室温范围内,可以不考虑温度对标准解离平衡常数的影响。

(三)共存离子的影响

弱电解质溶液中共存的离子,会对弱电解质的解离平衡产生影响,主要用同离子效应和盐效应来描述。

1. 同离子效应

在弱电解质溶液中,加入与弱电解质具有相同离子的强电解质,可使弱电解质的解离度降低,这种现象称为同离子效应(common ion effect)。同离子效应对弱电解质解离度的影响很显著。

同离子效应的产生,是因为在弱电解质中加入具有相同离子的强电解质时,强电解质解离出与弱电解质相同的离子,相同离子浓度增大,使弱电解质的解离平衡向生成分子的方向移动,弱电解质解离度减小。例如,在 HAc 溶液中加入少量 NaAc,由于 NaAc 是强电解质,在水溶液中完全解离成 Na$^+$ 和 Ac$^-$,使溶液中 Ac$^-$ 浓度增大,HAc 的解离平衡向生成 HAc 分子的方向移动,HAc 的解离度减小。

$$\text{HAc} \underset{\text{平衡移动方向}}{\rightleftharpoons} \text{H}^+ + \boxed{\begin{array}{c}\text{Ac}^- \\ + \\ \text{Ac}^-\end{array}} + \text{Na}^+ \longleftarrow \text{NaAc}$$

在 0.1 mol·L^{-1} HAc 溶液中加入 NaAc 固体至其浓度为 0.1 mol·L^{-1},溶液中 H$^+$ 浓度由 1.33×10^{-3} mol·L^{-1} 降低为 1.74×10^{-5} mol·L^{-1},HAc 的解离度由 1.33% 降低为 0.0174%。

同理,在氨水中加入 NH$_4$Cl,由于 NH$_4$Cl 是强电解质,完全解离成 NH$_4^+$ 和 Cl$^-$,使溶液中 NH$_4^+$ 浓度增大,氨水解离平衡向左移动,从而降低了氨水的解离度。

案例 2-1 阿司匹林

阿司匹林(乙酰水杨酸)是临床上常用的解热镇痛药,单独服用或与酸性药物配伍时起效快,但是与碱性药物配伍时疗效会明显降低甚至没有作用。这是为什么呢?

原来,阿司匹林是弱酸性药物(p$K_a^{\ominus}$ = 3.50),在体内主要经胃肠道黏膜吸收。

服用阿司匹林后,在胃液(pH 为 0.9~1.5)及小肠上段(pH 为 3.6~4.3),受同离子效应的影响,药物解离程度低,主要以分子形式存在,脂溶性好,容易通过胃肠道黏膜吸收。当与酸性药物配伍时,阿司匹林在胃液中的解离程度更低,绝大部分以分子形式存在,更有利于药物的吸收,因而疗效更好。当与碱性药物配伍时,胃及小肠上段 pH 增加,阿司匹林解离度增大,以离子形式存在的阿司匹林脂溶性差,不易被吸收,因而疗效下降甚至没有作用。

2. 盐效应

在弱电解质溶液中,加入与弱电解质不含相同离子的强电解质,使弱电解质的解离度略微增大的现象,称为盐效应(salt effect)。

盐效应的产生,是由于强电解质的加入,使溶液中离子的总浓度增大,离子间的相互牵制作用增强,离子结合成分子的机会减少,从而使弱电解质的解离度略有增大。例如,在 $0.1\ mol \cdot L^{-1}$ HAc 溶液中加入 NaCl,至 NaCl 浓度为 $0.1\ mol \cdot L^{-1}$,溶液中 H^+ 浓度由 $1.33 \times 10^{-3}\ mol \cdot L^{-1}$ 增大为 $1.82 \times 10^{-3}\ mol \cdot L^{-1}$,HAc 的解离度由 1.33% 增大为 1.82%。

应该指出,在发生同离子效应的同时,必然伴随着盐效应,但同离子效应对解离度的影响远远超过盐效应,因此在讨论同离子效应时,通常忽略盐效应的影响。

第二节　酸碱质子理论

微课
酸碱质子
理论

酸和碱是两类重要的电解质。人们在研究酸碱的性质、组成与结构关系的基础上,提出了许多酸碱理论,其中比较重要的有酸碱电离理论、酸碱质子理论和酸碱电子理论。本节主要讨论酸碱质子理论。

一、酸碱的概念

酸碱质子理论是丹麦化学家 Brønsted 与英国化学家 Lowry 在 1923 年提出的,该理论认为:凡是能给出质子(H^+)的物质都是酸,凡是能接受质子的物质都是碱。例如,HAc、NH_4^+ 及 HCO_3^- 都能给出质子,它们都是酸;NH_3、Ac^- 及 CO_3^{2-} 都能接受质子,它们都是碱。酸和碱既可以是分子,也可以是离子。

科学家简介
布朗斯特

若酸只能给出一个质子,称为一元酸;若酸能给出多个质子,称为多元酸。例如,HCl、HAc 只能给出一个质子,是一元酸;而 H_2CO_3 能给出两个质子,是二元酸;H_3PO_4 能给出三个质子,是三元酸。相应地,若碱只能结合一个质子,称为一元碱;若碱能结合多个质子,称为多元碱。例如,Cl^- 是一元碱,而 CO_3^{2-} 是二元碱,PO_4^{3-} 是三元碱。多元酸是分步给出质子的,多元碱也是分步结合质子的。

当酸给出一个质子后就变成了碱,而碱得到质子也就变成了酸,酸和碱的这种关系可表示为

$$酸 \rightleftharpoons H^+ + 碱$$

$$HB \rightleftharpoons H^+ + B^-$$

从上述关系式可以看出,酸和碱并不是孤立的,而是相互依存、相互转化的。酸和碱之间的这种相互对应关系称为共轭关系,因此,把组成上只相差一个质子的一对酸碱称为共轭酸碱对。HB 是 B^- 的共轭酸,B^- 是 HB 的共轭碱。

一种物质是酸还是碱,是由它在酸碱反应中的作用决定的。HCO_3^- 与 NaOH 反应时给出质子,此时它是一种酸;HCO_3^- 与 HCl 反应时,它又接受质子,此时它是一种碱。像 HCO_3^- 这种既能给出质子又能结合质子的物质称为两性物质,其他如 HPO_4^{2-}、H_2O 等也是两性物质。

在共轭酸碱对中,若酸越强,即该酸给出质子的倾向越强,则其共轭碱接受质子的倾向越弱,即共轭碱越弱;同理,碱越强,其共轭酸越弱。表 2-1 列出了一些共轭酸碱对及其酸碱性的强弱次序。

表 2-1　一些共轭酸碱对在水溶液中的酸碱次序

共轭酸 HB	$K_a^\ominus$	$pK_a^\ominus$	共轭碱 B^-
$H_2C_2O_4$	5.4×10^{-2}	1.27	$HC_2O_4^-$
H_2SO_3	1.54×10^{-2}	1.81	HSO_3^-
HSO_4^-	1.20×10^{-2}	1.92	SO_4^{2-}
H_3PO_4	7.52×10^{-3}	2.12	$H_2PO_4^-$
HF	3.53×10^{-4}	3.45	F^-
HCOOH(20 ℃)	1.77×10^{-4}	3.75	$HCOO^-$(20 ℃)
$HC_2O_4^-$	5.4×10^{-5}	4.27	$C_2O_4^{2-}$
CH_3COOH	1.76×10^{-5}	4.75	CH_3COO^-
H_2CO_3	4.30×10^{-7}	6.37	HCO_3^-
HSO_3^-	1.02×10^{-7}	6.91	SO_3^{2-}
H_2S(18 ℃)	9.1×10^{-8}	7.04	HS^-(18 ℃)
$H_2PO_4^-$	6.23×10^{-8}	7.21	HPO_4^{2-}
NH_4^+	5.68×10^{-10}	9.25	NH_3
HCN	4.93×10^{-10}	9.31	CN^-
HCO_3^-	5.61×10^{-11}	10.25	CO_3^{2-}
HPO_4^{2-}	2.2×10^{-13}	12.67	PO_4^{3-}
H_2O	1.0×10^{-14}	14.0	OH^-

（左侧）酸性增强　（右侧）碱性增强

二、酸碱反应的实质

酸碱质子理论中,酸 HB_1 在反应时给出质子,转化为它的共轭碱 B_1^-,而给出的质子不能单独存在,必须与另一个质子受体(碱 B_2^-)结合,碱 B_2^- 接受质子后转变为它的共轭酸 HB_2。可见,酸碱反应的实质是两对共轭酸碱对之间的质子传递,用反应式表示如下:

$$\overset{\overset{\displaystyle H^+}{\big\downarrow}}{HB_1} + B_2^- \rightleftharpoons B_1^- + HB_2$$

如 NH_3 与 HCl 的反应,无论在水溶液中还是在非水溶液或气相中,都是 HCl 给出质子转变为其共轭碱 Cl^-,NH_3 接受 HCl 给出的质子转变为其共轭酸 NH_4^+。整个反应表现为强碱夺取了强酸的质子,转化为较弱的共轭酸和共轭碱:

$$\overset{\overset{\displaystyle H^+}{\big\downarrow}}{HCl} + NH_3 \rightleftharpoons Cl^- + NH_4^+$$

酸碱质子理论扩大了酸碱的范围,中学阶段学习的酸碱解离作用、中和反应、水解反应等,都可看作质子传递的酸碱反应。

第三节   水的离子积和溶液的 pH

一、水的离子积

根据酸碱质子理论,水分子是一种两性物质,在水分子之间能发生质子的传递。一个 H_2O 分子能从另一个 H_2O 分子中得到质子形成 H_3O^+,而失去质子的 H_2O 分子则转变为 OH^-。这类发生在同种分子之间的质子传递作用称为质子自递反应(proton self-transfer reaction)。水的质子自递反应也称为水的解离反应,可表示为

$$\overset{\overset{\displaystyle H^+}{\big\downarrow}}{H_2O} + H_2O \rightleftharpoons H_3O^+ + OH^-$$

简便起见,用 H^+ 代替 H_3O^+,则上式可简写成

$$H_2O \rightleftharpoons H^+ + OH^-$$

水的质子自递作用是一个可逆过程,达到平衡时:

$$K^\ominus = \frac{[H^+][OH^-]}{[H_2O]}$$

将 $[H_2O]$ 看作常数,与 $K^\ominus$ 合并后得

$$K_w^\ominus = [H^+][OH^-] \tag{2-5}$$

$K_w^\ominus$ 称为水的质子自递平衡常数,又称水的离子积(ionic product of water),其数值与温度有关(见表 2-2)。

表 2-2   不同温度下水的离子积

温度/K	273	283	293	297	298	323
$K_w^\ominus$	1.139×10^{-15}	2.290×10^{-15}	6.809×10^{-15}	1.000×10^{-14}	1.008×10^{-14}	5.474×10^{-14}

水的离子积不仅适用于纯水,也适用于所有稀水溶液。根据式(2-5)可以计算一定温度下水溶液中 OH^- 或 H^+ 的浓度。

二、溶液的 pH 和 pOH

在化学和医学中经常使用一些 H^+ 浓度很低的溶液,如果用 H^+ 浓度表示这些溶液的酸碱性,书写和记忆都很不方便。为此,常用 pH 来表示溶液的酸碱性。pH 定义为

$$pH \xlongequal{def} -\lg[H^+]$$

与 pH 对应的还有 pOH,pOH 定义为

$$pOH \xlongequal{def} -\lg[OH^-]$$

pH 和 pOH 都可以表示溶液的酸碱性,但习惯上采用 pH。常温下 (298 K),由于 $[H^+][OH^-] = 1.0 \times 10^{-14}$,故 pH+pOH = 14。

案例 2-2　酸雨

正常降水中因溶解了空气中的 CO_2,pH 约为 5.6。酸雨是指 pH 小于 5.6 的降水,那么酸雨是怎么形成的呢?

原来,酸雨主要是由人类活动向空气中排放大量酸性物质造成的。这些酸性物质,一部分是工业生产、民用生活燃烧煤炭排放出来的 SO_2,另一部分是化石燃料燃烧及汽车尾气排放出来的氮氧化物。当雨、雪等在形成和降落时,这些酸性物质会被吸收并溶解,进一步反应生成 H_2SO_4 和 HNO_3,于是形成了 pH 低于 5.6 的酸性降水。我国的酸雨主要因大量燃烧含硫量高的煤而形成,所以多为硫酸雨,少为硝酸雨。酸雨的危害主要体现在三个方面:① 会使土壤酸化,改变土壤结构,影响植物正常发育;② 刺激人的呼吸道黏膜和眼角膜,导致支气管炎和红眼病,诱发呼吸道疾病发生;③ 使非金属建筑材料表面硬化、水泥溶解、强度降低,损坏建筑物。目前,我国的一些地区已经成为酸雨的多发区,酸雨污染的范围和程度引起人们的密切关注。

三、共轭酸碱对 $K_a^\ominus$ 和 $K_b^\ominus$ 的关系

共轭酸碱对中弱酸的 $K_a^\ominus$ 与其共轭碱的 $K_b^\ominus$ 之间有确定的关系,现以弱酸 HB 和其共轭碱 B^- 为例进行推导。共轭酸碱对 HB-B^- 在水溶液中存在如下质子转移平衡:

$$HB \rightleftharpoons H^+ + B^-$$
$$B^- + H_2O \rightleftharpoons HB + OH^-$$

达到平衡时,存在下列定量关系:

$$K_a^\ominus = \frac{[H^+][B^-]}{[HB]}$$

$$K_b^\ominus = \frac{[HB][OH^-]}{[B^-]}$$

$K_a^\ominus$ 与 $K_b^\ominus$ 相乘,得

$$K_a^\ominus \cdot K_b^\ominus = \frac{[H^+][B^-]}{[HB]} \cdot \frac{[HB][OH^-]}{[B^-]} = [H^+][OH^-] = K_w^\ominus$$

即
$$K_a^{\ominus} \cdot K_b^{\ominus} = K_w^{\ominus} \qquad (2\text{-}6)$$

式(2-6)给出了共轭酸碱对的 $K_a^{\ominus}$ 和 $K_b^{\ominus}$ 之间的定量关系,说明酸越强,其共轭碱越弱;碱越强,其共轭酸越弱。只要知道了共轭酸碱对中弱酸的 $K_a^{\ominus}$,就可以计算出其共轭碱的 $K_b^{\ominus}$;知道了弱碱的 $K_b^{\ominus}$,就可以计算出其共轭酸的 $K_a^{\ominus}$。

例 2-2 已知 NH_3 的 $K_b^{\ominus} = 1.76 \times 10^{-5}$,试计算 NH_4^+ 的 $K_a^{\ominus}$。

解:NH_4^+ 和 NH_3 是一对共轭酸碱对,因此 NH_4^+ 的解离平衡常数 $K_a^{\ominus}$ 可由 NH_3 的 $K_b^{\ominus}$ 计算得到:

$$K_a^{\ominus} = \frac{K_w^{\ominus}}{K_b^{\ominus}} = \frac{1.0 \times 10^{-14}}{1.76 \times 10^{-5}} = 5.68 \times 10^{-10}$$

四、弱酸弱碱溶液 pH 的计算

在一元弱酸 HB 的水溶液中,存在着两种质子转移平衡:
$$HB + H_2O \rightleftharpoons H_3O^+ + B^-$$
$$H_2O + H_2O \rightleftharpoons H_3O^+ + OH^-$$

为了简便起见,用 H^+ 代替 H_3O^+,则以上两式可简写成
$$HB \rightleftharpoons H^+ + B^-$$
$$H_2O \rightleftharpoons H^+ + OH^-$$

显然,溶液中的 H^+ 来自弱酸的解离和水的质子自递。要精确计算溶液的 $[H^+]$,除了考虑弱酸的解离外,还应考虑水的解离产生的少量 H^+,计算较复杂。因此常采用近似计算。

(1) 当 $K_a^{\ominus} \cdot c \geqslant 20K_w^{\ominus}$ 时,可以忽略水的质子自递平衡,只考虑弱酸的质子转移平衡。

$$HB \rightleftharpoons H^+ + B^-$$

平衡浓度 $c(1-\alpha)$ $c\alpha$ $c\alpha$

$$K_a^{\ominus} = \frac{[H^+][B^-]}{[HB]} = \frac{c\alpha \cdot c\alpha}{c(1-\alpha)} = \frac{c\alpha^2}{(1-\alpha)} \qquad (2\text{-}7)$$

由此近似公式可先求得 α,再根据 $[H^+] = c\alpha$,求得 $[H^+]$。

(2) 当弱酸的 $c/K_a^{\ominus} \geqslant 500$ 或 $\alpha < 5\%$ 时,发生解离的酸极少,$1-\alpha \approx 1$,式(2-7)变成

$$K_a^{\ominus} = c\alpha^2 \qquad \text{或} \qquad \alpha = \sqrt{\frac{K_a^{\ominus}}{c}}$$

由此可得

$$[H^+] = c\alpha = \sqrt{cK_a^{\ominus}} \qquad (2\text{-}8)$$

式(2-8)为计算一元弱酸溶液中 $[H^+]$ 的最简式。

对于一元弱碱溶液,若 $K_b^{\ominus} \cdot c \geqslant 20K_w^{\ominus}$,且 $c/K_b^{\ominus} \geqslant 500$,$[OH^-]$ 可近似由式(2-9)计算:

$$[OH^-] = \sqrt{cK_b^{\ominus}} \qquad (2\text{-}9)$$

多元弱酸的解离是分步进行的,溶液中的 H^+ 主要来自多元酸的第一步解离,故常把多元酸近似按照一元酸进行计算。多元碱与此类似。

例 2-3 已知 298 K 时 HAc 的 $K_a^\ominus = 1.76×10^{-5}$，求该温度下 0.10 mol·$L^{-1}$ HAc 溶液中的$[H^+]$。

解：$K_a^\ominus \cdot c = 1.76×10^{-5}×0.10 = 1.76×10^{-6} > 20K_w^\ominus$，且 $c/K_a^\ominus = 0.10/1.76×10^{-5} = 5\,682 > 500$

故可用最简式计算，$[H^+] = \sqrt{K_a^\ominus \cdot c} = \sqrt{1.76×10^{-5}×0.10} = 1.33×10^{-3}$

例 2-4　计算 298 K 时，0.10 mol·L^{-1} NH_4Cl 水溶液的 pH。

解：在 NH_4Cl 水溶液中，Cl^- 是极弱的碱，NH_4^+ 是一元弱酸，由例 2-2 可知 NH_4^+ 的 $K_a^\ominus = 5.68×10^{-10}$，有

$$K_a^\ominus \cdot c = 5.68×10^{-10}×0.10 = 5.68×10^{-11} > 20K_w^\ominus$$

$$\frac{c}{K_a^\ominus} = \frac{0.10}{5.68×10^{-11}} = 1.76×10^9 > 500$$

故　　　　　$$[H^+] = \sqrt{K_a^\ominus \cdot c} = \sqrt{0.10×5.68×10^{-10}} = 7.54×10^{-6}$$

$$pH = -\lg(7.54×10^{-6}) = 5.12$$

第四节　缓 冲 溶 液

微课
缓冲溶液

人体的各种体液只有保持一定的 pH 范围，生理活动才能正常运行。例如，人体血液 pH 的正常范围是 7.35～7.45。生命活动中，细胞代谢会产生一些酸性物质（如乳酸、碳酸等）和少量的碱性物质（如 HCO_3^-、$H_2PO_4^{2-}$ 等），同时，人们在饮食中也会摄入较多的酸或碱性物质。但正常人体血液的 pH 仍能保持在这一狭小的范围内，其原因之一就是血液是缓冲溶液。因此，学习缓冲溶液的基本原理在医学上具有重要意义。

一、缓冲溶液的组成及作用原理

（一）缓冲溶液的组成

纯水受空气中 CO_2、温度等因素影响，难以保持恒定的 pH。常温下新制备纯水的 pH 为 7.00，若向 1 L 纯水中加入 0.01 mol HCl，溶液的 pH 会降低至 2.00；同样，若在 1 L 纯水中溶解 0.01 mol NaOH 固体，则溶液的 pH 升高至 12.00。但在 1 L 含有 0.1 mol HAc 和 0.1 mol NaAc 的混合溶液中加入 0.01 mol HCl 后，溶液的 pH 由 4.75 变为 4.66，只下降了 0.09；若加入 0.01 mol NaOH 固体，溶液的 pH 由 4.75 变为 4.84，也只上升了 0.09。像这样能够抵抗外加少量强酸或强碱，而保持溶液 pH 不发生明显改变的作用，称为缓冲作用（buffer action）。具有缓冲作用的溶液称为缓冲溶液。

缓冲溶液是由足够浓度的共轭酸碱对组成的溶液。习惯上把组成缓冲溶液的共轭酸碱对称为缓冲系（buffer system）或缓冲对（buffer pair）。常见的缓冲溶液有 HAc-NaAc 溶液、H_2CO_3-$NaHCO_3$ 溶液、NaH_2PO_4-Na_2HPO_4 溶液等。

（二）缓冲溶液的作用原理

现以 HAc-NaAc 缓冲溶液为例来说明缓冲溶液的作用原理。

在 HAc-NaAc 混合溶液中，NaAc 是强电解质，在溶液中完全解离，以 Na^+ 和 Ac^- 存在。HAc 是弱电解质，解离度很小，并且由于来自 NaAc 的 Ac^- 的同离子效应，HAc 的

解离程度更小,主要以分子形式存在于溶液中。因此在 HAc-NaAc 缓冲溶液中,HAc 和 Ac⁻ 的浓度都很大,而 H⁺ 浓度却很小。溶液中存在如下平衡:

$$HAc \rightleftharpoons H^+ + Ac^-$$

当向缓冲溶液中加入少量强酸时,Ac⁻ 与强酸解离出的 H⁺ 结合生成 HAc,消耗掉外来的 H⁺,使平衡向左移动,溶液中 H⁺ 浓度没有明显地升高,溶液的 pH 基本保持不变。共轭碱 Ac⁻ 起到抵抗少量强酸的作用,称为缓冲溶液的抗酸成分。

当向缓冲溶液中加入少量强碱时,强碱解离产生的 OH⁻ 与溶液中 H⁺ 结合生成 H₂O,使得 HAc 的解离平衡向右移动,补充消耗掉的 H⁺,而溶液中 H⁺ 浓度不会明显地降低,溶液的 pH 基本保持不变。共轭酸 HAc 起到抵抗少量强碱的作用,称为缓冲溶液的抗碱成分。

综上所述,缓冲溶液之所以具有缓冲作用,是因为溶液中同时存在一定浓度的共轭酸碱对。它们能够抵抗外加的少量强酸或强碱,从而保持溶液的 pH 基本不变。

二、缓冲溶液 pH 的计算

缓冲溶液是由共轭酸碱对组成的,在缓冲溶液中弱酸 HB 及其共轭碱 B⁻ 之间的质子转移平衡可用简式表示为

$$HB \rightleftharpoons H^+ + B^-$$

则

$$K_a^\ominus = \frac{[H^+][B^-]}{[HB]}$$

移项得

$$[H^+] = K_a^\ominus \frac{[HB]}{[B^-]}$$

两边同取常用负对数得

$$pH = pK_a^\ominus + \lg \frac{[B^-]}{[HB]} \tag{2-10}$$

式(2-10)为计算缓冲溶液 pH 的 Henderson-Hasselbalch 方程式。式中,$pK_a^\ominus$ 为缓冲对中弱酸的解离常数的负对数,$[HB]$ 和 $[B^-]$ 为缓冲溶液中弱酸及其共轭碱的相对平衡浓度。其中,$[B^-]$ 与 $[HB]$ 的比值称为缓冲比,$[B^-]$ 与 $[HB]$ 的和为缓冲溶液的总浓度。

在 HB-B⁻ 缓冲溶液中,由于 B⁻ 的同离子效应使得 HB 的解离度很小,故式(2-10)中的平衡浓度可近似用初始浓度代替,式(2-10)可表示为

$$pH = pK_a^\ominus + \lg \frac{c(B^-)}{c(HB)} \tag{2-11}$$

当用共轭酸碱两种溶液混合配制缓冲溶液时,若共轭酸碱的浓度相同,则

$$pH = pK_a^\ominus + \lg \frac{V(B^-)}{V(HB)} \tag{2-12}$$

由式(2-10)、式(2-11)和式(2-12)可看出,缓冲溶液的 pH 取决于弱酸的 $pK_a^\ominus$ 与缓冲比。当缓冲溶液加水稀释时,弱酸及其共轭碱的浓度同等程度减小,pH 不发生改变,因此缓冲溶液除能抵抗少量强酸、强碱外,同时也具有抗稀释作用,这是缓冲溶液

的另一个重要性质。

利用式(2-10)、式(2-11)和式(2-12),可以计算缓冲溶液的 pH。

例 2-5 将 0.10 mol·L⁻¹ HAc 溶液 30 mL 和 0.10 mol·L⁻¹ NaAc 溶液 10 mL 混合,计算混合溶液的 pH。

解:已知 $pK_a^{\ominus}(HAc)=4.75$,根据式(2-10)有

$$pH=pK_a^{\ominus}+\lg\frac{[Ac^-]}{[HAc]}$$

由于 NaAc 提供的大量 Ac⁻ 的同离子效应,HAc 解离很少,故[Ac⁻]与[HAc]可以分别用初始浓度来代替,即

$$[Ac^-]=\frac{c(Ac^-)}{c^{\ominus}}=\frac{10\times0.10}{40},[HAc]=\frac{c(HAc)}{c^{\ominus}}=\frac{30\times0.10}{40}$$

代入式(2-11)得

$$pH=pK_a^{\ominus}+\lg\frac{c(Ac^-)}{c(HAc)}=4.75+\lg\frac{10\times0.10}{30\times0.10}=4.75+\lg\frac{1}{3}=4.27$$

三、缓冲容量及其影响因素

(一) 缓冲容量的概念

缓冲溶液只能抵抗少量的强酸或强碱而保持溶液的 pH 基本不变,如果加入的酸或碱量过大,缓冲溶液中的抗酸成分或抗碱成分消耗殆尽,缓冲溶液就会失去缓冲能力。通常用缓冲容量(buffer capacity)来定量表示缓冲溶液的缓冲能力大小。缓冲容量用符号 β 表示,是指使单位体积(如 1 L 或 1 mL)缓冲溶液 pH 改变 1 个单位时,所需加入强酸或强碱的物质的量,用数学公式表示为

$$\beta=\left|\frac{\Delta n}{\Delta pH}\right| \tag{2-13}$$

式中,Δn 为使单位体积缓冲溶液 pH 改变 ΔpH 个单位时所加入强酸或强碱的物质的量。当 Δn 相同时,ΔpH 越小,则 β 越大,缓冲溶液的缓冲能力越强。

(二) 影响缓冲容量的因素

1. 缓冲溶液的总浓度

当缓冲比一定时,缓冲溶液的总浓度越大,缓冲容量越大,反之亦然。表 2-3 列出了缓冲比相同时,不同浓度 HAc-NaAc 溶液的缓冲容量。

表 2-3 不同浓度 HAc-NaAc 溶液的缓冲容量与总浓度的关系

$c_{总}/(mol·L^{-1})$	0.050	0.10	0.15	0.20
β	0.0029	0.058	0.086	0.115

2. 缓冲比

当缓冲溶液的总浓度相同时,缓冲比越接近于 1,缓冲容量越大。表 2-4 列出了总浓度为 0.10 mol·L⁻¹ 的 HAc-NaAc 溶液缓冲容量与缓冲比的关系。

由表 2-4 可以看出,总浓度相同时:

(1) 缓冲比越接近 1,缓冲溶液的缓冲容量越大;当缓冲比等于 1 时,缓冲容量最

大,通过式(2-10)计算可知,此时缓冲溶液的 pH = p$K_a^\ominus$。

表 2-4   总浓度为 0.10 mol·L⁻¹ 的 HAc−NaAc 溶液缓冲容量与缓冲比的关系

$c(B^-)/c(HB)$	1:19	1:9	1:4	1:1	4:1	9:1	19:1
β	0.0109	0.0207	0.0368	0.0576	0.0368	0.0207	0.0109

(2) 当缓冲比远离 1 时,缓冲容量逐渐减小。当缓冲比为 1:9 或 9:1,缓冲溶液的 pH 与 p$K_a^\ominus$ 相差接近 1,缓冲容量约为最大值的 1/3。如果缓冲比小于 1:10 或大于 10:1,缓冲溶液的 pH 与 p$K_a^\ominus$ 将相差 1 以上,其缓冲容量更小,可认为它不再具有缓冲作用。因此只有当缓冲比在 1:10~10:1 范围内,缓冲溶液才能发挥缓冲作用。通常把缓冲溶液能发挥缓冲作用的 pH 范围称为缓冲范围,由式(2-10)推导出任一缓冲溶液的缓冲范围为 pH = p$K_a^\ominus$±1。

四、缓冲溶液的选择与配制

实际工作中,常常需要配制一定 pH 的缓冲溶液。缓冲溶液的配制可按下列原则和步骤进行:

(1) 选择适当的缓冲对:为使缓冲溶液在所选择缓冲对的缓冲范围内,并且具有较大的缓冲容量,所选缓冲对中弱酸的 p$K_a^\ominus$ 与欲配制缓冲溶液的 pH 越接近越好。例如,配制 pH = 4.80 的缓冲溶液,可选用 HAc−NaAc 缓冲系(p$K_a^\ominus$ = 4.75);配制 pH = 7.20 的缓冲溶液,应选用 NaH₂PO₄−Na₂HPO₄ 缓冲系(p$K_{a2}^\ominus$ = 7.21)等。所选择的缓冲对不能与反应物或产物发生作用,药用缓冲溶液还需考虑是否有毒等,如硼酸−硼酸盐缓冲对有毒,不能用作注射液或口服液的缓冲溶液。

(2) 控制缓冲溶液的总浓度:总浓度太低,缓冲容量过小;总浓度太高,一方面离子浓度太大或渗透压过高不能使用,另一方面造成试剂浪费。因此,实际工作中,以总浓度在 0.05~0.20 mol·L⁻¹ 为宜。

(3) 计算所需缓冲对的用量:选定好缓冲对后,根据式(2-10)计算出所需弱酸及其共轭碱的量。为方便计算和配制,常使用相同浓度的弱酸及其共轭碱溶液进行配制。

(4) 配制缓冲溶液:按计算结果将弱酸溶液与共轭碱溶液混合,就可配制成一定体积所需 pH 的缓冲溶液。精确配制时,可用 pH 计对所配制溶液的 pH 进行校正。

案例 2-3   标准缓冲液

利用 pH 计测量溶液的 pH 时需使用标准缓冲液进行仪器的定位校正。标准缓冲液的 pH 必须是已知的并要达到规定的准确度,且要求有良好的重复性和稳定性,具有较大的缓冲容量、较小的稀释值和较小的温度系数。

目前国内外常采用美国国家标准局的 NBS pH 标度和标准缓冲液。NBS 七种标准缓冲液的组成和 pH 标度见表 2-5 和表 2-6。其中最常用的标准溶液是 3 号、4 号和 6 号。几种常用的 pH 标准缓冲液均有商品出售,使用者也可按配方自行配制。常选用与被测溶液 pH 相近的标准缓冲液作为校正基准以减少测量误差。

表 2-5　NBS 七种标准缓冲液的组成

浓度编号	质量摩尔浓度 mol·kg⁻¹	物质的量浓度 mol·L⁻¹	溶质	质量浓度 g·L⁻¹
1	0.05	0.049 62	$KH_3(C_2O_4)_2 \cdot 2H_2O$ 草酸三氢钾	12.61
2	0.341	0.034	$KHC_2C_2H_4O_6$ 酒石酸氢钾	25 ℃饱和
3	0.05	0.049 58	$KHC_8H_4O_4$ 邻苯二甲酸氢钾	10.12
4	0.025	0.024 90	KH_2PO_4 磷酸二氢钾	3.39
	0.025	0.024 90	Na_2HPO_4 磷酸氢二钠	3.53
5	0.008 695	0.008 665	KH_2PO_4	1.179
	0.030 43	0.030 32	Na_2HPO_4	4.30
6	0.01	0.009 971	$Na_2B_4O_7 \cdot 10H_2O$ 硼砂	3.80
7	0.020 3	0.020 25	$Ca(OH)_2$ 氢氧化钙	25 ℃饱和

表 2-6　NBS 七种标准缓冲液的 pH 标度

温度/℃	溶液编号						
	1	2	3	4	5	6	7
0	1.606	—	4.003	6.984	7.534	9.464	13.423
5	1.668	—	3.999	6.951	7.500	9.395	13.207
10	1.670	—	3.998	6.923	7.472	9.332	13.003
15	1.672	—	3.999	6.900	7.448	9.296	12.810
20	1.675	—	4.002	6.881	7.429	9.225	12.627
25	1.679	3.557	4.008	6.865	7.413	9.180	12.454
30	1.683	3.552	4.015	6.853	7.400	9.139	12.289
40	1.694	3.547	4.035	6.838	7.380	9.068	11.984

五、缓冲溶液在医学上的意义

缓冲溶液在医学上具有很重要的意义。人体内各种体液必须保持在一定的 pH 范围内，才能维持正常的生理功能。表 2-7 列出了一些人体体液的 pH。

表 2-7　一些人体体液的 pH

体液	pH	体液	pH
胃液	1.0~3.0	脊髓液	7.3~7.5
唾液	6.0~7.5	血液	7.35~7.45
乳汁	6.6~7.6	尿液	4.8~7.5

人体体液的 pH 之所以能维持在一定的范围内，是由于体液中存在着多种缓冲对。下面主要讨论血液中缓冲对的缓冲作用。

血液中有多种缓冲对,在血浆中主要有 H_2CO_3-$NaHCO_3$、NaH_2PO_4-Na_2HPO_4、血浆蛋白-血浆蛋白盐等;在红细胞中主要有 H_2CO_3-$KHCO_3$、KH_2PO_4-K_2HPO_4、HHb(血红蛋白)-KHb、$HHbO_2$(氧合血红蛋白)-$KHbO_2$ 等。

以上缓冲对中,H_2CO_3-HCO_3^- 在血液中的浓度最高,缓冲能力最大,对维持血液的正常功能最重要。碳酸在血液中主要以溶解的 CO_2 形式存在,因而碳酸缓冲对在血液中存在如下平衡:

$$CO_2(溶解) + H_2O \rightleftharpoons H_2CO_3 \rightleftharpoons H^+ + HCO_3^-$$

$$CO_2(g)(肺) \qquad\qquad\qquad 肾$$

正常人血液中 $\dfrac{c(HCO_3^-)}{c(H_2CO_3)} = 20$($H_2CO_3$ 的浓度实际上绝大部分是溶解的 CO_2 浓度),37 ℃时校正后的 H_2CO_3 的 $pK_{a1}^{\ominus\prime} = 6.10$,因此,血液的 pH 为

$$pH = pK_{a1}^{\ominus\prime} + \lg\dfrac{c(HCO_3^-)}{c(H_2CO_3)} = 6.10 + \lg20 = 7.40$$

计算结果表明,只要 HCO_3^- 与 H_2CO_3 的浓度比保持为 20/1,血液的 pH 即可维持在 7.40。

当酸性物质进入血液时,血液中的 HCO_3^- 与外来的 H^+ 结合生成 H_2CO_3,使上述平衡逆向移动,生成的 H_2CO_3 被血液带到肺部并以 CO_2 的形式排出体外,而损失的 HCO_3^- 由肾的调节得到补充,因此 $\dfrac{c(HCO_3^-)}{c(H_2CO_3)}$ 值不变,血液的 pH 也基本保持不变。

当碱性物质进入血液时,血浆中的 H^+ 与碱结合生成 H_2O,上述解离平衡正向移动以补充消耗的 H^+,减少的 H_2CO_3 可由肺控制 CO_2 的呼出量来补偿,增多的 HCO_3^- 由肾排出体外,从而使血液的 pH 基本保持恒定。

总之,由于血液中各种缓冲对的缓冲作用和机体中肺、肾的调节功能,正常人血液的 pH 得以维持在一个狭小的范围内。如果由于某些疾病使代谢发生障碍,体内积聚的酸过多,血液的 pH 就会低于 7.35,出现酸中毒;而当体内积聚的碱过多时,血液的 pH 就会高于 7.45,出现碱中毒。酸或碱中毒严重时,可危及生命。临床上常用乳酸钠治疗酸中毒,用氯化铵矫正碱中毒。

案例 2-4　食物的酸碱性

食物有酸碱性之分。酸性食物是指在体内代谢后产生酸性物质的食物,常见的有肉类、蛋类、米面、甜食类等;碱性食物是指在体内代谢后产生碱性物质的食物,常见的有蔬菜、水果、豆类等。酸碱性食物摄入不均衡可能使血液 pH 偏离正常范围,引起人体酸碱失调。

正常人血液的 pH 稳定在 7.35~7.45 范围内。小于 7.35 被认为是酸中毒,大于 7.45 被认为是碱中毒。酸中毒和碱中毒都必须接受专业治疗,否则将有生命危险。

那么,偏食酸碱性食物能否改变血液的酸碱性呢? 当偏食引起血液 pH 微小改变时,由于血液中存在多种缓冲系,通过缓冲作用使其恢复至正常范围,保证机体正常运转。因此,短期内偏食不会改变正常人血液的酸碱性。但若长期地、大量地、单一地摄入酸性食物,将会引起血液 pH 较大幅度的下降,血液的缓冲作用丧失,致使肾长期高强度工作,调节酸碱能力减弱,引发疾病;偏食碱性食物,将会引起营养不良。因此,饮食应做到食物多样化,保证酸碱平衡。

第五节　难溶强电解质的沉淀-溶解平衡

根据强电解质在水中溶解度的大小,可将其分为易溶强电解质和难溶强电解质。通常把在水中溶解度小于 $0.1\ \mathrm{g\cdot L^{-1}}$ 的强电解质称为难溶强电解质。难溶强电解质在水中的溶解度虽然很小,但溶解部分是完全解离的。因此,在含有难溶强电解质的饱和溶液中,存在着强电解质固体与其解离产生的阳、阴离子之间的动态平衡,这种平衡称为沉淀-溶解平衡(precipitation-dissolution equilibrium)。

一、溶度积

一定温度下,当难溶强电解质 $\mathrm{M}_m\mathrm{N}_n$ 在水中达到沉淀-溶解平衡时,有

$$\mathrm{M}_m\mathrm{N}_n(\mathrm{s}) \underset{\text{沉淀}}{\overset{\text{溶解}}{\rightleftharpoons}} m\mathrm{M}^{n+} + n\mathrm{N}^{m-}$$

根据化学平衡原理,有如下关系:

$$K^{\ominus} = \frac{[\mathrm{M}^{n+}]^m [\mathrm{N}^{m-}]^n}{[\mathrm{M}_m\mathrm{N}_n(\mathrm{s})]}$$

$[\mathrm{M}_m\mathrm{N}_n(\mathrm{s})]$ 是常数,并入常数项中得

$$[\mathrm{M}^{n+}]^m [\mathrm{N}^{m-}]^n = K^{\ominus}[\mathrm{M}_m\mathrm{N}_n(\mathrm{s})] = K^{\ominus}_{\mathrm{sp}} \tag{2-14}$$

式(2-14)表明:温度一定时,难溶强电解质饱和溶液中各离子浓度幂之积为一常数,称为溶度积常数(solubility product constant),简称溶度积,用符号 $K^{\ominus}_{\mathrm{sp}}$ 表示。

溶度积的大小取决于难溶强电解质的本性,并且随温度的升高而略有增大。表 2-8 列出了部分难溶强电解质的溶度积。

表 2-8　一些难溶强电解质的溶度积(298 K)

难溶强电解质	$K^{\ominus}_{\mathrm{sp}}$	难溶强电解质	$K^{\ominus}_{\mathrm{sp}}$
AgBr	5.35×10^{-13}	$BaCO_3$	2.58×10^{-9}
AgCl	1.77×10^{-10}	$BaSO_4$	1.08×10^{-10}
Ag_2CrO_4	1.12×10^{-12}	$CaCO_3$	3.36×10^{-9}
AgI	8.52×10^{-17}	CaC_2O_4	1.46×10^{-10}
Ag_2S	6.3×10^{-50}	CaF_2	3.45×10^{-11}
$Al(OH)_3$	1.1×10^{-33}	$Ca_3(PO_4)_2$	2.07×10^{-33}

续表

难溶强电解质	$K_{sp}^{\ominus}$	难溶强电解质	$K_{sp}^{\ominus}$
CuS	1.27×10^{-36}	HgS	6.44×10^{-53}
$Fe(OH)_2$	4.87×10^{-17}	$Mg(OH)_2$	5.61×10^{-12}
$Fe(OH)_3$	2.79×10^{-39}	PbS	9.04×10^{-29}

一般情况下,溶度积和溶解度都可表示难溶强电解质在水中的溶解能力,它们之间有内在的联系,在一定条件下,可以换算。

例 2-6　25 ℃时,AgCl 的溶解度是 0.001 91 g·L^{-1},求它的溶度积。

解: 已知 AgCl 的摩尔质量为 143.3 g·mol^{-1},则以 mol·L^{-1} 表示的 AgCl 的溶解度为

$$\frac{0.001\ 91\ g\cdot L^{-1}}{143.3\ g\cdot mol^{-1}}=1.33\times10^{-5}\ mol\cdot L^{-1}$$

根据 AgCl 在溶液中的解离平衡关系式 $AgCl \rightleftharpoons Ag^{+}+Cl^{-}$,可知 AgCl 溶于水时,1 mol AgCl 溶解产生 1 mol Ag^{+} 和 1 mol Cl^{-},所以在 AgCl 的饱和溶液中,有

$$[Ag^{+}]=[Cl^{-}]=1.33\times10^{-5}$$
$$K_{sp}^{\ominus}(AgCl)=[Ag^{+}][Cl^{-}]=1.33\times10^{-5}\times1.33\times10^{-5}=1.77\times10^{-10}$$

例 2-7　25 ℃时,Ag_2CrO_4 的溶解度是 6.54×10^{-5} mol·L^{-1},求它的溶度积。

解: 根据 Ag_2CrO_4 在溶液中的解离平衡关系式:$Ag_2CrO_4 \rightleftharpoons 2Ag^{+}+CrO_4^{2-}$,可知 Ag_2CrO_4 溶于水时,1 mol Ag_2CrO_4 溶解产生 2 mol Ag^{+} 和 1 mol CrO_4^{2-},所以在 Ag_2CrO_4 的饱和溶液中,有

$$[Ag^{+}]=2\times6.54\times10^{-5}=1.31\times10^{-4},[CrO_4^{2-}]=6.54\times10^{-5}$$
$$K_{sp}^{\ominus}(Ag_2CrO_4)=[Ag^{+}]^2[CrO_4^{2-}]=(1.31\times10^{-4})^2\times6.54\times10^{-5}=1.12\times10^{-12}$$

分析表 2-8 及上述两个例题可发现,对同类型的难溶强电解质,如 AgCl、AgBr、$BaSO_4$、$CaCO_3$、$PbSO_4$ 等,在相同温度下,$K_{sp}^{\ominus}$ 越大,溶解度越大;$K_{sp}^{\ominus}$ 越小,溶解度越小。对于不同类型的难溶强电解质,不能认为溶度积小,溶解度就一定小。如 25 ℃时 Ag_2CrO_4 的溶度积($K_{sp}^{\ominus}=1.12\times10^{-12}$)比 AgCl 的溶度积($K_{sp}^{\ominus}=1.77\times10^{-10}$)小,但 Ag_2CrO_4 的溶解度(6.54×10^{-5} mol·L^{-1})却比 AgCl 的溶解度(1.33×10^{-5} mol·L^{-1})大。因此,根据 $K_{sp}^{\ominus}$ 大小比较溶解度大小时,只能在同类型的电解质之间进行,否则需要通过计算才能确定。

二、溶度积规则

在一定条件下,离子浓度幂的乘积称为离子积 I_p(ion product)。I_p 和 $K_{sp}^{\ominus}$ 的表达形式类似,但其含义不同。$K_{sp}^{\ominus}$ 表示难溶强电解质的饱和溶液中离子浓度幂的乘积,它仅是 I_p 的一个特例。对于某一溶液:

(1) $I_p=K_{sp}^{\ominus}$ 时,表示溶液是饱和的。这时溶液中的沉淀与溶解达到动态平衡,既无沉淀析出又无沉淀溶解。

(2) $I_p<K_{sp}^{\ominus}$ 时,表示溶液是不饱和的。溶液中无沉淀析出,若加入相应难溶强电解质,则会继续溶解。

(3) $I_p>K_{sp}^{\ominus}$ 时,表示溶液为过饱和。溶液中会有沉淀析出。

上述三点称为溶度积规则,它是难溶强电解质溶解与沉淀平衡移动规律的总结,

也是判断沉淀生成和溶解的依据。根据溶度积规则,可以通过控制离子浓度,使沉淀生成或溶解。

三、影响难溶强电解质溶解度的因素

(一) 沉淀的生成

根据溶度积规则,在难溶强电解质溶液中,如果离子积 I_p 大于溶度积 K_{sp},就会有沉淀生成。因此,要使溶液析出沉淀或沉淀得更完全,就必须创造条件,使其离子积大于溶度积。

例 2-8 已知 25 ℃ 时,AgCl 的 $K_{sp}^{\ominus} = 1.77 \times 10^{-10}$,现将 0.001 mol · L^{-1} NaCl 和 0.001 mol · L^{-1} AgNO$_3$ 溶液等体积混合,问是否有 AgCl 沉淀生成。

解:两溶液等体积混合后,Ag$^+$ 和 Cl$^-$ 浓度都减小到原浓度的一半,即

$$[Ag^+] = [Cl^-] = \frac{1}{2} \times 0.001 = 0.0005$$

在混合溶液中 $I_p = [Cl^-][Ag^+] = 0.0005 \times 0.0005 = 2.5 \times 10^{-7} > 1.77 \times 10^{-10} = K_{sp}^{\ominus}$,故有 AgCl 沉淀生成。

在难溶强电解质饱和溶液中加入含有相同离子的强电解质时,产生同离子效应,将使难溶强电解质的溶解度降低。因此,在制备沉淀时,加入适当过量的沉淀剂,可以使沉淀更趋完全。

(二) 沉淀的溶解

根据溶度积规则,沉淀溶解的必要条件是溶液中离子积 I_p 小于溶度积 $K_{sp}^{\ominus}$。因此,创造条件降低溶液中的离子浓度,使离子积小于其溶度积,就可使沉淀溶解。具体的措施有:

1. 生成弱电解质

例如,Fe(OH)$_3$ 溶于盐酸的反应如下:

$$\begin{array}{c} \text{Fe(OH)}_3 \rightleftharpoons \text{Fe}^{3+} + 3\,\text{OH}^- \\ \text{平衡移动方向} \qquad\qquad + \\ 3\,\text{H}^+ + 3\,\text{Cl}^- \leftarrow 3\,\text{HCl} \\ \downarrow\uparrow \\ 3\,\text{H}_2\text{O} \end{array}$$

加入 HCl 后,溶液中生成了弱电解质 H$_2$O,[OH$^-$]降低,$I_p(\text{Fe(OH)}_3) < K_{sp}^{\ominus}(\text{Fe(OH)}_3)$,平衡向 Fe(OH)$_3$ 溶解的方向移动,于是沉淀溶解。

2. 发生氧化还原反应

例如,在 CuS 沉淀中加入稀 HNO$_3$,S^{2-} 被氧化成单质硫,溶液中[S^{2-}]降低,溶液中 $I_p(\text{CuS}) < K_{sp}^{\ominus}(\text{CuS})$,CuS 沉淀溶解。反应方程式如下:

$$3\text{CuS} + 8\text{HNO}_3 \longrightarrow 3\text{Cu(NO}_3)_2 + 2\text{NO}\uparrow + 4\text{H}_2\text{O} + 3\text{S}\downarrow$$

3. 生成配合物

例如,AgCl 沉淀可溶于氨水。反应如下:

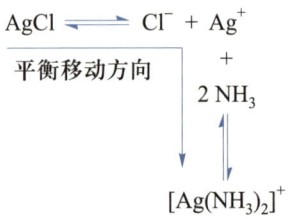

由于生成了稳定的$[Ag(NH_3)_2]^+$，大大降低了$[Ag^+]$，所以 AgCl 沉淀溶解。

由此可见，在含有难溶强电解质固体的溶液中，只要离子积小于$K_{sp}^{\ominus}$，这种难溶强电解质就能溶解。在实际工作中，常向含有难溶强电解质固体的溶液中加入某种能与难溶强电解质离子反应的物质，生成弱电解质、配合物或发生氧化还原反应，从而破坏沉淀-溶解平衡，促进难溶强电解质的溶解。

除上述三种常用的促进沉淀溶解的方法外，还可以通过盐效应使难溶强电解质的溶解度增加，即在难溶强电解质溶液中，加入不含相同离子的强电解质，使难溶强电解质的溶解度增加的效应。例如，AgCl 在 KNO_3 溶液中要比在纯水中的溶解度大，就是KNO_3盐效应的表现。

案例 2-5   龋齿

龋齿俗称虫牙、蛀牙，是人类口腔最常见的疾病，它是由食物残渣被口腔细菌分解产生的有机酸与牙釉质反应，致使牙釉质表面脱钙、软化而形成的，其形成与沉淀-溶解平衡密切相关。因为牙釉质的主要成分是坚硬难溶的羟基磷灰石 $Ca_5(PO_4)_3OH(K_{sp}^{\ominus}=6.8\times10^{-37})$，在一般情况下对牙齿起着重要的保护作用。但是在酸性条件下，羟基磷灰石会被缓慢溶解：

$$Ca_5(PO_4)_3OH+4H^+ \Longrightarrow 5Ca^{2+}+3HPO_4^{2-}+H_2O$$

时间一长就会产生龋齿，其本质是羟基磷灰石溶于细菌代谢产生的有机酸。

为了防止龋齿的产生，除需要加强口腔卫生外，还可以适当地使用含氟牙膏。含氟牙膏中的氟离子可与牙釉质中羟基磷灰石的氢氧根离子交换，生成溶解度更低的氟磷灰石 $Ca_5(PO_4)_3F(K_{sp}^{\ominus}=1.0\times10^{-60})$，提高牙釉质的抗酸能力，达到防治龋齿的作用。

📚 科学家简介   阿伦尼乌斯

斯万特·奥古斯特·阿伦尼乌斯(Svante August Arrhenius,1859—1927)是瑞典著名的物理化学家，出生于瑞典的乌普萨拉,1876 年考入乌普萨拉大学化学系,1878 年大学毕业后留校,1884 年获物理学博士学位。先后任瑞典皇家工业学院讲师、教授,1905 年任斯德哥尔摩诺贝尔物理化学研究所所长。1883 年他提出了电离理论的基本观点："由于水的作用，电解质在溶液中具有两种不同的形态，非活性的分子形态和活性的离子形态。溶液稀释时,活性形态的数量增加,所以溶液的导电性增大。"但在当时电离学说却得不到瑞典国内科学家的理解,于是他决定去国外寻找支持者,最终得到了奥斯特瓦尔德与范托夫的认可,电离学说也开始逐步被世人所承认。同时他还提出了近代酸碱理论,解释了温度与化学反应速率的关系,提出了活化能的概念并导出著名的反应速率公式等。由于在物理化学方面的杰出贡献,阿伦尼乌斯于1903年荣获诺贝尔化学奖,成为瑞典第一位获此殊荣的科学家。

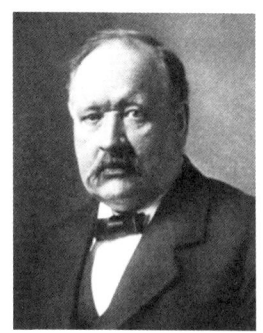

习题

1. (1) 写出下列各酸的共轭碱:NH_4^+、HCl、H_2O、$H_2PO_4^-$、HCO_3^-、H_2SO_4;

(2) 写出下列各碱的共轭酸:S^{2-}、PO_4^{3-}、NH_3、$H_2PO_4^-$、HCO_3^-、OH^-。

2. 用质子理论判断下列分子或离子在水溶液中哪些是酸,哪些是碱,哪些是两性物质。

HCN、HS^-、HPO_4^{2-}、CO_3^{2-}、CH_3COO^-、H_2S

3. 公式 $\alpha = \sqrt{\dfrac{K^{\ominus}}{c}}$ 是否说明溶液越稀,弱电解质解离出的离子浓度越大?

4. 在 $0.10 \text{ mol} \cdot \text{L}^{-1}$ HAc 溶液中加入下列物质,HAc 的解离平衡将如何移动? 溶液的 pH 将如何变化?

(1) 0.10 mol NaAc (2) 0.10 mol HAc (3) 100 mL 水 (4) 0.10 mol HCl

5. 正常成人胃液的 pH 为 1.4,婴儿胃液的 pH 为 5.0,成人胃液的 $[H^+]$ 是婴儿胃液的多少倍?

6. 已知 298 K 时,某一元弱酸的浓度为 $0.010 \text{ mol} \cdot \text{L}^{-1}$,其 pH 为 4.0,求该弱酸的 $K_a^{\ominus}$ 和 α。

7. 将 $0.40 \text{ mol} \cdot \text{L}^{-1}$ 乳酸($K_a^{\ominus} = 1.37 \times 10^{-4}$)溶液 250 mL,加水稀释至 500 mL,求稀释后溶液的 pH。

8. 将 $0.20 \text{ mol} \cdot \text{L}^{-1}$ NH_3 溶液和 $0.20 \text{ mol} \cdot \text{L}^{-1}$ HCl 溶液等体积混合,求混合后溶液的 pH。

9. 什么叫缓冲溶液? 缓冲作用的基本原理是什么?

10. 比较下列三组缓冲溶液缓冲容量的大小。

(1) $0.10 \text{ mol} \cdot \text{L}^{-1}$ HAc-$0.10 \text{ mol} \cdot \text{L}^{-1}$ NaAc 溶液;

(2) $0.05 \text{ mol} \cdot \text{L}^{-1}$ HAc-$0.15 \text{ mol} \cdot \text{L}^{-1}$ NaAc 溶液;

(3) $0.15 \text{ mol} \cdot \text{L}^{-1}$ HAc-$0.05 \text{ mol} \cdot \text{L}^{-1}$ NaAc 溶液。

11. 欲配制 pH = 9.8 的缓冲溶液,应选取下列哪个缓冲系? 并说明选择理由。

A. H_3PO_4-$H_2PO_4^-$($pK_{a1}^{\ominus} = 2.12$)   B. HAc-Ac^-($pK_a^{\ominus} = 4.75$)

C. NH_3-NH_4^+($pK_b^{\ominus} = 4.75$)   D. HCO_3^--CO_3^{2-}($pK_{a2}^{\ominus} = 10.25$)

12. 现由实验测得三人血浆中 HCO_3^- 和 CO_2 的浓度如下:

甲: $[HCO_3^-] = 24.0$; $[CO_2] = 1.20$

乙: $[HCO_3^-] = 21.6$; $[CO_2] = 1.35$

丙: $[HCO_3^-] = 56.0$; $[CO_2] = 1.40$

试求此三人血浆的 pH(已知 H_2CO_3 的校正 $pK_{a1}^\ominus = 6.10$),并判断何人为正常人,何人为酸中毒患者,何人为碱中毒患者。

13. 是否可以根据各种难溶强电解质的标准溶度积常数的大小直接比较难溶强电解质的溶解度大小?

14. 通过计算说明下列情况有无沉淀生成:

(1) 2 mL 0.010 mol·L^{-1} $BaCl_2$ 溶液和 3 mL 0.10 mol·L^{-1} K_2SO_4 溶液混合,已知 $K_{sp}^\ominus(BaSO_4) = 1.1 \times 10^{-10}$;

(2) 1 mL 0.000 1 mol·L^{-1} $AgNO_3$ 溶液与 2 mL 0.000 6 mol·L^{-1} K_2CrO_4 溶液混合,已知 $K_{sp}^\ominus(Ag_2CrO_4) = 1.1 \times 10^{-12}$。

15. $CaCO_3$ 在下列哪个溶液中溶解度最小?

A. 0.10 mol·L^{-1} HCl   B. 0.10 mol·L^{-1} $NaHCO_3$

C. 0.10 mol·L^{-1} KCl   D. 0.10 mol·L^{-1} $CaCl_2$

第二章
网络自测
题

第三章　胶体分散系

胶体(colloidal)这一概念是由英国科学家 T. Graham 在 1861 年首次提出的。依据物质在水中的扩散速率,T. Graham 把物质分为晶体和胶体两大类。随着科学的发展,人们发现这种物质的分类方法并不科学严谨,但是仍然沿用了"胶体"的概念来描述某些特定的分散系统。胶体分散系在自然界尤其是生物界中普遍存在。可以说,人体就是典型的胶体体系,血液、组织液、细胞液等是蛋白质及其他物质的胶体溶液,皮肤、肌肉、脏器乃至于毛发、指甲等也属胶体体系的范畴。

目前,胶体化学(colloid chemistry)已经成为研究胶体分散系理化性质的独立学科,在药物、食品、化工、气象、环保等领域应用广泛。例如,药物制剂过程中乳状液、混悬剂、微乳的制备和稳定性研究,以及中药的提取都涉及胶体分散系的基本原理。因此,对于医学工作者来说,了解和掌握一些胶体分散系的基本原理是十分必要的。

第三章
课件

第一节　分　散　系

一、分散系的基本概念

一种或多种物质分散在另一种介质中所形成的体系称为分散系(dispersed system),其中被分散的物质称为分散相(dispersed phase),分散相所处的介质称为分散介质(disperse medium)。例如,碘分散在酒精中形成碘酒:碘是被分散的物质,为分散相;酒精是分散相所处的介质,为分散介质。

对一个体系而言,物理和化学性质均一的部分称为一相。每一相内部都是均匀的,而相与相之间有界面分开。只含有一个相的分散系称为均相分散系,而含有两个或两个以上相的分散系称为非均相分散系。当分散相粒子以单个分子(或离子)分散在分散介质中时,则分散相与分散介质间没有相界面,属于均相分散系,如蔗糖水溶液、生理盐水等。当分散相粒子由许多原子、离子或分子聚集而成时,分散相和分散介质间有相界面存在,该分散系属于非均相体系,如乳汁、泥浆等。

微课
分散系概述

二、分散系的分类

分散系按分散相粒子直径的大小可分为三类：低分子（或离子）分散系、胶体分散系和粗分散系，见表3-1。

表3-1　分散系的分类

分散相粒子大小	类型		分散相粒子	实例
$d<1$ nm	低分子（或离子）分散系		小分子或小离子	生理盐水、蔗糖水溶液等
$d=1\sim100$ nm	胶体分散系	溶胶	胶粒	氢氧化铁、碘化银溶胶及金、银、硫等单质溶胶
		高分子溶液	高分子	蛋白质、核酸等水溶液
$d>100$ nm	粗分散系		粗粒子	乳汁、泥浆等

低分子（或离子）分散系又称真溶液，其分散相粒子的直径小于1 nm，分散相粒子一般为单个的小分子或离子，属均相分散体系。由于分散相粒子很小，不能阻止光线通过，所以这类分散系外观透明；动力学稳定，长时间放置也不会被破坏；分散相粒子可以通过滤纸和半透膜。

粗分散系的分散相粒子直径大于100 nm，是大量原子、离子或分子的聚集体，用肉眼或普通光学显微镜可观察到分散相的颗粒，属非均相分散体系。由于分散相颗粒较大，能阻止光线通过，所以粗分散系外观浑浊、不透明；同时易受重力作用而沉降，因此具有不稳定性。此外，分散相粒子不能透过滤纸或半透膜。粗分散系按照分散相的存在状态不同又可分为悬浊液（固体分散在液体中，如泥浆）和乳浊液（液体分散在液体中，如牛奶）。

胶体分散系（colloid dispersed system）的分散相粒子直径介于1~100 nm。由于此类分散系的分散相粒子比真溶液中的分散相粒子直径大，而比粗分散系的分散相粒子直径小，因此，胶体分散系具有许多区别于真溶液和粗分散系的特殊性质。例如，胶体粒子能透过滤纸，但不能通透过半透膜。

三、溶胶的分类

根据胶体分散系中分散相和分散介质的聚集状态不同，又可将其分为液溶胶、固溶胶和气溶胶，见表3-2。

表3-2　溶胶的分类

名称	分散相	分散介质	实例
液溶胶（hydro sol）	气	液	灭火泡沫
	液		血浆，牛奶，石油
	固		外用药膏、金溶胶，牙膏

续表

名称	分散相	分散介质	实例
固溶胶 （solid sol）	气 液 固	固	浮石,泡沫塑料 珍珠 口服片剂、合金,有色玻璃
气溶胶 （aerosol）	液 固	气	雾 烟、粉尘

其中,液溶胶可以细分为溶胶和高分子化合物溶液,两者都有胶体的共性,但在很多方面又有很大的不同。溶胶的分散相粒子由许多原子、离子或分子聚集而成,与分散介质间存在相界面,属非均相分散体系,如氢氧化铁溶胶、金溶胶等。高分子溶液的分散相粒子是单个的高分子化合物,与液体介质之间没有相界面,属稳定的均相体系,如蛋白质的水溶液,其分子尺寸已经达到了胶体分散系的范围,因此具有胶体分散系的一些性质。

案例 3-1　气溶胶与 $PM_{2.5}$

气溶胶是由极小的液体或固体离子悬浮于气体介质中所形成的分散系。气溶胶可分为液体气溶胶和固体气溶胶。液体气溶胶的分散相是液体,常称为"雾";固体气溶胶可称为"粉尘"或者"烟"。气溶胶的表面积较大,常将这一特性用于生产过程,比如药物的喷雾干燥、喷雾制剂等。

案例
化学战剂
与气溶胶

气溶胶能直接影响大气环境质量和人体健康。工业废烟气、汽车尾气、森林火灾等产生的大量烟雾容易造成雾霾和光化学烟雾等,从而对环境产生污染。通常气溶胶中颗粒物越小,稳定程度就越大,被人体吸入并造成危害的机会就越高。通常把通过检测仪器时所表现出的空气动力学当量直径小于或等于 $2.5\ \mu m$ 的颗粒物称为 $PM_{2.5}$（particulate matter 2.5,中文名:细颗粒物）。$PM_{2.5}$ 主要来源是人为排放,其会对呼吸系统和心血管系统造成伤害,包括呼吸道受刺激、咳嗽、呼吸困难、肺功能降低、哮喘加重,以及导致慢性支气管炎、心律失常、非致命性的心脏病等。国内各大城市从 2013 年 1 月 1 日开始每日实时发布 $PM_{2.5}$ 监测值。

问题:

（1）人为排放的 $PM_{2.5}$ 都有哪些成分? 如何测定 $PM_{2.5}$?

（2）试查阅了解 $PM_{2.5}$ 死亡风险的数据以及相应的健康建议和预防措施。

第二节　表面现象

相与相之间的接触面称为界面（interface）,若其中一相为气相,则此界面称为表面（surface）。由于相的表面分子与内部分子性质的差异而发生在相界面的一切物理、化学现象称为界面现象,也称为表面现象（surface phenomenon）。表面现象与物质的表面积有关,一定体积或一定质量的物质,分散程度越高,则表面积越大,其表面现象就越显著。

一、表面张力与表面能

处于物质表面层的分子和内部的分子由于所处环境不同,受力情况不同,因而它们的能量也有差别。以液体与其气相所形成的界面为例(图3-1),处于液体内部的分子所受周围分子的引力的合力为零,因此其在液体内部可以自由移动而不需做功。而表面层分子受液体内部分子引力较大,上方气相中气体分子对它的吸引力小,分子所受合力不为零,合力方向指向液体内部并与表面垂直。表面层的其他分子受到同样力的作用,所以液体表面分子有向内部移动而使液体表面积自动缩小的趋势,或者说表面有一种抵抗面积扩张的恒力,即表面张力(surface tension),用符号 σ 表示。其物理意义为:恒温恒压下,与表面相切、垂直作用于单位长度上的表面收缩力,单位为 $N \cdot m^{-1}$。

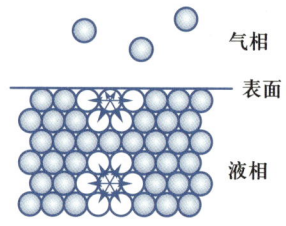

图3-1   液体表面与内部
分子受力示意图

此外,欲将液体内部的分子移到表面上,需要克服垂直于表面并指向液体内部的合力而对其做功,所做的功以位能的形式储存于表面分子中。这种物质表面层分子比内部分子多出的能量称为表面能(surface energy)。表面能(E)等于液体的表面张力和表面积(A)的乘积,即

$$E = \sigma \cdot A \qquad (3-1)$$

物体的表面能有自动降低的趋势。由式(3-1)可知,降低表面能有两种途径,缩小表面积或降低表面张力。恒温下,纯液体的 σ 是一个常数,因此表面能的降低只能通过减小表面积的办法进行。如水滴常自发呈球形,几个小水珠相遇时会自动合并成较大的水珠,即为自动减小表面积以降低表面能的例子。而在表面积难以改变的情况下,往往需要通过表面的吸附作用降低溶液或固体的表面张力,使体系的表面能降低。

二、表面吸附

固体或液体表面吸引其他物质的原子、离子或分子聚集在其表面的过程称为表面吸附。通常将固体表面吸附中具有吸附作用的物质称为吸附剂(adsorbent),被吸附的物质称为吸附质(adsorbate)。按照吸附发生时所在的两相不同,通常可以将吸附划分为固体-固体界面上的吸附、固体-气体界面上的吸附、固体-液体界面上的吸附等。常见的固体吸附剂有活性炭、硅胶、分子筛等。

三、表面活性剂

凡能显著降低相间表面张力的物质称为表面活性剂。表面活性剂一般含有两类基团:一类是极性基团(亲水基),如—OH、—COOH、—NH₂、—SH、—SO₃H 等;另一类是非极性基团(疏水基),如直链或带支链的有机烃基。具有两亲性基团是表面活性剂在分子结构上的共同特征,如图3-2所示。

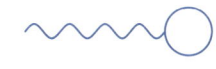

疏水基端　　　　　亲水基端　　　　　简图

图 3-2　表面活性剂（脂肪酸盐）结构示意图

以脂肪酸钠盐（肥皂）为例，当它进入水中，亲水的羧基端有进入水中的倾向，而亲油的长碳链端则力图离开水相，若进入水中的肥皂量不大，它主要集中在水的表面定向排列起来，从而减小了水的表面张力，降低了表面能。

可是当进入水中的表面活性剂浓度较大时，在分子表面膜形成的同时，表面活性剂也逐渐聚集起来，疏水基互相靠拢，形成亲水基朝向水相而疏水基在内的、直径在胶体范围的缔合体，这种缔合体称为胶束（micelle）（图 3-3）。由于胶束的形成减小了疏水基与水的接触面积，从而使系统稳定。

表面活性剂在生命科学中有重要的意义。构成细胞膜的类脂（磷脂、糖脂等）及由胆囊分泌的胆汁酸盐都是表面活性物质。表面活性剂在洗涤剂、化妆品、制药、纺织、化纤、制革、食品、塑料、橡胶、石油、采矿和建筑等工业部门均有着极为广泛的应用。

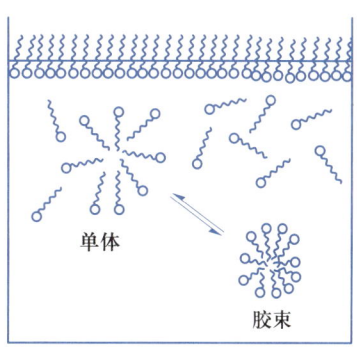

图 3-3　胶束形成示意图

四、乳化作用和乳状液

将一种液体分散在另一种不相溶（或部分互溶）的液体中并形成高度分散体系的过程称为乳化（emulsification），生成的分散系称为乳状液（emulsion）。

乳状液多属于不稳定的粗分散系。例如，将苯加入水中，剧烈振荡，可形成不稳定的乳状液，由于体系中相界面间存在着很大的表面张力，油相液滴相互碰撞后会自动聚集，最终两液体分层。若向乳状液中加入适当的表面活性剂（乳化剂），则表面活性剂的亲水基朝向水相，亲油基朝向油相，在两相界面上定向排列，形成一层把油相液滴包裹起来的薄膜，阻止了油相液滴间的相互聚集，从而使乳状液稳定。

乳状液的类型有两种（见图 3-4）：油相分散在水相介质中形成的是水包油型（O/W）乳状液，常见的有牛奶和鱼肝油乳剂等；而水相分散在油相介质中形成的则为油包

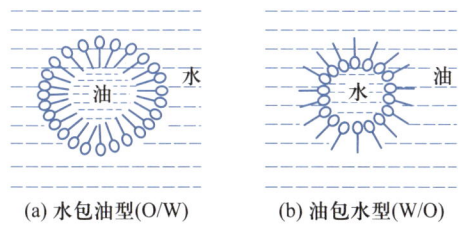

(a) 水包油型(O/W)　　　(b) 油包水型(W/O)

图 3-4　两种不同类型的乳状液示意图

水型(W/O)乳状液,常见的有油剂青霉素注射液与原油等。形成乳状液的类型主要取决于乳化剂。一般亲水性强的乳化剂易形成 O/W 型乳状液,而亲油性强的乳化剂则易形成 W/O 型乳状液。

乳状液和乳化作用在生物学和医学上都具有重要的意义。脂肪在人体内的运输、消化、吸收,在很大程度上依赖于乳化作用的帮助。在消化过程中,通过胆汁酸盐和胆固醇(表面活性物质)对脂肪的乳化,使其形成乳滴,不仅便于运输,也加速了消化油脂的水解反应速率,而且便于小肠壁的吸收。如果把消毒和杀菌用的药剂制成乳剂,便可大大提高其效力,降低其毒副作用,并可以使乳剂具有缓释性。

案例 3-2　药物乳剂

乳剂是目前药物制剂中常采用的一种剂型,加入乳化剂是形成乳剂的必要条件。常利用乳化剂的增溶作用,将难溶性药物溶解于适宜的油相后制成含药乳剂,增加其溶解度,提高药物稳定性和生物利用度,降低药物毒性。根据乳滴的大小,可将乳剂分为普通乳、亚微乳和纳米乳。

例如,紫杉醇(paclitaxel,PTX)作为一种天然产物来源的广谱抗肿瘤药物,在多种恶性肿瘤的临床治疗中显示出良好的抗肿瘤活性。但是由于紫杉醇几乎不溶于水,严重限制了其临床应用。目前临床最广泛使用的 Bristol-Myers Squibb 公司的产品 Taxol,就主要是利用表面活性物质聚氧乙烯蓖麻油(Cremephor EL)形成乳剂,以增加紫杉醇的溶解度。但由于聚氧乙烯蓖麻油在体内极易引起严重的过敏反应,目前有大量的基于其他乳化剂的新型紫杉醇乳剂正处于临床实验研究阶段。

问题:

(1) 乳化剂对难溶性药物的增溶原理是什么?

(2) 试列举生活中所见到的两种药物乳剂。

第三节　溶　　胶

微课
溶胶的光
学和动力
学性质

溶胶的胶粒是由许多原子、离子或分子聚集而成的,与分散介质之间存在很大的相界面,有自动聚集使体系能量降低的趋势。因此,溶胶属亚稳定的多相体系。溶胶在光学、动力学和电学等方面具有一系列独特的性质。

一、溶胶的性质

(一)溶胶的光学性质

1869 年,英国物理学家 Tyndall 发现:在暗室中让一束会聚的光通过溶胶,在与光束垂直的方向可以看到一条明亮的圆锥形光路,这种现象称为 Tyndall 现象(图 3-5)。

当光线射入分散体系时,可能发生三种情况,即发生光的反射或折射、吸收以及散射。Tyndall 现象的产生与分散相粒子的大小及入射光的波长有关。若分散相粒径远大于入射光的波长,主要发生光的反射,如粗分散系因主要发生光的反射而外观浑浊;

科学家简介
丁铎尔

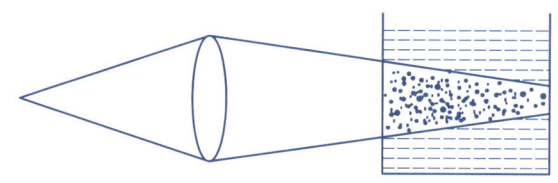

图 3-5 Tyndall 现象示意图

若分散相粒径远小于入射光的波长,则大部分光线可直接透射通过,因此真溶液往往澄清透明;若分散相粒径接近或稍小于入射光的波长,则主要发生光的散射,这时即可在与光路垂直的方向观察到光通过路径上产生的显著的散射光。可见光的波长在 400~760nm,溶胶的分散相粒径在 1~100 nm,略小于可见光波长,因此,光通过溶胶时可发生明显的散射而产生 Tyndall 现象。利用 Tyndall 现象常可以鉴别溶胶。

1903 年,德国化学家 Zsigmondy 发明的超显微镜的设计原理也基于这一现象,用以观察粒径为 5~150 nm 的胶体粒子。在暗室里将一束强光侧向射入观察系统,在入射光垂直的方向上用普通显微镜来观察,这样既可以避免入射光直接照射物镜,也消除了光的干涉。超显微镜实际上就是用普通显微镜来观察胶体的 Tyndall 现象。利用所观测到的信息可以近似地估算胶粒的大小和形状,也可以根据超显微镜视野中光点亮度的强弱差别,来估计胶粒的大小是否均匀。超显微镜在胶体化学的发展史上具有重要的作用,是研究胶体分散系性质的有力工具。

(二)溶胶的动力学性质

1827 年,英国植物学家 Brown 在显微镜下观察到悬浮在水中的花粉颗粒不停地做无规则运动。后来又发现悬浮于水中的足够小的煤、金属等粉末也会做这种无规则的运动,人们称粒子的这种无规则运动为 Brown 运动。用超显微镜观察溶胶,可看到溶胶的分散相粒子也在进行 Brown 运动。

Brown 运动是分散介质分子热运动的结果。悬浮于介质中的胶粒不断受到周围的分散介质分子从各个方向、不同速度的撞击,使胶粒在每一瞬间受到的合力的方向和大小不断改变,所以胶粒时刻以不同的方向、不同的速度做无规则运动。胶粒越小,温度越高,Brown 运动就越显著。

溶胶的分散相粒子在介质中自动从高浓度区向低浓度区迁移的现象称为扩散(diffusion)。如果溶胶粒子的密度比分散介质的密度大,在重力场作用下,粒子就有下沉的趋势,这个过程称为沉降。沉降将使底部的粒子浓度大于上部,而扩散作用则促使浓度趋于均匀,因此,胶体的沉降与扩散是作用相反的两个动力学过程。当粒子较小,Brown 运动剧烈,主要表现为扩散;当粒子较大,重力影响突出,主要表现为沉降。当扩散和沉降两种作用相当时,粒子随高度的梯度分布达到稳定,这种状态称为沉降平衡,这是溶胶能保持相对稳定的原因之一。由于溶胶的胶粒很小,在重力场中的沉降速度很慢,超速离心机可使溶胶或蛋白质溶液的粒子迅速沉降,加速沉降平衡的建立。

(三)溶胶的电学性质

1. 电泳和电渗

如图 3-6 所示,在一根 U 形管内注入红棕色的 $Fe(OH)_3$ 溶胶,小心地在两端溶胶的液面上注入等体积的无色 NaCl 电解质溶液,使溶胶与电解质溶液间保持清晰的界面,并使溶胶液面在同一水平高度。然后将惰性电极插入 NaCl 溶液,接通直流电。一段时间后可以看到负极一端的红棕色 $Fe(OH)_3$ 溶胶界面上升,而正极一端的 $Fe(OH)_3$ 溶胶界面下降,这表明 $Fe(OH)_3$ 胶粒向负极移动。该实验说明 $Fe(OH)_3$ 胶粒带正电荷。这种在外加电场作用下胶粒在介质中定向移动的现象称为电泳(electrophoresis)。从电泳的方向可以判断胶粒所带电荷的种类:大多数氢氧化物溶胶向负极迁移,胶粒带正电荷,称为正溶胶;大多数金属硫化物、金、银等溶胶向正极迁移,胶粒带负电荷,称为负溶胶。

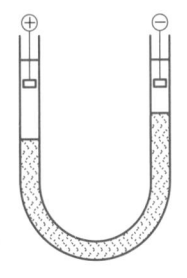

图 3-6　$Fe(OH)_3$ 溶胶的电泳示意图

　　电泳是在外加电场作用下胶粒的运动。反之,若控制条件使胶粒不运动(如胶粒被吸附而固定),则在外电场作用下,将观察到液体介质向与介质电荷相反的电极方向移动。这种在外加电场作用下,分散介质的定向移动现象称为电渗(electroosmosis)。

　　电泳和电渗现象都是由分散相和分散介质做相对运动时产生的电动现象。大分子电解质溶液也同样具有此性质,因此电泳技术常用于氨基酸、多肽、蛋白质及核酸等物质的分离和鉴定。

　　2. 胶粒带电荷的原因

　　主要有两种原因使胶粒带电荷:

　　(1) 选择性吸附　溶胶是多相分散体系,具有很大的相界面,胶粒中的胶核(原子、离子或分子的聚集体)常选择性地吸附溶液中的离子到表面,从而降低表面能,导致胶粒带电荷。实验结果表明,胶核总是选择性地吸附与其组成相类似的离子。例如,用 KI 和 $AgNO_3$ 反应制备 AgI 溶胶的反应:

$$AgNO_3 + KI \longrightarrow AgI + KNO_3$$

若将稀 $AgNO_3$ 溶液滴入过量稀 KI 溶液中,则溶液中过量存在 K^+ 和 I^-,因而 AgI 胶核优先选择性吸附 I^-,AgI 胶粒带负电荷。而若改变反应条件,将稀 KI 溶液滴入过量稀 $AgNO_3$ 溶液中,因溶液中含过量的 Ag^+ 和 NO_3^-,于是 Ag^+ 优先被 AgI 胶核选择性吸附,使 AgI 胶粒带正电荷。因此胶体制备条件不同,溶胶的胶粒可带不同种类的电荷。

　　(2) 胶核表面分子的解离　胶核和分散介质接触后,表层上的分子可与介质作用而解离,使某种离子进入介质,因此胶体粒子带有和进入介质的离子符号相反的电荷。例如,硅胶的胶核是由许多 $x\mathrm{SiO_2} \cdot y\mathrm{H_2O}$ 分子组成的,表层的 H_2SiO_3 分子可发生解离:

$$H_2SiO_3 \Longleftrightarrow SiO_3^{2-} + 2H^+$$

H^+ 扩散到介质中,而 SiO_3^{2-} 留在胶核表面,从而使胶粒带负电荷。

二、溶胶的胶团结构

　　溶胶的胶团结构包括胶核、吸附层和扩散层三部分。溶胶中胶粒的表面带有相同符号的电荷,而反离子分布在它周围的介质中。反离子一方面受到胶体粒子所带电荷的静电吸引,使它接近胶粒;另一方面反离子因其本身的扩散作用,使它分散到分散介质中去。大多数情况下,总有一部分反离子和胶粒紧密地联系在一起,这部分反离子和胶粒表面上的离子所形成的带电层叫作吸附层。其他的反离子分布在胶粒的周围。这一部分反离子形成所带电荷符号与吸附层相反的另一个带电层,叫作扩散层。这种由吸附层和扩散层所构成的电性相反的双层结构,就叫作双电层(electric double layer)。

以 $AgNO_3$ 溶液与过量 KI 溶液制备的 AgI 负溶胶为例,溶胶的结构可表示如图 3-7。首先,大量 AgI 分子聚集形成胶核(colloidal nucleus),m 表示胶核中 AgI 的分子数目,通常是一个很大的数值。胶核是溶胶粒子的核心部分,有很大的比表面和表面能。由于 KI 过量,溶液中存在大量的 K^+ 和 I^-,胶核优先吸附与其组成类似的 I^-,n 表示胶核所吸附的 I^- 数目。另外溶液中的一部分反离子 K^+ 又可以吸附在其周围,吸附离子与同时紧密吸附的部分反离子共同形成吸附层,吸附层和胶核合称为胶粒(colloidal particle),此时胶粒带负电荷。分布在胶粒外围的其他反离子形成扩散层,x 为扩散层中的反离子数目。扩散层与胶粒总称为胶团(colloidal micelle),通常所说的溶胶带正电荷或负电荷是指胶粒所带电荷,整个胶团总是呈电中性的。

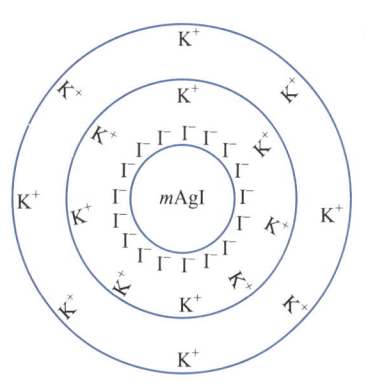

图 3-7　AgI 负溶胶胶团结构示意图

动画
胶团的双电层结构

AgI 负溶胶的胶团结构也可用简式表示如下:

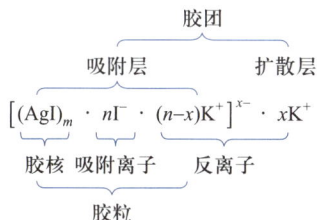

通常所说溶胶带电荷是指胶粒带电荷,胶粒电性取决于胶核吸附的决定电性的离子,而带电荷多少则由决定电性的离子与吸附层中反离子所带电荷之差决定。电泳是研究带电荷物质在电场中移动的实验。电泳的速度与物质的电荷量有关,也与粒子的大小、形状等自身结构有关,因此通过电泳,不仅可以得到带电荷物质的电荷量(或表面电势),还可以利用不同物质在电场中的不同速度进行分离,用于定性鉴定或定量计算。在科学研究中,电泳已经成为常用的测试手段,也是研究胶体、高分子溶液及生命科学的必备手段。

三、溶胶的稳定性和聚沉

(一)溶胶的稳定性

溶胶是高度分散的多相亚稳定体系,粒子之间有相互聚集的趋势。但溶胶又可在一定条件下长期稳定存在,使溶胶稳定的因素如下:

1. 溶胶粒子带电荷

同种溶胶中的胶粒带有相同符号的电荷,胶粒相互接近时必然会产生斥力,从而阻止了胶粒间的聚集变大,增加了聚集稳定性。这是溶胶稳定的主要原因。

2. 溶胶表面溶剂化膜的保护作用

胶粒的吸附层和扩散层构成双电层,是溶剂化的双电层。其中的离子可以吸附溶剂分子而形成溶剂化离子,就像胶粒的外面包上了一层溶剂化膜。这层溶剂化膜可以起到阻碍胶粒相互聚集的作用。当以水为溶剂时,溶胶的溶剂化膜为水化膜。

3. Brown 运动作用

由于溶胶具有高度分散性的特点,胶粒很小,Brown 运动剧烈,使胶粒不易在重力作用下沉降。胶体体系的分散度越大,Brown 运动越剧烈,胶粒越不易聚沉。

应当注意的是,Brown 运动一方面使胶粒不易沉降析出;另一方面也会促使胶粒之间不断发生相互碰撞,使胶粒之间聚集变大的可能性增大,因此 Brown 运动对胶体稳定性的贡献是双向的。胶粒带电荷和溶剂化膜的存在对胶体稳定性来说更重要,一旦溶胶失去电荷和溶剂化膜,则胶粒发生碰撞后就极易聚集,使粒子增大,导致胶粒布朗运动速度降低,直至沉降析出。

(二) 溶胶的聚沉

溶胶分散度降低,分散相颗粒变大,最后从介质中沉淀析出的现象称为聚沉(coagulation)。聚沉的发生主要是由于胶粒的稳定性降低,胶粒间的碰撞导致粒子的聚集沉淀。引起溶胶聚沉的因素很多,如电解质的作用、溶胶体系的相互作用、溶胶的浓度、温度等。其中以电解质的作用最为重要。

1. 电解质的聚沉作用

溶胶对电解质十分敏感,少量的电解质就可导致溶胶的聚沉。当在溶胶中加入电解质溶液时,胶粒可吸附带相反符号电荷的离子,使原来所带电荷数量减少或被完全中和,胶粒表面的溶剂化膜也随之变薄,这样胶粒就会迅速沉淀析出。例如,在 $Fe(OH)_3$ 胶体中加入少量 $Al_2(SO_4)_3$,溶胶立即发生聚沉作用,析出 $Fe(OH)_3$ 沉淀。

趣说化学"卤水点豆腐"蕴含的化学原理

通常用聚沉值来衡量电解质聚沉能力的大小。聚沉值是指使一定量的溶胶在一定时间内完全聚沉所需电解质的最小浓度。聚沉值越小,则表示该电解质的聚沉能力越大。

聚沉能力主要取决于与胶粒带相反电荷的离子(反离子)所带的电荷数。反离子的电荷数越高,聚沉能力就越强,这种电解质的聚沉值就越小。对于给定溶胶,反离子电荷为 1、2、3 的电解质,其聚沉值的比例大约为 $(1/1)^6H：(1/2)^6：(1/3)^6$,即聚沉值与反离子所带电荷数的六次方成反比,此规则称为 Schulze-Hardy 规则。

2. 溶胶的相互聚沉

问题互动河流入海口易形成平原的原因

将两种带相反电荷的溶胶适当比例混合,也会发生聚沉,称为溶胶的相互聚沉现象。溶胶的相互聚沉可以看作电解质聚沉作用的一种特殊情况,相互聚沉的程度与两者的相对量有关,当两种溶胶粒子所带电荷全部中和时聚沉最完全,否则可能发生不完全聚沉,甚至不聚沉。明矾的净水作用就是溶胶相互聚沉的应用实例:水中的悬浮溶胶一般是负溶胶,明矾水解生成的 $Al(OH)_3$ 溶胶是正溶胶,两者混合发生相互聚沉,使水净化。

3. 加热

加热增加了粒子的运动速度和碰撞机会,同时削弱了胶粒的溶剂化作用,使溶胶聚沉。例如,将 As_2S_3 溶胶加热至沸,就析出黄色的硫化砷沉淀。

案例 3-3　纳米药物

纳米药物是运用纳米技术研究开发的一类新的药物制剂,自 1971 年 Ryman 等首次提出将脂质体用于药物载体以来,纳米药物制剂开始成为医药学领域开发的热点。1990 年,首个纳米药物制剂两性霉素 B 脂质体(商品名 AmBisome)在爱尔兰成功获批上市,纳米药物制剂进入了快速发展时期,而 2018 年首个纳米抗体药物 Cablivi 的成功上市,标志着纳米药物制剂开启了一个新的发展阶段。目前,全球已获批上市的纳米药物制剂有 60 多种,临床在研的超过 200 种,其中以抗肿瘤药物为主,也包括抗病毒药物、抗炎药物、多肽蛋白药物、核酸药物,以及疾病诊断成像用药等。与药物的其他剂型相比,纳米药物制剂具有改善药物的稳定性、延长体内循环时间、增加安全性,以及能够实现靶向递送的优点,在改善药物的组织分布进而提高生物利用度方面表现出巨大的潜力。

案例
胶体金

第四节　高分子化合物溶液

一、高分子化合物的概念

通常把相对分子质量大于 10 000 的化合物称为高分子化合物(macromolecule),又称大分子化合物。高分子化合物可以是天然的,如生物体中的蛋白质、核酸、糖原、淀粉、纤维素等,也可以是人工合成的,如聚乙烯、合成纤维、合成橡胶等。高分子化合物不仅在日常生活中有着极其广泛的应用,在医药学上的应用也非常广泛。人体中有许多高分子化合物溶液,如血液、体液等。某些高分子化合物溶液,如血浆代用液、疫苗等可以直接用作药物。

高分子化合物常由一种或多种小的结构单位交联而成,每个结构单位称为链节,链节重复的次数叫聚合度,以 n 表示。例如,淀粉分子是由成千上万个葡萄糖分子单位按一定方式连接而成的;天然橡胶分子是由许多异戊二烯 $[CH_2{=}C(CH_3){-}CH{=}CH_2]$ 单位连接而成的。

在高分子化合物中,按照物质分子链的长度及链节的连接方式不相同,高分子化合物的结构可分为线型、支链型和体型等。其中支链型和体型高分子化合物较难溶解,形成高分子化合物溶液的主要是线型高分子。

二、高分子化合物溶液的特性

高分子化合物能自动分散到合适的介质中形成均匀的溶液,其分散质和分散介质之间没有界面存在,是均相体系,属热力学稳定体系。高分子化合物溶液的本质是真溶液,但与小分子溶液又有所区别。因为分散质粒子的大小在胶体分散系的范围之内,所以其动力学性质又与溶胶相似,如高分子颗粒扩散慢,不能透过半透膜等。因此高分子化合物溶液拥有溶胶特有的某些性质,又具有其自身的特性。

(一) 稳定性高

在无菌及溶剂不蒸发的情况下,高分子化合物溶液可以长期放置而不沉淀析出,与溶液相似,比溶胶稳定。其稳定的主要原因是水化膜的存在,高分子化合物往往具有许多亲水性基团如—COOH、—OH、—NH_2等,当高分子化合物溶于水中,这些亲水性基团就与水分子结合,在高分子化合物表面形成一层水化膜。与溶胶所形成的水化膜相比,这层水化膜更紧密,厚度也更大,因此高分子化合物溶液一般比溶胶更稳定。如果要使高分子化合物(如蛋白质)从溶液中析出,就必须加入大量的电解质破坏其水化膜,才能使其沉淀。

(二) 黏度大

高分子化合物溶液的黏度比一般溶液或溶胶大得多,这与高分子化合物的特殊结构有关。高分子化合物常形成线状、枝状或网状结构,在溶液中牵引介质致其运动困难,加之高度溶剂化,使部分液体失去流动性,自由液体量减少,故黏度较大。同时,同一种高分子化合物溶液的黏度还与浓度、压力、温度等因素有关。在医学上,人体内的正常血液循环要求血液黏度保持在合适的水平上,若局部血液黏度异常,会引起血栓病。

为了便于比较,将高分子化合物溶液和溶胶主要性质的异同点归纳于表3-3。

表 3-3　高分子化合物溶液与溶胶性质的比较

性质	高分子化合物溶液	溶胶
分散相粒子特征	粒径 1~100 nm;单个水合高分子	粒径 1~100 nm;原子、离子或分子聚集成的胶粒
均一性	均相体系	多相体系
通透性	不能透过半透膜	不能透过半透膜
扩散速率	慢	慢
黏度	大	小
稳定性	稳定体系	亚稳定体系
外加电解质的影响	不太敏感,加入大量电解质会盐析	敏感,加入少量电解质会聚沉

三、高分子化合物溶液对溶胶的保护作用

在溶胶中加入足量的高分子溶液,能显著地增强溶胶的稳定性,使溶胶在受到外界电解质作用时,不易发生聚沉,这种现象称为高分子化合物对溶胶的保护作用。

保护作用的产生,一般认为是由于高分子化合物容易被吸附在胶粒表面,将胶粒包裹起来形成保护层;另外高分子化合物的水化能力很强,可以在胶粒外面形成一层

水化膜,从而阻止了溶胶粒子的聚集,增加了溶胶的稳定性。需注意的是,若高分子化合物的量不足,不但起不到保护作用,反而降低稳定性,甚至发生聚沉,这种现象称为敏化作用。

高分子化合物对溶胶的保护作用在生理过程中具有重要意义,如血液中的蛋白质对碳酸钙、磷酸钙等微溶性无机盐类的溶胶有保护作用,使它们在血液中的含量比在水中的溶解度提高了近 5 倍。当发生某些疾病使血液中的蛋白质减少时,蛋白质对这些盐类溶胶的保护作用也将随之减弱,微溶性盐类易发生聚沉而形成结石。

四、高分子化合物的电泳和盐析

高分子化合物在水中很多是带电荷的,这些可解离的高分子化合物叫作高分子电解质。蛋白质和核酸等高分子电解质是生命科学中有重要意义的大分子,在一定 pH 的溶液中通常以带电荷离子的状态存在。若将一定 pH 的蛋白质(或核酸)溶液加上外电场,则蛋白质(或核酸)分子会根据自身所带的电荷向一极移动,发生电泳现象。处于等电点(pI)时的蛋白质,在外加电场作用下不会发生电泳。例如,人血清蛋白的等电点是 4.64,如将此蛋白质置于 pH 为 6.0 的缓冲溶液中,介质的 pH 大于蛋白质的等电点,人血清蛋白因带负电荷,以阴离子状态存在,在外加电场作用下,血清蛋白向正极泳动;如所用缓冲溶液 pH 为 4.0,则血清蛋白带正电荷,以阳离子状态存在,在外加电场作用下向负极泳动。

高分子化合物溶液稳定的主要因素是水化膜。因此,若设法降低高分子化合物的水合程度或破坏水化膜,可使其在水中的溶解度降低乃至大量聚集沉淀。如在制备纯化蛋白质的过程中,最常用的使蛋白质沉淀的方法是加入大量无机强电解质(如 NH_4Cl、Na_2SO_4 等)破坏水化膜。无机强电解质解离出来的离子与蛋白质溶液中的水分子产生强烈的水合作用,使蛋白质的水合程度大大降低,蛋白质因稳定的主要因素被破坏而沉淀析出。这种因加入大量无机强电解质使蛋白质从溶液中聚沉析出的作用称为盐析(salting out),其实质是蛋白质的脱水过程。

案例 3-4　蛋白质的盐析

向蛋白质溶液中加入高浓度的中性盐,以破坏蛋白质的胶体性质,破坏了蛋白质在水中存在的两个因素(水化层和电荷),使蛋白质的溶解度降低而从溶液中析出的现象,叫作盐析。将大量盐加到蛋白质溶液中,高浓度的盐离子有很强的水化力,可夺取蛋白质分子的水化层,使之"失水",于是蛋白质胶粒凝结并沉淀析出。盐析时若溶液 pH 在蛋白质等电点则效果更好。蛋白质盐析常用的中性盐主要有硫酸铵、硫酸镁、硫酸钠、氯化钠、磷酸钠等。由于各种蛋白质分子颗粒大小、亲水程度不同,故盐析所需的盐浓度也不一样,因此调节混合蛋白质溶液中的中性盐浓度可使各种蛋白质分段沉淀。盐析作用被广泛用于蛋白质的分离纯化。蛋白质在用盐析沉淀分离后,需要将蛋白质中的盐除去,常用的办法是透析。用缓冲液进行透析,并不断更换缓冲液,因透析所需时间较长,所以最好在低温中进行。此外也可用凝胶过滤层析的办法除盐。

问题：
(1) 蛋白质能够用盐析方式纯化的原理是什么？
(2) 为什么说"盐析时若溶液 pH 在蛋白质等电点则效果更好"？

第五节　凝　胶

在一定条件下,高分子化合物或溶胶粒子相互连接,形成空间网状结构,而溶剂小分子充满在网架的空隙中,整个体系成为失去流动性的半固体状态,这种体系称为凝胶(gel),相应的凝胶化过程称为胶凝(gelation)。人体的细胞膜、皮肤、毛发、指甲、肌肉、脏器和软骨等都可看作凝胶,人体中约占体重 2/3 的水也基本上保存在凝胶里。许多生理过程,如血液的凝结、体内外物质的交换、人体的衰老都与凝胶的性质密切相关。

一、凝胶的分类

案例
凝胶电泳

凝胶一般可分为弹性凝胶和刚性凝胶两类。弹性凝胶是由柔性的线型高分子形成的,如橡胶、琼脂、明胶等。此类凝胶具有弹性,变形后能恢复原状,它们在吸收或释放适当的液体时往往改变体积,表现出溶胀性质。刚性凝胶粒子间交联强,网状骨架坚固,凝胶吸收或释放液体时自身体积变化很小。大多数无机凝胶如硅胶、氢氧化铁等是刚性凝胶。

有时也可根据凝胶中含液量的多少,将凝胶分为冻胶与干凝胶。冻胶中液体含量常在 90% 以上,如琼脂、血块、肉冻等。所含液体为水时称为水凝胶(hydrogel)。液体含量少的称为干凝胶,如明胶、指甲和半透膜。

二、凝胶的性质

（一）溶胀

问题互动
干木楔吸
水破石的
原因

弹性凝胶和适当溶剂接触后,会自动吸收溶剂使体积增大,这种现象称为溶胀(swelling)。有的弹性凝胶溶胀到一定程度,体积增大就停止了,称为有限溶胀。木材在水中的溶胀就是有限溶胀。有一些弹性凝胶能无限地吸收溶剂最后形成溶液,称为无限溶胀,如动物胶在热水中的溶胀。溶胀在生理过程中具有重要意义,植物种子只有溶胀后才能发芽生长。

（二）离浆

凝胶在老化过程中会发生特殊的分层现象,一部分液体可自动从凝胶分离出来,而凝胶本身体积缩小,这种现象称为离浆(syneresis)或脱水收缩,如血浆放置后有血清分出。一般来说,弹性凝胶的离浆是可逆过程。离浆可视作溶胀的逆过程:高分子化合物或胶粒之间继续交联,将液体从网状结构中挤出。

科学家简介 托马斯·格雷姆

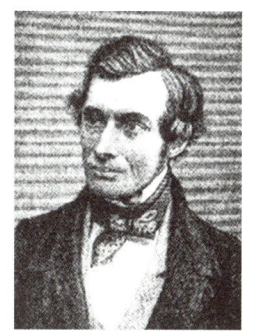

托马斯·格雷姆（Thomas Graham，1805—1869），英国物理化学家。他热爱化学，1819 年进入格拉斯哥大学学习，后来转入爱丁堡大学继续学习，1824 年硕士毕业。回到格拉斯哥大学后在机械学院任教，1830 年任格拉斯哥安德森学院教授。1837 年至 1855 年，任伦敦大学学院教授。1836 年成为英国皇家学会会员。1841 年创建伦敦化学会，并任第一任会长。

格雷姆以研究气体和液体的扩散现象著称。1831 年他发表了气体扩散定律：各种气体的扩散速率反比于该气体密度的平方根。1861 年至 1864 年，格雷姆对胶体化学进行了大量的实验研究，在 1854 年发明了用渗析的方法将晶体和胶体分开。1861 年他首次提出了胶体这一名词，并区别了溶胶和凝胶，研究了凝胶的"胶溶"和"脱水收缩"现象。由于他对胶体的多方面研究，一门新的学科——胶体化学建立起来。因此，格雷姆有"胶体化学之父"之称。

习题

1. 分散系都包括哪些种类？试举例说明。
2. 什么是表面活性剂？其结构特点是什么？
3. 溶胶产生 Brown 运动的原因是什么？对溶胶的稳定性有什么影响？
4. 明矾是硫酸钾铝复盐，试说明明矾为什么具有净水功能。
5. 溶胶的稳定性与哪些因素相关？

第三章
网络自测题

第四章　原子结构和分子结构

第四章
课件

自然界大多数物质是由分子组成的,而分子是由原子构成的,原子又是由原子核和核外电子组成的。正是物质内部不同的微观结构,导致了物质性质上的多样性。因此,要了解物质的性质和变化规律,很有必要学习物质结构这部分内容。原子结构(atomic structure)和分子结构(molecular structure)的知识是认识各种物质结构和性质的基础。本章重点介绍原子结构和原子核外电子的排布规律、元素性质的周期性变化、现代价键理论和杂化轨道理论,以及分子间相互作用力的知识。

第一节　原子结构

人类对于原子结构的认识经历了经典有核原子模型的建立、微观粒子能量量子化的发现、Bohr 氢原子理论及量子力学原子结构理论几个阶段。本节简要介绍原子结构和多电子原子核外电子排布规律,元素周期表以及元素一些基本性质的周期性变化规律。

一、原子核外电子的运动状态

(一)原子的组成和同位素

原子由原子核(nucleus)和核外电子(electron)组成,其中原子核由质子(proton)和中子(neutron)组成,质子带一个单位正电荷,中子不带电荷,而核外电子带一个单位负电荷。将元素按核电荷数从小到大排列,每个元素的核电荷数称为该元素的原子序数(atomic number),如果用符号 A 表示原子的质量数,用 Z 表示质子数,用 N 表示中子数,则有

$$原子的质量数(A)=质子数(Z)+中子数(N)$$
$$原子序数=核内质子数=核电荷数=核外电子数$$

原子是化学变化中的最小粒子。我们把原子核内具有相同质子数、不同中子数,在元素周期表中处于同一位置上的同种元素的不同原子,互称为同位素(isotope)。例如,氢元素有氕 $^1_1H(H)$、氘 $^2_1H(D)$ 和氚 $^3_1H(T)$ 三种同位素。

案例 4-1　我国科学家测定出几种元素原子量的新值

张青莲是我国著名无机化学家,教育家,中国科学院院士。他长期从事同位素化学的研究,是中国稳定同位素领域的奠基人和开拓者。研究内容涉及氢、氧、碳、氮、锂、硼、硫、铟、锑、铈、铕、铱等十几种元素的同位素,在同位素化合物的物理化学性质,同位素的动力学效应及同位素分离原理和方法、同位素标准样品的研制、同位素天然丰度及原子量测定等方面,进行了系统深入的研究,成果丰硕。张青莲教授为原子量的测定做出了卓越贡献:他于 1983 年当选为国际原子量委员会委员,1991年用同位素质谱法测得铟元素的精确原子量 114.818±0.003,为国际原子量表增加了一个新数字,这是国际上第一次采用中国测定的原子量数据作为标准数据。至2005 年,他主持测定的铟、铱、锑、铈、铕、铒、锗、锌、镝等元素的原子量新值,被国际原子量委员会采用为国际标准。

（二）原子结构的认识历程和玻尔原子理论

随着科学技术的发展,人们对核外电子运动的认识经历了一个不断深入的过程。

1803 年,英国化学家 J. Dalton 通过化学分析法研究物质的组成时,提出了著名的原子学说,认为物质的最小单位是原子,原子是独立的、单一的且不可再分的,在化学反应中保持自身原有的属性。

1897 年,英国科学家 J. J. Thomson 在研究阴极射线时发现了带负电荷的粒子——电子,并确认电子是原子的共有组分。在此基础上,1904 年,他提出了原子的"枣糕模型",即原子是由带正电荷的部分和带负电荷的电子均匀分布在一起构成的。该模型打破了原子不可再分的观点,他也于 1906 年获得诺贝尔物理学奖。

1910 年,英国科学家 E. Rutherford 用带正电荷的氦离子(α 粒子)去轰击金箔,发现绝大多数 α 粒子可以直接穿过金箔,但有一些会发生偏转,极少部分发生严重偏转,甚至个别粒子被反弹回来。1911 年,他根据这一实验事实提出了"行星系式"的原子模型:原子中心有一个带正电荷的原子核,原子核集中了绝大部分的原子质量。原子核外分布着质量很小且带负电荷的电子,电子围绕着原子核时刻在做高速圆周运动,原子中绝大部分是空的。根据经典电磁理论,在这个模型基础上可得到的推论是:绕核运动的电子不断连续地发射电磁波,因此得到的是连续光谱;随着电磁波的辐射,电子的能量将不断减小,电子运动轨道离核越来越近,最终原子湮灭。但事实上原子光谱不是连续光谱而是线状光谱,而且在一般情况下,普通原子是稳定的。

1913 年,年轻的丹麦科学家 N. Bohr 冲破了经典物理学传统观念的束缚,将 Rutherford 的"行星系式"原子结构模型与量子理论相结合,以量子化的观点提出了 Bohr 原子结构理论。

玻尔原子结构理论的基本要点如下:

（1）氢原子核外的电子只能沿着特定的符合一定量子化条件的轨道运动。在这些轨道上运动时电子不吸收也不辐射能量,这种状态称为定态(stationary state)。每个定态的能量值对应一个能级(energy level),能级最低的定态称为基态(ground state),能级较高的定态称为激发态(excited state)。根据量子化条件,原子核外轨道能

问题互动
玻尔如何
提出氢原
子模型

量公式可表示为

$$E = -2.179 \times 10^{-18} \frac{Z^2}{n^2}(\text{J}) = -13.6 \frac{Z^2}{n^2}(\text{eV})\ (n = 1, 2, 3, 4, \cdots) \tag{4-1}$$

（2）氢原子核外的电子通常处于基态,当氢原子从外界获得能量时,电子会跃迁到能量较高的激发态。由于激发态不稳定,电子会自发地返回能量较低的基态,同时能量以线状光谱的形式发射出来。电子跃迁所吸收或辐射光子的能量等于电子跃迁后的能级(E_2)与跃迁前的能级(E_1)的能量差:

$$h\nu = |E_2 - E_1| \tag{4-2}$$

式中,ν 为光子的频率,h 为 Planck 常量(6.626×10^{-34} J·s)。

（3）电子不是在任意的轨道上绕核运动,而必须在角动量符合量子化条件的轨道上运动。

$$L = n\frac{h}{2\pi} \tag{4-3}$$

式中,L 为电子运动轨道的角动量($L = mur$),n 为正整数,h 为普朗克常量。

玻尔原子理论运用量子化的观点,成功地解释了氢原子的稳定性和氢光谱的不连续性。由于该理论没有完全摆脱经典力学的束缚,因此无法解释多电子原子的光谱,也无法说明电子运动的波动性。

（三）电子的波粒二象性与电子云

受光具有波粒二象性的启发,1924 年法国青年物理学家 de Broglie 大胆预言:电子、原子等微观粒子也具有波粒二象性(wave-particle duality),并提出对于质量为 m、运动速度为 v、动量为 P 的微观粒子,其波长为

$$\lambda = \frac{h}{P} = \frac{h}{mv} \tag{4-4}$$

式中,h 为 Planck 常量,该式为联系微观粒子波动性和粒子性的关系式。

1927 年,电子具有波粒二象性的假设被电子衍射实验所证实。当将一束电子流通过一薄层镍晶体投射到照相底片上,得到与 X 射线衍射相似的衍射图,证实了电子确有波动性。

电子等具有波粒二象性的微观粒子的运动状态有别于宏观物体,它们没有固定的轨迹,也不能用牛顿力学和经典电磁理论来描述,但是可以利用统计学方法确定电子在某一区域内出现的概率,遵循量子力学理论。1927 年,德国科学家 W. K. Heisenberg 推导得出著名的不确定性原理(uncertainty principle):他认为在确定微观粒子的位置的同时,其动量就不能准确测定;同样,在确定微观粒子动量的同时,其位置就不能准确测定。要同时准确测定微观粒子的位置和动量是不可能的。

原子核外运动着的电子在核外空间各区域出现的概率是不同的。如果我们用小黑点的疏密程度来表示电子在核外各处出现的概率密度(单位体积球壳中出现的概率的大小),则氢原子中的一个电子在核外空间出现机会的大小可描述为图 4-1。像这样用小黑点的疏密程度形象地描述电子在原子核外出现的概率密度分布图称为电子云(electron cloud)。电子云图中小黑点的疏和密,只能统计性地说明电子在该区域

出现概率密度的高和低,并非一个黑点代表一个电子。

由图 4-1 可以看出,氢原子的电子云呈球形对称分布,离核越近,电子云越密集,电子在这个区域出现的概率密度越大;离核越远,电子云越稀疏,电子出现的概率密度越小。将电子概率密度相同的各点连成一个曲面,即为紧密度图。如把 95% 电子云都包含在内的曲面,叫电子云的界面图,如图 4-2 所示。

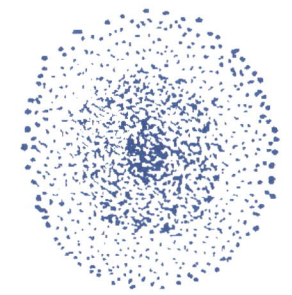

图 4-1　氢原子的球形电子云

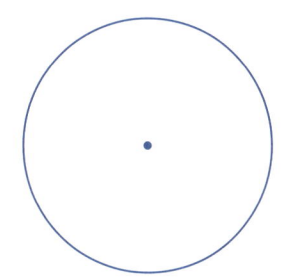

图 4-2　氢原子电子云的界面图

(四) 核外电子运动状态的描述

根据电子具有波粒二象性的特征,奥地利物理学家 E. Schrödinger 于 1926 年给出了描述电子运动规律的波动方程——Schrödinger 方程,这个方程的求解比较复杂,我们只需理解方程的一些重要结论。

求解 Schrödinger 方程时,为使波函数的解具有特定的物理意义,需引入三个取值受到一定限制的量子化参数:n、l、m。这三个量子数的取值一定时,就确定了一个波函数,这三个量子数与另一个量子数 m_s 一同用来描述核外电子的运动状态。

1. 主量子数 n

主量子数(principal quantum number)n 用来描述原子核外电子出现概率最大区域离核的远近,它决定了电子所在的电子层数。主量子数 n 的取值为 $1,2,3,\cdots,n$ 等正整数(在光谱学上分别用 K、L、M 等代表)。

对于氢原子或类氢离子而言,电子的能量只由主量子数 n 决定。n 值越大,能量越高;n 值越小,能量越低。但是对多电子原子来说,核外电子的能量除了与主量子数 n 有关以外,还与原子轨道(或电子云)的形状有关。

2. 角量子数 l

角量子数(azimuthal quantum number)l 又称副量子数,它决定原子轨道(atomic orbital)或电子云的形状,并在多电子原子中与主量子数 n 一起决定电子的能量。l 的取值受主量子数 n 的限制,当 n 给定时,l 可取值为 $0,1,2,3,\cdots,(n-1)$ 等正整数,共 n 个数值,其相应的光谱学符号分别为 s,p,d,f 等。

$l=0$ 时称为 s 轨道,其原子轨道或电子云球形分布,如图 4-3 所示;$l=1$ 时称为 p 轨道,呈双球形,而 p 电子云呈纺锤形分布,如图 4-4 所示。

角量子数 l 的另一个物理意义是表示同一电子层中具有不同状态的亚层。例如,$n=3$ 时,l 可取值为 $0,1,2$,即在第三电子层上有三个亚层,分别为 s,p,d 亚层。为了区别不同电子层上的亚层,在亚层符号前面冠以电子层数。例如,2s 是第二电子层上

微课
四个量子数

的 s 亚层,3p 是第三电子层上的 p 亚层。

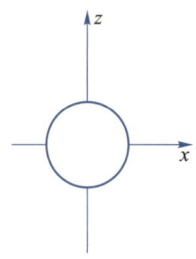

图 4-3　s 电子云

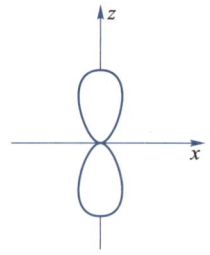

图 4-4　p 电子云

对于多电子原子来说,电子的能量则取决于主量子数 n 和角量子数 l。在同一电子层中,n 相同,l 越大,电子的能量就越高。用主量子数和亚层符号表示电子能量高低的顺序为:$E_{ns}<E_{np}<E_{nd}<E_{nf}$。

3. 磁量子数 m

磁量子数(magnetic quantum number)m 决定原子轨道或电子云在空间的伸展方向。当 l 给定时,m 的取值为从 $-l$ 到 $+l$ 之间的一切整数(包括 0 在内),即 $0,\pm1,\pm2,$ $\pm3,\cdots,\pm l$,共有 $(2l+1)$ 个取值,表明原子轨道或电子云在空间有 $(2l+1)$ 个伸展方向,在空间的每一个伸展方向称为一个轨道。例如,$l=0$ 时,m 只能有一个值,即 $m=0$,说明 s 亚层只有一个 s 轨道。s 轨道呈球形对称分布,没有方向性。当 $l=1$ 时,m 有 $-1,0,+1$ 三个取值,说明 p 轨道在空间有三种取向,即 p 亚层中有三个以 x,y,z 轴为对称轴的 p_x,p_y,p_z 轨道。当 $l=2$ 时,m 有 $-2,-1,0,$ $+1,+2$ 五个取值,即 d 轨道在空间有五种取向,d 亚层中有五个不同伸展方向的 d 轨道,如图 4-5 所示。$n、l$ 相同,m 不同的各轨道具有相同的能量,通常把能量相同的轨道称为等价轨道或简并轨道(degenerate orbital)。

4. 自旋量子数 m_s

自旋量子数(spin quantum number)描述电子自旋的方向,用符号 m_s 表示。m_s 有 $+\dfrac{1}{2}$ 和 $-\dfrac{1}{2}$ 两

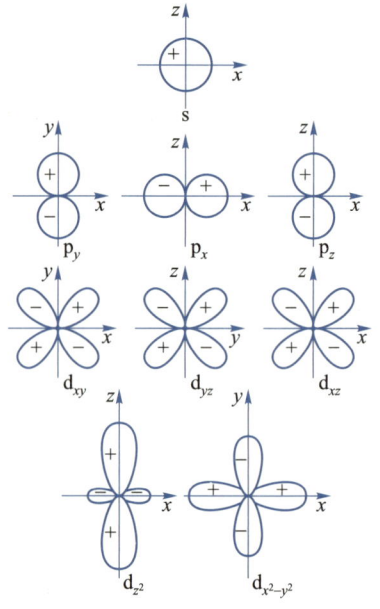

图 4-5　s 轨道、p 轨道和 d 轨道空间分布图

问题互动
同一轨道上的两个电子为何自旋方向相反

种取值,分别代表电子逆时针或顺时针两种不同的自旋方向,常用箭头符号"↑"和"↓"来表示。

综上所述,原子中每个电子的运动状态可以用 n,l,m,m_s 四个量子数来描述。主量子数 n 决定了电子出现概率最大的区域离核的远近,也是决定电子能量的主要因素;角量子数 l 决定原子轨道或电子云的形状,在多电子原子中也影响电子的能量;磁量子数 m 决定原子轨道或电子云在空间的伸展方向;这三个量子数决定了电子所在

的原子轨道。自旋量子数 m_s 决定电子自旋状态。因此四个量子数确定之后,电子在核外空间的运动状态也就确定了。

（五）原子轨道的近似能级

在多电子原子中,原子轨道的能量或能级不仅取决于主量子数 n,还与角量子数 l 有关。1939 年,美国化学家 L. C. Pauling 对各元素原子的轨道能量进行了分析和归纳,得出多电子原子的原子轨道近似能级(approximate energy level)由低到高的顺序如下:(1s),(2s,2p),(3s,3p),(4s,3d,4p),(5s,4d,5p),(6s,4f,5d,6p),(7s,5f,6d,7p)。括号内为能级相近的原子轨道,为同一能级组。为了更清楚直观地阐述各具体能级的高低顺序,我国著名化学家徐光宪根据光谱实验数据,对基态多电子原子轨道的能级高低提出一种近似规则,即轨道的主量子数 n 和角量子数 l 的 $(n+0.7l)$ 值越大,轨道能级越高,并把 $(n+0.7l)$ 值整数相同的各能级组合为一组,称为某能级组,见表 4-1。如(5s,4d,5p)和(6s,4f,5d,6p)属于第 5 和第 6 能级组。

科学家简介
鲍林

表 4-1　多电子原子能级组

能级	1s	2s	2p	3s	3p	4s	3d	4p	5s	4d	5p	6s	4f	5d	6p
$n+0.7l$	1.0	2.0	2.7	3.0	3.7	4.0	4.4	4.7	5.0	5.4	5.7	6.0	6.1	6.4	6.7
能级组	1	2		3		4			5			6			
组内电子数	2	8		8		18			18			32			

由表 4-1 可见,从第三电子层开始出现了个别反常现象。例如,E_{3d} 似乎应低于 E_{4s},但在能级组中却是 $E_{3d} > E_{4s}$。这是因为在电子较多的原子中,由于电子间的互相影响,产生了内层轨道的能级高于外层轨道能级的现象,这种现象叫作能级交错现象。

二、原子核外电子的排布规则

原子核外电子的排布遵循三个基本规则:能量最低原理(lowest energy principle)、Pauli 不相容原理(Pauli exclusion principle)和 Hund 定则(Hund's rule)。

（一）能量最低原理

我们知道,自然界任何体系的能量越低,则所处的状态越稳定,对电子排入原子轨道而言也是如此。因此,核外电子在原子轨道上排布时,总是尽量先排布在能量最低的轨道上,然后再依次排布到能量较高的轨道,以便使原子处于能量最低的稳定状态,这一规律叫作能量最低原理。根据多电子原子的近似能级图和能量最低原理,可以确定电子排入各轨道的次序。

问题互动
核外电子
如何按轨
道排布

（二）Pauli 不相容原理

1925 年,奥地利物理学家 W. E. Pauli 提出:在同一个原子中,不可能存在四个量子数完全相同的电子。依据这一原理,若两个电子处于同一轨道上,n, l, m 这三个量子数都相同,则第四个量子数 m_s 一定不同,即每一个轨道中最多能容纳 2 个自旋方向相反的电子。应用 Pauli 不相容原理,可以推算出某一电子层或亚层中电子的最大容量,如 K 层为 2 个电子,L 层为 8 个电子,M 层为 18 个电子,N 层为 32 个电子,O 层为

50 个电子。

（三）Hund 定则

德国物理学家 F. Hund 根据大量光谱实验结果指出：电子在能量相同的轨道（即简并轨道）上排布时，将尽可能分占各个简并轨道，并且自旋方向相同，这个规则叫作 Hund 定则。用量子力学理论推算，也证明这样的排布可以使体系能量降低。例如，碳原子核外有 6 个电子，其电子排布式 $1s^2 2s^2 2p^2$，2p 亚层有 3 个能量相等的轨道，这 2 个电子则是分占 2 个轨道，如 $2p_x^1 2p_y^1$。

核电荷数为 1~36 的元素原子的核外电子的排布情况绝大多数遵循以上三个规则，但核电荷数为 24（Cr）和 29（Cu）的两种元素原子的电子层结构有例外。Cr 和 Cu 价层电子（valence shell electrons，原子核外电子中能与其他原子相互作用形成化学键，跟元素化合价有关的电子，又称价电子）似乎应排成 $3d^4 4s^2$ 和 $3d^9 4s^2$，但实际上，却排成了 $3d^5 4s^1$ 和 $3d^{10} 4s^1$。36 号以后的一些元素也有类似的情况。总结这些事实，人们又归纳出一条规则：简并轨道在全充满（s^2、p^6、d^{10}、f^{14}）、半充满（p^3、d^5、f^7）或全空（p^0、d^0、f^0）状态时，原子的能量较低，原子较稳定。这一规则称为 Hund 定则的补充规则。

上面 Cr 和 Cu 的电子排布就是因为 d 轨道分别处于半充满和全充满的稳定状态。应该注意的是，电子排布规则是概括了大量事实后提出的一般结论，它可以帮助我们了解元素原子核外电子排布的一般规律，但不能用它们来解释有关电子排布的所有问题。如元素周期表中第六、第七周期的某些元素，实验测定结果就不能用以上排布规则圆满地解释。

三、元素周期表和元素基本性质的变化规律

（一）元素周期表

元素周期律是元素性质随着核电荷数的递增而呈现周期性变化的规律，原子核外电子层结构的周期性变化是元素周期律的基础。元素周期表是元素周期律的具体表现形式。

1. 周期

元素周期表中共有 7 个横行，每一横行称为一个周期（period），共有七个周期。元素在元素周期表中所属的周期数等于该元素基态原子的电子层数（46 号元素 Pd 除外）。每个周期对应一个能级组，各周期所含元素的数目等于相应能级组中轨道所能容纳的电子数目。各周期中元素的数目按 2、8、8、18、18、32 的顺序增加。其中第一至第三周期称为短周期，其余称为长周期。

2. 族和区

在元素周期表中将元素原子的外层电子排布相同或相近的元素排列成一个纵行，称为族。元素周期表中共有 18 个纵行，分为 16 个族，我们将第 8、9、10 三个纵行称为Ⅷ族，第 18 纵行称为 0 族。由长周期和短周期元素共同组成的族称为主族，即 A 族。而仅由长周期元素组成的族称为副族，即 B 族。则元素周期表中的 16 个族分为 7 个主族，7 个副族，1 个 0 族和 1 个Ⅷ族。其中第 1 和第 2 纵行分别为ⅠA 族和ⅡA 族，第 3 至第 7 纵行分别为ⅢB 至ⅦB 族，第 8 至第 10 纵行称为Ⅷ族，第 11 和第 12 纵行

分别为ⅠB族和ⅡB族,第13至第17纵行分别为ⅢA至ⅦA族,第18纵行称为0族。

　　根据元素原子的外层电子组态,可将元素周期表中的元素分为 s 区、p 区、d 区、ds 区和 f 区共 5 个区,如图4-6所示。

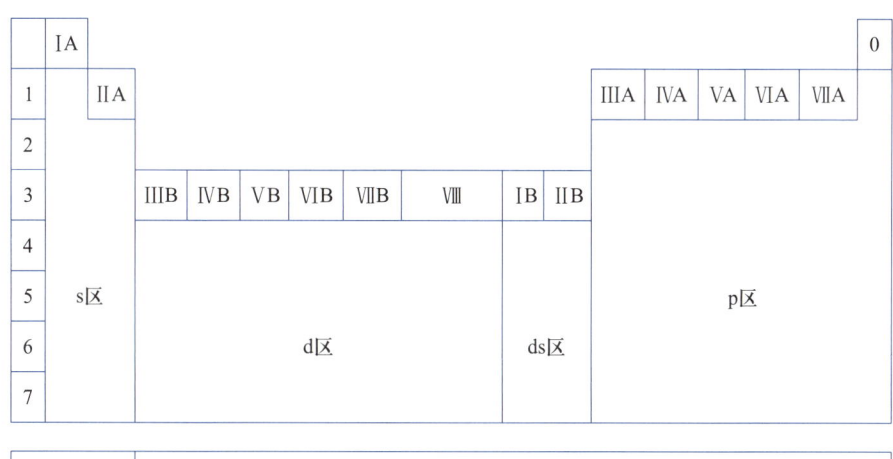

图4-6　元素周期表中周期、族、区的分布图

　　s 区元素:包括ⅠA和ⅡA族元素,最后一个电子填充在 ns 轨道上,价电子构型为 ns^1 和 ns^2。除氢原子以外,其他都是活泼金属。

　　p 区元素:包括ⅢA族、ⅣA族、ⅤA族、ⅥA族、ⅦA族和0族元素(氢除外),价电子构型为 $ns^2np^{1\sim6}$。该区元素大部分为非金属元素,0族为稀有气体元素。

　　d 区元素:包括除镧系、锕系外的从ⅢB族到Ⅷ族的元素,最后一个电子大多数填充在 $(n-1)d$ 轨道上,价电子构型一般为 $(n-1)d^{1\sim9}ns^{1\sim2}$,但也有例外(如 Pd:$4d^{10}$)。它们都是过渡金属元素。

　　ds 区元素:包括ⅠB族和ⅡB族元素,价电子构型为 $(n-1)d^{10}ns^{1\sim2}$。不同于 d 区元素,它们的次外层 $(n-1)d$ 轨道是充满的,它们也属于过渡金属元素。

　　f 区元素:包括镧系和锕系元素,价电子构型为 $(n-2)f^{0\sim14}(n-1)d^{0\sim2}ns^2$。它们的最外层和次外层电子数目基本相同,只有 $(n-2)f$ 层电子数目不同,该区每个系内各元素的化学性质极为相似,都为金属元素。

(二) 元素基本性质的变化规律

　　原子的电子层结构具有周期性变化规律,导致了元素性质随着核电荷数的递增而呈现周期性变化的规律,如原子半径、电负性、电离能等。

　　1. 原子半径的周期性变化

　　原子半径(atomic radius)是指分子或晶体中相邻同种原子核间距离的一半。原子半径与原子的核电荷数和电子层数等因素有关。通常情况下,同一主族,原子半径随原子电子层数的增加而增大;同一周期,主族元素随着核电荷数的增多,核对电子的引力增强,原子半径逐渐减小。相比之下,副族元素的半径变化规律没有主族元素那样明显。

2. 元素电负性的周期性变化

1932 年 L. C. Pauling 定义元素的电负性(electronegativity)是原子在分子中吸引电子的能力。他指定氟的电负性为 4.0,并根据热力学数据比较各元素原子吸引电子的能力,得出其他元素的电负性数值。电负性数值越大,表示原子吸引电子的能力越强,元素的非金属性越强,在化学反应中或化合物中越容易得到电子或带较多负电荷;电负性数值越小,表示原子吸引电子的能力越弱,元素的金属性越强,在化学反应中或化合物中容易失去电子或带较多正电荷。元素铯的电负性最小(0.7),是金属性最强的元素;元素氟的电负性最大(4.0),是非金属性最强的元素。元素的电负性有广泛的应用,可以用来探讨化学键的类型、元素的氧化数和分子的极性等问题。

3. 元素的金属性和非金属性

元素的金属性(metallicity)是指元素失去电子的能力,元素的金属性越强,越容易失去电子。元素的非金属性(nonmetallicity)是指元素得到电子的能力,元素的非金属性越强,越容易得到电子。在元素周期表中(稀有气体除外),同一横排从左到右金属性越来越弱,非金属性越来越强;从上到下同一纵列,金属性越来越强,非金属性越来越弱。越靠近左下方的元素,其金属性越强,越靠近右上方的元素,其非金属性越强。

第二节　分子结构

一、化学键的概念

分子是由原子构成的,它是保持物质基本化学性质的最小粒子,并且又是参与化学反应的基本单元。分子的性质除取决于分子的化学组成,还取决于分子的结构。分子的结构通常包括两方面内容:一是分子或晶体中相邻原子间强烈的相互作用力,即化学键(chemical bond);二是分子中的原子在空间的排列,即空间构型(geometry configuration)。此外,相邻分子之间还存在一种较弱的相互作用,即分子间作用力(intermolecular force)或 van der Waals 力(van der Waals force)。弄清化学键的性质对于理解化合物的性质具有十分重要的意义。化学键的基本类型有离子键(ionic bond)、共价键(covalent bond)、配位键(coordination bond)和金属键(metallic bond)等。

二、现代价键理论

1927 年德国化学家 W. H. Heitler 和 F. W. London 首先把量子力学原理应用到 H_2 分子结构的研究中,从理论上揭示了共价键的本质。后来美国化学家 L. C. Pauling 等人又加以发展,建立了现代价键理论(valence bond theory),简称 VB 理论(又称电子配对理论)。它进一步阐明了共价键的本质,并可解释更多的实验现象。

(一)共价键的本质

1916 年,美国化学家 G. N. Lewis 提出了共价键理论,认为分子的形成是原子间共享电子对的结果,非金属原子之间(或个别金属原子与非金属原子之间)以共价键结合,形成共价化合物。配位键是一种特殊的共价键,其共用电子对是由一个原子单独提供的。

现代价键理论起源于 Lewis 的电子配对概念,其本质有两点。

(1)成键两原子接近时,各提供自旋方向相反的电子进行配对,形成共价键。如果成键两原子各有 1 个自旋方向相反的未成对电子,则可互相配对,形成稳定的共价单键。如果各有 2 个或 3 个自旋方向相反的未成对电子,则自旋方向相反者可以两两配对,形成共价双键或三键。原子价层电子中未参与成键的电子对称为孤对电子。如 N 原子有 3 个未成对电子,另一个 N 原子有 3 个自旋方向相反的未成对电子,两个 N 原子间共享 3 对成对电子,形成三重键的 N_2 分子,每个 N 原子还有一对孤对电子。

(2)在形成共价键时,成键电子的原子轨道重叠越多,两核间电子概率密度就越大,形成的共价键就越牢固,体系能量越低。因此,共价键将尽可能地沿着原子轨道最大重叠的方向形成,这就是原子轨道最大重叠原理。

(二)共价键的特征

1. 共价键的饱和性

在形成共价键时,一个原子的几个未成对电子只能和其他原子几个自旋相反的单电子配对成键,这便是共价键的"饱和性"。例如,氧原子有两个未成对($2p^4$)的电子,它和氢原子结合时,只能同 2 个氢原子的 1s 电子配对形成两个共价单键,结合为 H_2O 分子。

2. 共价键的方向性

根据最大重叠原理可推知,成键电子的原子轨道总是尽可能地沿着原子轨道最大重叠的方向成键。除了 s 轨道呈球形对称无方向性外,其他的 p、d、f 轨道在空间都有一定的伸展方向,因此在形成共价键时,除 s 轨道与 s 轨道的重叠没有方向性外,p、d、f 原子轨道只有沿着一定的方向才能发生最大程度的重叠。例如,当 H 原子的 1s 轨道与 Cl 原子的 $3p_x$ 轨道发生重叠形成核间距为 d 的 HCl 分子时,H 原子的 1s 轨道只有沿着 x 轴才能与 Cl 原子的 $3p_x$ 轨道发生最大程度的重叠,形成稳定的共价键,如图 4-7(a)所示;而沿其他方向相互接近,则原子轨道重叠很少或不能有效重叠,不能形成稳定的共价键,如图 4-7 中的(b)和(c)所示,这就是共价键具有方向性的原因。

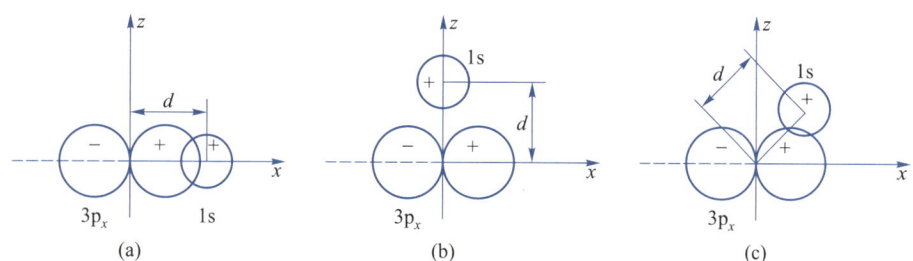

图 4-7　H 原子的 1s 轨道与 Cl 原子的 $3p_x$ 轨道三种方向重叠示意图

(三)共价键的类型

根据原子轨道重叠方式的不同,共价键可以分为 σ 键和 π 键两种类型。

1. σ 键

原子轨道沿键轴(成键原子核连线)方向以"头碰头"方式重叠所形成的共价键称为 σ 键。形成 σ 键时,原子轨道的重叠部分对于键轴呈圆柱形对称,沿键轴方向旋转任意角度,轨道的形状和符号均不改变。由于形成 σ 键时成键原子轨道沿键轴方向重叠,达到了最大程度的重叠,所以 σ 键的键能较大,稳定性高。若以 x 轴作为键轴,s-s 轨道重叠(如 H_2 分子中的键)、p_x-s 轨道重叠(如 HCl 分子中的键)、p_x-p_x 轨道重叠(如 Cl_2 分子中的键)等都是 σ 键,如图 4-8(a)所示。

2. π 键

原子轨道垂直于键轴以"肩并肩"方式重叠所形成的化学键称为 π 键。形成 π 键时,原子轨道的重叠部分对等地分布在包括键轴在内的平面上、下两侧,形状相同,符号相反,呈镜面反对称,如图 4-8(b)所示。

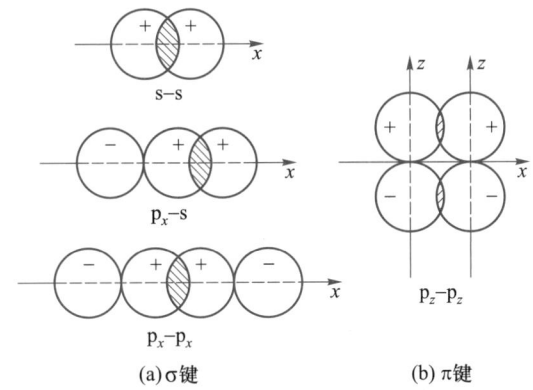

(a)σ键   (b)π键

图 4-8   σ 键和 π 键形成示意图

从原子轨道重叠程度来看,π 键的重叠程度比 σ 键的重叠程度小,因此 π 键的键能小于 σ 键的键能,π 键的稳定性低于 σ 键,π 键电子比 σ 键电子活泼,容易发生化学反应。

当两个原子形成共价单键时,原子轨道总是沿键轴方向达到最大程度的重叠,所以单键都是 σ 键;形成共价双键时,有一个 σ 键和一个 π 键;形成共价三键时,有一个 σ 键和两个 π 键。例如,N 原子的基态价层电子排布为 $2s^2 3p_x^1 3p_y^1 3p_z^1$,有 3 个未成对电子,当两个 N 原子沿 x 轴接近时,一个 N 原子的 p_x 轨道与另一个 N 原子的 p_x 轨道头碰头重叠,形成一个 σ 键,而彼此的 p_y 轨道和 p_z 轨道只能垂直于键轴(x 轴)肩并肩重叠,形成两个互相垂直的 p_y-p_y 和 p_z-p_z π 键,如图 4-9 所示。

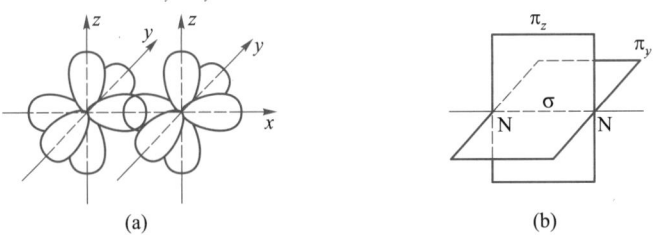

(a)   (b)

图 4-9 N_2 分子共价键示意图

（四）共价键参数

共价键参数是表征共价键性质的物理量,常见的共价键参数有键长、键角、键能和键的极性等。

1. 键长

分子中两个成键原子核间的平衡距离称为键长。同类型的键,键长增大,表明核间距增大,键的强度减弱。

2. 键角

在多原子分子中,键与键之间的夹角称为键角。键角和键长是表征分子几何构型的重要参数,如果已知分子中的键长和键角,那么分子的几何构型也就确定了。

3. 键能

键能是衡量化学键强弱的物理量,不同类型的化学键有不同的键能,单位 $kJ \cdot mol^{-1}$。在标准状态下,使单位物质的量(如 1 mol)的气态分子 A—B(g)解离成气态原子 A 和原子 B 所需要的能量,称为键能。键能越大,表明键越牢固,由该键构成的分子也就越稳定。

4. 键的极性

一般在同种原子所形成的共价键中,由于两个原子吸引电子的能力完全相同,电子对不偏向于任何一个原子,成键的原子都不具有电性,这样的共价键称为非极性共价键(non-polar covalent bond),简称非极性键。例如,H—H 键和 Cl—Cl 键都是非极性键。不同的原子所形成的共价键,共用电子对偏向于电负性大、吸引电子能力强的原子,使这个原子带部分负电荷,而吸引电子能力较弱的原子就带部分正电荷,这样的共价键称为极性共价键(polar covalent bond),简称极性键。例如,H—Cl 键和 N—H 键均是极性键。共价键的极性大小用键矩 μ_B(bond moment)来表示,μ_B 的单位是 $C \cdot m$(库仑·米)。键矩 μ_B 越大,键的极性越大。

三、杂化轨道理论

根据价键理论,C 原子只有 2 个未成对的电子,只能形成 2 个共价键的 CH_2 分子,而且键角应该是 90°,然而自然界中形成的是正四面体的 CH_4 分子。为了解释这一现象,L. C. Pauling 提出了杂化轨道理论。他认为:在同一个原子中能量相近的不同类型(s,p,d,…)的几个原子轨道相互组合,可以形成同等数目的杂化原子轨道。

（一）杂化轨道理论的基本要点

（1）形成分子时,由于原子间的相互影响,同一原子中几个能量相近的不同类型的原子轨道可以进行组合,重新分配能量和确定空间方向,组成数目相等的新的原子轨道,这种轨道重新组合的过程称为杂化(hybridization),杂化后形成的新轨道称为杂化轨道(hybrid orbital)。

（2）杂化轨道形状不同于杂化前的原子轨道形状,杂化轨道的角度波函数在某个方向的值比杂化前的大得多,更有利于原子轨道间最大限度地重叠,因而杂化轨道比原来原子轨道的成键能力强。

（3）杂化轨道之间力图在空间取最大夹角分布,使相互间的排斥能最小,故形成的键较稳定。不同类型的杂化轨道之间的夹角不同,成键后所形成的分子具有不同的空间构型。

杂化并不是一个实在的物理现象,我们也不能观察到原子轨道与杂化轨道间电子分布的改变,仅仅是用量子力学的数学便捷方式阐释我们所观察到的分子中的成键过程。

(二)杂化类型与分子几何构型

根据组合的原子轨道数目和类型的差异,常见的杂化类型有 sp(sp、sp^2、sp^3)和 spd(sp^3d、sp^3d^2、dsp^2、dsp^3、d^2sp^3)型,本章只讨论 sp 型。

1. sp 杂化

同一原子内由 1 个 ns 轨道和 1 个 np 轨道参与的杂化称为 sp 杂化,所形成的两个杂化轨道称为 sp 杂化轨道。每个 sp 杂化轨道含有 1/2 的 s 成分和 1/2 的 p 成分,两个杂化轨道间的夹角为 $180°$,这样相互间的斥力最小,形成直线形分子,如图 4-10 所示。例如,$BeCl_2$ 分子和 $HgCl_2$ 分子的空间构型均为 sp 杂化的直线形。

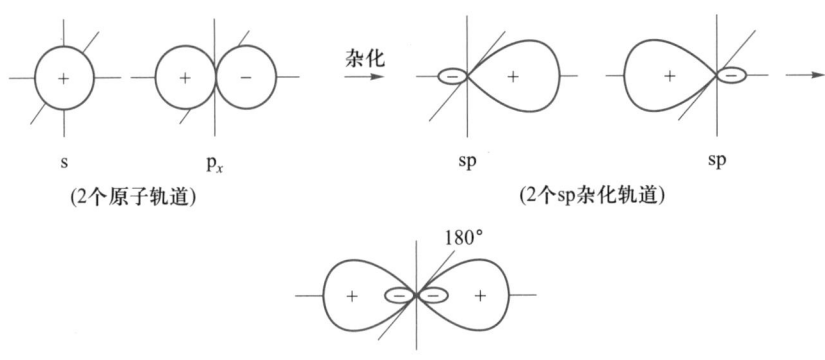

图 4-10 sp 杂化轨道形成示意图

2. sp^2 杂化

同一原子内由 1 个 ns 轨道和 2 个 np 轨道参与的杂化称为 sp^2 杂化,所形成的 3 个杂化轨道称为 sp^2 杂化轨道。每个 sp^2 杂化轨道含有 1/3 的 s 成分和 2/3 的 p 成分,杂化轨道间的夹角为 $120°$。当 3 个 sp^2 杂化轨道分别与其他 3 个相同原子成键后,就形成平面正三角形分子。例如,BF_3 分子的空间构型是 sp^2 杂化的平面正三角形,如图 4-11 所示。

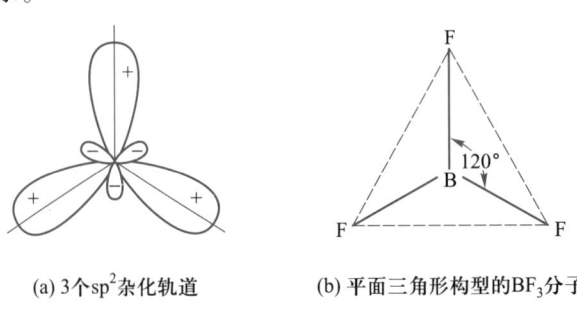

(a) 3个sp^2杂化轨道   (b) 平面三角形构型的BF_3分子

图 4-11 sp^2 杂化轨道和 BF_3 分子示意图

3. sp³ 杂化

同一原子内由 1 个 ns 轨道和 3 个 np 轨道参与的杂化称为 sp³ 杂化,所形成的 4 个杂化轨道称为 sp³ 杂化轨道。每个 sp³ 杂化轨道含有 1/4 的 s 成分和 3/4 的 p 成分,这种杂化称为等性杂化,杂化轨道间的夹角为 109°28′,空间构型为正四面体。例如,CH_4 分子中 C 原子采用 sp³ 杂化,与 4 个 H 原子形成了正四面体构型,如图 4-12 所示。

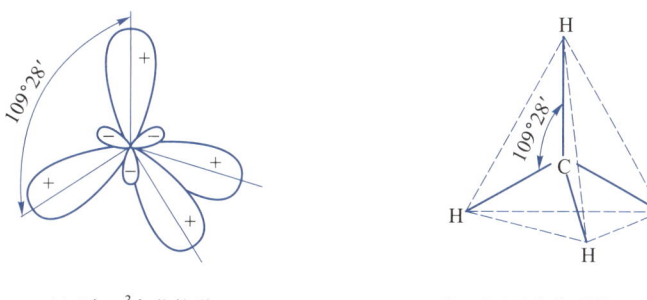

(a) 4 个 sp³ 杂化轨道　　　　　　(b) 正四面体构型的 CH_4 分子

图 4-12　sp³ 杂化轨道和 CH_4 分子示意图

4. 不等性 sp³ 杂化

若 sp³ 杂化轨道被未参与成键的孤对电子占据,杂化后所形成的各杂化轨道所含原来轨道成分的比例不相等,能量也不完全相同,则这种 sp³ 杂化称为不等性 sp³ 杂化。由于孤对电子对成键电子的排斥作用比成键电子间的排斥作用大,因此所形成的共价键之间的夹角变小。

H_2O 分子中,O 原子的 $2s$、$2p_x$、$2p_y$ 和 $2p_z$ 四个原子轨道采取不等性 sp³ 杂化,有两对孤对电子分别占据两个 sp³ 杂化轨道,由于孤对电子对成键电子对的排斥作用较大,使得两个 O—H 键之间的夹角不是 109°28′,而是缩小为 104.5°,分子呈"V"形,如图 4-13(a)所示。NH_3 分子中,N 原子也采用不等性 sp³ 杂化,但仅有一对孤对电子,孤对电子对成键电子的排斥作用比 H_2O 中弱,故 N—H 键之间的键角是 107.3°,分子呈三角锥形,如图 4-13(b)所示。

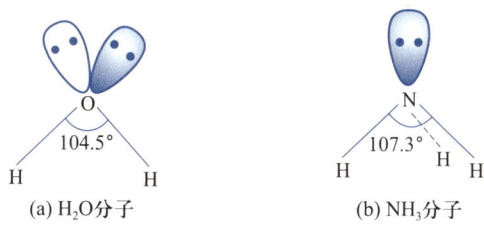

(a) H_2O 分子　　　　　　(b) NH_3 分子

图 4-13　H_2O 分子和 NH_3 分子的空间构型

第三节　分子间作用力

实验发现,常温、常压的气体在一定条件下可以凝聚成液体和固体,这表明分子与

微课
分子间作
用力

分子之间还存在着一种比化学键弱得多的相互作用力,即分子间作用力。1873 年荷兰物理学家 van der Waals 注意到这种作用力的存在,并进行了卓有成效的研究,所以人们也称分子间作用力为 van der Waals 力。1930 年 F. W. London 应用量子力学原理阐明了分子间作用力的本质是一种电性吸引力。

一、分子的极性和偶极矩

　　根据分子中正、负电荷中心是否重合,可将分子分为极性分子和非极性分子:正、负电荷中心重合的分子是非极性分子,不重合的是极性分子。

　　分子极性的大小常用偶极矩(dipole moment, μ)来衡量。偶极矩的概念是 P. J. W. Debye 在 1912 年提出来的,分子的偶极矩等于分子正、负电荷中心的距离 d(又称偶极长)与偶极电荷量 q 的乘积,即 $\mu = qd$,非标准单位为 Debye,以 D 表示,SI 单位是 $C \cdot m(1D = 3.336 \times 10^{-30} C \cdot m)$。偶极矩是一个矢量,其方向在化学中规定为从正极到负极。偶极矩为零的分子为非极性分子;偶极矩不为零的分子为极性分子。偶极矩的大小表示分子极性的强弱。

　　分子的极性与键的极性及分子的空间构型有关。同核双原子分子为非极性分子,如 N_2;异核双原子分子为极性分子,如 HCl 分子 $\mu = 1.08D$,两个原子间的偶极矩即为键矩。对于多原子分子来说,偶极矩 μ 是分子中所有键矩 μ_B 的矢量和。例如,实验测得 CO_2 分子和 CCl_4 分子的 μ 都等于零,这表示 CO_2 分子中 2 个 C=O 键和 CCl_4 分子中 4 个 C—Cl 键键矩之矢量和分别为零,这是由于它们为直线形和正四面体形对称结构,如图 4-14(a)所示。对于 H_2O 分子,实验测得 $\mu = 1.85D$,即 2 个 H—O 键矩矢量和不等于零,如图 4-14(b)所示。

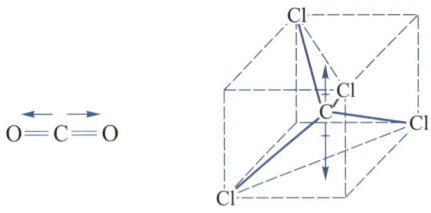 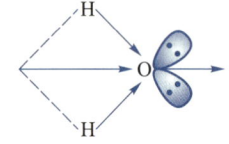

(a) CO_2分子和CCl_4分子的键矩加和为零　　　　　　(b) H_2O分子键矩加和不等于零

图 4-14

二、van der Waals 力

　　van der Waals 力是分子间存在的一种比化学键的键能小 1~2 个数量级的微弱作用力,与物质的熔点、沸点、汽化热、熔化热、溶解度、黏度等物理性质密切相关。一般说来,结构相似的物质,随着相对分子质量增大,分子间的 van der Waals 力增强,它们的熔点和沸点就相对地要高一些。在常温下 F_2 和 Cl_2 是气体,Br_2 是液体,而 I_2 是固体,熔点随相对分子质量增大而依次升高。

　　van der Waals 力主要有三种形式:取向力(orientation force)、诱导力(induction

force）和色散力（dispersion force）。

（一）取向力

由于极性分子具有永久性偶极，因此当两个极性分子相互接近时，同极排斥，异极相吸，使分子按一定的取向排列，如图 4-15 所示。这种由于极性分子永久偶极之间的静电作用而使分子定向排列的力称为取向力。取向力存在于极性分子和极性分子之间。分子的偶极矩越大，分子间的取向力也越大。

趣说化学
取向力的
形成过程

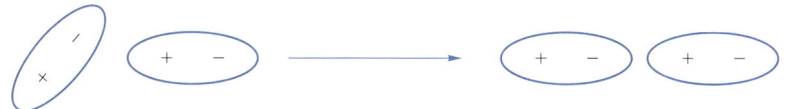

图 4-15 取向力的产生过程

（二）诱导力

当极性分子与非极性分子相互接近时，由于极性分子的永久偶极所产生的电场，使非极性分子原来重合的正、负电荷中心发生相对位移，从而形成诱导偶极子，如图 4-16 所示。这种在极性分子固有偶极与非极性分子诱导偶极间存在的静电作用力称为诱导力。

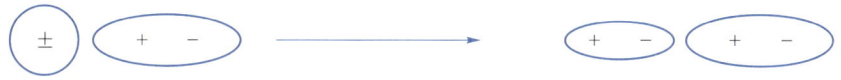

图 4-16 诱导力的产生过程

当极性分子相互接近时，在固有偶极的相互影响下，每个极性分子也会产生诱导偶极，因此诱导力也存在于极性分子之间。

诱导力的大小与分子的偶极矩及分子的变形性均有关，极性分子偶极矩越大，极性与非极性两种分子的变形性越大，则诱导力也越大。

（三）色散力

在非极性分子核外电子的不断运动及原子核的不断振动过程中，在极短的一瞬间，会出现分子的正、负电荷中心不重合的状态，因而产生瞬时偶极而发生相互作用，这种分子间由于瞬时偶极而产生的作用力称为色散力，如图 4-17 所示。由于在任何物质内部，分子的瞬时偶极是不断产生的，所以色散力存在于一切分子之间。

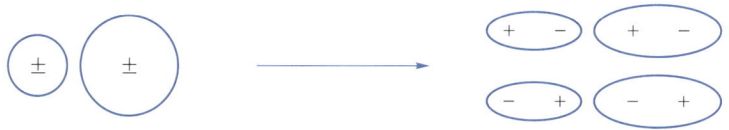

图 4-17 色散力的产生过程

（四）van der Waals 力的特点

综上所述，三种分子间作用力均为电性引力，它们既没有方向性也没有饱和性。根据不同情况，存在于各种类型分子之间：在非极性分子与非极性分子之间，只存在色散力;在极性分子与非极性分子之间,存在色散力和诱导力;在极性分子与极性分子之间,则存在取向力、诱导力和色散力。对于大多数分子来说,色散力是主要的,只有极性很强的分子(如 H_2O),取向力才比较显著,而诱导力通常都很小。

三、氢键

氢键(hydrogen bond)是一种既存在于分子之间,也存在于分子内部的作用力,比化学键弱而比 van der Waals 力强。如图 4-18 所示,氧族氢化物沸点递变规律中,H_2O 显得特殊;同样地,NH_3 在氮族氢化物中,HF 在卤族氢化物中也有类似情况。而 CH_4 在碳族氢化物中则不然。这些"特殊性"即缘于 H_2O、NH_3、HF 分子间存在着氢键。

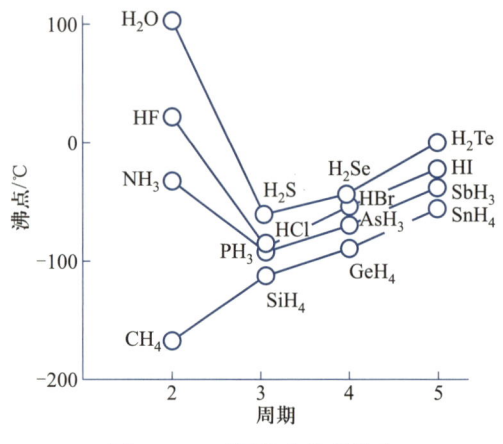

图 4-18   不同氢化物的沸点

(一) 氢键的形成

氢键是怎样形成的呢? 在 HF 分子中,由于氟原子吸引电子的能力远远大于氢原子,H—F 键的极性很强,共用电子对强烈地偏向氟原子一边,氢原子的电子云被吸引到氟原子一边,致使氢原子几乎成为"裸露"的质子。这个几乎"裸露"的质子与另一个电负性大、半径小并含有孤对电子的氟原子产生静电作用,从而形成了氢键。图 4-19 为 HF 分子间形成氢键的示意图。

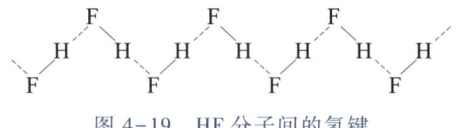

图 4-19   HF 分子间的氢键

凡是与电负性很大、原子半径很小的原子以共价键相结合的氢原子,都可以再与另一个电负性很大、半径很小、含有孤对电子的原子产生静电吸引作用,这种引力叫氢键。通常用 X—H⋯Y 通式表示,其中 X 和 Y 可以相同也可以不同,X、Y 则代表 F、O、N 等几种电负性较大的元素原子。氢键的键长是指 X—H⋯Y 中 X 原子中心到 Y 原子中心的距离,它比共价键键长大得多。

(二) 氢键的类型和特征

两个分子之间形成的氢键称为分子间氢键,如图 4-19 中 HF 分子间存在的氢键。
分子间氢键是大量存在的。同一分子内部形成的氢键
称为分子内氢键,如邻硝基苯酚、2-羟基乙酸等可形成
分子内氢键,如图 4-20 所示。

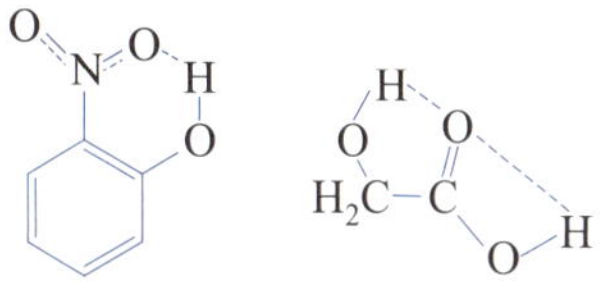

图 4-20　分子内氢键

氢键比化学键弱得多,但比 van der Waals 力稍强。
其键能是指由 X—H⋯Y—R 分解成同状态的 X—H 和
Y—R 所需的能量,在 $10 \sim 40$ kJ·mol^{-1} 范围内。F—H⋯F 的氢键最强,O—H⋯O 次
之,其余由强至弱的顺序为 N—H⋯F,N—H⋯O,N—H⋯N 等。Cl 原子的电负性和 N
原子相同,但半径比 N 原子大,只能形成较弱的 O—H⋯Cl 氢键,O—H⋯S 的氢键更
弱。另外,C 原子因电负性甚小,一般不易形成氢键。所以氢键的强弱与 X、Y 原子的
电负性和半径大小有密切关系。

氢键具有方向性和饱和性,氢键的方向性是指 Y 原子与 X—H 形成氢键时,要尽
可能地使 X、H、Y 三个原子在一条直线上,这样可使 X 原子和 Y 原子的距离最远,斥
力最小,形成的氢键更强。氢键的饱和性是指 X—H 只能和一个 Y 原子相结合形成氢
键。当 X—H 与 Y 原子形成氢键后,如果有另一个 Y 原子接近它们时,这个 Y 原子受
到 X—H⋯Y 上 X 原子和 Y 原子的排斥力远大于受到 H 原子的吸引力,导致 X—H⋯
Y 上的氢原子不能再和第二个 Y 原子结合。

(三) 氢键对物质性质的影响

1. 对熔点、沸点的影响

分子间形成氢键的物质,在固体熔化或液体汽化时,必须要破坏分子间的氢键,这
就要消耗较多的能量,所以,具有分子间氢键的化合物的熔点和沸点要比没有氢键的
同类化合物的熔点和沸点要高。若分子内形成氢键,一般会使化合物的熔点和沸点
降低。

2. 对溶解度的影响

如果溶质分子与溶剂分子间能形成氢键,将有利于溶质分子的溶解。例如,乙醇
和乙醚都是有机化合物,前者能与水完全互溶,而后者则基本不溶,主要是乙醇分子中
羟基(—OH)和水分子生成分子间氢键。若溶质形成分子内氢键,则在极性溶剂中其
溶解度减小,而在非极性溶剂中其溶解度增大。例如,邻硝基苯酚可形成分子内氢键,
对硝基苯酚因硝基与羟基相距较远而不能形成分子内氢键,但能与水分子形成分子间
氢键,所以对硝基苯酚在水中的溶解度比邻硝基苯酚的大。

3. 对生物体的影响

氢键在蛋白质和核酸等生命大分子结构中普遍存在,在生命过程起着重要作用。
例如,在蛋白质和核酸的二级结构中,正是由于氢键的作用,才维持了蛋白质和核酸相
应生物功能有关的空间结构,保持相应的生物活性。图 4-21 为 DNA 结构中碱基间的
氢键示意图。

案例

青霉素聚
合物的过
敏反应

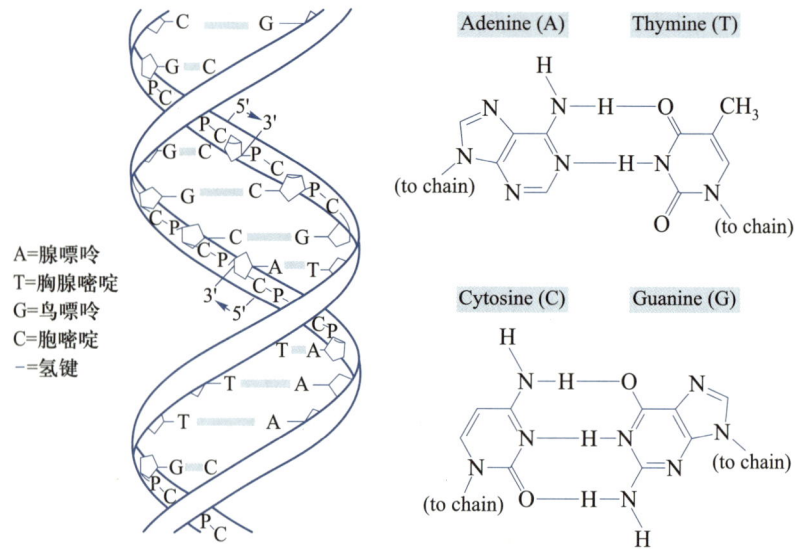

A=腺嘌呤
T=胸腺嘧啶
G=鸟嘌呤
C=胞嘧啶
—=氢键

图 4-21   DNA 结构中碱基间的氢键示意图

案例 4-2   结晶牛胰岛素的人工合成

牛胰岛素是世界上首个已知一级结构的蛋白质,此项工作由英国科学家桑格 (F. Sanger)于 1955 年完成,他因此荣获 1958 年诺贝尔化学奖。

牛胰岛素是当时唯一已知序列的蛋白质,其分子由 17 种 51 个氨基酸构成,可分为 21 个氨基酸组成的 A 链、30 个氨基酸组成的 B 链两条肽链。1958 年 12 月底中科院上海生物化学研究所、中科院上海有机化学研究所和北京大学化学系共同启动了结晶牛胰岛素的合成研究。合成工作是分三步完成的:第一步,先把天然胰岛素拆成 A、B 两条肽链,再把它们重新合成为胰岛素,研究人员于 1959 年突破了这一难题,重新合成的胰岛素是同原来活性相同、形状一样的结晶。第二步,在胰岛素两条链拆分的基础上,研究人员将天然的 A 链与上海生物化学研究所人工合成的 B 链相连接,这种牛胰岛素的半合成在 1964 年获得了成功。第三步,研究人员把经过确证的半合成的 A 链与人工合成的 B 链相连接,在 1965 年 9 月 17 日完成了结晶牛胰岛素的全合成,成功地得到了人工合成牛胰岛素的结晶。经过严格鉴定,它的结构、生物活力、物理化学性质、结晶形状都和天然牛胰岛素完全相同。世界上第一个人工合成的蛋白质就此在中国诞生。

人工合成结晶牛胰岛素工作发表后在国际上引起了极大的轰动,在我国被认为是与"两弹一星"同等重要的科技成果,该成果于 1982 年获得国家自然科学一等奖。结晶牛胰岛素的全合成开辟了人工合成蛋白质的时代,并为我国多肽合成制药工业打下了牢固的基础。

🔖 科学家简介   玻尔

尼尔斯·亨利克·戴维·玻尔(Niels Henrik David Bohr,1885—1962),丹麦物理

学家,哥本哈根大学物理学教授,哥本哈根理论物理研究所所长,丹麦皇家科学院院士,1922 年获得诺贝尔物理学奖。

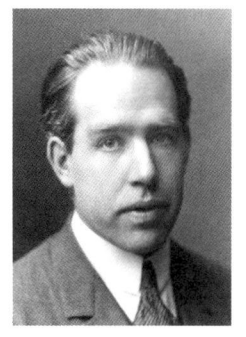

　　经典力学模型在解释氢原子结构时遇到了困难。玻尔在研究氢原子结构时,通过对光谱学资料的考察,于 1913 年写出了《论原子构造和分子构造》的长篇论著,引入了量子不连续性的概念,提出了著名的玻尔氢原子结构模型。按照这一模型,氢原子核外的电子只能沿着特定的符合一定量子化条件的轨道运动;核外电子跃迁所吸收或辐射光子的能量等于电子跃迁后的能级与跃迁前的能级的能量差;电子必须在角动量符合量子化条件的轨道上绕核运动。该理论成功地解释了氢原子和类氢原子的结构和光谱性质。1921 年,玻尔发表了《各元素的原子结构及其物理性质和化学性质》的长篇演讲,阐述了光谱和原子结构理论的新发展,诠释了元素周期表的形成,对元素周期表中从氢开始的各种元素的原子结构作了说明,同时对元素周期表上的第 72 号元素的性质作了预言。1922 年,第 72 号元素铪的发现进一步证明了玻尔的预测。他还提出互补性原理和哥本哈根诠释来解释量子力学,他是哥本哈根学派的创始人,对 20 世纪物理学的发展有深远的影响。

习题

　　1. 量子力学怎样描述电子在原子中运动状态,一个原子轨道要用哪几个量子数来描述? 说明各量子数的物理意义、取值要求和相互关系。

　　2. 下列说法是否正确? 为什么?

　　(1) s 电子轨道是绕核旋转的一个圆圈,而 p 电子是走"8"字形。

　　(2) 电子云图中黑点越密之处表示那里的电子越多。

　　(3) 主量子数为 4 时,有 4s、4p、4d、4f 共 4 个原子轨道;主量子数为 1 时,有自旋相反的 2 个轨道。

　　(4) 氢原子中原子轨道的能量由主量子数 n 来决定。

　　3. 已知某元素原子的核外电子排布式是 $1s^2 2s^2 2p^6 3s^2 3p^6 3d^{10} 4s^2 4p^5$,它的原子核外共有几个电子层? 各电子层上分别有几种不同形状的电子亚层? 该元素原子的核电荷数是多少?

　　4. 核外电子排布遵循哪些规则?

　　5. 下列原子基态电子排布式中,哪些是错误的?

　　(1) $1s^2 2s^1 2p^4$ 　　　　　　　(2) $1s^2 2s^2 2p^6 3s^3$

　　(3) $1s^2 2p^2$ 　　　　　　　　　(4) $1s^2 2s^2 2p_x^2 2p_y^0 2p_z^0$

　　(5) $1s^2 2s^3 2p^1$ 　　　　　　　(6) $1s^2 2s^2 2p^6 3s^2 3p^6 3d^4 4s^2$

　　6. 下列各元素原子基态的电子排布式各违背了什么原理? 写出正确的电子排布式。

　　(1) $_5B: 1s^2 2s^3$ 　　(2) $_7N: 1s^2 2s^2 2p_x^2 2p_y^1$ 　　(3) $_4Be: 1s^2 2p^2$

第四章
网络自测
题

7. 写出下列各元素原子基态的电子排布式。

$_{17}Cl$ $_{20}Ca$ $_{24}Cr$ $_{29}Cu$ $_{34}Se$

8. 下列分子中哪些是极性分子？哪些是非极性分子？

(1) SO_2 (2) CO_2(直线形)   (3) CCl_4(正四面体形)   (4) H_2S (5) PCl_3

9. 根据相似相溶原理，HF、NH_3、I_2、S、C_6H_6、Br_2 中哪些易溶于水？哪些易溶于 CCl_4？

第五章　配位化合物

　　配位化合物(coordination compound)简称配合物,是一类组成复杂、种类繁多、应用极为广泛的化合物。随着配合物研究的迅速发展,配位化学作为一门独立的学科,在分析科学、功能材料和药物研发等方面都有着重要的理论意义和实用价值。生物体中的金属元素绝大多数是以配合物的形式存在的,特别是许多金属酶在人体内起着重要作用,许多生理功能是以金属配合物的体内反应为基础的,许多药物本身就是配合物或在体内形成配合物才能发挥药效。近年来随着生物无机化学研究的深入,从分子水平上研究生命金属与生物配体之间的相互作用,对揭示人体内某些疾病的发病机制及药理作用等方面起着重要的作用。因此,配合物与生物生命过程有着密切联系,在医药卫生领域有广泛的应用。

第五章
课件

第一节　配合物的基本概念

一、配合物的定义

　　向硫酸铜溶液中缓慢加入氨水至过量,会发现蓝色的 $Cu(OH)_2$ 沉淀生成后又逐渐溶解,最终形成深蓝色溶液。若向这种结晶中加入少量 NaOH 溶液,既无氨气产生,也无 $Cu(OH)_2$ 沉淀生成,但加入少量 $BaCl_2$ 溶液时,则有白色 $BaSO_4$ 沉淀析出。若在此深蓝色溶液中加入适量乙醇,有深蓝色的结晶物质析出。经 X 射线分析这种深蓝色晶体的化学组成为 $[Cu(NH_3)_4]SO_4 \cdot 2H_2O$,它在水溶液中解离为 $[Cu(NH_3)_4]^{2+}$ 和 SO_4^{2-},而 $[Cu(NH_3)_4]^{2+}$ 是由 1 个 Cu^{2+} 离子和 4 个 NH_3 分子以配位键结合形成的复杂离子。

科学家简介
维尔纳

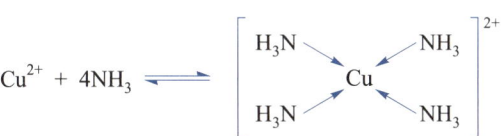

　　同样,向 $HgCl_2$ 溶液加入 KI 溶液时,也会发生类似现象。经实验证实生成物的化

学式为 $K_2[HgI_4]$，其在水溶液中解离为 $[HgI_4]^{2-}$ 和 K^+，Hg^{2+} 和 I^- 间以配位键结合。

像这种由简单的阳离子(或原子)与一定数目的中性分子或阴离子以配位键结合所形成的复杂离子称为配离子(coordination ion)，若形成的不是复杂离子而是复杂分子,这类分子称为配位分子。如 $[Cu(NH_3)_4]^{2+}$、$[Ag(NH_3)_2]^+$、$[HgI_4]^{2-}$ 等都是配离子,而 $[Ni(CO)_4]$ 是配位分子。配离子中,带正电荷的配离子称为配阳离子,带负电荷的配离子称为配阴离子。

含有配离子的化合物和配位分子统称为配位化合物,简称配合物,如 $[Cu(NH_3)_4]SO_4$、$K_3[Fe(CN)_6]$、$[Ag(NH_3)_2]Cl$、$[Ni(CO)_4]$ 等。配合物和配离子在概念上虽有所不同,但配合物的性质主要取决于配离子,习惯上把配离子也称为配合物。配合物在构成上有共同的特征,即含有由一个中心原子与若干个离子或分子以配位键组成的复杂结构单元。配合物在溶液中有相当高的稳定性,并且其物理性质和化学性质与组成该配合物的单独的离子或分子有显著不同。

二、配合物的组成

大多数配合物由配离子与带相反电荷的离子组成,以下以 $[Cu(NH_3)_4]SO_4$ 为例讨论配合物的组成,如下图所示:

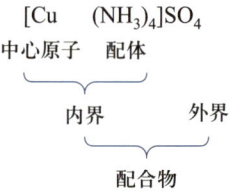

(一)内界和外界

配合物一般由内界和外界两部分组成。方括号内由配位键结合形成的复杂离子(或分子)称为配合物的内界(inner sphere)。内界相对稳定,不易解离。配合物中除了内界以外的其他离子称为配合物的外界(outer sphere)。内、外界之间常以离子键相结合,因此,配合物的组成类似无机盐,多溶于水。需要注意的是,配位分子只有内界,而没有外界。

(二)中心原子

位于配合物的中心部位并能够接受孤对电子的原子或离子称为中心原子(central atom)。中心原子一般是金属元素,特别是过渡金属元素的离子或原子,它们都具有空轨道,如 $[Cu(NH_3)_4]SO_4$ 中的 Cu^{2+},$K_3[Fe(CN)_6]$ 中的 Fe^{3+},$[Ni(CO)_4]$ 中的 Ni 原子等都是中心原子。此外某些高氧化数的非金属也可作中心原子,如 $[SiF_6]^{2-}$ 中的 Si^{4+} 等。

(三)配体和配位原子

与中心原子直接配位的阴离子或分子称为配体(ligand)。如前述例子中 NH_3、CN^-、I^- 等。配体中提供孤对电子的原子称为配位原子(coordination atom),如配体 NH_3 中的 N 原子、H_2O 中的 O 原子、CN^- 中的 C 原子等。配位原子的最外层都含有孤对电子,大多是电负性较大的非金属元素原子或离子,如 N、O、C、S、F^-、Cl^-、Br^-、I^-等。

根据配体中所含配位原子的多少,可将配体分为单齿配体和多齿配体。只含有一个配位原子的配体称为单齿配体(monodentate ligand),如 NH_3、H_2O、CN^-、F^-等;含有两个或两个以上配位原子的配体称为多齿配体(polydentate ligand),如乙二胺($NH_2CH_2CH_2NH_2$,缩写为 en)为双齿配体,次氨基三乙酸[$N(CH_2COOH)_3$,缩写为 ATA]为四齿配体,乙二胺四乙酸(H_4Y,缩写为 EDTA)为六齿配体。

(四)配位数

直接与中心原子以配位键结合的配位原子总数称为该中心原子的配位数(coordination number)。对于单齿配体形成的配合物,中心原子的配位数等于配体的数目。例如,[$Ag(NH_3)_2$]$^+$中,中心原子 Ag^+的配位数是 2;[$Ni(CO)_4$]中,中心原子 Ni 的配位数是 4。若配体是含有 n 个配位原子的多齿配体,则中心原子的配位数是配体数的 n 倍,如[$Cu(en)_2$]$^{2+}$中,中心原子 Cu^{2+}的配位数为 4。配合物中,中心原子配位数以 2、4、6 较为常见。表 5-1 列出了部分金属离子的常见配位数。

表 5-1　部分金属离子的常见配位数

中心原子	配位数
Ag^+,Cu^+,Au^+	2
Pt^{2+},Cu^{2+},Zn^{2+},Fe^{3+},Fe^{2+},Hg^{2+},Co^{2+}	4
Fe^{2+},Fe^{3+},Co^{2+},Co^{3+},Cr^{3+},Pt^{4+},Al^{3+}	6

(五)配离子的电荷数

配离子的电荷数等于中心原子和配体总电荷的代数和,例如,在配离子[$Cu(NH_3)_4$]$^{2+}$中,配体是中性分子,配离子的电荷数为$(+2)+4\times0=+2$;在[HgI_4]$^{2-}$中,配离子的电荷数为$(+2)+4\times(-1)=-2$。若配体的电荷数与中心原子电荷数相等,就形成配位分子,如[$CoCl_3(NH_3)_3$]。由于配合物是电中性的,因此配离子的电荷数也可以根据外界离子的电荷数来确定。例如,在[$Cu(NH_3)_4$]SO_4 和 K_3[$Fe(CN)_6$]中,配离子的电荷数分别为+2 和-3。

三、配合物的命名

配合物的命名与一般无机化合物的命名原则相似,命名的关键在于内界。

1. 内界的命名顺序

内界命名时将配体名称列在中心原子名称之前,配体的数目用中文数词二、三、四等表示,之后缀以"合"字,中心原子名称后用带括号的罗马数字表示其氧化数。即

$$配体数 \rightarrow 配体名称 \rightarrow 合 \rightarrow 中心原子名称(氧化数)$$

例如：　[$Cu(NH_3)_4$]$^{2+}$　　　四氨合铜(Ⅱ)配离子

　　　　[$Fe(CN)_6$]$^{4-}$　　　六氰合铁(Ⅱ)配离子

　　　　[$Ni(CO)_4$]　　　　四羰基合镍(0)

2. 配体的命名顺序

若配合物中含有多种配体时,一般按先无机配体,后有机配体;复杂配体名称一般

加括号,以避免混淆;先阴离子配体,后中性分子配体;若配体均为阴离子或中性分子时,按配位原子的元素符号的英文字母顺序排列,如 NH_3 和 H_2O 中的配位原子分别为 N 和 O,应先命名 NH_3,后命名 H_2O;若配位原子也相同,则先命名原子数少的配体,如 NH_3 和 NH_2OH,先命名 NH_3;不同配体名称之间以圆点"·"分开。例如:

$[Fe(NH_3)_2(en)_2]^{3+}$　　　二氨·二(乙二胺)合铁(Ⅲ)配离子

$[CoCl_2(NH_3)_4]^+$　　　二氯·四氨合钴(Ⅲ)配离子

$[Cr(NH_3)_5H_2O]^{3+}$　　　五氨·一水合铬(Ⅲ)配离子

3. 配合物的命名原则

命名时阴离子在前,阳离子在后。若配合物的外界是一简单阴离子酸根,便叫某化某;若外界阴离子是含氧酸根,便叫某酸某;若外界是简单阳离子,也叫某酸某;若外界为氢离子时称某酸。例如:

$[Cu(NH_3)_4]SO_4$　　　硫酸四氨合铜(Ⅱ)

$[Co(NH_3)_5H_2O]Cl_3$　　　三氯化五氨·一水合钴(Ⅲ)

$[Cu(en)_2](OH)_2$　　　氢氧化二(乙二胺)合铜(Ⅱ)

$K_4[Fe(CN)_6]$　　　六氰合铁(Ⅱ)酸钾

$H_2[SiF_6]$　　　六氟合硅(Ⅳ)酸

$[Pt(NH_3)_2Cl_2]$　　　二氯·二氨合铂(Ⅱ)

第二节　配位平衡

一、配位平衡常数

中心原子与配体生成配离子的反应称为配位反应,而配离子解离出中心原子和配体的反应称为解离反应。例如,在 $AgNO_3$ 溶液中加入过量的氨水,Ag^+ 与 NH_3 发生了配位反应,生成 $[Ag(NH_3)_2]^+$ 配离子,同时,极少部分的 $[Ag(NH_3)_2]^+$ 又发生了解离。当配位反应与解离反应的速率相等时,反应达到平衡:

$$Ag^+ + 2NH_3 \rightleftharpoons [Ag(NH_3)_2]^+$$

根据化学平衡原理,该平衡的标准平衡常数可表示为

$$K_s^\ominus = \frac{[Ag(NH_3)_2^+]}{[Ag^+][NH_3]^2}$$

式中,$[Ag^+]$、$[NH_3]$ 和 $[Ag(NH_3)_2^+]$ 分别为 Ag^+、NH_3 和 $[Ag(NH_3)_2]^+$ 的平衡浓度,$K_s^\ominus$ 称为配合物的标准稳定常数(standard stability constant),可表示配离子在水溶液中的稳定性。$K_s^\ominus$ 越大,表示形成配离子的倾向越大,配离子就越稳定。

配离子的稳定性除了用标准稳定常数表示以外,还可以用标准不稳定常数 $K_{is}^\ominus$ 表示。例如,$[Ag(NH_3)_2]^+$ 的解离反应可表示为

$$[Ag(NH_3)_2]^+ \rightleftharpoons Ag^+ + 2NH_3$$

其标准平衡常数表达式为

$$K_{is}^{\ominus} = \frac{[Ag^+][NH_3]^2}{[Ag(NH_3)_2^+]}$$

这时的标准平衡常数称为配合物的标准不稳定常数(standard instability constant),$K_{is}^{\ominus}$ 越大,说明形成的配离子越容易解离,配离子越不稳定。

由两个平衡可以看出,标准稳定常数与标准不稳定常数互为倒数的关系。即

$$K_s^{\ominus} = \frac{1}{K_{is}^{\ominus}} \tag{5-1}$$

一般配合物的 $K_s^{\ominus}$ 数值均很大,为方便起见,常用其对数值 $\lg K_s^{\ominus}$ 表示。一些常见配离子的标准稳定常数见表 5-2。

表 5-2　一些常见配离子的标准稳定常数(298 K)

配离子	$K_s^{\ominus}$	$\lg K_s^{\ominus}$	配离子	$K_s^{\ominus}$	$\lg K_s^{\ominus}$
$[Ag(NH_3)_2]^+$	1.1×10^7	7.05	$[Fe(CN)_6]^{4-}$	1.0×10^{35}	35.0
$[Ag(CN)_2]^-$	1.3×10^{21}	21.10	$[Fe(CN)_6]^{3-}$	1.0×10^{42}	42.0
$[Ag(SCN)_2]^-$	4.0×10^9	8.6	$[FeF_6]^{3-}$	1.0×10^{16}	16.0
$[Al(OH)_4]^-$	3.3×10^{33}	33.03	$[HgCl_4]^{2-}$	1.3×10^{15}	15.07
$[AlF_6]^{3-}$	6.9×10^{19}	19.84	$[HgI_4]^{2-}$	6.8×10^{29}	29.83
$[CdCl_4]^{2-}$	3.1×10^2	2.49	$[Hg(CN)_4]^{2-}$	1.0×10^{41}	41.0
$[CdI_4]^{2-}$	3.0×10^5	5.48	$[Ni(NH_3)_4]^{2+}$	9.0×10^8	8.95
$[Cd(NH_3)_4]^{2+}$	1.0×10^7	7.0	$[Ni(CN)_4]^{2-}$	2.0×10^{31}	31.3
$[Co(NH_3)_6]^{3+}$	1.4×10^{35}	35.15	$[Ni(en)_3]^{2-}$	2.1×10^{18}	18.32
$[Co(SCN)_4]^{2-}$	1.0×10^3	3.0	$[Pt(NH_3)_4]^{2+}$	2.2×10^{35}	35.34
$[Cu(NH_3)_4]^{2+}$	4.8×10^{12}	12.68	$[Zn(OH)_4]^{2-}$	2.8×10^{14}	14.45
$[Cu(CN)_2]^-$	1.0×10^{24}	24.0	$[Zn(NH_3)_4]^{2+}$	2.9×10^9	9.46
$[Cu(en)_2]^{2+}$	4.0×10^{19}	19.6	$[Zn(CN)_4]^{2-}$	5.7×10^{16}	16.7
$[Cu(edta)]^{2-}$	5.0×10^{18}	18.7	$[Zn(C_2O_4)_2]^{2-}$	3.0×10^7	7.48

利用标准稳定常数可以比较配合物的稳定性,对于配体数目相同的同种类型的配离子,可以直接由标准稳定常数的数值大小来比较。例如,在 298 K 时,$[Ag(NH_3)_2]^+$ 和 $[Ag(CN)_2]^-$ 的 $K_s^{\ominus}$ 分别为 1.1×10^7 和 1.3×10^{21},所以 $[Ag(CN)_2]^-$ 要比 $[Ag(NH_3)_2]^+$ 稳定。但对于不同类型的配合物,要通过计算中心原子平衡浓度的方法方可进行比较。

例 5-1　已知 298 K 时,$[CuY]^{2-}$ 和 $[Cu(en)_2]^{2+}$ 的标准稳定常数分别为 5.0×10^{18} 和 4.0×10^{19}。若 $[CuY]^{2-}$ 和 $[Cu(en)_2]^{2+}$ 的初始浓度均为 $0.10\ mol \cdot L^{-1}$,试通过计算比较它们的稳定性。

解：$[CuY]^{2-}$ 溶液中存在下列解离平衡：

$$[CuY]^{2-} \rightleftharpoons Cu^{2+} + Y^{4-}$$

$$\frac{[Cu^{2+}][Y^{4-}]}{[CuY^{2-}]} = \frac{1}{K_s^{\ominus}\{[CuY]^{2-}\}}$$

$$\frac{[Cu^{2+}]^2}{0.10 - [Cu^{2+}]} = \frac{1}{5.0 \times 10^{18}}$$

$$[Cu^{2+}] = 1.4 \times 10^{-10}$$

即在 $0.10 \text{ mol} \cdot L^{-1} [CuY]^{2-}$ 溶液中，Cu^{2+} 浓度为 $1.4 \times 10^{-10} \text{ mol} \cdot L^{-1}$。

$[Cu(en)_2]^{2+}$ 溶液中存在下列解离平衡：

$$[Cu(en)_2]^{2+} \rightleftharpoons Cu^{2+} + 2en$$

$$\frac{[Cu^{2+}][en]^2}{[Cu(en)_2^{2+}]} = \frac{1}{K_s^\ominus \{[Cu(en)_2]^{2+}\}}$$

$$\frac{[Cu^{2+}]\{2[Cu^{2+}]\}^2}{0.10 - [Cu^{2+}]} = \frac{1}{4.0 \times 10^{19}}$$

$$[Cu^{2+}] = 8.5 \times 10^{-8}$$

即在 $0.10 \text{ mol} \cdot L^{-1} [Cu(en)_2]^{2+}$ 溶液中，Cu^{2+} 浓度为 $8.5 \times 10^{-8} \text{ mol} \cdot L^{-1}$。

计算结果表明，在相同浓度的 $[CuY]^{2-}$ 和 $[Cu(en)_2]^{2+}$ 溶液中，$[CuY]^{2-}$ 溶液中 Cu^{2+} 浓度较低。因此，$[CuY]^{2-}$ 比 $[Cu(en)_2]^{2+}$ 更稳定。

二、配位平衡的移动

配位平衡与其他化学平衡一样，也是一种相对的、有条件的动态平衡，一旦改变影响平衡的条件，平衡就会发生移动。下面着重讨论溶液的酸度、沉淀反应、氧化还原反应及其他配位反应对配位平衡的影响。

（一）溶液酸度的影响

在配位平衡系统中，存在着配离子、金属离子和配体，它们的浓度会随溶液酸度的改变而发生不同程度的变化。因此，溶液酸度的改变对配合物的稳定性有较大影响。例如，在下列平衡中：

$$[Cu(NH_3)_4]^{2+} \rightleftharpoons Cu^{2+} + 4NH_3$$

平衡移动方向

$$+ \\ 4H^+ \\ \updownarrow \\ 4NH_4^+$$

若增大溶液的 H^+ 浓度，H^+ 就会与 NH_3 生成 NH_4^+，使平衡从左向右移动，即向配离子解离方向移动。由此可见，pH 减小将使该类配合物的稳定性降低。这种因溶液酸度增大而导致配合物稳定性降低的现象称为酸效应。

另一方面，配合物的中心原子大多是过渡金属离子，它们在水溶液中可发生不同程度的水解，例如：

$$[FeF_6]^{3-} \rightleftharpoons Fe^{3+} + 6F^-$$

平衡移动方向

$$+ \\ 3OH^- \\ \updownarrow \\ Fe(OH)_3 \downarrow$$

当溶液的 pH 增大，Fe^{3+} 会发生水解，生成氢氧化铁沉淀，结果也使配离子的稳定性降低。这种因金属离子与溶液中 OH⁻ 结合而导致配合物稳定性降低的现象称为水解效应。

显然,酸度对配位平衡的影响是复杂的,配体的酸效应和金属离子的水解效应同时存在。在一定 pH 条件下,究竟以哪个效应为主,由配合物的 $K_s^\ominus$、配体共轭酸的 $pK_a^\ominus$ 和中心原子氢氧化物的 $K_{sp}^\ominus$ 等来决定。一般情况下,在不产生水解效应的前提下应尽量增大溶液的 pH,以保证配离子的稳定性。

(二)沉淀反应的影响

若在一个配合物的平衡体系中,加入能与中心原子更易形成沉淀的试剂,可使其平衡发生移动。如在 $[Ag(NH_3)_2]^+$ 溶液中加入 KBr 溶液,则可生成 AgBr 浅黄色沉淀。

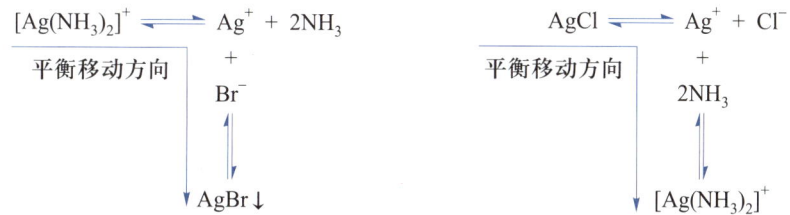

反之,若在 AgCl 沉淀中加入足量氨水,可使 AgCl 白色沉淀溶解生成无色的 $[Ag(NH_3)_2]^+$ 配离子。

前者因加入沉淀剂 KBr,使配离子解离,即配位平衡转化为沉淀-溶解平衡,后者因加入配位剂 NH₃ 使沉淀溶解,沉淀-溶解平衡转化为配位平衡。配离子的 $K_s^\ominus$ 越小,沉淀剂与中心原子生成沉淀的 $K_{sp}^\ominus$ 越小,则配合物的解离平衡就越容易转化为沉淀-溶解平衡。反之,沉淀-溶解平衡就越容易转化为配位平衡。

例 5-2 求 298 K 时 1 L 6.0 mol·L⁻¹ 氨水所能溶解 AgCl 的物质的量。已知 $K_s^\ominus\{[Ag(NH_3)_2]^+\}$ = 1.1×10^7,$K_{sp}^\ominus(AgCl) = 1.8\times10^{-10}$。

解: 设 1 L 6.0 mol·L⁻¹ 氨水可溶解 AgCl x mol,则有

$$AgCl + 2NH_3 \rightleftharpoons [Ag(NH_3)_2]^+ + Cl^-$$

初始浓度/(mol·L⁻¹)	6.0	0	0
平衡浓度/(mol·L⁻¹)	6.0−2x	x	x

该反应的标准平衡常数为

$$K^\ominus = \frac{[Ag(NH_3)_2^+][Cl^-]}{[NH_3]^2}$$

$$= \frac{[Ag(NH_3)_2^+][Cl^-][Ag^+]}{[NH_3]^2[Ag^+]}$$

$$= K_s^\ominus \cdot K_{sp}^\ominus$$

$$= 1.1\times10^7\times1.8\times10^{-10}$$

代入上式得

$$K^\ominus = \frac{x\cdot x}{(6.0-2x)^2} = 1.1\times10^7\times1.8\times10^{-10}$$

$$x = 0.25$$

即 1 L 6.0 mol·L^{-1} 氨水可溶解 AgCl 0.25 mol。

(三) 氧化还原反应的影响

溶液中的氧化还原反应可以影响配位平衡,使平衡发生移动。例如,在血红色的 $[Fe(SCN)_6]^{3-}$ 溶液中加入 $SnCl_2$,Sn^{2+} 可将溶液中 $[Fe(SCN)_6]^{3-}$ 解离出的 Fe^{3+} 还原成 Fe^{2+},而使 Fe^{3+} 浓度降低,导致配离子 $[Fe(SCN)_6]^{3-}$ 的平衡向解离方向移动,溶液血红色消失。其反应式如下:

$$2[Fe(SCN)_6]^{3-} \rightleftharpoons 2Fe^{3+} + 12SCN^-$$

平衡移动方向 │ +
$$Sn^{2+}$$
↓↑
$$2Fe^{2+} + Sn^{4+}$$

配位平衡也可以影响氧化还原平衡。因此,实际上是氧化还原平衡与配位平衡之间的转化,也是配体与氧化(还原)剂对金属离子的争夺,其结果平衡总是向着结合能力强的方向移动。

(四) 其他配位反应的影响

在配位平衡体系中,若加入另一种能与中心原子形成配合物的配体,则配位平衡会发生相应移动。通常,稳定性较小的配离子可向稳定性较大的配离子转化。转化程度的大小可根据两种配离子 $K_s^{\ominus}$ 值的相对大小来判断。

例 5-3　判断下列配位反应进行的方向:

$$[Ag(NH_3)_2]^+ + 2CN^- \rightleftharpoons [Ag(CN)_2]^- + 2NH_3$$

解: 由表 5-2 查得,$K_s^{\ominus}\{[Ag(NH_3)_2]^+\} = 1.1 \times 10^7$,$K_s^{\ominus}\{[Ag(CN)_2]^-\} = 1.3 \times 10^{21}$
上述配位反应的标准平衡常数为

$$
\begin{aligned}
K^{\ominus} &= \frac{[Ag(CN)_2^-][NH_3]^2}{[Ag(NH_3)_2^+][CN^-]^2} \\
&= \frac{[Ag(CN)_2^-][NH_3]^2[Ag^+]}{[Ag(NH_3)_2^+][CN^-]^2[Ag^+]} \\
&= \frac{K_s^{\ominus}\{[Ag(CN)_2]^-\}}{K_s^{\ominus}\{[Ag(NH_3)_2]^+\}} \\
&= \frac{1.3 \times 10^{21}}{1.1 \times 10^7} = 1.2 \times 10^{14}
\end{aligned}
$$

标准平衡常数 $K^{\ominus}$ 很大,说明上述配位反应向生成 $[Ag(CN)_2]^-$ 的方向进行,并且进行得比较完全。

第三节　螯合物和生物配体

一、螯合物和螯合效应

前面曾提到乙二胺分子是一个多齿配体,含有 2 个可提供孤对电子的 N 原子,两

个乙二胺分子可与一个 Cu^{2+} 配位形成具有环状结构的 $[Cu(en)_2]^{2+}$ 配离子,其结构为

$$\left[\begin{array}{cc} H_2C-H_2N & NH_2-CH_2 \\ & Cu \\ H_2C-H_2N & NH_2-CH_2 \end{array}\right]^{2+}$$

微课
螯合物

这种由中心原子与多齿配体形成的具有环状结构的配合物称为螯合物(chelating ligand)。由于螯合物中形成环状结构,使得螯合物的稳定性大大提高。这种由于生成螯合环而使配合物的稳定性大大增加的作用称为螯合效应(chelate effect)。

能与中心原子形成螯合物的多齿配体称为螯合剂(chelating agent)。螯合剂应具备以下两个条件:

(1)配体必须含有两个或两个以上能提供孤对电子的配位原子;

(2)配体的相邻两个配位原子之间应该相隔 2~3 个其他原子,以形成稳定的五元环或六元环结构。

最常见的螯合剂是氨羧类化合物,即含有—N(CH_2COOH)_2(氨基二乙酸)基团的有机化合物。其中应用最广泛的是乙二胺四乙酸(EDTA),用 H_4Y 表示,其结构简式为

$$\begin{array}{cc} HOOCH_2C & CH_2COOH \\ N-CH_2-CH_2-N \\ HOOCH_2C & CH_2COOH \end{array}$$

趣说化学
乙二胺四
乙酸

乙二胺四乙酸是一个六齿配体,分子中的四个羧基 O 原子和两个氨基 N 原子共提供 6 对孤对电子,与中心原子配位时形成的螯合物结构中有 5 个五元环。因此它能与大多数金属离子形成十分稳定的螯合物。由于乙二胺四乙酸在水中的溶解度较小,通常用它的二钠盐 $Na_2H_2Y \cdot 2H_2O$ 配制溶液。图 5-1 是乙二胺四乙酸根与 Ca^{2+} 形成的螯合物 $[CaY]^{2-}$ 的结构。

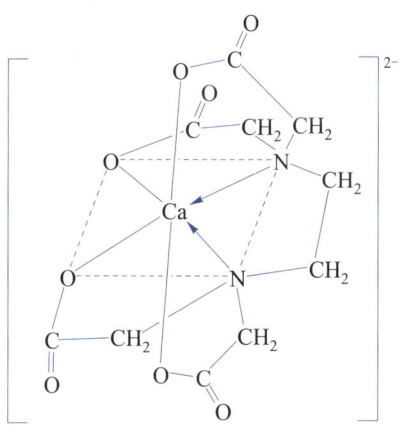

图 5-1　$[CaY]^{2-}$ 的结构

螯合物稳定的主要原因是多齿配体与中心原子形成稳定的环状结构,其稳定性大小与螯合环的大小及数目有关。含五元环和六元环的螯合物是稳定的,而少于五元环或多于六元环的螯合物则稳定性较差。

多齿配体与同一种中心原子所形成的螯合物中的螯合环越多,配体与中心原子所形成的配位键就越多,其稳定性也就越大。此外,生物体内一些闭合大环与金属离子形成的螯合物特别稳定,如血红素中的原卟啉大环与 Fe^{2+} 结合形成的螯合物。这种现象称为大环效应。

案例 5-1　螯合治疗

重金属物质会在人体内积累,对器官造成损害。目前螯合治疗是降低重金属中毒的最好方法。作为解毒剂,螯合剂与体内的有毒金属离子(或原子)结合形成无毒的配合物而排出体外,阻止重金属元素在体内的吸收和滞留。如常见重金属元素均可以与 $Na_2[CaY]$(依地酸钙钠)反应,生成比 $[CaY]^{2-}$ 更稳定的水溶性配离子排出体外;促排灵和新促排灵(二乙三胺五乙酸钠盐与钙或锌的配合物)作用原理基本与依地酸钙钠类似,但与大多数金属配位的稳定常数较大,配位能力也较强,能加速体内重金属元素的排出。某典型铅中毒患者病历如下:

患者,男,23岁,电工。腹痛、腹胀、便秘一周。因突然腹部剧痛,大汗淋漓,辗转不安,难以忍受而至急诊室就诊,外科检查腹部麦氏点有明显肌紧张,压痛、反跳痛,初步诊断急性阑尾炎,需手术治疗。但职业病科医师发现该患者有明显贫血面容,问及病史,患者叙述有癫痫病史,正服用偏方。故职业病科建议暂停手术,收入职业病房,进行有关铅中毒的化验检查,尿铅 $0.3\ mg\cdot L^{-1}$(正常值 $0.08\ mg\cdot L^{-1}$),尿 δ-氨基-γ-酮戊酸 $44\ mg\cdot L^{-1}$(正常值 $6\ mg\cdot L^{-1}$),血红蛋白 $99\ g\cdot L^{-1}$,诊断为亚急性铅中毒。给予驱铅治疗及对症处理,应用依地酸钙钠 $1\ g$ 稀释后静脉滴注,每日 1 次,连续用药 3 日,停药 4 日为一疗程,腹绞痛在驱铅第二天即明显减轻,第一疗程后即消失,共治疗 6 个疗程,症状体征消失,各项化验指标均转为正常,治愈出院。

案例
核泄漏与螯合剂放射元素促排作用

二、生物配体

生物体中能与生命金属元素配位形成稳定的配合物的离子和分子称为生物配体(biological ligand),通常是指卟啉类化合物、蛋白质、核酸、多糖等生物大分子配体和一些有机离子(氨基酸、核苷酸、有机酸根等)及其他生物活性物质(维生素、激素等)。它们包含有许多能给予电子对的功能基团,所提供的配位原子一般是具有孤对电子的 N、S、O 等,有多个配位部位供选择,能与生物体中的微量金属元素离子配位形成稳定的配合物而发挥其特定的活性和生理功能。

例如,在人体内运输氧气的血红蛋白(hemoglobin,Hb)中的血红素是由 Fe^{2+} 与卟啉形成的配合物,它与卟啉环中 4 个 N 原子及蛋白肽链中组氨酸侧链上的 N 原子形成五配位的 Fe^{2+}-卟啉,当血红蛋白与氧气结合形成氧合血红蛋白(HbO_2)之后,Fe^{2+} 变为六配位(图 5-2)。人体吸进的氧气在肺内与血红蛋白结合成氧合血红蛋白,氧合血红蛋白进入血液将氧气释放,如此在体内反复地进行,满足了体内对氧的需要。

此外,Mg^{2+} 也可与卟啉环形成稳定配合物——叶绿素,它的主要功能是进行光合作用,即利用光能转化为化学能。经过一系列反应后,最终将 CO_2 转化为葡萄糖,作为能量储存起来,同时使水分子氧化,释放出氧气。维生素 B_{12} 是由 Co^{3+} 与卟啉环形成的另外一种配合物,它对维持机体的正常生长和红细胞的产生都有重要的作用,并能促进包括氨基酸的生物合成等代谢过程的生化反应。

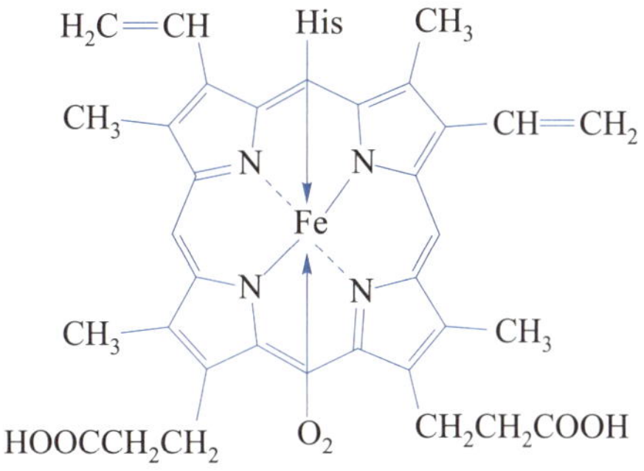

图 5-2　血红素的结构

金属酶是一类具有催化功能的金属蛋白。在金属酶中,金属离子通常为活性中心。它们往往与肽链上的配位原子如 N、S、O 等配位,牢固地结合在一起,构成具有一定空间构型的金属酶的催化中心。被酶催化的物质称为底物,当金属酶与相应的底物结合后,相互嵌合就形成了底物-金属离子-酶的中间活性配合物,从而发生催化作用,大大提高了反应速率。金属酶种类以含锌、铁、铜离子的酶最多,如铁金属酶——细胞色素 C,也有含钼、锰等其他金属离子的酶。细胞色素氧化酶除含有铁离子,还含有铜离子。

案例 5-2　CO 中毒

CO 是碳或含碳物质燃烧不完全时的产物。由于柴炉、煤炉等使用时通风系统不畅,以及煤气取暖器和煤气热水器的使用不当,导致近年来的 CO 中毒病例大量增加。因为 CO 为无色、无臭、无味的气体,所以不易觉察,被称为"沉默的杀手"。

CO 能与血红素中 Fe^{2+} 的第六配位结合,而且结合能力强,可以取代氧的位置,造成 CO 中毒。当人体 CO 中毒时,大部分血红蛋白都以 CO-血红蛋白结合体的形式存在,丧失载氧能力,引起血液及组织供氧中断,从而造成机体缺氧,甚至导致死亡。临床上常用高压氧治疗 CO 中毒,在高压氧舱中,氧的分压高,有利于氧与血红蛋白配位结合,O_2 置换了 CO-血红蛋白结合体中的 CO。其结果不仅迅速解除了机体的缺氧状态,同时还加速了 CO-血红蛋白结合体的解离,促使 CO 从体内排出。研究发现,使血液 CO 浓度减半的时间,在室内需要 200 min,吸纯氧仅需 40 min。由此可见,应用高压氧治疗 CO 中毒是极有效的方法,对提高治愈率、降低死亡率有着重要的意义。

第四节　配合物在医学上的应用

生物体内存在着许多配合物,它们与生命现象密切相关,在生命过程中起着极其重要的作用。例如,植物中的叶绿素、动物和人体内血红蛋白中的卟啉配合物及体内许多生物催化剂——金属酶,都属于配合物。临床上用螯合剂促排体内过量的重金属或放射性元素,以金属配合物为基础的新型抗肿瘤药物的研发,正是人类在分子、离子水平上理解和研究生命现象的体现。

一、配合物的解毒作用

在人体内,不管是生命必需金属元素还是有毒金属,其含量超过一定范围,都会对生物体产生危害,其中大多数的损害是由毒性金属离子取代了重要的微量必需元素而产生的。配合物的解毒作用通常以配体或螯合剂作为解毒剂,与体内的有毒金属离子(或原子)结合形成无毒的配合物而排出体外。因此,当发生金属中毒时,临床上常给病人服用一些螯合剂类的药物,就是利用螯合剂(配体)与这些有害金属生成无毒或易排出的配合物而除去有害金属。例如,用枸橼酸钠治疗铅中毒,使体内的铅转变为稳定且无毒的可溶性$[Pb(C_6H_5O_7)]^-$配离子从肾排出体外。EDTA 的钙盐是排除体内 U、Th、Pu、Sr 等放射性元素的高效解毒剂。As、Hg 等金属中毒,常给患者服用二巯基丙醇,使其形成配合物从肾排出。

二、生命必需金属元素的补充

人体必需的微量金属元素在体内各种代谢反应中起着非常重要的作用,这些必需金属元素严重缺乏时,对人类健康有危害作用。所以必须及时补充体内缺乏的微量必需元素。如果以自由离子的形式补充金属离子,不仅对胃肠道有刺激性,且吸收率较低。而以金属配离子形式来补给,既能避免对肠胃的过分刺激,也利于在肠壁细胞内形成中性的配合物,从而进入组织蛋白供机体利用。例如缺铁性贫血,临床上较少使用硫酸亚铁,而常用柠檬酸铁配合物、血红素铁等;而维生素 B_{12}(含钴配合物)对恶性贫血有良好的疗效;氨基酸锌配合物则是一种较为理想的补锌剂,可以预防和治疗口腔溃疡、食欲不振、免疫力低下等疾病。

三、配合物的抗肿瘤作用

1969 年 Rosenberg 发现了顺式二氯·二氨合铂(Ⅱ)(简称顺铂)配合物具有较高的抗肿瘤活性。该配合物有脂溶性载体配体 NH_3,可顺利地通过细胞膜的脂质层进入肿瘤细胞内。同时由于有可取代配体 Cl^-,可被 DNA 分子中配位能力更强的原子所取代结合,从而破坏肿瘤细胞 DNA 的复制过程,抑制肿瘤细胞生长。在顺铂配合物结构模式的启发下,人们广泛开展了其他具有抗肿瘤活性的金属配合物药物的研究工作,目前已发现顺-1,1-环丁烷二羧酸二氨合铂(Ⅱ)(简称卡铂)、金属茂类化合物等具有较高的抗肿瘤活性。

 科学家简介　戴安邦

戴安邦(1901—1999),中国科学院院士,著名的无机化学家、教育家,我国配位化学学科的开拓者和奠基者。他 1919 年考入金陵大学,1924 大学毕业后留校任教,1928 年获中国医学会奖学金赴美国哥伦比亚大学化学系深造,1929 年获得硕士学位,1931 年获得博士学位,并回国任教。1952 年至 1985 年担任南京大学化学系主任,1978 年兼任南京大学配位化学研究所所长,1980 年当选为中国科学院学部委员(院士)。

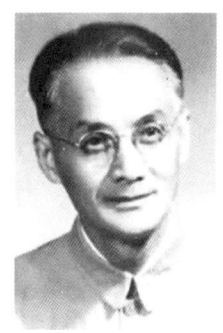

　　配位化学是在无机化学基础上发展起来的一门新兴边缘学科,早在20世纪20年代末,戴安邦就以配位化学的观点进行高价金属羟化物水溶胶的研究。他对硅、铬、钨、钼、铀、铂等元素的配位化学进行了系统的研究,其中他提出的"硅酸聚合作用理论"是该领域的第一个定量理论,是对硅酸及其盐的溶液化学的一个重要贡献。他指导下的"铂配合物抗癌作用及机理研究"课题,首先系统地研究了已有铂配合物的抗癌活性、毒性及结构之间的定量关系,设计并合成了一系列新的铂化合物,从中发现一种铂配合物的活性与现在采用的顺铂相当,而毒性则较低。近代配位化学要求和结构化学及量子化学理论密切结合,他指导下的"新型配合物的合成和结构研究"课题在配合物的谱学计算和实验方法、簇合物的成键理论和低对称场的研究,以及 d 轨道和 f 轨道的核磁共振化学位移理论等方面都取得了显著成绩。

　　由于戴安邦在配位化学研究领域中进行了开拓性和创造性的工作,并获得了大量的优秀研究成果,他先后获得国家自然科学二等奖、三等奖,全国科学大会奖以及国家教委科技进步奖等多项国家级和省部级奖励。他在国内开拓配位化学研究领域,建立配位化学研究所和国家重点实验室,大力促进国内外学术交流,培养了众多学术人才,使我国配位化学和无机化学在国际上占有重要地位。

习题

1. 区别下列概念。

(1) 内界和外界　　(2) 单齿配体和多齿配体　　(3) 简单配合物和螯合物

2. 命名下列配合物,指出中心原子、配体、配位原子和配位数。

(1) $Na_4[Fe(CN)_6]$ 　　　　　　(2) $[Zn(NH_3)_4]SO_4$

(3) $[Ag(NH_3)_2]OH$ 　　　　　　(4) $K[PtCl_3(NH_3)]$

(5) $H_2[PtCl_6]$ 　　　　　　　　(6) $[Co(NH_3)_4(H_2O)_2]Cl_3$

3. 什么是螯合效应?影响螯合物稳定性的因素有哪些?螯合剂应具备什么条件?

4. 判断下列说法是否正确。

(1) 配合物由内界和外界两部分组成。

(2) 配合物的中心原子都是金属离子。

(3) 配体的数目就是中心原子的配位数。

(4) 配离子的电荷数等于中心原子的氧化数。

(5) 配体可以是阴离子、阳离子或中性分子。

(6) $K_s^{\ominus}$ 大的配合物稳定性必大于 $K_s^{\ominus}$ 小的配合物。

5. 在 $[Ag(NH_3)_2]^+$ 溶液中,分别加入少量下列物质,平衡将怎样移动?

(1) $NH_3 \cdot H_2O$ 　(2) HNO_3 　(3) $AgNO_3$ 溶液　(4) KCN 溶液

第五章
网络自测
题

6. 向 $0.10\ mol \cdot L^{-1}\ CuSO_4$ 溶液中加入足量氨水,使溶液中游离氨浓度 $c(NH_3) = 1.0\ mol \cdot L^{-1}$,此时溶液中 Cu^{2+} 的浓度为多少?

7. 计算 $0.10\ mol \cdot L^{-1}\ K[Ag(CN)_2]$ 溶液中 Ag^+ 和 CN^- 的浓度。

8. 计算反应 $[Ag(NH_3)_2]^+ + 2S_2O_3^{2-} \rightleftharpoons [Ag(S_2O_3)_2]^{3-} + 2NH_3$ 的标准平衡常数,并判断该反应进行的方向。

第六章　氧化还原与电极电势

氧化还原反应(oxidation-reduction reaction)是动物乃至人类赖以生存的最基本的化学反应之一。氧化还原反应不仅在日常生活中具有重要意义,而且与军事和生命活动也密切相关。在军事上,火箭的推进剂、卫星的燃料电池等均要用到氧化还原反应的原理,而人类的一些生命活动如肌肉收缩、神经传导和新陈代谢等也均与氧化还原反应有关。心电图的测量原理也是基于心肌收缩和松弛时肌膜电势的变化来进行测定。氧化还原反应产生的实质是电极电势的存在,电极电势可用于测量生物体中的化学物质浓度或代谢物的变化,并可制作成生物传感器,用于监测疾病的发展和药物的治疗效果。电极电势还能够用于控制武器系统的发射和控制,如导弹控制系统和雷达目标识别系统等。因此本章将重点介绍电极电势的产生原因和影响因素,讨论电极电势对氧化还原反应的影响,以加深对氧化还原反应规律的认识。

第六章
课件

第一节　氧化还原的基本概念

一、氧化数

氧化还原反应最初是根据氧的得失来进行定义的。例如,在 $CuO+H_2 \rightleftharpoons Cu+H_2O$ 的反应中,CuO 失去氧,发生还原反应,是氧化剂;H_2 得到氧,发生氧化反应,是还原剂。然而对于像 $Cu^{2+}+Zn \rightleftharpoons Cu+Zn^{2+}$ 这类没有氧参与的化学反应,又如何判断它是否属于氧化还原反应呢?后来人们把这类没有氧参与,但是有电子得失的反应也归类于氧化还原反应。在上述反应中,Zn 失去电子,发生氧化反应;Cu^{2+} 得到电子,发生还原反应。但是,在许多有机反应中没有电子得失,只有电子偏离或偏向某一原子,这为判断反应是否属于氧化还原反应又带来新的困难。为了克服上述困难,化学家们提出了氧化数(oxidation number)的概念。1970 年,国际纯粹与应用化学联合会(IU-PAC)将氧化数定义为:氧化数是某元素一个原子的电荷数,这种电荷数是假设把每个化学键中的电子指定给电负性更大的原子而求得。同时规定氧化数为负值时在数字前加"-"号,氧化数为正值时在数字前加"+"号。例如,在 NH_3 分子中,把 N—H 键中的电子给电负性较大的 N 原子,可以认为 H 原子失去一个电子,电荷数为+1,氧化数为+1;NH$_3$ 分子中有三个 N—H 键,N 原子得到三个电子,电荷数为-3,氧化数为-3。

根据氧化数的定义,确定元素氧化数的规则如下:

(1) 在单质中,元素的氧化数为 0,如 H$_2$、Br$_2$、N$_2$ 等(电负性相同,电子不能指定给其中任何一个原子)。

(2) 在电中性的化合物分子中,所有元素的氧化数的代数和等于 0。

(3) 在离子化合物中,对单原子离子,元素的氧化数等于离子的电荷数;对多原子离子,各元素氧化数的代数和等于离子的电荷数。例如,SO$_4^{2-}$ 中 S 的氧化数为+6,O 的氧化数为-2,其代数和为 6+(-2)×4=-2。

(4) H 在化合物中氧化数一般为+1,但在活泼金属氢化物(如 NaH、CaH$_2$)中氧化数为-1。O 在化合物中的氧化数一般为-2,但在过氧化物(如 Na$_2$O$_2$、H$_2$O$_2$)中氧化数为-1;在超氧化物(如 KO$_2$)中氧化数为-1/2;在氟的氧化物 OF$_2$ 中氧化数为+2。F 在化合物中的氧化数均为-1。

例 6-1　计算 Fe$_3$O$_4$ 中 Fe 元素的氧化数。

解:设 Fe$_3$O$_4$ 中 Fe 元素的氧化数为 x,已知 O 的氧化数为-2,则有

$$3x+4\times(-2)=0,\quad x=+8/3$$

需指出的是,氧化数与中学所学习的化合价不同。氧化数可以是整数,也可以是分数,而化合价只能是整数。氧化数与化合价在数值上有时相同,有时不同。确定化合价需要知道分子的结构,而确定氧化数只需要化学式即可。

二、氧化剂和还原剂

元素的氧化数发生变化的化学反应称为氧化还原反应。例如:

氧化数由0变为-2(降低)
CH$_4$(g) + 2O$_2$(g) ══ CO$_2$(g) + 2H$_2$O(g)
氧化数由-4变为+4(升高)

由氧化数的定义可知,氧化还原反应的本质是发生了电子的转移或偏移。由上述反应可知,CH$_4$ 反应生成 CO$_2$ 后,碳原子形式上失去 8 个电子,氧化数由-4 升为+4,氧化数升高,发生了氧化反应(oxidation reaction);CH$_4$ 被氧化,称为还原剂(reducing agent)。氧原子形式上得到 2 个电子,氧化数由 0 降为-2,氧化数降低,发生了还原反应(reduction reaction);O$_2$ 被还原,称为氧化剂(oxidizing agent)。在反应过程中,氧化剂被还原,表现出氧化性;还原剂被氧化,表现出还原性。

判断化合物是氧化剂或还原剂时,要根据具体的反应而定。例如,SO$_2$ 在 SO$_2$+2H$_2$S══3S↓+2H$_2$O 反应中作为氧化剂,而在 SO$_2$+H$_2$O$_2$══H$_2$SO$_4$ 反应中则作为还原剂。又如在 Cl$_2$+H$_2$O══HClO+HCl 反应中,Cl$_2$ 既是氧化剂,又是还原剂。

三、氧化还原电对

金属锌浸泡入硫酸铜溶液中可发生如下反应:

$$Zn+Cu^{2+}\!=\!\!=\!\!=Zn^{2+}+Cu \qquad\qquad (6\text{-}1)$$

该反应中 Zn 失去 2 个电子,氧化数从 0 升到 +2,被氧化,其半反应为

$$Zn\!=\!\!=\!\!=Zn^{2+}+2e^{-} \qquad\qquad (6\text{-}1a)$$

Cu^{2+} 得到 2 个电子,氧化数从 +2 降到 0,被还原,其半反应为

$$Cu^{2+}+2e^{-}\!=\!\!=\!\!=Cu \qquad\qquad (6\text{-}1b)$$

反应式(6-1)是反应式(6-1a)与(6-1b)的加和。任何氧化还原反应都是由两个半反应组成的。氧化还原半反应不能单独存在,一个是还原剂被氧化的半反应;另一个则必然是氧化剂被还原的半反应。在半反应中,同一元素两种不同氧化数的物态组成了氧化还原电对,通常表示为:氧化型/还原型(Ox/Red)。例如,由 Zn^{2+} 与 Zn 所组成的氧化还原电对表示为 Zn^{2+}/Zn;由 Cu^{2+} 与 Cu 所组成的氧化还原电对表示为 Cu^{2+}/Cu。因此任何氧化还原反应都可以拆成两个半反应,任一特定的氧化或还原半反应都对应于一个氧化还原电对。

在氧化还原电对中,氧化型物质的氧化能力越强,其对应的还原型物质的还原能力越弱,反之亦然。例如,Zn 的还原性强于 Cu,则 Zn^{2+} 的氧化性弱于 Cu^{2+}。

案例 6-1　亚硝酸盐

泡菜等含有亚硝酸盐,若大量食用会出现中毒症状,其原因是人体正常的血红蛋白中含有 Fe^{2+},若大量食用亚硝酸盐,则可使血红蛋白中 Fe^{2+} 转化为 Fe^{3+},从而丧失生理功能。其在体内发生以下氧化还原反应:

$$Fe^{2+}+NO_2^-+2H^+\!=\!\!=\!\!=Fe^{3+}+NO+H_2O$$

问题:

(1) 分别写出该反应的氧化半反应和还原半反应;

(2) 分别写出上述半反应的氧化还原电对。

第二节　原　电　池

一、原电池的组成和工作原理

将锌片置于 $CuSO_4$ 溶液中,过一段时间就可以观察到锌片缓慢溶解,$CuSO_4$ 溶液的蓝色渐渐变浅,红棕色的铜则不断沉积在锌片上。这是由于锌片在 $CuSO_4$ 溶液中发生了如下氧化还原反应:

$$Zn+Cu^{2+}\!=\!\!=\!\!=Zn^{2+}+Cu$$

该氧化还原反应可由以下两个半反应组成:

$$氧化半反应:Zn\!-\!2e^{-}\!\longrightarrow\!Zn^{2+}$$

$$还原半反应:Cu^{2+}+2e^{-}\!\longrightarrow\!Cu$$

在该氧化还原反应中发生了电子转移。锌片直接与 $CuSO_4$ 溶液接触,电子从 Zn 直接转移给 Cu^{2+},由于电子转移没有固定有序的方向,故不能形成电流。随着反应的

趣说化学
青蛙实验
和动物电
的发现

问题互动
同种金属
及其盐溶
液能否组
成原电池

进行,溶液温度升高,化学能转变为热能。

如果将锌片置于 $ZnSO_4$ 溶液中,将铜片置于 $CuSO_4$ 溶液中,两种溶液用一个装满饱和 KCl 溶液和琼脂的倒置 U 形管(称为盐桥)连接起来,再用导线连接锌片和铜片,并在导线中间接一个电流计,则可看到电流计的指针发生偏转(图 6-1)。这说明反应中发生了电子的定向转移,由锌片流向铜片。这种借助于氧化还原反应可将化学能转变为电能的装置称为原电池(primary cell)。

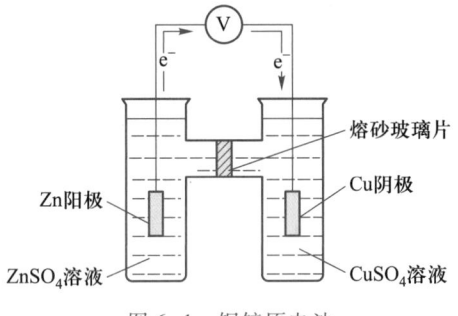

图 6-1　铜锌原电池

在原电池中,输出电子的电极称为负极(anode),输入电子的电极称为正极(cathode)。在负极 Zn 原子失去电子变成 Zn^{2+} 进入溶液,使 $ZnSO_4$ 溶液中 Zn^{2+} 增多而带正电荷;在正极 Cu^{2+} 得到电子沉积于铜片上,$CuSO_4$ 溶液中 SO_4^{2-} 过剩而带负电荷。其结果导致电子由锌片向铜片的流动被中断,氧化还原反应停止。当有盐桥存在时,盐桥中的负离子(如 Cl^-)向 $ZnSO_4$ 溶液中扩散,正离子(如 K^+)向 $CuSO_4$ 溶液中扩散,分别中和过剩的电荷,以保持溶液的电中性,使氧化还原反应得以继续进行,电流继续产生。

在原电池中,正极和负极分别发生了以下的电极反应:

$$负极反应:Zn-2e^- \longrightarrow Zn^{2+}$$
$$正极反应:Cu^{2+}+2e^- \longrightarrow Cu$$

由正极反应和负极反应构成了原电池的电池反应(cell reaction):

$$Zn+Cu^{2+} = Zn^{2+}+Cu$$

由此可知,电池反应实际上就是氧化还原反应,负极上发生了氧化半反应,正极上发生了还原半反应。

动画
锌-锰干电池的结构

二、原电池的表示方法

为了方便起见,原电池装置常用符号表示,书写原电池符号有如下规定:

(1)一般把原电池的负极写在左边,正极写在右边,并用"−"和"+"标明。两个半电池用盐桥连接,盐桥用"‖"表示。

(2)原电池中的各种物质组成用化学式表示,并需标明物理状态。如果是溶液,要标明其浓度,气体要标明分压(kPa)。如不做特殊说明,一般指 $1\ mol \cdot L^{-1}$ 或 $100\ kPa$。

(3)用"│"表示电极电对的两种组成物质间的界面;如果不存在界面则用","表示。例如:$Pt | MnO_4^-(c_1), Mn^{2+}(c_2), H^+(c_3)$ 表示 Pt 与 MnO_4^-、Mn^{2+}、H^+ 有界面,而 MnO_4^-、Mn^{2+} 和 H^+ 之间无界面。

(4)若电对中没有金属导体,则需外加不活泼金属(如 Pt)或石墨作电极导体,电极导体只起导电作用,不参加电极反应。

根据以上的书写规则,前面所述的铜锌原电池可用以下电池符号表示:

$$(-)Zn(s) \mid Zn^{2+}(c_1) \parallel Cu^{2+}(c_2) \mid Cu(s)(+)$$

案例 6-2　"双碳"目标下的新能源汽车电池

　　党的二十大报告提出,要推进美丽中国建设,统筹产业结构调整、污染治理、生态保护,应对气候变化,协同推进降碳、减污、扩绿、增长,推进生态优先、节约集约、绿色低碳发展。新能源汽车产业是我国第十四个五年规划实现"碳达峰、碳中和"的"3060"目标的重点行业。发展新能源汽车相关高新技术是中国产业升级、"中国智造 2025"的重要环节,其中新能源汽车电池技术是行业研发的重中之重。得益于新能源汽车的蓬勃发展,当前我国在锂电池方面的技术正在飞速提升。随着宁德时代 CTP 技术、比亚迪刀片电池等相关技术的不断发展,我国在动力电池领域已处于国际一流水平。

　　新能源汽车电池主要由正极、负极、隔膜和电解液这四种材料构成。其中,正极材料是锂离子电池的核心,主要包括三元锂、磷酸铁锂、锰酸锂等技术类型。它在电池使用过程中提供大量自由脱嵌的锂离子,对电池的工作电压、循环寿命等电化学性能起着直接的影响作用。负极材料主要发挥能量储存与释放的作用,是电池充放电过程中锂离子和电子的载体。隔膜是锂电池结构中关键的组件之一,主要使用微孔的聚烯烃类薄膜,如聚乙烯、聚丙烯的单层或多层复合膜,对电池的综合性能具有重要作用。电解液一般由高纯度的有机溶剂、电解质锂盐、添加剂等构成,是离子在正、负极之间传输的载体。

动画
氢氧燃料
电池

　　尽管我国在新能源汽车电池领域已经逐步赶超传统动力电池强国,但仍需在电池的安全稳定性、续航能力以及充电速度等方面继续加大投入,在综合考量技术、低碳、成本等多方因素的条件下,实现新能源汽车电池行业的可持续发展。

第三节　电极电势

　　在铜锌原电池中,当用导线把铜电极和锌电极连接后,电子从锌极流向铜极,说明这两个电极间存在电势差。为什么两个电极会存在电势差呢? 电极电势又是如何测定的呢? 要解决这些问题,就要先知道电极电势是如何产生的。

一、电极电势的产生

　　当把金属(如锌片或铜片)插入其盐溶液时,构成了相应的电极。金属表面的金属原子由于本身热运动和溶液中水分子的作用以水合离子进入溶液中;同时,溶液中的金属离子受到金属表面电子的吸引而沉积在金属表面上。因此在金属及其盐溶液之间存在以下平衡:

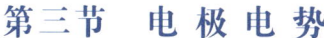

$$M(s) \underset{沉积}{\overset{溶解}{\rightleftharpoons}} M^{n+}(aq) + ne^-$$

　　金属越活泼或溶液中金属离子的浓度越低,越有利于金属进入溶液形成金属离子;反之,金属越不活泼或溶液中金属离子浓度越高,越有利于金属离子沉积在金属表面。带电荷离子的迁移,破坏了金属与溶液界面原有的电中性。对于活泼金属,金属离子进入溶液比沉积更容易,这使得溶液带正电荷,金属表面带负电荷,溶液与金属的界面处形成了双电层,产生了电势差,如图 6-2(a)所示。反之,对于不活泼金属,金属离子沉积比进入溶液更容易,金属表面带正电荷而溶液带负电荷,也可形成双电层,如图6-2(b)所示。

这种金属与其盐溶液之间因形成双电层而产生的稳定电势差称为电极电势(electrode potential),以符号 $\varphi(M^{n+}/M)$ 表示。电极电势表示电极得失电子的能力,其大小主要取决于金属的本性,并受温度、压力和溶液中金属离子的浓度等因素的影响。

二、标准电极电势

电极电势反映了氧化还原电对在溶液中得失电子的能力,利用电极电势可以判断出溶液中各种氧化剂和还原剂的相对强弱。电极电势的绝对数值无法测定,但可以测出电极电势的相对值。即选定某个电极作为比较标准,规定其电极电势为零,再将其他电极与之组成原电池,只需测出这个原电池的电动势,就可以求出另一电极的相对电极电势。

(一)标准氢电极

IUPAC 建议采用标准氢电极(standard hydrogen electrode,SHE)为标准电极,并规定在 298 K 时,标准氢电极的电极电势为零,用 $\varphi^{\ominus}(H^+/H_2)=0.000\ 0\ V$ 表示。用标准氢电极和待测电极组成一个原电池,通过测定该原电池的电动势,就可以求出其他电极的相对电极电势。

图 6-3 是标准氢电极的示意图。将铂片表面镀上一层多孔铂黑,放入氢离子浓度为 $1.0\ mol \cdot L^{-1}$ 的溶液中,在 298 K 时,不断通入分压为 100 kPa 的高纯氢气,使铂黑吸附的氢气达饱和,这样就构成了标准氢电极。这时溶液中的 H^+ 和 H_2 之间构成的电极反应为

动画
双电层

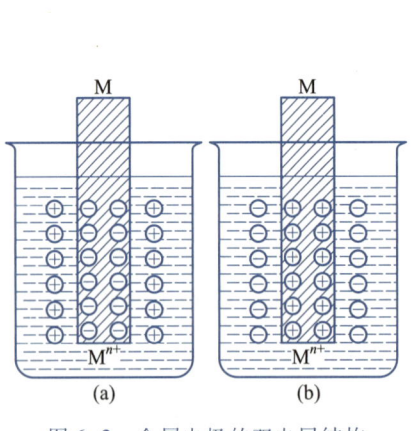

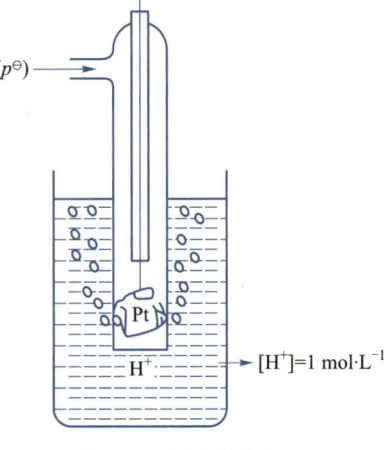

图 6-2　金属电极的双电层结构　　　　图 6-3　标准氢电极

$$2H^+(aq)+2e^- \Longrightarrow H_2(g)$$

其电极组成为 $Pt \mid H_2(100\ kPa) \mid H^+(c = 1.0\ mol \cdot L^{-1})$。

（二）标准电极电势

根据 IUPAC 的建议,规定在 298 K 时,溶液中各反应物浓度为 $1.0\ mol \cdot L^{-1}$（严格讲应表述为活度为 1,活度在本书不详述）,气体分压为 100 kPa 时的电极电势称为标准电极电势,用符号 $\varphi^{\ominus}$ 表示。若需测定某电极的标准电极电势时,可将待测电极与标准氢电极组成一个原电池。根据 IUPAC 的规定,标准氢电极作为负极,待测电极为正极,则可以组成如下原电池:

$$(-) 标准氢电极 \parallel 待测标准电极 (+)$$

通过测定该原电池的标准电动势,就可以求出待测电极的标准电极电势。

$$E^{\ominus} = \varphi^{\ominus}_{待测} - \varphi^{\ominus}_{SHE} = \varphi^{\ominus}_{待测}$$

例如,要测定铜电极的标准电极电势 $\varphi^{\ominus}(Cu^{2+}/Cu)$,可将铜电极与标准氢电极组成原电池,铜电极为正极,标准氢电极为负极,该原电池表示如下:

$$(-)Pt \mid H_2(100\ kPa) \mid H^+(c = 1.0\ mol \cdot L^{-1}) \parallel Cu^{2+}(c = 1.0\ mol \cdot L^{-1}) \mid Cu(+)$$

测得上述原电池的电动势 $E^{\ominus} = 0.341\ 9\ V$,即铜电极的标准电极电势 $\varphi^{\ominus}(Cu^{2+}/Cu) = E^{\ominus} = 0.341\ 9\ V$。

其他各种电极的标准电极电势可以用相同的方法测得,298 K 时常见氧化还原电对的标准电极电势如表 6-1 所示。

表 6-1　常见氧化还原电对的标准电极电势（298 K）

电极	电极反应	电对	$\varphi^{\ominus}/V$
$Li^+ \mid Li$	$Li^+ + e^- \rightleftharpoons Li$	Li^+/Li	$-3.040\ 1$
$K^+ \mid K$	$K^+ + e^- \rightleftharpoons K$	K^+/K	-2.931
$Na^+ \mid Na$	$Na^+ + e^- \rightleftharpoons Na$	Na^+/Na	-2.71
$Mg^{2+} \mid Mg$	$Mg^{2+} + 2e^- \rightleftharpoons Mg$	Mg^{2+}/Mg	-2.70
$Zn^{2+} \mid Zn$	$Zn^{2+} + 2e^- \rightleftharpoons Zn$	Zn^{2+}/Zn	$-0.761\ 8$
$Fe^{2+} \mid Fe$	$Fe^{2+} + 2e^- \rightleftharpoons Fe$	Fe^{2+}/Fe	-0.447
$I^- \mid AgI \mid Ag$	$AgI + e^- \rightleftharpoons Ag + I^-$	AgI/Ag	$-0.152\ 24$
$Sn^{2+} \mid Sn$	$Sn^{2+} + 2e^- \rightleftharpoons Sn$	Sn^{2+}/Sn	$-0.137\ 5$
$Pb^{2+} \mid Pb$	$Pb^{2+} + 2e^- \rightleftharpoons Pb$	Pb^{2+}/Pb	$-0.126\ 2$
$H^+ \mid H_2 \mid Pt$	$2H^+ + 2e^- \rightleftharpoons H_2$	H^+/H_2	0
$Br^- \mid AgBr \mid Ag$	$AgBr + e^- \rightleftharpoons Ag + Br^-$	$AgBr/Ag$	$0.071\ 16$
$Cl^- \mid AgCl \mid Ag$	$AgCl + e^- \rightleftharpoons Ag + Cl^-$	$AgCl/Ag$	$0.222\ 33$
$Cu^{2+} \mid Cu$	$Cu^{2+} + 2e^- \rightleftharpoons Cu$	Cu^{2+}/Cu	$0.341\ 9$
$I^- \mid I_2 \mid Pt$	$I_2 + 2e^- \rightleftharpoons 2I^-$	I_2/I^-	$0.535\ 5$
$Fe^{3+}, Fe^{2+} \mid Pt$	$Fe^{3+} + e^- \rightleftharpoons Fe^{2+}$	Fe^{3+}/Fe^{2+}	0.771
$Hg_2^{2+} \mid Hg$	$Hg_2^{2+} + 2e^- \rightleftharpoons 2Hg$	Hg_2^{2+}/Hg	$0.797\ 1$

续表

电极	电极反应	电对	$\varphi^{\ominus}/\text{V}$
$Ag^+\mid Ag$	$Ag^+ + e^- \Longrightarrow Ag$	Ag^+/Ag	0.799 6
$Hg^{2+}\mid Hg$	$Hg^{2+} + 2e^- \Longrightarrow Hg$	Hg^{2+}/Hg	0.851
$Br^-\mid Br_2\mid Pt$	$Br_2 + 2e^- \Longrightarrow 2Br^-$	Br_2/Br^-	1.066
$Cr_2O_7^{2-}, Cr^{3+}, H^+\mid Pt$	$Cr_2O_7^{2-} + 14H^+ + 6e^- \Longrightarrow 2Cr^{3+} + 7H_2O$	$Cr_2O_7^{2-}/Cr^{3+}$	1.232
$Cl^-\mid Cl_2(g)\mid Pt$	$Cl_2 + 2e^- \Longrightarrow 2Cl^-$	Cl_2/Cl^-	1.358 27
$MnO_4^-, Mn^{2+}, H^+\mid Pt$	$MnO_4^- + 8H^+ + 5e^- \Longrightarrow Mn^{2+} + 4H_2O$	MnO_4^-/Mn^{2+}	1.507
$F^-\mid F_2\mid Pt$	$F_2 + 2e^- \Longrightarrow 2F^-$	F_2/F^-	2.866

从表 6-1 中不难看出,电极的标准电极电势与氧化还原电对的性质密切相关。电对的 $\varphi^{\ominus}$ 值越大,其氧化型越易获得电子,氧化性越强,如卤素、MnO_4^- 等是强氧化剂。相反,$\varphi^{\ominus}$ 值越小,其还原型越易失去电子,还原性越强,如 Na、Mg 等都是强还原剂。

三、影响电极电势的因素

标准电极电势只能在标准状态下应用,但是绝大多数氧化还原反应都是在非标准状态下进行的,其电动势和电极电势也是非标准的。那么影响非标准状态的电极电势的因素有哪些呢? 它们之间有何关系呢?

(一) Nernst 方程

对于一个电极反应:

$$a\text{Ox}(\text{aq}) + ne^- \Longrightarrow b\text{Red}(\text{aq})$$

其标准电极电势是在标准状态下测定的,如果条件改变,电势就会发生明显变化,其与标准电极电势的关系可以用 Nernst 方程表示:

$$\varphi = \varphi^{\ominus} + \frac{RT}{nF}\ln\frac{[\text{Ox}]^a}{[\text{Red}]^b} \tag{6-2}$$

科学家简介
能斯特

式中,φ 为电极电势;$\varphi^{\ominus}$ 为标准电极电势;R 为摩尔气体常数($8.314\ \text{J}\cdot\text{mol}^{-1}\cdot\text{K}^{-1}$);$T$ 为热力学温度;n 为进行氧化还原反应时的得失电子数;F 为 Faraday 常数($964\ 85\ \text{C}\cdot\text{mol}^{-1}$);$[\text{Ox}]$ 为氧化型物质浓度,$[\text{Red}]$ 为还原型物质浓度,a、b 分别为已配平的氧化还原半反应中氧化型、还原型物质前的化学计量数。在计算浓度时,固体物质及单质的浓度规定为 1,计算时可不出现在 Nernst 方程中;如果电对中的某一物质为气体,则用相对分压 $p(\text{Ox})/p^{\ominus}$ 或 $p(\text{Red})/p^{\ominus}$ 表示。

当温度为 298 K 时,将各常数代入式(6-2),把自然对数换成常用对数,则式(6-2)可简化为

$$\varphi = \varphi^{\ominus} + \frac{0.059\ 16\ \text{V}}{n}\lg\frac{[\text{Ox}]^a}{[\text{Red}]^b} \tag{6-3}$$

当 $[\text{Ox}] = [\text{Red}] = 1\ \text{mol}\cdot\text{L}^{-1}$,$\varphi = \varphi^{\ominus}$,因此标准电极电势是在 298 K,氧化型和还原型浓度均为 $1\ \text{mol}\cdot\text{L}^{-1}$ 时的电极电势。

(二) 影响电极电势的因素

电极本性、温度、反应物浓度、溶液的 pH 均对电极电势有影响。若有气体参与反

应,气体分压对电极电势也有影响。

1. 电极本性的影响

从式(6-3)可以看出,φ 值的大小由 $\varphi^{\ominus}$ 和 $\dfrac{0.059\,16\text{ V}}{n}\lg\dfrac{[\text{Ox}]^a}{[\text{Red}]^b}$ 共同决定,而浓度和分压的影响除了要取对数外,还要乘以一个较小的系数,因此电极电势的大小主要取决于电极本身的 $\varphi^{\ominus}$。

2. 酸度、浓度和沉淀的影响

对于某一电极而言,由于反应通常是在室温下进行的,故主要考虑物质浓度和酸度的影响。在某些情况下,物质的浓度、酸度对电极电势的影响也较明显。

(1)酸度对电极电势的影响　许多电极反应中 H^+、OH^- 和 H_2O 作为介质参与了反应,H_2O 作为溶剂不出现在 Nernst 方程中,而酸度对电极电势的影响可通过 $[H^+]$ 或 $[OH^-]$ 表现出来。

例 6-2　求电极反应 $MnO_4^-+8H^++5e^-\rightleftharpoons Mn^{2+}+4H_2O$ 在 pH = 7 时的电极电势,其他条件与标准状态相同。

解:已知条件 pH = 7,即 $[H^+]=1.0\times10^{-7}\text{ mol}\cdot L^{-1}$,$c(MnO_4^-)=c(Mn^{2+})=1\text{ mol}\cdot L^{-1}$,$n=5$,查表 6-1 得 $\varphi^{\ominus}(MnO_4^-/Mn^{2+})=1.507\text{ V}$。

根据 Nernst 方程:

$$\varphi=\varphi^{\ominus}+\frac{0.059\,16\text{ V}}{n}\lg\frac{c_r^a(氧化型)}{c_r^b(还原型)}$$

$$=\varphi^{\ominus}+\frac{0.059\,16\text{ V}}{n}\lg\frac{c_r(MnO_4^-)\cdot c_r^8(H^+)}{c_r(Mn^{2+})}$$

$$=1.507\text{ V}+\frac{0.059\,16\text{ V}}{5}\lg\frac{1\times(1.0\times10^{-7})^8}{1}$$

$$=0.844\,4\text{ V}$$

(2)物质浓度对电极电势的影响　由式(6-3)可以看出,当减小氧化型物质的浓度或增大还原性物质的浓度时,都将使电对的电极电势减小。

例 6-3　计算 298 K 时,$Zn^{2+}(0.010\,0\text{ mol}\cdot L^{-1})/Zn$ 的电极电势。

解:$Zn^{2+}(aq)+2e^-\rightleftharpoons Zn(s)$

查表 6-1 得

$$\varphi^{\ominus}=-0.761\,8\text{ V}$$

$$\varphi=\varphi^{\ominus}+\frac{0.059\,16\text{ V}}{2}\lg[Zn^{2+}]=-0.761\,8\text{ V}+\frac{0.059\,16\text{ V}}{2}\lg0.010\,0=-0.821\text{ V}$$

(3)沉淀的生成对电极电势的影响　在氧化还原电对中,加入能与氧化型或还原型物质反应生成沉淀的物质,使得电对中氧化型或还原型物质的浓度显著降低,也可使其电极电势发生改变。

例 6-4　电极反应 $Ag^++e^-\rightleftharpoons Ag$,$\varphi^{\ominus}(Ag^+/Ag)=0.799\,6\text{ V}$,若在此电极溶液中加入 NaCl,使其生成 AgCl 沉淀,在 298 K 时,反应达到平衡时溶液的 $[Cl^-]=1\text{ mol}\cdot L^{-1}$,求此时的电极电势。(已知 AgCl 的 $K_{sp}^{\ominus}=1.78\times10^{-10}$)

解:$Ag^++Cl^-\rightleftharpoons AgCl$　　$[Ag^+]\cdot[Cl^-]=K_{sp}^{\ominus}=1.78\times10^{-10}$

$$[\,Ag^+\,]=\frac{K_{sp}^{\ominus}}{[\,Cl^-\,]}=1.78\times10^{-10}$$

$$\varphi=\varphi^{\ominus}+\frac{0.059\,16\ V}{1}lg[\,Ag^+\,]=0.799\,6\ V+0.059\,16\ V\ lg(1.78\times10^{-10})=0.222\ V$$

显然,由于有沉淀生成,使 Ag^+ 的浓度降低,电对的电极电势也随之改变。

总之,在非标准状态下,氧化型或还原型物质的浓度改变、溶液 pH 的改变都有可能使得电极电势发生改变,将影响氧化还原反应的进行程度,甚至可能改变氧化还原反应的方向。

第四节　电极电势的应用

一、判断氧化剂和还原剂的强弱以及氧化还原反应进行的方向

(一)比较氧化剂和还原剂的强弱

电极电势的大小,反映了氧化还原电对中氧化型和还原型物质的氧化还原能力的强弱。电对中的电极电势值越大,表明电对中的氧化型物质越容易得到电子,氧化能力越强,是强氧化剂,而其对应的还原型物质的还原能力则越弱。反之,电对的电极电势值越小,表明电对中的还原型物质越容易失去电子,还原能力越强,是强还原剂,而其对应的氧化型物质的氧化能力则越弱。

例 6-5　在标准状态下,下列四个电对的标准电极电势已给出,请从中选择出最强的氧化剂和最强的还原剂,并将氧化剂的氧化能力和还原剂的还原能力分别从强到弱排序。

$$Al^{3+}+3e^-\rightleftharpoons Al\qquad\varphi^{\ominus}=-1.66\ V$$
$$Fe^{2+}+2e^-\rightleftharpoons Fe\qquad\varphi^{\ominus}=-0.447\ V$$
$$Cu^{2+}+2e^-\rightleftharpoons Cu\qquad\varphi^{\ominus}=0.341\,9\ V$$
$$Fe^{3+}+e^-\rightleftharpoons Fe^{2+}\qquad\varphi^{\ominus}=0.771\ V$$

解:由题得知 $\varphi^{\ominus}(Fe^{3+}/Fe^{2+})>\varphi^{\ominus}(Cu^{2+}/Cu)>\varphi^{\ominus}(Fe^{2+}/Fe)>\varphi^{\ominus}(Al^{3+}/Al)$,因此在标准状态下,电对 Fe^{3+}/Fe^{2+} 中氧化型物质 Fe^{3+} 是最强的氧化剂,电对 Al^{3+}/Al 中 Al 是最强的还原剂。

氧化剂的氧化能力排序为 $Fe^{3+}>Cu^{2+}>Fe^{2+}>Al^{3+}$

还原剂的还原能力排序为 $Al>Fe>Cu>Fe^{2+}$

(二)判断氧化还原反应进行的方向

1. 标准状态下氧化还原反应方向判断

氧化还原反应必须有两个以上的电对参与反应,如果知道了电对中氧化型物质的氧化能力和还原型物质的还原能力,就可以判断氧化还原进行的方向。因为氧化还原反应一般情况下是较强的氧化剂和较强的还原剂作用,向生成较弱的还原剂和较弱的氧化剂的方向进行,其反应可用下式表示:

强氧化剂(1)+强还原剂(2)——→弱还原剂(1)+弱氧化剂(2)

上式也可以表述为:只有当氧化剂所在电对的电极电势大于还原剂所在的电对的电极电势时,氧化还原反应才能进行。据此就可以判断氧化还原反应进行的方向。

例 6-6　判断标准状态下,下列氧化还原反应进行的方向。

$$2Fe^{3+}(aq)+Sn^{2+}(aq)\Longrightarrow 2Fe^{2+}(aq)+Sn^{4+}(aq)$$

解:查表 6-1 得　　　　$Fe^{3+}(aq)+e^-\Longrightarrow Fe^{2+}(aq)$　　　　$\varphi^\ominus=+0.771\ V$

$$Sn^{4+}(aq)+2e^-\Longrightarrow Sn^{2+}(aq)\qquad \varphi^\ominus=+0.151\ V$$

因为氧化还原反应进行的方向,总是电极电势高的氧化型 Fe^{3+} 与电极电势低的还原型 Sn^{2+} 进行反应,即反应为

$$2Fe^{3+}(aq)+Sn^{2+}(aq)\longrightarrow 2Fe^{2+}(aq)+Sn^{4+}(aq)$$

2. 非标准状态下氧化还原反应进行方向的判断

在非标准状态下,则需要用 Nernst 方程来计算电对的电极电势,再根据电极电势来判断氧化还原进行的方向。

例 6-7　298 K 时,判断反应 $Pb^{2+}+Sn\Longrightarrow Pb+Sn^{2+}$ 在下列条件下进行的方向。

(1) $[Pb^{2+}]=[Sn^{2+}]=1.0\ mol\cdot L^{-1}$

(2) $[Pb^{2+}]=0.1\ mol\cdot L^{-1}$;$[Sn^{2+}]=2.0\ mol\cdot L^{-1}$

解:查表　　　　$Pb^{2+}(aq)+2e^-\Longrightarrow Pb(s)$　　　　$\varphi^\ominus=-0.126\ 2\ V$

$$Sn(s)\Longrightarrow Sn^{2+}(aq)+2e^-\qquad \varphi^\ominus=-0.137\ 5\ V$$

(1) 由于 $\varphi^\ominus(Pb^{2+}/Pb)>\varphi^\ominus(Sn^{2+}/Sn)$,因此该反应在标准状态下正向进行。

(2) 在非标准状态下,两个电对的电极电势分别为

$$\varphi(Pb^{2+}/Pb)=\varphi^\ominus(Pb^{2+}/Pb)+\frac{0.059\ 16\ V}{2}lg[Pb^{2+}]$$

$$=-0.126\ 2\ V+\frac{0.059\ 16\ V}{2}lg\ 0.1$$

$$=-0.155\ 9\ V$$

$$\varphi(Sn^{2+}/Sn)=\varphi^\ominus(Sn^{2+}/Sn)+\frac{0.059\ 16\ V}{2}lg[Sn^{2+}]$$

$$=-0.137\ 5\ V+\frac{0.059\ 16\ V}{2}lg\ 2$$

$$=-0.127\ 5\ V$$

由于 $\varphi^\ominus(Sn^{2+}/Sn)>\varphi^\ominus(Pb^{2+}/Pb)$,故该反应逆向自发进行。

案例 6-3　高氧化还原电势酸性水的杀菌作用

高氧化还原电势酸性水是通过强电解水生成装置,即酸性电势水生成机生成的。此装置的主要部件为一带有阳离子交换膜的电解槽,槽内膜两侧有铂钛合金电极。将含有少量食盐(通常浓度为 0.05% 的食盐水)的自来水或纯水加入槽内,通以高压电流。在阳极发生氧化反应,产生氧化还原电势的酸性水;阴极发生还原反应,产生氧化还原电势较低的碱性水。其反应为

阳极:$2Cl^-\longrightarrow Cl_2+2e^-$

$$H_2O\longrightarrow 1/2O_2+2H^++2e^-$$

$$Cl_2+H_2O\longrightarrow HCl+HClO$$

阴极:$2H_2O+2e^-\longrightarrow H_2+2OH^-$

高氧化还原电势酸性水的 pH 在 2.3~2.7,氧化还原电势为 1 000~1 150 mV。因其 pH 较低,氧化还原电势较高,故氧化能力较强。

高氧化还原电势酸性水的杀菌作用:高氧化还原电势酸性水具有广谱杀菌作用,可杀灭细菌繁殖体、病毒、真菌、细菌芽孢,可破坏乙型肝炎表面抗原(HBsAg)。一般作用 1~2 min 即可杀灭细菌繁殖体,20~40 min 内可杀灭细菌芽孢。10~30 ℃ 范围内随着温度的升高,或氧化还原电势(ORP)升高,高氧化还原电势酸性水的杀菌作用增强;水中含有机物则明显降低其杀菌作用。在医学上主要适用于皮肤黏膜消毒、空气消毒、医疗器械及其他物品表面等的消毒灭菌。

二、判断氧化还原反应进行的程度

通过公式推导,可以得出如下两式:

$$\lg K^{\ominus} = \frac{nFE^{\ominus}}{RT} = \frac{nF(\varphi^{\ominus}_{氧} - \varphi^{\ominus}_{还})}{RT} \tag{6-4}$$

在 298 K 时

$$\lg K^{\ominus} = \frac{nE^{\ominus}}{0.059\ 16} = \frac{n(\varphi^{\ominus}_{氧} - \varphi^{\ominus}_{还})}{0.059\ 16} \tag{6-5}$$

从上述两式可知标准平衡常数 $K^{\ominus}$ 与氧化型物质和还原型物质的电极电势有关。当氧化型物质与还原型物质的电极电势差值越大,标准平衡常数 $K^{\ominus}$ 值也就越大,氧化还原反应就进行得越完全。从式(6-5)可以看出,氧化还原反应标准平衡常数 $K^{\ominus}$ 值的大小,只与氧化剂和还原剂的本性有关,而与氧化剂或还原剂的浓度无关。

例 6-8　判断 298 K 时反应 $MnO_4^- + 5Fe^{2+} + 8H^+ \rightleftharpoons Mn^{2+} + 5Fe^{3+} + 4H_2O$ 进行的程度。

解:查表 6-1 得 $\varphi^{\ominus}(MnO_4^-/Mn^{2+}) = 1.507$ V,$\varphi^{\ominus}(Fe^{3+}/Fe^{2+}) = 0.771$ V

$$\lg K^{\ominus} = \frac{n(\varphi^{\ominus}_{氧} - \varphi^{\ominus}_{还})}{0.059\ 16\ V} = \frac{5 \times (1.507 - 0.771)\ V}{0.059\ 16\ V} = 62.37$$

$$K^{\ominus} = 2.34 \times 10^{62}$$

$K^{\ominus}$ 值很大,表明该化学反应进行得很完全。

问题互动
电势法测
定溶液 pH
的原理

一般认为 $K^{\ominus} > 10^6$ 时,反应已完全进行。需指出的是,$K^{\ominus}$ 只能表示反应进行的程度,而不是表示反应进行的快慢。反应速率还受浓度、温度和催化剂等的影响。

三、电势法测定溶液的 pH

pH 的测定在医学上有重要的意义,人体的血液、胃液、唾液、肠液、泪、尿等都有不同的 pH;在体外,细胞的培养、组织切片和细菌的染色、血库中血液的冷藏和某些药物配制成的溶液均需要一定的 pH。根据 Nernst 方程可知,电极电势与溶液中离子的浓度有关。因此,在一定温度下,通过测定电极电势,可以对溶液中的离子浓度进行定量分析,这种分析方法称为电势法。单个电极电势无法测得,需要选用一个已知电势的电极与待测电极组成原电池,通过测定原电池的电动势,就可以得出未知电极的电势。把电极电势值为定值且可作为比较标准的电极称为参比电极(reference electrode);另一个待测电极的电势与待测溶液离子浓度有关,且它们之间符合 Nernst 方程,称为指示电极(indicating electrode)。

微课
慧眼识氢

（一）参比电极

标准氢电极可作参比电极，但由于其制备麻烦，使用条件苛刻，故很少在实际中应用。实际应用中常采用饱和甘汞电极和银-氯化银电极作为参比电极。

1. 饱和甘汞电极

饱和甘汞电极（saturated calomel electrode，SCE）由 $Hg(l)$、$Hg_2Cl_2(s)$ 和 KCl 饱和溶液组成，其构造如图 6-4 所示。电极由内、外两个玻璃套管组成，内管上部为汞，连接电极引线，中部是 $Hg-Hg_2Cl_2$ 的糊状物，底部用玻璃纤维或石棉塞紧。外管内盛满 KCl 饱和溶液，最下端口用素瓷微孔物质封紧，既可将电极外溶液隔开，又可提供内、外溶液离子通道，起到盐桥的作用。外管上端侧口用来补充 KCl 饱和溶液。

电极组成：$Hg(l) \mid Hg_2Cl_2(s) \mid Cl^-(c)$

电极反应：$Hg_2Cl_2(s) + 2e^- \rightleftharpoons 2Hg(l) + 2Cl^-(aq)$

电极电势：$\varphi_{SCE} = \varphi_{SCE}^{\ominus} - \dfrac{RT}{2F}\ln[Cl^-]^2$

由 Nernst 方程可知，甘汞电极的电极电势只与溶液中 Cl^- 的浓度和温度有关。在 298 K 时，$\varphi_{SCE} = 0.2412$ V。

2. 银-氯化银电极

银-氯化银电极（silver-silver chloride electrode，SSE）由 Ag、AgCl(s) 和 KCl 溶液组成。在一定浓度的 KCl 溶液中插入一根表面镀有 AgCl 薄层的银丝，电极下端的管口用素烧磁芯或石棉丝封住，上端用导线导出，构造如图 6-5 所示。

电极组成：$Ag \mid AgCl(s) \mid Cl^-(c)$

电极反应：$AgCl(s) + e^- \rightleftharpoons Ag(s) + Cl^-(aq)$

电极电势：$\varphi_{SSE} = \varphi_{SSE}^{\ominus} - \dfrac{RT}{F}\ln[Cl^-]$

同样，银-氯化银电极的电极电势只与溶液中 Cl^- 的浓度和温度有关。饱和银-氯化银电极的电极电势为 0.197 V。由于银-氯化银电极构造更为简单，可以制成很小的体积，常用作玻璃电极和其他离子选择性电极的内参比电极。

（二）指示电极

电极电势对 H^+ 浓度的变化符合 Nernst 方程的电极，称为 pH 指示电极。常用玻璃电极作 pH 指示电极，其构造如图 6-6 所示。

玻璃电极的下端是极薄的半玻璃球状薄膜，膜内盛 HCl 溶液（一般为 $0.1 \text{ mol} \cdot L^{-1}$），并用银-氯化银电极作为内参比溶液。玻璃电极可表示为

$$Ag \mid AgCl(s) \mid HCl(c) \parallel 玻璃膜 \mid 待测溶液(H^+)$$

当把玻璃电极插入待测溶液中，当玻璃膜内外两侧 H^+ 浓度不同时，就会出现电势差。由于膜内 $[H^+]$ 固定，银-氯化银电极的电极电势也固定，因此，玻璃电极的电极电势只随膜外溶液的 $[H^+]$ 的改变而改变，即取决于待测溶液的 pH。玻璃电极的电势表示为

$$\varphi_{玻} = \varphi_{玻}^{\ominus} + \frac{2.303RT}{F}\lg[H^+] \tag{6-6}$$

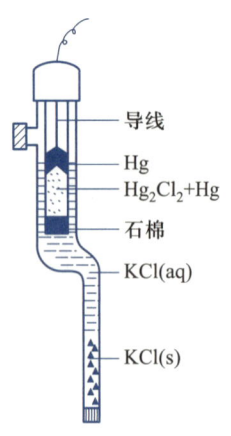

图 6-4 饱和甘汞电极

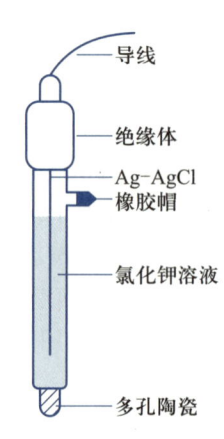

图 6-5 银-氯化银电极

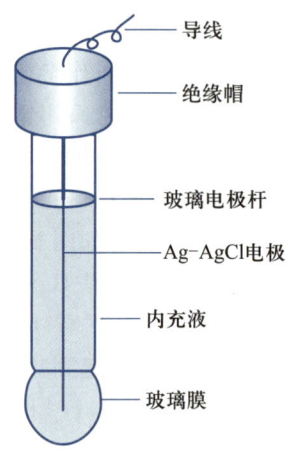

图 6-6 玻璃电极

在 298 K 时,代入 R,并用 pH 表示 $[H^+]$,式(6-6)简化为

$$\varphi_{玻} = \varphi_{玻}^{\ominus} - 0.059\ 16\ V\ pH \qquad (6-7)$$

由式(6-7)可知,玻璃电极的电极电势只与膜外溶液的 pH 有关,故可用于溶液 pH 测定。

随着科技的进步,人们把 pH 玻璃电极(指示电极)和银-氯化银电极(参比电极)组装在一起构成复合电极,其结构如图 6-7 所示。复合 pH 电极具有体积小、结构简单、使用方便、坚固耐用、可在狭小容器中使用等优点,目前已广泛应用于溶液的 pH 测定。

(三)电势法测定溶液的 pH

电势法测定溶液的 pH,是将玻璃电极(指示电极)和饱和甘汞电极(参比电极)一同插入溶液中,组成一个原电池:

(−)玻璃电极│待测 pH 溶液‖饱和甘汞电极(+)

298 K 时,电池电动势为

$$E = \varphi_{甘汞} - \varphi_{玻} = \varphi_{甘汞} - (\varphi_{玻}^{\ominus} - 0.059\ 16\ V\ pH)$$
$$= K + 0.059\ 16\ V\ pH$$

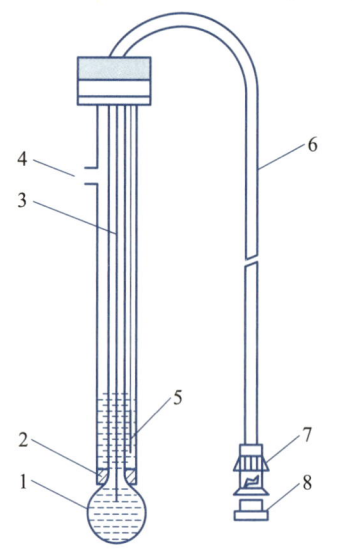

图 6-7 复合 pH 电极

1—玻璃电极;2—瓷塞;3—内参比电极;4—充液口;5—参比电极体系;6—导线;7—插口;8—防尘塞

如果 K 值已知,只需测出 E 就可以得出待测溶液的 pH。在实际中,K 受多种因素影响而发生变化,其值不易准确测定。因此,在 pH 测定中,通常采用两次测量法。首先将复合电极插入 pH 已知的准确标准缓冲溶液中,若标准缓冲溶液的 pH 为 pH_s,则原电池的电动势为

$$E_s = K + \frac{2.303RT}{F}pH_s$$

然后再测待测溶液,原电池的电动势为

$$E = K + \frac{2.303RT}{F} \text{pH}$$

两式相减,整理得

$$\text{pH} = \text{pH}_s + \frac{(E-E_s)F}{2.303RT} \tag{6-8}$$

式中的 pH_s 已知,在一定温度下测定出 E_s 和 E 就可以求出 pH。

🔖 科学家简介　亨利·陶布

亨利·陶布(Henry Taube,1915—2005)出生于加拿大的萨斯喀彻温。1940 年,陶布在美国加利福尼亚大学伯克利分校获得博士学位,于 1961 年被斯坦福大学聘为教授。陶布主要研究一些原子或分子从其他原子或分子争夺电子的反应,这些反应现在称为氧化还原反应,其包含氧化和还原过程,也是电子得失的过程。

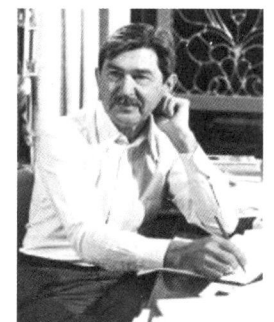

陶布具有丰富的化学知识和一整套缜密思考问题的方式。在金属溶液的化学反应中,以前科学家认为只是简单的电子转移,而陶布发现,带电荷原子在转移之前,必须搭建一座化学的"桥",电子才能由化学桥从一个原子迁移到另一个原子。这一发现解释了金属和离子间的反应为什么会进行得如此之快,然而有些反应却很慢。该发现还可以解释人体为什么不会自燃:脂肪和蛋白是能失去电子的可被氧化分子,而氧是具有氧化性且容易得到电子的分子,当人体和氧结合后,发生氧化还原反应,释放出能量,即"燃烧"过程。然而,这种氧化还原反应过程进行得非常缓慢,因此人体不会自燃。

基于陶布在电子转移反应机理,特别是金属化合物反应方面取得的卓越成就,他于 1983 年被授予诺贝尔化学奖。

📖 习题

1. 判断下列反应中,哪些是氧化还原反应,指出氧化还原反应中的氧化剂和还原剂。

(1) $4HCl + MnO_2 \overline{} MnCl_2 + Cl_2 \uparrow + 2H_2O$

(2) $16HCl + 2KMnO_4 \overline{} 2KCl + 2MnCl_2 + 5Cl_2 \uparrow + 8H_2O$

(3) $2FeCl_3 + SnCl_2 \longrightarrow 2FeCl_2 + SnCl_4$

(4) $3Cu + 8HNO_3(稀) \longrightarrow 3Cu(NO_3)_2 + 2NO + 4H_2O$

(5) $2Na_2S_2O_3 + I_2 \longrightarrow Na_2S_4O_6 + 2NaI$

2. 判断下列每一组中较强的氧化剂和较强的还原剂(均为标准状态)。

(1) I_2, I^-, Br_2, Br^-　　　　　(2) Ag^+, Zn^{2+}, Zn, Ag

(3) $Fe^{2+}, Cr_2O_7^{2-}, Fe^{3+}, Cr^{3+}$　　(4) Sn^{2+}, Sn, Mg^{2+}, Mg

3. 根据标准电极电势排列下列氧化剂和还原剂的强弱顺序。

$Ag, Zn^{2+}, Cl^-, Fe^{2+}, Hg^{2+}, MnO_4^-, Sn, Cr_2O_7^{2-}$

4. 写出并配平电池 $(-)Zn \mid Zn^{2+} \parallel MnO_4^-, Mn^{2+}, H^+ \mid Pt(+)$ 的电极反应、电池反应。

5. 根据标准电极电势,判断下列各反应能否正向进行。

(1) $Cu^{2+} + Zn \rightleftharpoons Cu + Zn^{2+}$

(2) $Sn^{2+} + Hg^{2+} \rightleftharpoons Sn^{4+} + Hg$

(3) $Cu^{2+} + 2Fe^{2+} \rightleftharpoons Cu + 2Fe^{3+}$

(4) $I_2 + 2KCl \rightleftharpoons Cl_2 + 2KI$

6. 计算 298 K 时,电池 $(-)Cu \mid Cu^{2+}(0.1 \text{ mol} \cdot L^{-1}) \parallel Fe^{3+}(0.1 \text{ mol} \cdot L^{-1})$, $Fe^{2+}(0.01 \text{ mol} \cdot L^{-1}) \mid Pt(+)$ 的电动势,并写出正极反应、负极反应和电池反应式。

7. 298 K 时,醋酸的 $K_a = 1.76 \times 10^{-5}$,试计算当 $c(HAc) = 0.10 \text{ mol} \cdot L^{-1}$、$p(H_2) = 100 \text{ kPa}$ 时氢电极的电极电势。

第六章
网络自测
题

8. 用玻璃电极与饱和甘汞电极插入 $pH_s = 3.57$ 的标准缓冲溶液中,组成电池,在 298 K 时测得其电动势 $E_s = 0.0954 \text{ V}$。再将溶液换成未知 pH_x 的溶液组成电池,298 K 时测得其电动势 $E_x = 0.340 \text{ V}$,求待测溶液的 pH。

第七章　滴定分析法

化学分析是以物质的化学反应和相互的定量关系为基础的分析方法,包括滴定分析和重量分析。滴定分析(titrimetric analysis)又称容量分析,根据化学反应的类型可分为酸碱滴定、配位滴定、氧化还原滴定和沉淀滴定。本章将主要学习滴定分析的基本概念和酸碱滴定法,并简要介绍配位滴定法和氧化还原滴定法。

第七章
课件

第一节　滴定分析概述

一、滴定分析中的常用术语

滴定分析是把已知准确浓度的溶液,即标准溶液(standard solution),用滴定管滴加到一定量含有待测组分的溶液(样品溶液)中,当参与反应的物质恰好完全反应时,记录消耗标准溶液的体积,按照化学计量关系计算样品含量的分析方法。用滴定管将滴定剂逐渐加到待测物质的溶液中的过程称为滴定(titration)。当滴定剂与待测物质恰好反应完全,即两者的物质的量完全符合化学计量关系时,称为化学计量点(stoichiometric point)。

滴定分析中一般需借助指示剂帮助判断化学计量点的到达。指示剂(indicator)是滴定过程中会发生颜色改变的试剂。根据指示剂颜色的变化判断何时停止滴定,即滴定终点(titration end point)。指示剂不一定恰好在化学计量点时变色,因此,滴定终点就不会与化学计量点完全符合,由此造成的误差称为终点误差或滴定误差(titration error),以 *TE* 表示。

二、滴定分析对化学反应的要求

滴定分析是以化学反应为基础的,但并不是所有化学反应都可以用于滴定分析。可用于滴定分析的化学反应,应满足以下条件:

(1)化学反应必须定量完成,即反应要按确定的化学方程式进行(有明确的化学计量关系),而且反应的完全程度达到99.9%以上。

（2）反应必须迅速，对于速率较慢的反应，可通过加热或加入催化剂等方法来加速反应。

（3）有合适的确定滴定终点的方法，如有合适的指示剂指示终点的到达。

凡能满足上述条件的化学反应，都可用标准溶液直接滴定待测样品的直接滴定方式测定。若反应不能完全符合上述条件，可以采用返滴定法或置换滴定法等方法进行间接测定，从而扩大滴定分析的应用范围。

三、标准溶液的配制与标定

（一）标准溶液的配制

准确称取一定量的基准物质，溶解后定量转移至容量瓶并稀释定容。根据基准物质的质量和定容体积可以计算得到标准溶液的准确浓度，称为直接配制法。

基准物质也称为一级标准物质，应具备下列条件：① 物质的组成应与化学式完全相符，若含有结晶水，其结晶水的含量应符合化学式。② 试剂纯度应足够高，质量分数在99.9%以上。③ 试剂性质稳定，如不易与空气中的氧气和二氧化碳反应，也不易吸收空气中的水分。④ 最好有较大的摩尔质量，以减小称量时的相对误差。⑤ 试剂参与滴定反应时，应按照化学反应式定量进行，没有副反应。

常用的基准物质有纯金属和纯化合物，如硼砂（$Na_2B_4O_7 \cdot 10H_2O$）、无水碳酸钠（Na_2CO_3）、草酸（$H_2C_2O_4 \cdot 2H_2O$）、邻苯二甲酸氢钾（$KHC_8H_4O_4$）、重铬酸钾（$K_2Cr_2O_7$），及一些金属单质铜、锌等。

（二）标准溶液的标定

很多物质不能用直接法配制得到标准溶液，因为大多数试剂不能满足基准物质的条件。这时可先将其配成近似所需浓度的溶液，然后用基准物质（或用基准物质标定过的标准溶液）标定其准确浓度，也称为间接配制法。

（三）溶液浓度的表示方式

1. 物质的量浓度

单位体积标准溶液中所含溶质 B 的物质的量，以符号 c_B 表示。其单位为 $mol \cdot L^{-1}$ 或 $mmol \cdot L^{-1}$ 等。

需要注意的是，使用物质的量浓度必须指明基本单元。如 H_2SO_4 的浓度是 $0.1 \ mol \cdot L^{-1}$ 时，表示为 $c(H_2SO_4) = 0.1 \ mol \cdot L^{-1}$，如果以 $\frac{1}{2}H_2SO_4$ 为基本单元，则表示为 $c\left(\frac{1}{2}H_2SO_4\right) = 0.2 \ mol \cdot L^{-1}$。

2. 质量浓度

单位体积标准溶液中所含溶质 B 的质量，其单位为 $g \cdot L^{-1}$ 或 $g \cdot mL^{-1}$。

四、滴定分析的计算

滴定分析的计算依据主要是等物质的量原则，即所消耗的滴定剂和待测物质基本单元的物质的量应相等。对于任一滴定反应

$$aA+bB \mathop{=\!\!=\!\!=} dD+eE$$

当反应达到化学计量点时,a mol 的 A 物质恰好与 b mol 的 B 物质完全作用,有以下化学计量关系:

$$\frac{n_A}{a} = \frac{n_B}{b} \qquad (7-1)$$

$$\frac{c_A V_A}{a} = \frac{c_B V_B}{b} \qquad (7-2)$$

式(7-1)和式(7-2)是滴定分析中两个最常用的计算式。

五、滴定分析的误差

分析测量的目的是确定被测量的量。被测定的量存在真值,但由于测量的局限性,实际上并不能绝对准确得到真值,所以,近年来开始推荐用不确定度表征测量结果的可靠程度。这里为了便于理解,我们沿用传统上误差的概念描述测量的准确程度。

(一)准确度与误差

准确度(accuracy)表示测量值(x)与真实值(T)之间符合的程度。由于受分析方法、测量仪器、试剂和分析人员等因素影响,测量值不可能与真实值完全一致。误差(error)是衡量准确度高低的尺度,分为绝对误差(absolute error)和相对误差(relative error)。

绝对误差:$E_a = x - T$,是指测定值与真实值之间的差值。

相对误差:$R_r = \dfrac{E_a}{T} \times 100\%$,是指绝对误差占真实值的百分比。

与绝对误差相比,相对误差更能反映出实验结果的准确程度。故通常用相对误差表示分析结果的准确度。

(二)精密度与偏差

精密度(precision)是平行测量的各测量值之间互相接近的程度。在实际测定中,样品的真实值是不知道的,因而误差无法求得。通常在相同条件下平行多次测定,求得分析结果的算术平均值。单独测量值与平均测量值之间的差异称为偏差(deviation)。偏差的大小,反映了多次测量值之间的符合程度,反映了精密度的高低。偏差有以下几种表示方法。

绝对偏差(d_i)　　$d_i = x_i - \bar{x}$

平均偏差($\bar{d}$)　　$\bar{d} = \dfrac{|d_1| + |d_2| + \cdots + |d_n|}{n}$

相对平均偏差($\bar{d}_r$)　　$\bar{d}_r = \dfrac{\bar{d}}{\bar{x}} \times 100\%$

式中,x_i 代表单次测量值,$\bar{x}$ 代表多次平行测定的平均值,$d_1, d_2, \cdots, d_n$ 为第 $1, 2, \cdots, n$ 次测量结果的绝对偏差。常用相对平均偏差表示实验的精密度。

(三)误差的来源

分析测量中产生误差的原因有很多,根据其来源和性质不同可分为系统误差

(systematic error)和随机误差(random error)。

1. 系统误差

系统误差是由某种固定原因造成的,在同一条件下测定时重复出现的误差。系统误差的来源主要有以下几个方面。

(1)方法误差 由不适当的实验设计或分析方法所引起的误差。例如,由于滴定分析反应有副产物、反应有干扰物质存在、反应滴定终点与化学计量点不一致等造成的误差。

(2)仪器和试剂误差 由于实验仪器或试剂所引起的误差。例如,由于天平托盘生锈、温度对容量器皿容积产生影响、试剂纯度不够等造成的误差。

(3)操作和环境误差 主要是指由于操作人员主观因素造成的误差。例如,由于操作者对滴定管读数偏高或偏低、对滴定终点颜色的确定偏深或偏浅、定量转移不完全等造成的操作误差。

系统误差中最常见的是方法误差,一般可通过对照试验,检查并校正方法误差;对于仪器和试剂误差,可以通过空白试验检查,或扣除空白值消除误差。系统误差可以通过不同的方法进行检查和校正,最终实现系统误差的消除。

2. 随机误差

随机误差是由一些不可避免的偶然因素引起的误差。例如,实验室的温度、湿度和气压等条件的微小波动,仪器性能的微小改变,操作者对平行样品处理的微小差异等均可引起随机误差。随机误差是由不确定的偶然因素引起的,因而时大时小,时正时负,难以控制。通常可通过多次测量取平均值的方法来降低随机误差。

六、有效数字及其运算规则

(一)有效数字

有效数字(significant figure)指实际上测量得到的数字,由确定数字和一位不确定数字组成。实验数据只允许保留一位估读数字,即该数值的末位数。例如 50 mL 滴定管,若滴定时用去某溶液 25.36 mL,有效数字为 4 位,由于最小刻度为 0.1 mL,所以前三位为准确值,最后一位为估读数字,表示测量结果允许有 ±0.01 mL 的误差;又如分析天平的称量误差为 ±0.000 1 g,若读得的质量为 0.562 1 g,四位有效数字中包含三位准确值和一位估读数字;再如称量误差为 ±0.01 g 的普通天平,称出质量只能表示为 0.56 g。因此,有效数字既反映了测量数值的大小,同时也反映了测量手段的不确定程度。

在确定有效数字位数时,数字"0"具有不同的意义,根据它在整个数值中所处的位置判断其是否属于有效数字。例如,在 0.001 2 g 中,0 只起到定位作用,有效数字是两位;在数据 20.05 mL 和 22.00 mL 中,0 是有效数字,有效数字是四位。此外,当改写单位时不能改变有效数字的位数,如数据 10 g,可写成 1.0×10^4 mg,而不能写作 10 000 mg。

对于对数值,如 pH,其有效数字的位数仅取决于小数部分的位数,因为整数部分代表的是该数的幂次。例如 pH = 7.00,有效数字是两位,因为它实际反映的是 $[H^+] = 1.0 \times 10^{-7}$ mol·L^{-1},小数点前的"7"仅仅确定了数量级。

（二）有效数字的计算规则

在计算过程中,通常按照下面的计算规则进行计算和修约,要合理地取舍数据。计算结果的数字也应该满足有效数字的修约规则,只能有一位不确定的数字。

计算结果的修约,通常遵循"四舍六入五留双"的规则。当被修约的数字小于或等于 4 时,则舍去;大于或等于 6 时,则进位;只有当修约数字恰好等于 5,或其后面数字均为"0"时,取舍后的结果要保证最后一位有效数字最终呈现为偶数,如果 5 后有其他数字则进位。例如 15.025 0、16.035 0 和 17.025 1 几个数,保留四位有效数字时,应分别为 15.02、16.04 和 17.03。

在进行加减运算中,有效数字的保留应以小数点后位数最少(即绝对误差最大)的数据为依据。例如,1.11+1.111+1.111 1=3.33,其中,1.11 小数点后有效数字位数最少,为 2 位,故计算结果中小数点后应保留两位小数。在进行乘除计算时,应以有效数字最少(即相对误差最大)的数值为准。例如,1.1×1.11×1.111=1.4,其中,1.1 的有效数字位数最少,为 2 位,运算结果应保留 2 位有效数字。计算过程中为简单起见,建议先修约再计算。若使用计算器处理数据,不必对每一步计算结果都进行修约,只需对最后计算结果的有效数字的位数进行合理取舍即可。

第二节　酸碱滴定法

问题互动
滴定分析
结果有效
数字的保
留

酸碱滴定法(acid-base titration)是以酸碱反应为基础的滴定分析方法,又称中和滴定法。酸碱滴定法可以测定一些具有酸碱性的物质,也可以测定某些能与酸碱反应或者通过化学反应能产生酸碱的物质。因此,酸碱滴定法在生产和科研实践中的应用相当广泛。

一、酸碱指示剂

在酸碱滴定中,一般需加入指示剂以确定化学计量点的到达。酸碱指示剂(acid-base indicator)通常是有机弱酸或有机弱碱,在特定的 pH 范围内,当溶液的酸度改变时指示剂呈现不同的颜色。

酸碱指示剂的变色原理是当溶液的 pH 改变时,酸碱指示剂可以失去或得到质子,引起分子结构改变,从而呈现不同的颜色。例如,酚酞是一种很弱的有机酸,在酸性溶液中,主要以 HIn 形式存在;当溶液 pH 升高,主要存在形式变为 In^-,溶液呈现红色。用通式表示如下:

$$HIn \rightleftharpoons H^+ + In^-$$
酸式(无色)　　　碱式(红色)

HIn 表示共轭酸的形式,呈无色,称为酸色;In^- 表示共轭碱的形式,呈红色,称为碱色。根据平衡原理有

$$K_{HIn}^{\ominus} = \frac{[H^+][In^-]}{[HIn]}$$

移项,将等式两边各取负对数,整理得

$$\frac{K^{\ominus}_{HIn}}{[H^+]}=\frac{[In^-]}{[HIn]} \qquad (7-3)$$

$$pH = pK^{\ominus}_{HIn}+\lg\frac{[In^-]}{[HIn]} \qquad (7-4)$$

式中,$K^{\ominus}_{HIn}$ 是指示剂的解离平衡常数,也称指示剂常数。溶液的颜色取决于指示剂两种存在形式的浓度比值 $\frac{[In^-]}{[HIn]}$,由式(7-4)可知,当溶液的 pH 大于 $pK^{\ominus}_{HIn}$ 时,溶液的颜色以碱色为主;反之,当溶液的 pH 小于 $pK^{\ominus}_{HIn}$ 时,溶液的颜色以酸色为主。一般来说,当两种存在形式的浓度相差 10 倍以上,呈现的颜色为浓度大的存在形式的颜色。

当 $\frac{[In^-]}{[HIn]}=1$ 时,即 $pH = pK^{\ominus}_{HIn}$,指示剂的两种存在形式浓度相等,称为指示剂的变色点(transition point of indicator)。把 $pH = pK^{\ominus}_{HIn}\pm1$ 的范围称为指示剂的变色范围(transition interval)。这里的变色范围是酸碱指示剂的理论变色范围。由于人的视觉对不同颜色的敏感程度不同,实际观察到的变色范围会与理论值有一定差别。

常用酸碱指示剂的变色范围见表 7-1。其中甲基橙(3.1~4.4)、甲基红(4.4~6.2)和酚酞(8.0~9.6)最为常用。

表 7-1   常用酸碱指示剂

指示剂	变色范围/pH	颜色		$pK^{\ominus}_{HIn}$
		酸色	碱色	
百里酚蓝	1.2~2.8	红色	黄色	1.7
甲基橙	3.1~4.4	红色	黄色	3.5
溴酚蓝	3.1~4.6	黄色	紫色	4.1
溴甲酚绿	3.8~5.4	黄色	紫色	4.9
甲基红	4.4~6.2	红色	黄色	5.1
溴百里酚蓝	6.0~7.2	黄色	蓝色	7.3
中性红	6.8~8.0	红色	黄色	7.4
酚酞	8.0~9.6	无色	红色	9.1
百里酚酞	9.4~10.6	无色	蓝色	10.0

微课
溶液 pH
的计算

二、滴定曲线与指示剂的选择

描述滴定体系的 pH 与滴加溶液的体积或中和百分数的关系曲线,称为滴定曲线(titration curve)。滴定曲线可由计算结果或者实验测得数据绘制,反映了滴定过程中溶液 pH 的变化。利用滴定曲线可以帮助选择指示剂,选择指示剂的原则是所选用的指示剂指示的变色点与化学计量点尽可能接近,以满足滴定分析误差的要求。

(一)强酸与强碱的滴定

强碱与强酸滴定的基本反应为

$$H^+ + OH^- \xrightarrow{\hspace{1cm}} H_2O$$

现以 $0.100\,0\ mol \cdot L^{-1}$ NaOH 溶液滴定 $20.00\ mL$ $0.100\,0\ mol \cdot L^{-1}$ HCl 溶液为例，讨论滴定过程中溶液 pH 的变化情况。

（1）滴定前　溶液 $[H^+] = 0.100\,0\ mol \cdot L^{-1}$，则

$$pH = 1.00$$

（2）化学计量点前　滴定开始至化学计量点前，溶液 $[H^+]$ 取决于剩余 HCl 溶液的浓度。例如，当滴入 $19.98\ mL$ NaOH 溶液时，即 HCl 有 $0.02\ mL$ 的剩余（化学计量点前 0.1%），此时，溶液中的 $[H^+]$ 为

$$[H^+] = \frac{0.100\,0 \times (20.00 - 19.98)\ mL}{(20.00 + 19.98)\ mL} = 5.0 \times 10^{-5}$$

$$pH = 4.30$$

用同样的方法可求得当滴入 NaOH 溶液体积为 $18.00\ mL$，$19.80\ mL$ 时溶液的 pH 分别为 2.28 和 3.30。

（3）化学计量点时　当滴入 NaOH 溶液 $20.00\ mL$ 时，HCl 全部被中和，溶液呈中性。此溶液中的 $[H^+]$ 为

$$[H^+] = [OH^-] = 1.0 \times 10^{-7}$$

$$pH = 7.00$$

（4）化学计量点后　溶液的 pH 取决于过量的 NaOH 的浓度。例如，当滴入 NaOH 溶液 $20.02\ mL$ 时，即 NaOH 溶液过量 $0.02\ mL$（化学计量点后 0.1%）。此时溶液中的 $[OH^-]$ 为

$$[OH^-] = \frac{0.100\,0 \times 0.02\ mL}{(20.00 + 20.02)\ mL} = 5.0 \times 10^{-5}$$

$$pH = pK_w - pOH = 14.00 - 4.30 = 9.70$$

按照上述方法计算不同滴定点时溶液的 pH，部分结果列于表 7-2 中。以 NaOH 加入量为横坐标，溶液的 pH 为纵坐标作图，可得强碱滴定强酸的滴定曲线，见图 7-1（a）。

表 7-2　用 $0.100\,0\ mol \cdot L^{-1}$ NaOH 溶液滴定 $0.100\,0\ mol \cdot L^{-1}$ HCl 溶液时的 pH 变化

加入 NaOH 溶液 体积/mL	加入 NaOH 溶液 百分数/%	剩余 HCl 溶液 体积/mL	过量 NaOH 溶液 体积/mL	pH	
0.00	0.00	20.00		1.00	
18.00	90.00	2.00		2.28	
19.80	99.00	0.20		3.30	
19.98	99.90	0.02		4.30	变色范围
20.00	100.0	0.00		7.00	
20.02	100.1		0.02	9.70	
20.20	101.0		0.20	10.70	
22.00	110.0		2.00	11.68	
40.00	200.0		20.00	12.52	

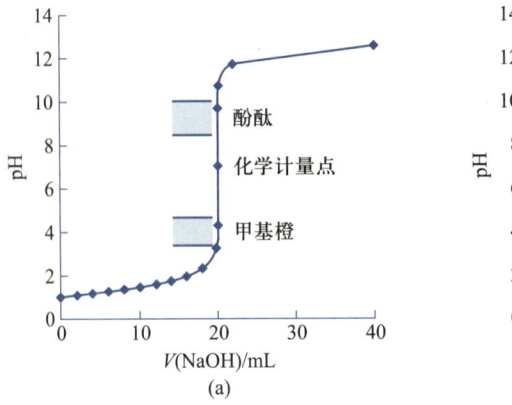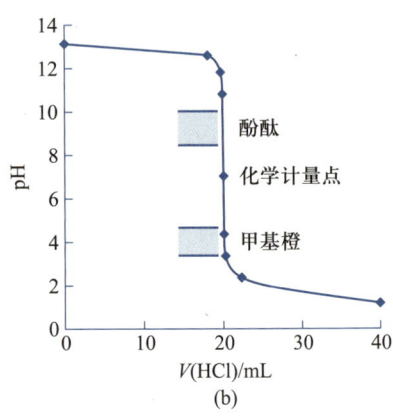

图 7-1　0.100 0 mol·L^{-1} NaOH 溶液与 0.100 0 mol·L^{-1} HCl 溶液的滴定曲线

从图 7-1(a)可以看出,从滴定开始到加入 19.98 mL NaOH 溶液,溶液的 pH 从 1.00 增大到 4.30,这段曲线比较平坦。但在化学计量点附近,即 NaOH 溶液从不足 0.02 mL(加入 19.98 mL)到过量 0.02 mL(加入 20.02 mL),只滴加了 0.04 mL,但溶液的 pH 从 4.30 猛增到 9.70,这种 pH 的突变称为滴定突跃(titration jump)。滴定突跃后继续滴加 NaOH 溶液,曲线又转为平坦。若用 0.100 0 mol·L^{-1} HCl 溶液滴定 0.100 0 mol·L^{-1} NaOH 溶液 20.00 mL,则可得一条与图 7-1(a)曲线对应的滴定曲线,见图 7-1(b)。

当滴定终点落在滴定突跃范围内,则终点误差小于 0.1%,才能满足滴定分析的要求。所以选择指示剂时,要考虑其变色点要在突跃范围内。例如,图 7-1(a)中滴定突跃范围为 4.30~9.70,可选甲基橙(pH 3.1~4.4)或酚酞(pH 8.0~9.6)作为指示剂。此外,也可选用溴酚蓝(pH 3.1~4.6)、甲基红(pH 4.4~6.2)和溴百里酚蓝(pH 6.0~7.2)等作指示剂。

滴定突跃范围的大小与强酸、强碱溶液的浓度有关。例如,用 0.010 00 mol·L^{-1} NaOH 溶液滴定 0.010 00 mol·L^{-1} HCl 溶液时,突跃范围为 5.30~8.70;而用 1.000 mol·L^{-1} NaOH 溶液滴定 1.000 mol·L^{-1} HCl 溶液时,突跃范围则为 3.30~10.70。浓度越高,酸碱的反应就越完全,突跃范围就越大,反之亦然。当溶液的浓度降低,则突跃范围减小,受到人眼对颜色识别的限制,一般浓度低于 10^{-4} mol·L^{-1} 时,则无法通过识别指示剂颜色变化判断滴定终点。事实上,在实际滴定分析过程中,酸、碱的浓度也不宜太高。若滴定剂的浓度过高,在靠近滴定终点的半滴滴定剂所引起的相对误差就会增加,所以酸碱滴定一般以 0.1~0.5 mol·L^{-1} 的溶液浓度为宜。

(二) 一元弱酸的滴定

弱酸通常只能用强碱来滴定。滴定的基本反应为

$$OH^- + HA \Longrightarrow A^- + H_2O$$

现以 0.100 0 mol·L^{-1} NaOH 溶液滴定 20.00 mL 0.100 0 mol·L^{-1} HAc 溶液为例,讨论滴定过程中溶液 pH 的变化情况,其滴定曲线如图 7-2 所示。

(1) 滴定开始前　待滴定溶液为 HAc 溶液,其 pH 按弱酸溶液计算。

$$[H^+] = \sqrt{K_a^\ominus c} = \sqrt{1.8 \times 10^{-5} \times 0.100\,0} = 1.3 \times 10^{-3}$$
$$pH = 2.88$$

与强碱滴定强酸相比,由于 HAc 是弱酸,滴定开始前溶液的 pH 为 2.88 而非 1.00。

（2）化学计量点前 滴定开始后,反应产生 Ac^-,溶液为 $HAc-Ac^-$ 缓冲溶液体系,其 pH 可由缓冲溶液计算公式进行计算,例如,当滴入 19.98 mL NaOH 溶液时:

$$pH = pK_a^\ominus + \lg\frac{c_{Ac^-}}{c_{HAc}} = 4.75 + \lg\frac{5.0 \times 10^{-5}}{0.05} = 7.74$$

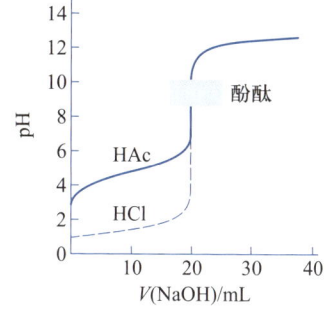

图 7-2 $0.100\,0\ \text{mol}\cdot\text{L}^{-1}$ NaOH 滴定 20 mL $0.100\,0\ \text{mol}\cdot\text{L}^{-1}$ HAc 的滴定曲线

由图 7-2 可见,这段曲线先上升较快,后转入平缓,在接近化学计量点时又较快地上升。这是 $HAc-Ac^-$ 缓冲对缓冲作用的表现。而当接近化学计量点时,HAc 浓度越来越小,$HAc-Ac^-$ 缓冲体系的缓冲能力下降,随着 NaOH 的加入,pH 又较快地上升。

（3）化学计量点时 HAc 与 NaOH 完全反应,生成 NaAc,其 pH 可按一元弱碱溶液计算。

$$[OH^-] = \sqrt{K_b^\ominus c_b} = \sqrt{\frac{K_w}{K_a^\ominus}c_b} = \sqrt{\frac{1.0 \times 10^{-14}}{1.8 \times 10^{-5}} \times \frac{0.100\,0}{2}} = 5.4 \times 10^{-6}$$
$$pOH = 5.27 \qquad pH = 14 - 5.27 = 8.73$$

由于滴定产物 NaAc 的水解,使化学计量点处于碱性区域。

（4）化学计量点后 在化学计量点后,溶液中过量的 NaOH 抑制了 Ac^- 的水解,溶液的 pH 取决于过量的 NaOH。故计算方法与强碱滴定强酸相同 pH = 9.70,滴定曲线也与之相似。

由图 7-2 可以看出,该强碱滴定弱酸的滴定突跃范围(7.74~9.70)明显小于强碱滴定强酸的突跃范围(4.30~9.70)。根据滴定突跃范围,可以选用的常见指示剂有酚酞和百里酚酞,而甲基橙、甲基红由于变色范围都在酸性范围而不适用。

对于强碱滴定弱酸,滴定突跃范围大小既与酸碱浓度有关,还与弱酸的强度有关。只有当 $cK_a^\ominus \geqslant 10^{-8}$ 时,才有可能选择合适的指示剂,实现滴定误差小于 0.1%。所以,通常将 $cK_a^\ominus \geqslant 10^{-8}$ 作为弱酸能否被强碱准确滴定的判据。

强酸滴定弱碱与强碱滴定弱酸的情况相类似,但突跃范围会落在酸性范围内,甲基橙、甲基红或溴甲酚绿是这类滴定中常用的指示剂。同理,通常将 $cK_b^\ominus \geqslant 10^{-8}$ 作为弱碱能否被强酸准确滴定的判据。

三、酸碱滴定法的应用实例

在实际工作中常用的酸溶液主要是 HCl 标准溶液,常用的碱溶液是 NaOH 标准溶液。由于酸碱滴定法有结果准确、试剂廉价、操作简便等特点,在食品分析、临床检验与药物分析等领域有广泛的应用。下面介绍几个实例。

（一）牛乳总酸度的测定

牛乳有两种酸度,一种叫固有酸度,是指刚挤出来的新鲜牛乳本身所具有的酸度,主要来源于鲜牛乳中酪蛋白、白蛋白柠檬酸盐及磷酸盐等酸性成分,含量在 0.20% 以下;另一种叫发酵酸度,是指牛乳放置过程中在乳酸菌作用下产生的乳酸。习惯上以含酸量 0.20% 作为鲜牛乳的判断依据。牛乳的总酸度是以上两种酸度之和,一般用中和 100 mL 牛乳所消耗的 0.100 0 mol·L^{-1} NaOH 溶液的体积(mL)来表示。

（二）尿液总酸度的测定

尿液酸度为尿常规主要检查指标之一。尿液酸度可反映肾调节体液酸碱平衡的能力。尿液酸度分两种:可滴定酸度和真正酸度。前者可用酸碱滴定法进行滴定,相当于尿液酸度总量,后者是指尿液中所有能解离的氢离子浓度,通常用 pH 来表示。在正常饮食条件下,正常尿液可滴定酸度通常是用约 0.1 mol·L^{-1} 的 NaOH 标准溶液对一定量尿液标本滴定至 pH 7.4,根据 NaOH 标准溶液消耗的用量求得。

（三）芳酸类非甾体抗炎药原料药的含量测定

芳酸类非甾体抗炎药物在结构上具有苯环和羧基,显酸性,大多数药物的原料药均可在中性乙醇或甲醇、丙酮等水溶性有机溶剂中,用氢氧化钠直接滴定法测定含量。例如,《中国药典》中阿司匹林含量测定方法如下:

取本品约 0.4 g,精密称定,加中性乙醇(对酚酞指示液显中性)20 mL 溶解后,加酚酞指示液 3 滴,用氢氧化钠滴定液(0.1 mol·L^{-1})滴定。每 1 mL 的氢氧化钠滴定液(0.1 mol·L^{-1})相当于 18.02 mg C$_9$H$_8$O$_4$。

阿司匹林在水中微溶,易溶于乙醇,故使用乙醇为溶剂。因乙醇对酚酞指示剂显酸性,可消耗氢氧化钠而使测定结果偏高。所以,乙醇在使用之前需先用氢氧化钠中和至对酚酞指示剂显中性。

水杨酸、阿司匹林、双水杨酯、二氟尼柳、甲芬那酸、布洛芬、酮洛芬、萘普生及尼美舒利等药物均采用本法测定含量。

第三节　配位滴定法

配位滴定法(coordinate titration)是以配位反应为基础的滴定分析法。一般的配位反应由于反应比例不确定,不能用于滴定分析。氨羧配合剂的出现,使得配位滴定法得以建立并发展。最常用的氨羧配合剂是 EDTA,可以直接或间接测定 70 多种元素。

一、配位滴定的基本原理

乙二胺四乙酸(EDTA),在配位滴定中常用其二钠盐 Na$_2$H$_2$Y·2H$_2$O,也称作EDTA,它可以精制成基准试剂,直接配制 EDTA 的标准溶液。

EDTA 与金属离子形成的配合物具有以下特点:① EDTA 与多数金属离子形成1∶1 的配合物;② 配合物稳定性高,配位反应进行得较为完全;③ 多数 EDTA 与金属离子配位反应速率快;④ EDTA 与无色金属离子形成的配合物仍为无色,与有色金属离子形成的配合物颜色加深。

(一) EDTA 配合物的稳定性

EDTA(Y)与金属离子(M)的反应式为

$$M + Y \rightleftharpoons MY$$

反应的稳定平衡常数表达式为

$$K^{\ominus}_{稳定} = \frac{[MY]}{[M][Y]}$$

$K^{\ominus}_{稳定}$ 越大,配合物越稳定。EDTA 能与 50 多种金属离子形成可溶性配合物。常见的金属离子与 EDTA 形成配合物的稳定常数列于表 7-3 中。

表 7-3 EDTA 配合物的稳定常数

离子	lg $K_{稳}$	离子	lg $K_{稳}$	离子	lg $K_{稳}$	离子	lg $K_{稳}$	离子	lg $K_{稳}$
Na^+	1.7	Y^{3+}	18.1	Cr^{3+}	23	Cu^{2+}	18.8	In^{3+}	25.0
Mg^{2+}	8.7	La^{3+}	15.4	Fe^{2+}	14.3	Ag^+	7.3	Sn^{2+}	22.1
Ca^{2+}	10.7	Ce^{3+}	16.0	Fe^{3+}	25.1	Zn^{2+}	16.5	Pb^{2+}	18.0
Ba^{2+}	7.8	Ti^{3+}	21.3	Co^{3+}	26	Al^{3+}	16.1	Bi^{3+}	27.9

在不同 pH 的溶液中,EDTA 以 H_6Y^{2+}、H_5Y^+、H_4Y、H_3Y^-、H_2Y^{2-}、HY^{3-}、Y^{4-} 等不同形式存在,其中以 Y^{4-} 与金属离子配位能力最强。除 Y^{4-} 外 EDTA 的其他存在形式与金属离子结合会放出相应的 H^+。因此,溶液的酸度对 EDTA 配合物的稳定性有很大的影响,也就是说配合物的稳定性决定了配位滴定的最高酸度。同时,各种金属离子水解的 pH 决定配位滴定所允许的最低酸度。在滴定过程中应综合考虑配合物、金属离子,以及指示剂的适用 pH 范围。因此,滴定过程要选择合适的缓冲体系,控制滴定过程中酸度保持不变。

此外,EDTA 可以和许多金属离子形成稳定的配合物。当用 EDTA 滴定混合溶液中的某一金属离子 M 时,共存的金属离子则有可能干扰测定。因此,克服干扰、提高选择性是配位滴定中需要解决的重要问题。配位滴定中可以借助控制酸度,或者选择合适的试剂通过配位掩蔽、氧化还原掩蔽、沉淀掩蔽等实现选择性测定。

(二) 金属指示剂

在配位滴定中,通常使用金属指示剂(metal indicator)来指示终点,金属指示剂本身也是一种配位剂,能同金属离子形成与指示剂本身颜色不同的有色配合物。若以 In 表示金属指示剂,则有

$$\underset{\text{金属离子指示剂(甲色)}}{M + In} \rightleftharpoons \underset{\text{金属-指示剂(乙色)}}{MIn}$$

$$K_{MIn} = \frac{[MIn]}{[M][In]}$$

在滴定前,溶液中金属指示剂与金属离子形成有色配合物 MIn,溶液的颜色呈现这种配合物的颜色。滴定开始后,EDTA 逐渐与溶液中自由金属离子配位。滴定接近

终点时,继续加入的 EDTA 就会夺取 MIn 中的金属离子而与之配位,从而使 MIn 转变为 In,溶液的颜色由 MIn 的颜色(乙色)转变为指示剂 In 的颜色(甲色)。当指示剂的两种存在形式的浓度相同时,称为金属指示剂颜色转变点。

金属指示剂变色受 pH 影响,所以指示剂有各自适用的 pH 范围。常用的金属指示剂有二甲酚橙、铬黑 T 等。如游离铬黑 T 在 pH 6.3~11.6 范围内呈蓝色,其他范围呈紫红色,由于铬黑 T 与金属离子形成的配合物为红色,为了便于观察颜色变化,铬黑 T 的使用范围是 pH 7~11 的碱性条件。再如游离二甲酚橙在 pH<6.3 时呈黄色,而其与金属离子结合为红紫色,故二甲酚橙的适用条件是 pH<6 的酸性溶液。此外,金属-指示剂配合物(MIn)的稳定性应比金属-EDTA 配合物(MY)的稳定性低,这样临近终点时 MIn 中的金属离子才能被 EDTA 夺取,从而释放出 In 使溶液变色。

二、EDTA 配位滴定的应用实例

EDTA 配位滴定包括 EDTA 标准溶液配制、标定,以及待测物质含量的测定三个步骤。下面以水硬度的测定为例来说明 EDTA 配位滴定的实验过程。

水的硬度是指水中 Ca^{2+}、Mg^{2+} 的总量。水中 Ca^{2+}、Mg^{2+} 以酸式碳酸盐形式存在的部分,遇热即可形成碳酸盐沉淀而被除去,称为暂时硬度;而以硫酸盐、硝酸盐和氯化物等形式存在的部分,因其性质比较稳定,称为永久硬度。水的硬度是以每升水中含 Ca^{2+}、Mg^{2+} 折合成 CaO 或 $CaCO_3$ 的质量(mg)来表示。硬度小于 60 mg·L^{-1} $CaCO_3$ 的水为软水。长期饮用硬水不利于人体健康,我国规定饮用水的硬度应在 450 mg·L^{-1} $CaCO_3$ 以下。

(一) 0.01 mol·L^{-1} EDTA 标准溶液的配制

由于 EDTA 在水中溶解度较小,所以常用 EDTA 二钠盐配制标准溶液。准确称取约 1.9 g EDTA 二钠盐(相对分子质量为 372.24),溶解后加蒸馏水配成浓度约为 0.01 mol·L^{-1} 的溶液,然后通过标定测得 EDTA 标准溶液的准确浓度。

(二) EDTA 标准溶液浓度的标定

本示例选用 $MgSO_4$·$7H_2O$ 为基准物质(相对分子质量为 246.48)。准确称取 $MgSO_4$·$7H_2O$ 0.250 0~0.300 0 g 于小烧杯中,用蒸馏水溶解,容量瓶中定容到 100 mL。用移液管取 20.00 mL 溶液到 250 mL 锥形瓶中,加 5 mL NH_3-NH_4Cl 缓冲溶液(pH=10),加入少许铬黑 T 指示剂。用 EDTA 标准溶液滴定至溶液由酒红色变为纯蓝色即为终点,平行测定三次。根据消耗的 EDTA 标准溶液的体积,计算其浓度(单位 mol·L^{-1})。

$$c_{EDTA} = \dfrac{\dfrac{m(MgSO_4 \cdot 7H_2O)}{M(MgSO_4 \cdot 7H_2O)} \times \dfrac{20}{100}}{V_{EDTA}}$$

(三) 水的总硬度测定

移液管取水样 50.00 mL,加 5 mL NH_3-NH_4Cl 缓冲溶液(pH=10),加入少许铬黑 T 指示剂。用上述 EDTA 标准溶液滴定至溶液刚好呈蓝色。按下式计算每升水中

动画
水的总硬
度测定

$CaCO_3$ 的含量(单位 $mg \cdot L^{-1}$),也就是水的总硬度。

$$水的总硬度(CaCO_3) = \frac{c_{EDTA} V_{EDTA} M(CaCO_3)}{V_{水样}}$$

第四节　氧化还原滴定法

氧化还原滴定法(oxidation-reduction titration method)是以氧化还原反应为基础的滴定分析方法。氧化还原反应基于电子转移的反应机理比较复杂,常有副反应,有些反应速率较慢,介质对反应也有较大的影响。因此,氧化还原滴定中需要预处理并优化反应条件,使反应满足滴定分析的要求。

氧化还原滴定法的应用非常广泛,可以直接或间接测定很多无机物和有机物。根据氧化剂不同,氧化还原滴定有高锰酸钾法、重铬酸钾法、碘量法、银量法等多种滴定方法。本节主要讨论最常见的高锰酸钾法和碘量法。

一、高锰酸钾法

(一)高锰酸钾法的原理

高锰酸钾法是以高锰酸钾为标准溶液的氧化还原滴定法。高锰酸钾是一种强氧化剂,它的氧化能力与溶液的酸度有关,不同酸度下反应得到的还原产物也不同。

在强酸性溶液中,MnO_4^- 被还原为 Mn^{2+}。

$$MnO_4^- + 8H^+ + 5e^- \Longleftrightarrow Mn^{2+} + 4H_2O \qquad \varphi^{\ominus} = 1.51\ V$$

在弱酸性、中性或碱性溶液中,MnO_4^- 被还原为不溶性的 MnO_2。

$$MnO_4^- + 2H_2O + 3e^- \Longleftrightarrow MnO_2 \downarrow + 4OH^- \qquad \varphi^{\ominus} = 0.59\ V$$

在强碱性(OH^- 浓度大于 $2\ mol \cdot L$)条件下,MnO_4^- 被还原为 MnO_4^{2-}。

$$MnO_4^- + e^- \Longleftrightarrow MnO_4^{2-} \qquad \varphi^{\ominus} = 0.57\ V$$

在强酸性溶液中 $KMnO_4$ 有更强的氧化能力,因此一般都在强酸性条件下进行滴定分析,用稀 H_2SO_4 调节酸度。同时,高锰酸钾的水溶液呈紫红色,还原产物 Mn^{2+} 近无色,所以 $KMnO_4$ 自身可以作为指示剂用于判断终点。

案例
水体中的
化学需氧
量

案例
重铬酸盐
法测定 COD

高锰酸钾溶液不稳定,主要原因是高锰酸钾会缓慢分解,少量的 MnO_2 及其他杂质的存在会加速其分解,故不能用直接法配制其标准溶液。为了获得稳定的 $KMnO_4$ 标准溶液,配制时应将 $KMnO_4$ 固体溶于水,加热至沸,在近沸时保持 $1\ h$,加速其与还原性物质反应,或在室温下放置 $2 \sim 3$ 天,然后用砂芯漏斗过滤备用。此外,由于光照会促进 $KMnO_4$ 分解,所以配制好的 $KMnO_4$ 溶液应保存在棕色瓶中,置于暗处。

案例
快速消解
分光光度
法测定 COD

标定 $KMnO_4$ 溶液最常用的基准物质是 $Na_2C_2O_4$(相对分子质量为 134.00)。在酸性溶液中 $KMnO_4$ 和 $Na_2C_2O_4$ 有如下反应:

$$5C_2O_4^{2-} + 2MnO_4^- + 16H^+ == 2Mn^{2+} + 10CO_2 \uparrow + 8H_2O$$

在滴定过程中,需要注意:① 反应需要保证足够的酸度,酸度太低会产生 MnO_2

趣说化学
酒后驾驶
的检测原
理

沉淀,反应不具有严格的化学计量关系;酸度太高则会使 $H_2C_2O_4$ 缓慢分解,一般以硫酸浓度 $0.5 \sim 1\ mol \cdot L^{-1}$ 为宜。② 控制滴定速度,开始滴定时该反应速率很慢,滴数滴 $KMnO_4$ 标准溶液不停振摇,待溶液褪色后再加开始滴定,或加热到 $70 \sim 80\ ℃$,当反应中产生较多 Mn^{2+} 后会自动催化,滴定速度也可逐渐加快。

(二) 高锰酸钾法测定有机化合物

在强碱性溶液中 MnO_4^- 还原后形成 MnO_4^{2-},此反应常用来测定某些有机化合物的含量。例如甘油的测定:将一定量的过量 $KMnO_4$ 溶液加入含有样品的 $2\ mol \cdot L^{-1}$ NaOH 溶液中,发生下列反应:

$$\begin{array}{l} H_2C{-}OH \\ | \\ HC{-}OH + 14MnO_4^- + 20\,OH^- {=\!=\!=} 3CO_3^{2-} + 14MnO_4^{2-} + 14H_2O \\ | \\ H_2C{-}OH \end{array}$$

待反应完成后,将溶液酸化,过量的 MnO_4^- 及还原产物 MnO_4^{2-} 用过量的 $Na_2C_2O_4$ 标准溶液还原为 Mn^{2+},过量的 $Na_2C_2O_4$ 再用 $KMnO_4$ 标准溶液滴定。

其他有机化合物如甲醇、甲酸盐、甲醚、戊糖、己糖、苯酚、柠檬酸、水杨酸等也可用类似方法测定。

二、碘量法

趣说化学
碘钟实验

碘量法是利用的 I_2 氧化性或者 I^- 的还原性进行氧化还原滴定的方法。由于碘单质在水中的溶解度很小,又具有挥发性,通常在碘溶液中加过量的 KI 使形成 I_3^- 配离子,既增加了碘的溶解度又降低了碘的挥发性。碘量法的半反应为

$$I_2 + 2e^- {=\!=} 2I^- \qquad \varphi^\ominus = 0.535\ V$$

(一) 直接碘量法

I_2 是一种较弱的氧化剂,只能与较强的还原剂如硫化物、亚硫酸盐、亚砷酸盐、维生素 C 等作用。用碘标准溶液直接滴定还原性物质的方法叫直接碘量法,又称碘滴定法。

直接碘量法只能在弱碱性、中性或弱酸性溶液中进行。若溶液的酸性太强,生成的 I^- 易被空气氧化。而若溶液的碱性太强,I_2 会发生如下副反应:

$$3I_2 + 6OH^- {=\!=} 5I^- + IO_3^- + 3H_2O$$

碘具有挥发性和腐蚀性,不宜用分析天平准确称量,故 I_2 标准溶液可用升华法制得的纯碘直接配制成近似浓度的溶液,然后进行标定。通常在配制 I_2 溶液时加入适量的 KI,这样既能增加其溶解度,还能降低其挥发性。直接碘量法可利用碘自身的黄色或加入淀粉作指示剂。

(二) 间接碘量法

I^- 是中等强度的还原剂,多种氧化剂如 O_2、O_3、H_2O_2、$Cr_2O_7^{2-}$、MnO_4^-、BrO_3^-、Cl_2、漂白粉等可将 I^- 氧化成 I_2,生成的 I_2 可用 $Na_2S_2O_3$ 标准溶液进行定量滴定,这种方法称为间接碘量法或滴定碘法。在实际工作中,间接碘量法的应用更为广泛。

间接碘量法须在中性或弱酸性溶液中进行。在强酸性溶液中,不仅 $S_2O_3^{2-}$ 易分解,I^- 也易被空气中的氧气缓慢氧化。在碱性溶液中还存在如下副反应:

$$3I_2+6OH^- \rightleftharpoons 5I^-+IO_3^-+3H_2O$$

$$4I_2+S_2O_3^{2-}+10OH^- \rightleftharpoons 8I^-+2SO_4^{2-}+5H_2O$$

间接碘量法也用淀粉作指示剂,须在近终点时加入。若过早加入指示剂,则当溶液中有大量 I_2 存在时,淀粉与 I_2 的牢固结合会导致滴定终点变化不敏锐。

（三）碘量法测定葡萄糖含量

在碱性条件下 I_2 发生歧化反应生成次碘酸钠,能把氧化葡萄糖分子中的醛基氧化成羧基,发生如下反应:

$$I_2+2OH^- === OI^-+I^-+H_2O$$

$$CH_2OH(CHOH)_4CHO+OI^-+OH^- === CH_2OH(CHOH)_4COO^-+I^-+H_2O$$

然后以 $Na_2S_2O_3$ 标准溶液滴定剩余的 I_2,通过计算可得葡萄糖的物质的量。

📘 科学家简介　盖-吕萨克

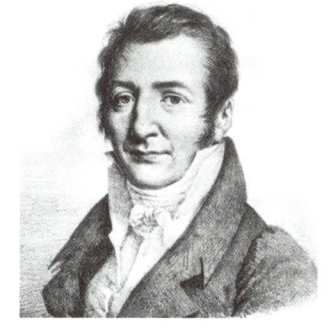

约瑟夫·路易·盖-吕萨克(Joseph Louis Gay-Lussac,1778—1850),法国化学家、物理学家。他发现了气体化合体积定律(盖-吕萨克定律),并提出"一切气体在同温同压下,在相同体积中含有相同数目原子"的假说,在化学原子分子学说的发展历史上起了重要作用。他发现了硼、碘等新元素,在化学上取得了巨大成就。

1833 年盖-吕萨克提出了著名的银量法。这个方法发表之后,引起了各国的极大注意。银量法比当时已应用了几百年的火试金法更加准确。在他生活的时代,炼金术还对化学起巨大影响。盖-吕萨克提出火试金法的分析结果偏低,使法国政府在金融上遭受过很大损失。法国造币厂为了考验他的说法,制造了一系列银合金标准样品,把它们分送到欧洲各国进行分析,并与盖-吕萨克的方法加以对比,结果充分证实了他的结论。因此,银量法很快被各国采纳并确定为标准方法。1835 年盖-吕萨克又发展了滴定次氯酸盐的新方法,改用亚砷酸为基准物,用靛蓝作指示剂。这也是第一个有记载的使用氧化还原指示剂的分析方法。随后,盖-吕萨克用硫酸滴定草木灰,又用氧化钠滴定硝酸银。这三项工作分别代表分析化学中的氧化还原滴定法、酸碱滴定法和沉淀滴定法。由于盖-吕萨克对滴定分析方法的建立和发展做出的巨大贡献,后人称其为"滴定分析之父"。

📖 习题

1. 判断下列数据的有效数字位数。

（1）0.010 48　（2）1.20×10^{11}　（3）pH = 7.40　（4）pK_a = 4.75

2. 进行下列运算,并给出适当位数的有效数字。

（1）1.2−0.11+10.211

（2）$\dfrac{1.2\times12.1\times121.1\times1\,000}{0.123\,4\times12.345}$

3. 说明滴定分析的化学反应须满足哪几个条件。

4. 说明误差与偏差、准确度与精密度的区别和联系。

5. 说出常用的酸碱指示剂及变色范围。

6. 称取基准物质无水碳酸钠 0.135 0 g，以甲基红为指示剂，标定 HCl 标准溶液的浓度，当消耗 HCl 标准溶液 25.02 mL 时，溶液恰好呈现橙红色，到达滴定终点，求 HCl 标准溶液的浓度。若用该 HCl 标准溶液标定 NaOH 溶液，消耗的 HCl 标准溶液的体积是 NaOH 溶液的 1.047 倍。求 NaOH 溶液的浓度。

第七章
网络自测
题

7. 配位滴定常用什么物质来配制 EDTA 标准溶液？酸度对配位滴定有何影响，如何在配位滴定过程中消除酸度影响？

8. 称取基准物质 $CaCO_3$ 0.230 0 g，用 HCl 溶液溶解后，定量转移到 250 mL 的容量瓶并定容。移取 25.00 mL，在 pH = 10 的体系中，以铬黑 T 为指示剂，用 EDTA 标准溶液滴定，消耗标准溶液 22.74 mL。求 EDTA 标准溶液的浓度。

9. 碘量法的指示剂是什么？为什么要临近终点加入？

10. 称取某 MnO_2 样品 0.500 0 g，加入 0.850 0 g $H_2C_2O_4\cdot2H_2O$ 及适量稀硫酸，加热至反应完全。用 45.00 mL 0.020 00 $mol\cdot L^{-1}$ $KMnO_4$ 溶液滴定过量的草酸至终点，求样品中 MnO_2 的质量分数。

第八章 分光光度法

分光光度法(spectrophotometry)是建立在物质对光的选择性吸收及光的吸收定律的基础上,对物质进行定性、定量分析的方法。分光光度法具有操作简便、快速、灵敏度高等特点,广泛应用于医学分析、药物分析、生化分析等方面。本章简要介绍分光光度法的基本原理、分光光度计和分光光度法的分析应用。

第八章
课件

第一节 分光光度法的基本原理

一、溶液对光的吸收与溶液的颜色

光是一种电磁波,具有波粒二象性。就其波动性而言,主要体现在光的干涉、衍射等现象,其波长 λ、频率 ν 和光速 c 在一定的介质中存在如下关系:

$$c = \lambda \nu$$

式中,频率 ν 的单位为赫兹(Hz),在真空中光速 c 约为 3×10^8 m·s^{-1}。

光同时又具有粒子性,主要体现在光电效应、光的吸收和发射等现象中。光的基本单位是光子,每个光子具有一定的能量,其关系式为

$$E = h\nu = \frac{hc}{\lambda}$$

式中,h 为 Planck 常量,它的数值是 6.63×10^{-34} J·s。从公式可知,光的能量取决于光的波长 λ 或频率 ν,波长越短,频率越高,光的能量越大。

如果按照波长或频率排列,则得到如图 8-1 所示的电磁波谱分区示意图。

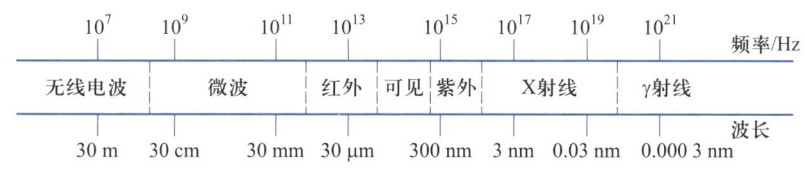

图 8-1 电磁波谱分区示意图

人眼能感觉到的光的波长在 $400 \sim 760$ nm,称为可见光,也称白光。白光是一种混

趣说化学
光与颜色

合光,若将白光通过棱镜,便可分解为红、橙、黄、绿、青、蓝、紫七种颜色的光。具有单一波长的光叫单色光。各种单色光的近似波长范围见图 8-2。

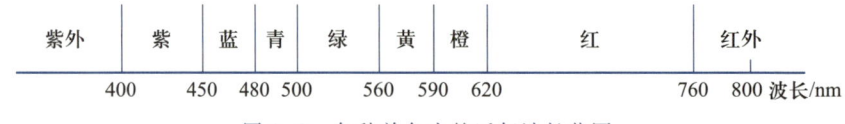

图 8-2   各种单色光的近似波长范围

实验证明,不仅七种颜色的光可以混合成白光,如果把两种适当颜色的光按一定的强度比例混合,也能得到白光,这两种颜色的光称为互补光,两种颜色称为互补色。图 8-3 中处于直线关系的两种颜色的光为互补光,如绿光和紫光互补,蓝光和黄光互补等。

当白光照射溶液时,由于溶液中的粒子(分子或离子)选择性地吸收某种颜色的光,所以溶液呈现不同的颜色。在白光照射下,如果光几乎全部被吸收,则溶液呈现黑色不透明;如果对白光几乎不吸收,则溶液无色透明;如果对各种不同波长的光选择性地吸收,溶液就呈现出透过光的颜色。例如,当可见光照射高锰酸钾溶液时,它主要吸收了白光中的绿色光而透过紫色光,因此高锰酸钾溶液呈现紫色。所有上述透过光和吸收光可两两互补而成白光,所以溶液呈现的颜色,实际上是它所选择性吸收光的互补色。物质对光的吸收有选择性,如果测定某溶液对不同波长单色光的吸收程度,可以通过缓慢地改变入射光波长 λ,并记录该物质溶液在每一波长处的吸光度 A(表示吸收光程度的量),然后以波长为横坐标,吸光度为纵坐标作图可得一条曲线,称为吸收曲线(也称吸收光谱)。如图 8-4 所示,图中由低向高的不同曲线分别代表浓度由低到高的高锰酸钾溶液的吸收曲线。光吸收程度最大处的波长称为最大吸收波长,常用 λ_{max} 表示,例如高锰酸钾溶液的 λ_{max} = 525 nm。

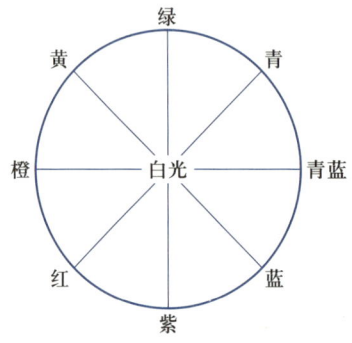

图 8-3   光的互补示意图

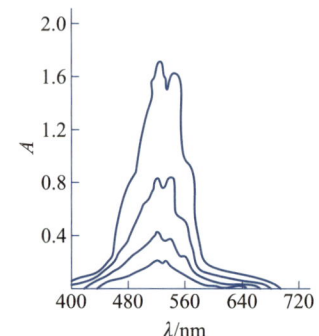

图 8-4   高锰酸钾溶液的光吸收曲线

由图 8-4 中可看出,同一物质不同浓度的溶液,其吸收曲线的形状基本一致,最大吸收波长不变。吸收曲线体现了物质的特性,不同物质的吸收曲线形状不同,因此可根据吸收曲线的形状和 λ_{max} 进行物质的定性分析。另外,浓度不同的同种物质,溶液的浓度越大,则吸光度 A 越大,可根据吸光度随浓度变化的关系进行物质的定量分析。因此,若在最大吸收波长处测定吸光度,进行物质分析,其灵敏度最高,若无干扰物质存在时,分光光度法一般总是选择最大吸收波长作为测定波长。

二、Lambert-Beer 定律

(一) Lambert-Beer 定律

当一束平行的单色光通过比色皿(光度分析时用于盛放待测溶液的装置)中的溶液时,光的一部分被溶液吸收,一部分被器皿的表面反射,一部分透过溶液,如图 8-5 所示。

问题互动
分光光度
法如何实
现定性和
定量分析

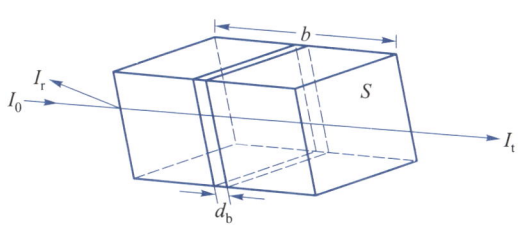

图 8-5　光通过溶液示意图

设入射光的强度为 I_0,被吸收光的强度为 I_a,反射光的强度为 I_r,透过光的强度为 I_t,则它们之间的关系为

$$I_0 = I_a + I_r + I_t \tag{8-1}$$

在分光光度法中,用来盛放试液和空白溶液的各个比色皿,要求其质量和厚度都相同。因此反射光强度 I_r 基本上不变,其影响可以相互抵消。这样式(8-1)可以改写成

$$I_0 = I_a + I_t \tag{8-2}$$

由式(8-2)可知,当入射光强度 I_0 不变时,若吸收光强度 I_a 大,则透过光强度 I_t 就变小;反之 I_t 就变大。

透过光的强度 I_t 与入射光强度 I_0 之比称为透光率(transmittance),又称透射比或透过率,用符号 T 表示

$$T = \frac{I_t}{I_0} \tag{8-3}$$

透光率 T 的负对数称为吸光度(absorbance),用符号 A 表示。A 值越大,溶液对光的吸收就越多。

$$A = -\lg T = \lg \frac{I_0}{I_t} \tag{8-4}$$

实验证明,溶液对光的吸收程度与溶液的组成标度、液层厚度及入射光波长等因素有关。如果保持入射光波长不变,则溶液对光的吸收程度与溶液的组成标度和液层厚度有关。Lambert 和 Beer 分别于 1760 年和 1852 年研究了光的吸收与溶液液层的厚度及溶液组成标度之间的定量关系,得到如下关系式:

$$A = -\lg T = kbc \tag{8-5}$$

式(8-5)即为 Lambert-Beer 定律(朗伯-比尔定律)的数学表达式,它是分光光度法的

基本定律,表明当一束单色光通过均匀的非散射的溶液时,其吸光度 A 与吸光物质浓度 c 和液层厚度 b 的乘积成正比,其中 k 为吸光系数(absorptivity),其数值的大小与物质的性质、入射光波长、溶剂种类及溶液温度等因素有关。当波长等其他因素一定时,只与物质的性质有关。k 的数值反映了吸光物质对光的吸收能力,数值越大表示物质对此波长的单色光的吸收能力越强,测量时的灵敏度就越高。

若溶液的组成标度 c 用物质的量浓度表示,液层厚度 b 以 cm 为单位时,则吸光系数称为摩尔吸光系数(molar absorptivity),常用符号 ε 表示,其单位为 L·mol^{-1}·cm^{-1}。此时式(8-5)表示为

$$A = \varepsilon bc \tag{8-6}$$

若溶液的组成标度以质量浓度 ρ 表示,即当 100 mL 溶液中含待测物质 1 g,液层厚度 b 为 1 cm 时,则吸光系数为比吸光系数(specific absorptivity),用 $E_{1\,cm}^{1\%}$ 表示,单位为 (100 mL)·g^{-1}·cm^{-1}。此时式(8-5)表示为

$$A = E_{1\,cm}^{1\%} b\rho \tag{8-7}$$

通常 ε 和 $E_{1\,cm}^{1\%}$ 值可从手册或文献中查到,也可通过实验测量求算。

例　已知某化合物的相对分子质量为 382,将此化合物用乙醇作溶剂配成浓度为 0.30 mmol·L^{-1} 的溶液,在 556 nm 波长处用 1.00 cm 吸收池测得透光率为 39.8%,求此化合物在 556 nm 波长处的摩尔吸光系数 ε 及比吸光系数 $E_{1\,cm}^{1\%}$。

解:由 Lambert-Beer 定律可得 $\varepsilon = \dfrac{A}{bc} = \dfrac{-\lg T}{bc}$

已知 $c = 0.30$ mmol·L^{-1},$b = 1.00$ cm,$T = 0.398$,将其代入得

$$\varepsilon_{556\,nm} = \frac{-\lg T}{bc} = \frac{-\lg 0.398}{1.00\ cm \times 3.00 \times 10^{-4}\ mol\cdot L^{-1}} = 1.33 \times 10^3\ L\cdot mol^{-1}\cdot cm^{-1}$$

$$E_{1\,cm}^{1\%} = \varepsilon_{556\,nm} \times \frac{10}{M} = \frac{1.33 \times 10^3\ L\cdot mol^{-1}\cdot cm^{-1} \times 10}{382\ g\cdot mol^{-1}} = 34.8\ L\cdot g^{-1}\cdot cm^{-1} = 348(100\ mL)\cdot g^{-1}\cdot cm^{-1}$$

(二)影响 Lambert-Beer 定律的因素

按照 Lambert-Beer 定律,吸光度 A 与浓度 c 之间的关系应该是一条通过原点的直线。事实上,常易发生偏离直线的现象。导致偏离的主要因素有光学因素、物理因素、化学因素等。

光学因素的影响主要是单色光不纯。Lambert-Beer 定律仅适用于单色光,而实际上得到的通常是包含一个狭小波长范围的谱带。若所含的波长范围越宽,则单色光越不纯。单色光不纯将导致吸光系数值改变,从而使测定结果发生偏离。其他光学因素如杂散光、散射光、反射光、非平行光等的影响,都会导致偏离 Lambert-Beer 定律。

物理因素的影响主要是吸光物质的溶液不均匀。如果溶液不均匀,例如形成胶体、乳浊液时,当入射光通过待测溶液后,除了一部分被溶液吸收外,还会有少部分光因折射、散射或反射而改变方向并损失,从而使透过光的强度减弱,实测的吸光度增加,导致偏离 Lambert-Beer 定律。另外当溶液的物质的量浓度很高时,吸光物质质点间的平均距离缩小到一定程度,邻近质点间的电荷分布都会互相受影响,从而改变它们对特定光的吸收能力,使吸光度与物质的量浓度之间的线性关系发生偏离。

化学因素的影响主要是溶液中吸光物质不稳定。溶液中溶质因浓度改变而发生

解离、缔合、溶剂化等现象,致使溶液的吸光度改变,发生偏离 Lambert-Beer 定律的现象。

第二节 分光光度计

一、分光光度计的基本结构

分光光度计类型很多,基本原理和结构均相似,主要由光源、单色器、吸收池、检测器、信号处理与显示器五个部分组成。光路可示意如下:

光源→单色器→吸收池→检测器→信号处理与显示器

(一)光源

分光光度计要求有能发射强度足够而且稳定的、具有连续光谱且发光面积小的光源(light source),以保证测量的重现性。

钨灯及碘钨灯能发射 350~2 500 nm 波长范围的连续光谱,最适宜的使用范围是360~1 000 nm,它们是可见光区的常用光源。

氢灯或氘灯能发射出 150~400 nm 波长范围的连续光谱,是紫外光区常用的光源。氘灯比氢灯发光强度大,现在仪器多用氘灯。

(二)单色器

单色器(monochromator)是将来自光源的复合光分出任意波长单色光的光学装置,是分光光度计的核心部件。单色器的主要组成部分如下。

入射狭缝:其作用是限制杂散光进入。

出射狭缝:其作用是把特定波长的光从单色器射出。

色散元件:它把混合光色散成为单色光,是单色器的核心部分,色散元件有棱镜和光栅,棱镜的精度在±(3~5) nm,光栅的精度在±0.2 nm,目前分光光度计大多采用光栅。

准直镜:其作用是把来自狭缝的光束转化为平行光束,并把来自色散元件的平行光束聚焦于出口狭缝上。

单色器的性能主要取决于色散元件棱镜和光栅的质量。

(三)吸收池

吸收池(absorption cell)又称比色皿(cuvette),它由无色透明、厚薄一致、能耐腐蚀的玻璃或石英材料制成,用于盛放分析样品。玻璃材料的吸收池只能用于可见光区,石英材料的吸收池则适用于可见光区和紫外光区。同一测定中使用的几个比色皿必须匹配,即在同一波长时,测定两只比色皿的透光度,其误差应在 0.2%~0.5%。

(四)检测器

检测器(detector)是测量单色光透过溶液后光强度变化的装置。常见的检测器有光电池、光电管、光电倍增管和光二极管阵列检测器。光电池只能用于谱带宽度较大的低档仪器。光电管与光电倍增管原理相似,结构上的差别是光电倍增管在光敏金属

动画
分光光度
计的基本
部件

的阴极和阳极之间还有几个倍增级,因而能大大提高仪器测量的灵敏度。光二极管阵列检测器属于光学多道检测器,是在晶体硅上紧密排列一系列光二极管,二极管数目越多,分辨率越高。

(五)信号处理与显示器

光电管输出的信号较弱,需要经过放大才能以某种方式将测量结果显示出来,信号处理过程中往往会包括一些数学运算。显示器可有电表指示、数字显示、荧光屏显示、结果打印及曲线扫描等。显示方式一般都有透光率与吸光度,有的可以转换成浓度、吸光系数等显示。

二、常见分光光度计的类型

分光光度计有许多种,若按波长类别分,有单波长分光光度计和双波长分光光度计;按光束类别分,有单光束分光光度计和双光束分光光度计;按工作波长范围分,有可见分光光度计、紫外及可见分光光度计、近红外分光光度计、红外分光光度计。

第三节　分光光度法的应用

分光光度法通常是对于能吸收紫外或可见光的物质溶液的测定方法,其能被广泛应用,除了操作简便、灵敏度高等优点外,最主要的原因是许多不吸收可见光的无色物质可以通过显色反应变成有色物质,使之能用分光光度法测定,而且又能提高测定的灵敏度和选择性。为了提高分光光度法测定的灵敏度和准确度,减少分析误差,必须选择合适的显色反应和分析条件。

一、显色反应和分析条件

(一)显色反应

许多待测试液需加入一定试剂经化学反应后生成有色物质或在特定光区有吸收的物质,这样的化学反应称为显色反应(color reaction),加入的试剂称为显色剂(chromogenic reagent)。显色反应有多种类型,如配位反应、氧化还原反应、缩合反应等。选择合适的显色剂是提高分光光度法灵敏度和准确度的前提条件。

1. 对显色反应的要求

(1)选择性好。一种显色剂最好只与一种待测组分起显色反应,或显色剂与待测组分和干扰离子生成的有色物质的吸收峰相隔较远,以减少共存物质的干扰。

(2)灵敏度高。由于分光光度法一般用于测定微量组分,灵敏度高的显色剂有利于微量组分的测定。灵敏度的高低可用显色后生成的有色物质的摩尔吸光系数来衡量,摩尔吸光系数越大,灵敏度就越高。摩尔吸光系数一般要求在 $10^3 \sim 10^5$ L·mol^{-1}·cm^{-1},才能保证足够的灵敏度。

(3)稳定性好。显色反应产物必须有足够的稳定性,以保证所测吸光度的重现性。

（4）生成的显色反应产物与显色剂之间应有明显的颜色差别,显色剂在测定波长处无明显吸收,以减小显色剂对测定的干扰。

（5）显色反应产物必须有确定的组成,与待测物质之间必须有确定的定量关系,以保证反应产物的吸光度准确反映待测物质的含量。

（6）显色反应的条件易于控制,如果条件要求过于严格,则难以控制,测定结果的重现性就差。

2. 影响显色反应的因素

显色反应能否完全满足微量组分的测定,选择合适的显色剂是关键,控制好显色反应的条件也十分重要。如果显色条件不合适,将影响测定结果的准确度。

（1）显色剂的用量　　为了保证显色反应尽可能地进行完全,一般需要加入过量显色剂。但有些显色反应,显色剂加入太多反而会引起副反应,对测定不利。标准溶液和待测溶液中的显色剂用量必须相等,以免引起误差。

（2）溶液的酸碱度　　许多有色物质的颜色随溶液中的氢离子浓度而改变。溶液的酸碱度对显色剂、待测金属离子以及有色配合物的组成都有较大的影响。实际工作中,一些对溶液酸碱性敏感的反应,常用缓冲溶液来控制溶液的 pH。

（3）显色时间　　由于反应速率不同,完成反应的时间往往具有较大差异。对于显色反应时间的选择,需要通过实验确定。例如,在显色后每隔一段时间测一次吸光度,测量多次,从所得吸光度-时间曲线上找到显色稳定的时间范围,确定最适宜的时间。

（4）显色温度及其他条件　　一般情况下,多数显色反应能在室温下进行。有些显色反应,如氧化还原反应、缩合反应等,常需考虑温度,要通过实验来确定适当的温度。另外见光易变质的产物,放置过程中应避光;易受空气中组分干扰的,应密闭放置。

（二）分析条件的选择

1. 波长的选择

入射光波长对分析的灵敏度、准确度和选择性有很大影响。在溶液中无干扰物质存在时应根据最大吸收的原则,在最大吸收波长 λ_{max} 下进行测定。如果 λ_{max} 处有共存组分干扰时,则应考虑选择灵敏度稍低但能避免干扰的入射光波长。

2. 控制适当的吸光度范围

根据研究,当吸光度 A 在 $0.2 \sim 0.7$,相对误差较小,是测量较适宜的范围。实际工作中常通过调节溶液的浓度,选择不同厚度的比色皿,使吸光度在此范围。

3. 选择适当的参比溶液

参比溶液也叫空白溶液。在测定溶液的吸光度时,常利用参比溶液调节仪器的零点,消除由于比色皿壁及溶剂或其他有色物质对入射光的反射和吸收带来的误差。可根据不同情况选用不同的参比溶液,使测得吸光度能真正反映待测物质的组成。常用的参比溶液有溶剂空白、试剂空白、样品空白、平行操作空白等。

二、标准曲线的绘制及样品的测定

根据 Lambert-Beer 定律,在入射光一定和液层厚度固定的条件下,物质的吸光度与浓度之间呈线性关系。通常 ε 和 $E_{1cm}^{1\%}$ 值可从手册或文献中查到,可根据测得的吸

微课
标准曲线法

光度求出待测物质的浓度。这种样品的定量测定方法称为吸光系数法。

　　吸光系数法进行样品定量测定不是任何情况下都能适用。特别是在单色光不纯的情况下,测得的吸光度值随仪器不同而在一个相当大的范围内变化不定,应用上述方法将产生很大误差。但若是固定某台仪器,确定其工作状态和测定条件,则浓度与吸光度之间的关系在很多情况下仍然呈线性关系或近于线性的关系。此时式(8-5)可表示为

$$A = k'c \tag{8-8}$$

式中的 k' 已不再是物质的常数,只是个别具体条件下的比例常数,不能互相通用。根据式(8-8)的关系进行定量测定是分光光度法中较简便易行的方法,需要在测定样品前绘制标准曲线或计算回归直线方程,这种方法称为标准曲线法。

　　标准曲线的绘制通常取标准品配成一系列不同组成标度的标准溶液,置于质量和厚度相同的比色皿中,在最大吸收波长 λ_{max} 下,逐一测定它们的吸光度。然后以组成标度为横坐标,吸光度为纵坐标作图,得到一条通过原点的直线,这条直线称为标准曲线,又称工作曲线。图8-6是维生素C的标准曲线。在相同条件下测定样品溶液的吸光度,根据样品溶液的吸光度值,就可以从标准曲线上查出与此对应的样品溶液的浓度。也可用回归直线方程计算样品溶液的浓度。

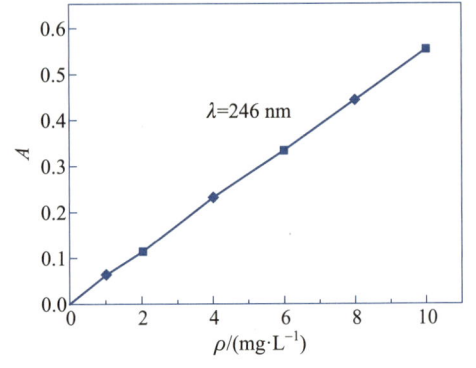

图8-6　维生素C的标准曲线

　　标准曲线法是根据一系列数据作出的直线,所得结果准确,可以消除单色光不纯时不同仪器测量所带来的误差,也可消除溶液配制及测量过程中的偶然误差。因仪器之间存在着性能差异,在更换仪器或经维修及重新校准波长后,以及其他分析条件改变情况下,必须重新绘制标准曲线。

案例8-1　血清乳酸脱氢酶的测定

　　乳酸脱氢酶(lactate dehydrogenase,LDH)广泛存在于人体的各种组织中,其中以肝、肾、心肌、骨骼肌、胰腺和肺中为最多。这些组织中酶活力约比血清中高1 000倍。所以当少量组织坏死时,该酶即释放入血,而使血清中酶活力明显升高。因此血清乳酸脱氢酶活力的测定可用于心肌梗死、肝病和某些恶性肿瘤的辅助诊断。

　　乳酸脱氢酶在辅酶Ⅰ(NAD)的递氢作用下,使乳酸脱氢生成丙酮酸,反应式如下:

$$
\begin{array}{ccc}
\text{COOH} & & \text{COOH} \\
| & \xrightarrow[\text{乳酸脱氢酶}]{\text{NADH}+\text{H}^+ \quad \text{NAD}^+} & | \\
\text{CHOH} & & \text{C}=\text{O} \\
| & & | \\
\text{CH}_3 & & \text{CH}_3 \\
\text{乳酸} & & \text{丙酮酸}
\end{array}
$$

　　如果加入2,4-二硝基苯肼与丙酮酸作用,可生成丙酮酸二硝基苯腙,在碱性溶液中显棕色(λ_{max} 为440 nm)。利用此反应原理,采用分光光度法可对血清乳酸脱

氢酶的活力进行定量测定。测定中常采用丙酮酸作标准,在 440 nm 处测量吸光度,求出丙酮酸生成量以表示酶的活力。

问题:

(1) 血清乳酸脱氢酶测定的原理是什么?

(2) 分光光度计类型较多,血清乳酸脱氢酶测定可选择哪类分光光度计?

案例 8-2　血清白蛋白的测定

血清白蛋白(serum albumin,ALB)是血液中多种物质重要的结合物与运输蛋白,并且是维持血浆胶体渗透压的主要组分,血清白蛋白浓度可反映机体全身状态,临床上,急性脱水时白蛋白浓度升高;而在肾病综合征、重症肝病、急性感染、手术后以及先天性白蛋白缺乏等症中,血清白蛋白浓度会降低。因此,准确测定血清中白蛋白的含量将给疾病的诊断、疗效观察及预后判断提供重要的参考依据。

血清白蛋白在 pH=4.2 的缓冲液中带正电荷,在非离子表面活性剂聚氧化乙烯月桂醚(Brij-35)存在时,可与带负电荷的染料溴甲酚绿结合,形成白蛋白-溴甲酚绿复合物,呈蓝绿色(λ_{max} 为 628 nm)。测定采用同样处理的白蛋白标准溶液的吸光度,绘制标准曲线,在 628 nm 处测量待测溶液的吸光度,求出白蛋白的浓度。

问题:

(1) 血清白蛋白测定的原理是什么?

(2) 还有哪些分光光度法应用于血清白蛋白测定?

三、分光光度法的应用实例

(一) 全血中铁含量的测定

成年人体内铁的含量为 4~5 g,其中 70%~75%存在于血红蛋白、肌红蛋白及多种酶中,具有生理活性。有 25%~30%的铁以铁蛋白质的形式存在。因此,全血中铁含量的测定,首先需要先将各种形式的铁转化为游离的铁离子。通常用硝化法,得到游离 Fe^{3+},用钨酸沉淀除去蛋白质,取无蛋白的滤液,在一定条件下加 KSCN 显色剂,生成血红色配合物,反应式为

$$Fe^{3+}+2SCN^{-} \Longrightarrow [Fe(SCN)_2]^{+}$$

在 485 nm 波长处测量吸光度,与标准溶液比较,求出含量。

(二) 盐酸氯丙嗪的鉴别及片剂、注射液含量测定

盐酸氯丙嗪是吩噻嗪类的代表药物,为中枢多巴胺受体的阻断剂,临床上主要用于治疗精神分裂症、躁狂症或其他精神病性障碍,也可用于各种原因所致的呕吐或顽固性呃逆。其分子结构如下:

趣说化学光与医学

1. 鉴别

《中国药典》(2020 年版)利用分光光度法鉴别盐酸氯丙嗪的具体操作如下：取本品，加盐酸溶液(取 9 mL 浓盐酸加入水中，定容到 1 000 mL)制成每 1 mL 中含 5 μg 盐酸氯丙嗪的溶液，按照分光光度法(《中国药典》(2020 年版)三部通则 0401，下同)测定，在 254 nm 与 306 nm 的波长处有最大吸收，在 254 nm 波长处其吸光度约为 0.46。

2. 含量测定

《中国药典》(2020 年版)利用盐酸氯丙嗪结构中硫氮杂蒽母核在 254 nm 波长处有最强紫外吸收的特性，选择分光光度法对氯丙嗪片剂、注射液进行含量测定。具体操作分别如下。

(1) 盐酸氯丙嗪片含量测定　避光操作。取本品 10 片，除去包衣后，精密称定，研细，精密称取适量(约相当于盐酸氯丙嗪 10 mg)，置 100 mL 容量瓶中，加 HCl 溶液(9→1 000)70 mL，振摇使盐酸氯丙嗪溶解，用 HCl 溶液(9→1 000)稀释至刻度，摇匀，过滤，精密量取续滤液 5 mL，置 100 mL 容量瓶中，加 HCl 溶液(9→1 000)稀释至刻度，摇匀，按照分光光度法，在 254 nm 的波长处测定吸光度，按 $C_{17}H_{19}ClN_2S \cdot HCl$ 的 $E_{1\,cm}^{1\%}$ 为 915(100 mL) $\cdot$ g^{-1} $\cdot$ cm^{-1} 计算，即得。

(2) 盐酸氯丙嗪注射液含量测定　避光操作。精密量取本品适量(约相当于盐酸氯丙嗪 50 mg)，置 200 mL 容量瓶中，加 HCl 溶液(9→1 000)至刻度，摇匀；精密量取 2 mL，置 100 mL 容量瓶中，加 HCl 溶液(9→1 000)至刻度，摇匀，按照分光光度法，在 254 nm 的波长处测定吸光度，按 $C_{17}H_{19}ClN_2S \cdot HCl$ 的 $E_{1\,cm}^{1\%}$ 为 915(100 mL) $\cdot$ g^{-1} $\cdot$ cm^{-1} 计算，即得。

科学家简介　钱永健

钱永健(Roger Yonchien Tsien，1952—2016)，美籍华裔生物化学家，美国国家科学院院士，美国国家医学院院士，美国艺术与科学院院士，曾任圣地亚哥加利福尼亚大学生物化学及化学系教授。1952 年生于美国纽约，祖籍浙江杭州，2016 年在美国俄勒冈州去世，享年 64 岁。

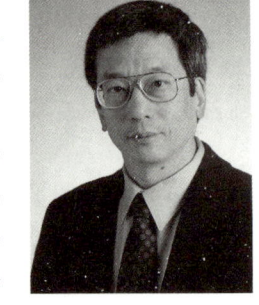

1968 年，年仅 16 岁的钱永健就以金属如何与硫氰酸盐结合为题获美国西屋科学天才奖，20 岁获得哈佛大学化学及物理学最优等学士学位，25 岁获得英国剑桥大学生理学博士学位。1994 年钱永健开始研究绿色荧光蛋白(GFP)，凭借化学与生物学方面的天分，钱永健找到了让绿色荧光蛋白更亮更能持久发光的方法，阐明其发光原理，并创造出了更广泛的荧光蛋白色彩，包括黄、蓝、橙等颜色，这为同时追踪多种生物细胞变化的研究奠定了基础，为细胞生物学和神经生物学发展带来一场革命。目前绿色荧光蛋白已经成为研究当代生物学的重要工具。鉴于钱永健与日裔美国科学家下村修、美国科学家马丁·查尔菲三人在发现绿色荧光蛋白方面取得的突出成就，三人共同被授予 2008 年度的诺贝尔化学奖。

习题

1. Lambert-Beer 定律的物理意义是什么？什么是透光率？什么是吸光度？二者之间的关系是什么？

2. 导致 Lambert-Beer 定律吸光度 A 与浓度 c 线性关系发生偏离的主要因素有哪些？

3. 某一化合物在 H_2SO_4 溶液中的 λ_{max} 为 460 nm，其 ε 为 1.7×10^4 L·mol^{-1}·cm^{-1}，摩尔质量为 314.47 g·mol^{-1}。溶液盛于 2 cm 吸收池中测定含量，求适宜的浓度范围（μg·mL^{-1}）。

4. 称取 0.06 g 某维生素 C 样品，溶于 100 mL 的 0.005 mol·L^{-1} H_2SO_4 溶液中，再准确量取此溶液 1.00 mL 稀释至 50 mL，取此溶液于 1 cm 吸收池中，在 λ_{max} 245 nm 处测得 A 值为 0.558，求该样品中维生素 C 的质量分数。$[E_{1\,cm}^{1\%}=560\,(100\,mL)\cdot g^{-1}\cdot cm^{-1}]$

5. 某药物在 320 nm 波长处有最大吸收，摩尔吸光系数 ε 为 2.60×10^4 L·mol^{-1}·cm^{-1}，精密称取药物 0.854 0 g 配制成 1 L 溶液，取 1.00 mL 稀释到 100.0 mL 后盛于 1.00 cm 吸收池，测得该溶液的吸光度为 0.520，试计算该药物的相对分子质量。

第八章
网络自测题

第九章　有机化合物概述

第九章
课件

　　有机化合物(organic compound),简称有机物,指碳氢化合物及其衍生物。丰富多彩的自然界和生命体的存在都离不开有机化合物,构成生命体的蛋白质、核酸和糖类都是有机大分子,药物分子也以有机化合物为主。研究有机化合物的化学称为有机化学(organic chemistry)。本章简要介绍有机化学和有机化合物的概念,并对组成有机化合物的化学键,有机化合物的表示方法、分类,以及有机化学反应的基本类型进行阐述。

第一节　有机化合物与有机化学

一、有机化合物与有机化学基本概念

科学家简介
维勒

　　有机化合物与人类的生产、生活息息相关,比如人们熟知的蔗糖、淀粉、脂肪、蛋白质等都是有机化合物。人类很早就开始接触有机化学和有机化合物,如酿酒、制糖、染料香料提取等工艺中,就涉及许多有机化学反应。18世纪后期,人们分别从葡萄汁、柠檬汁、尿素和酸牛奶中获得酒石酸、柠檬酸、尿酸及乳酸。由于当时对自然认识的局限,许多科学家认为只有在有生命的动、植物体中才能合成有机化合物。然而1828年德国化学家 F. Wöhler 用加热无机化合物氰酸铵的方法获得了有机化合物尿素,这个具有划时代意义的实验使人们第一次人工实现了由无机化合物合成有机化合物,为近代有机化合物概念的建立奠定了基础。

$$NH_4NCO \xrightarrow{\triangle} (NH_2)_2CO$$

　　此后,乙酸(1845年德国化学家 H. Kolber)、油脂(1854年法国化学家 M. Berthelot)等越来越多的有机化合物相继在实验室合成出来,人们根据越来越多的有机合成事实,确立了有机化合物的新概念,即碳氢化合物及其衍生物称为有机化合物,此时的"有机"二字已不再与"生命力"学说关联,但是碳及其简单的化合物如二氧化碳、碳酸盐等仍属于无机化合物。有机化学则是研究有机化合物的制备、命名、结构、性质、应用及有机化合物间转化规律和理论的科学。

在有机化学发展的早期，人们获得有机化合物的途径主要是从动植物中提取分离，因此研究的对象主要来源于动、植物体的有机化合物。19世纪中期到20世纪初期，煤成为有机化合物的主要来源，煤焦油经加工后可分离提纯出多种产品。20世纪40年代前后，石油成为有机化合物最重要的来源，石油馏分可以加工成多种有机合成必需的原料，促进了橡胶、塑料和纤维的合成与应用，并使得与有机化学密切相关的高分子化学学科迅速发展。

趣说化学
"有机"的含义

随着有机化学研究的深入，根据研究工作的侧重点不同，有机化学又衍生出多个分支学科，如天然有机化学、有机合成、元素有机、物理有机、有机分析、生物有机等。天然有机化学主要研究来源于自然界动、植物体内的有机化合物；有机合成主要研究从相对简单或易得的原料经化学反应合成有机化合物，是一个创新性很强的分支学科；物理有机化学则运用现代物理、物理化学、量子力学的理论和概念研究有机化合物的结构、性能及反应机理；有机分析研究有机化合物的分离、鉴定、含量测定及分子结构分析方法；生物有机则主要研究蛋白质、核酸、多糖等有机生物大分子及生物大分子与小分子化合物的相互作用等相关内容。

二、有机化合物的特征

有机化合物组成相对简单，主要元素是碳、氢，其余常见的有 O、N、S、P 及卤素等为数不多的元素，所以有机化合物的种类并不多，但其数目庞大，目前已发现的有机化合物已达几千万种，且不断有新的有机化合物被发现或者人工合成出来，而由其余 100 多种元素组成的无机化合物尚不足十万种。有机化合物种类如此之多的原因在于 C 原子外层有四个电子，可与 C、H、O、N、P、S、卤素原子等通过共用电子对形成四个共价键。C 原子间相互结合形成有机化合物分子骨架，骨架的连接方式也多种多样，不仅可以形成 C—C 单键，还可以形成 C=C 双键或 C≡C 三键；不仅可形成直链，还可形成支链或者相互连接形成环状化合物等。

有机化合物与无机化合物之间并没有绝对的界限，但由于碳元素在元素周期表中的特殊位置，使得大多数有机化合物在组成、结构、性质等方面具有一些不同于无机化合物的共同特点。

1. 同分异构现象普遍

同分异构（isomerism）是指化合物的分子组成相同而结构不同。有机化合物中碳原子和碳原子之间，或者碳原子与其他元素原子间存在不同的结合方式和排列顺序，这样许多有机化合物虽然分子式相同，但结构不同，性质也不相同。同分异构包括由于分子中原子或基团连接顺序不同而产生的构造异构，以及原子或基团的结合顺序相同但在空间的相对位置不同而产生的立体异构。如分子式为 C_2H_6O 的有机化合物既可以是乙醇（CH_3CH_2OH），也可以是甲醚（CH_3OCH_3），二者的理化性质都不相同。同分异构现象的普遍存在是有机化合物数目庞大的重要原因之一。

2. 热稳定性差，容易燃烧

与无机化合物相比，除少数有机化合物（如可用作灭火剂的 CCl_4 等）外，大多数有机化合物对热不稳定，遇热易分解或燃烧，加热后易碳化变黑，完全燃烧后生成二氧化碳和水,不留残渣,这一特点可用于区别有机化合物和无机化合物。

3. 熔点较低

有机化合物的熔点通常低于无机化合物,大多在 300 ℃ 以下。常温下,有机化合物常以气体、液体或低熔点固体形式存在。无机化合物的熔点通常较高。

4. 难溶于水,易溶于有机溶剂

由于大部分有机化合物为弱极性或非极性分子,因此在乙醇、乙醚、丙酮、苯等有机溶剂中容易溶解,而在极性的水中难溶或不溶。但当有机化合物分子与水分子间可形成氢键等相互作用时,在水中的溶解度会增大。

5. 反应速率较慢,常伴随副反应

与无机化合物的反应速率较快、副反应较少相比,有机化合物的反应速率相对较慢,常需采用加热、添加催化剂、光照等方法加速反应的进行,且反应过程相对较复杂:相同条件下,往往同时生成不同的产物,或者同一反应在不同条件下也得到不同的产物。所以在书写有机反应式时,通常用箭头表示由反应物生成产物,而无机反应式中则多用等号。

三、有机化学与生命科学和医学的关系

有机化学是生命科学、医学的基础,人类认识生命、解释生命现象离不开有机化学知识,预防疾病、治疗疾病、新药物的开发更需要有机化学的支持。有机化学的发展和取得的成就,为生命科学和现代医学的研究和发展提供了强有力的支持,而生命科学和医学也不断为有机化学的发展提出新的启示和研究内容。

生命体是由有机大分子构成的,包括蛋白质、核酸、糖类、脂类等,它们是构成和维持生命体的基础物质。J. Watson 和 F. Crick 提出的 DNA 双螺旋结构模型被认为是 20 世纪最伟大的成就之一;Merrifield 发明的多肽固相合成法使得人们可以根据需要合成多肽、蛋白质;核酸的人工合成也是基于有机磷化学反应原理;胰岛素的发现和人工合成在医学史上具有里程碑式意义。有机化学的新进展已成为人们认识生命、推动生命科学发展的强劲动力。

从诞生之日起,人类对生命奥秘的探索及与疾病和衰老死亡的斗争始终相伴,而有机化学则是药物开发和应用的重要基石。目前有机小分子化合物在疾病治疗药物中仍占主导地位,药物分子设计、化学合成、构效关系、药物与靶标的作用等方面的研究,都涉及有机合成与物理有机的原理方法。甾族化合物和维生素的结构确证与合成、吗啡等生物碱的全合成、催产素等生物活性小肽的合成等都是人类在治疗疾病、挽救生命过程中取得的突出成果。虽然目前医学、药学取得了长足进展,但人类仍面临各种疾病的威胁,迫切需要推进新药的研发,对已产生抗药性的药物需研究新的替代药物,而近年来对基因起调控作用的有机小分子或生物大分子的模拟物的合成与研究,给有机化学家们提供了新的研究课题,并将创造出新的结构多样化的药物。

案例 9-1　抗疟疾药——青蒿素

　　奎宁类药物曾是治疗疟疾最有效的药物,但抗药性的产生降低了其临床使用疗

效,而青蒿素类抗疟疾药物的发现是人类抗疟疾史上继奎宁之后的又一里程碑式事件,是我国科学家在 20 世纪 70 年代自主研究开发的杰出成果之一。青蒿素是含过氧基团的倍半萜内酯药物(结构见图 9-1),分子式 $C_{15}H_{22}O_5$,是从我国民间治疗疟疾的草药黄花蒿中分离出来的有效单体,自 20 世纪 80 年代批准生产以来,挽救了数百万疟疾患者的生命。青蒿素的发现、提取、分离、结构测定等都与有机

图 9-1　青蒿素的结构

化学密切相关,随后科学家们又研发出蒿甲醚、青蒿琥酯、双氢青蒿素等青蒿素衍生物。至今,青蒿素的全合成、青蒿素作用机制的探索仍是有机合成领域、化学生物学领域具有挑战性的课题。

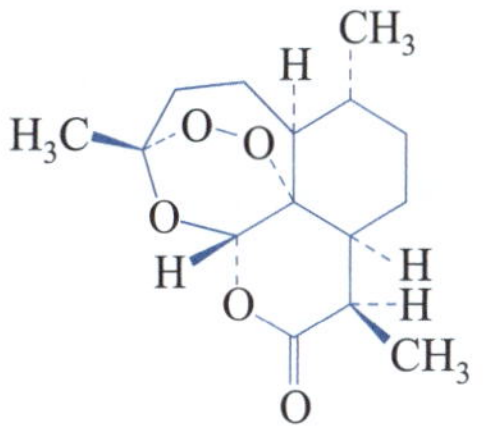

案例 9-2　与生命科学、医学相关的诺贝尔化学奖

化学,尤其是有机化学,与生命科学、医学的关系日益紧密。诺贝尔奖的科学奖项每年颁给在科学上有高度创新性、获得突破性研究成果的科学家,一直受到国际科学界极大关注,其中诺贝尔化学奖获得者的研究工作在很大比例上与生命科学和医学直接相关。表 9-1 所示为 2012 年以来,与生命科学、医学相关的诺贝尔化学奖的获得者及其主要研究成果。可见,化学与生命科学、医学不断趋向于交叉融合、共同发展、相互促进,为人类探索生命的奥秘和解决面临的挑战提供理论和方法。

表 9-1　2012 年以来与生命科学、医学相关的诺贝尔化学奖的获得者及其主要研究成果

年度	获奖者	主要研究成果
2012	Robert J. Lefkowitz(美), Brian K. Kobilka(美)	对 G 蛋白偶联受体的研究
2015	Tomas Lindahl(瑞典), Paul Modrich(美), Aziz Sancar(土)	DNA 修复的细胞机制研究
2017	Jacques Dubochet(瑞士), Joachim Frank(美), Richard Henderson(英)	研发出冷冻电镜,用于溶液中生物分子结构的高分辨率测定
2018	Frances H. Arnold(美), George P. Smith(美), Sir Gregory P. Winter(英)	酶的定向演化以及用于多肽和抗体的噬菌体展示技术
2020	Emmanuelle Charpentier(法), Jennifer A. Doudna(美)	基因组编辑方法 CRISPR/Cas9
2022	Carolyn R. Bertozzi(美), Morten Meldal(丹麦), K. Barry Sharpless(美)	点击化学和生物正交化学

第二节　有机化合物的结构

一、组成有机化合物的化学键——共价键

碳是有机化合物中的主要组成元素,位于元素周期表第二周期第四主族,最外层有四个电子,不容易失去电子也不容易得到电子,成键时通常会通过共用电子对的形式形成共价键,因此有机化合物分子中原子之间主要通过共价键结合。在形成分子的过程中,一个碳原子可以提供四个电子与其他原子形成共价键。

如果两个原子间通过一个价键结合,这个键称为单键,即 σ 键;如果两个原子间通过两个价键或者三个价键互相结合,则称为双键或三键。其中双键包含一个 σ 键和一个 π 键,而三键包含一个 σ 键和两个 π 键。例如:

$$\underset{\text{乙烷}}{H-\overset{\overset{\displaystyle H}{|}}{\underset{\underset{\displaystyle H}{|}}{C}}-\overset{\overset{\displaystyle H}{|}}{\underset{\underset{\displaystyle H}{|}}{C}}-H}\qquad\underset{\text{乙烯}}{\overset{\overset{\displaystyle H}{}\quad\overset{\displaystyle H}{}}{C=C}\underset{\underset{\displaystyle H}{}\quad\underset{\displaystyle H}{}}{}}\qquad\underset{\text{乙炔}}{H-C\equiv C-H}$$

上述有机化合物中,乙烷、乙烯、乙炔分子中两个碳原子之间分别通过碳碳单键、双键、三键相连,连接碳原子的键的类型不同,它们的理化性质也不相同。

共价键的强弱和成键原子间的空间位置常采用键能、键长、键角及键的极性等键参数来描述。

键能是从能量的角度衡量共价键强弱的重要参数,其大小决定分子的稳定性。需要注意多重键的键能不等于相应单键键能的简单倍数,因为单键一般指双原子之间的普通 σ 键,而多重键既包含 σ 键又包含 π 键。表 9-2 中列出了常见共价键的键能数据。

表 9-2　常见共价键的键能和键长

键	键能/($kJ \cdot mol^{-1}$)	键长/pm	键	键能/($kJ \cdot mol^{-1}$)	键长/pm
C—C	346	154	C=C	610	134
C—H	413	109	C≡C	835	120
C—O	360	143	C=O	737	122
C—N	306	147	C=N	615	128
C—F	460	141	C≡N	892	116
C—Cl	335	177	N—H	391	103
C—Br	289	191	O—H	463	96
C—I	230	212			

键长也是衡量共价键强弱的重要参数。一般键长越短,键越牢固。表 9-2 中列出了常见共价键的键长。通常 A=B 双键的键长为 A—B 单键键长的 85% ~ 90%,

A≡B 三重键的键长为 A—B 单键键长的 75%~80%。同一种键在不同分子中的键长相近。

键角则是反映分子空间结构的重要参数之一。键角的大小与中心成键原子的杂化形式有关,如甲烷、乙烯、乙炔分子中碳原子分别采用 sp^3、sp^2、sp 方式杂化,碳原子上相邻两个 σ 键之间的夹角分别为 109°28′、120°、180°,所以甲烷、乙烯和乙炔分子分别呈正四面体形、平面形和直线形。

在描述共价键时常常会提到键的极性,键的极性是由成键原子的电负性不同而引起的,电负性差值越大,键的极性越大。键的极性与有机化合物的理化性质密切相关,影响有机化合物的熔点、沸点、溶解度等,还决定化学反应的部位和反应类型,甚至还会影响到与之相邻的化学键的反应活性。

二、有机化合物分子结构的表示方法

对于有机化合物,由于同分异构现象普遍存在,有机化合物的分子式仅能反映其元素组成,并不能确切地代表某个有机化合物。有机化合物中原子之间主要通过共价键结合,在形成分子的过程中,原子尽可能沿着原子轨道最大重叠的方向成键,以使形成的共价键更为稳定,即共价键具有方向性,因此形成的有机化合物具有一定的空间结构。

为了形象地表示有机分子的三维立体结构,可以借助各种模型。最常使用的模型有两种,一种是球棍模型,采用不同颜色的小球代表不同的原子,小球之间以短棍相连代表原子之间形成的键;另一种是 Stuart 模型,是按照各原子半径和键长数据的比例,结合键角设计出来的模型,因此又称为比例模型。Stuart 模型中原子连接紧密,可以更准确地描述出分子中原子之间的空间关系。图 9-2(a)(b)分别为甲烷分子的球棍模型和比例模型。

(a) 球棍模型　　　　　　　　　　(b) 比例模型

图 9-2　甲烷分子的空间结构模型

除此以外,为了在平面上表示中心原子(碳原子或其他原子如氧、氮原子等)上各键的空间立体结构,还可用楔线式表示,即用细实线“—”表示在纸平面上的键,楔形实线“━”表示伸向纸平面前方的键,楔形虚线“┈”表示伸向纸平面后方的键,这些键连接的原子或基团也就分别在纸面上、纸面前方或者纸面后方。图 9-3 为甲烷分子的楔线式表示方法。

日常书写中,为了更方便地在二维纸平面上准确地表示有机化

图 9-3　甲烷分子
的楔线式表
示方法

合物,通常采用构造式、构造简式和键线式等几种书写方法。

构造式表示分子中各原子的连接顺序及结合方式,是用一根短线表示一个共价键,将有机化合物分子中每个原子的成键情况表示出来;构造简式是在构造式的基础上,省略表示碳氢键的短线,也可省略碳碳单键短线,还可合并相同的部分;键线式也是用一根短线表示一个共价单键(双线代表双键,三线代表三键),相邻键间呈一定角度,但碳原子与连在碳原子上的氢原子的符号都不写出(其他元素不可省略),只表示出碳碳键以及与碳原子相连的其他原子或基团,键线式中的每个拐点和端点均表示一个碳原子(甲烷、乙烷、乙烯、乙炔一般不用键线式)。几种有机化合物的表示方法如表9-3所示。

表9-3   几种有机化合物的结构表示方法

有机化合物名称	构造式	构造简式	键线式
正己烷 C_6H_{14}	H—C—C—C—C—C—C—H (各碳上下连H)	$CH_3CH_2CH_2CH_2CH_2CH_3$ $CH_3(CH_2)_4CH_3$	
己-2-烯 C_6H_{12}	H—C—C=C—C—C—C—H	$CH_3CH=CHCH_2CH_2CH_3$	
己-2-炔 C_6H_{10}	H—C—C≡C—C—C—C—H	$CH_3C\equiv CCH_2CH_2CH_3$	
己酸 $C_6H_{12}O_2$	H—C—C—C—C—C—C=O—O—H	$CH_3CH_2CH_2CH_2CH_2COOH$	

第三节 有机化合物的分类

有机化合物数目繁多,为便于学习与研究,阐明有机化合物结构与性质间的关系,以及有机化合物之间的相互联系,需对有机化合物进行科学的归纳与分类。分类主要有两种方法,一种是按碳原子的连接方式(碳架)分类,一种是按有机化合物结构中的官能团分类。

一、按碳架分类

有机化合物的碳架即由碳原子构成的骨架,按碳架的结构可分为链状化合物和环状化合物。

（一）链状化合物

在这类化合物中,碳原子相互连接成链状结构,例如:

$$H_3C—CH_2—CH_2—CH_3$$
正丁烷

$$H_3C—CH=CH—CH_2—CH_2—CH_3$$
己-2-烯

（二）环状化合物

环状化合物指结构中包含环状结构的化合物,根据组成环的元素不同,环状化合物可分为碳环化合物和杂环化合物。

1. 碳环化合物

碳环化合物指环骨架完全由碳原子组成的化合物,根据碳环的结构又可分为两种:脂环族化合物和芳香族化合物。

（1）脂环族化合物　由碳原子连接成环,环内可以有双键、三键,但不含芳香类结构。例如:

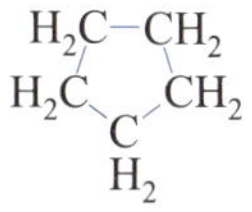

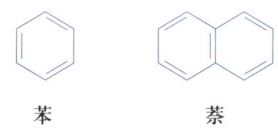

环戊烷 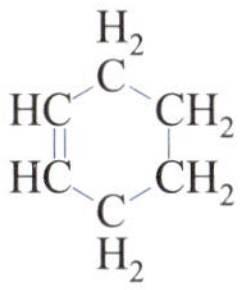　　　环己烯

（2）芳香族化合物　由碳原子连接成具有($4n+2$)个 π 电子的平面共轭环状结构的化合物称为芳香族化合物,环内单键双键交替,具有特殊的性质,称为"芳香性",这类化合物最典型的代表是苯,还可以由两个或两个以上芳香环共用邻位碳原子构成稠环体系,例如:

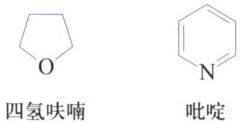

苯　　　　　萘

2. 杂环化合物

所谓杂环指由碳原子和其他杂原子(如氧、氮、硫等)组成的环,含有杂环的化合物称为杂环化合物。通常将碳原子以外的其他原子称作杂原子。例如:

四氢呋喃　　吡啶

二、按官能团分类

碳氢化合物上的氢原子可以被各种不同的原子或原子团取代,不同取代的化合物具有不同的性质,这些原子或原子团就称为官能团。含有相同官能团的化合物性质相似,因此可以根据官能团的不同对有机化合物进行分类。表 9-4 列出了常见官能团及有机化合物的类别。

表 9-4　常见官能团及有机化合物的类别

官能团结构	官能团名称	有机化合物类别	官能团结构	官能团名称	有机化合物类别
—C—C—	碳碳单键	烷烃	羰基 O=C	羰基	酮
C=C	碳碳双键	烯烃	—C(=O)—OH	羧基	羧酸
—C≡C—	碳碳三键	炔烃	—C(=O)—OR	酯基	酯
苯环	苯基	芳香烃	—NH₂	氨基	胺
—OH	羟基	醇或酚	—NO₂	硝基	硝基化合物
—X	卤素	卤代烃	—C(=O)—NH₂	酰胺基	酰胺
—C—O—C—	醚键	醚	—C≡N	氰基	腈
—C(=O)H	醛基	醛	—SO₃H	磺酸基	磺酸

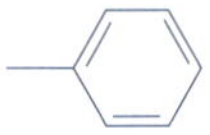

第四节　有机化学反应

有机化合物结构变化多样,反应比较复杂。在反应过程中,都会涉及化合物旧键的断裂和新键的生成。

一、共价键的断裂方式

有机化学反应中键的断裂方式分为两种类型:均裂(homolysis)和异裂(heterolysis)。

(一)均裂
共价键断裂时成键的两个电子平均分给两个原子或基团,称为均裂。

$$X{:}Y \longrightarrow X\cdot + Y\cdot$$

均裂后生成的各带一个未成对电子的原子或基团称为自由基(或游离基),单电子用小黑点表示。自由基是电中性的,寿命很短,是活性中间体的一种。分子经过均裂产生自由基而发生的反应称为自由基反应。均裂反应一般在光照、加热或者自由基引发剂等作用下进行。自由基反应是高分子化学中的一类重要反应,在生物体内的许多生理或病理过程也涉及自由基反应。

（二）异裂

共价键断裂时成键的两个电子归属于成键原子或基团的一方,称为异裂。

$$X \overset{..}{|} Y \longrightarrow X^+ + Y^-$$

异裂后得到一对成键电子的原子或基团带负电荷,为负离子,失去电子的原子或基团为正离子,带正电荷。正、负离子的寿命也很短,也是重要的活性中间体。这种经过异裂生成离子的反应称为离子型反应。异裂反应一般在酸、碱性或极性溶剂等条件下进行。

二、有机化学反应的基本类型

根据生成物与反应物之间的关系,常见的有机化学反应可分为取代反应、加成反应、消除反应、氧化还原反应等。

微课
有机化学
反应的基
本类型

（一）取代反应

分子中的一个原子或官能团被其他原子或官能团替换的反应叫作取代反应(substitution reaction),该类反应中通常涉及一个旧的 σ 键断裂和一个新的 σ 键生成。常见的取代反应有卤代反应、硝化反应、磺化反应、水解反应、酯化反应等,能发生取代的官能团有卤原子(—X)、羟基(—OH)、羧基(—COOH)、酰卤(—COX)、酯基(—CO-OR)等。如烷烃与卤素的反应:

$$2CH_3CH_2CH_3 + 2Cl_2 \xrightarrow{\text{光, 25℃}} CH_3CH_2CH_2Cl + CH_3\overset{\overset{\displaystyle Cl}{|}}{C}HCH_3 + 2HCl$$

（二）加成反应

分子中不饱和键两端原子与其他原子或官能团结合形成新有机化合物的反应叫作加成反应(addition reaction),这类反应通常是一个旧的 π 键断裂,形成两个新的 σ键。常见的发生加成反应的基团主要有双键、三键、羰基(醛、酮)等,这些有机化合物不饱和键中 π 键不稳定,容易断开,与外来的原子或官能团形成两个更稳定的 σ 键。常见的可与含不饱和键的有机化合物发生加成反应的物质有氢气、卤素、卤化氢、水等。如烯烃与卤素的加成反应:

$$H_2C{=}CH_2 + Br_2 \longrightarrow BrCH_2CH_2Br$$

（三）消除反应

有机化合物在适当条件下,脱去小分子(如水、卤化氢),生成不饱和键(双键、三键)的反应称为消除反应(elimination reaction)。在反应过程中,相邻两个碳原子各断裂一个 σ 键,在两个碳原子间形成一个新的 π 键。常见的发生消除反应的有机化合物有卤代烃和醇,如实验室用乙醇制备乙烯的反应:

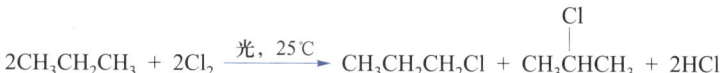

$$\begin{array}{c} CH_2CH_2 \\ \overline{| \quad |} \\ \fbox{H \quad OH} \end{array} \xrightarrow[170℃]{98\%硫酸} H_2C{=}CH_2 + H_2O$$

消除反应发生的必要条件为,与连接羟基或卤原子的碳原子直接相连的碳原子上有氢原子。氯甲烷由于没有相邻碳原子,就不能发生消除反应。

(四) 氧化及还原反应

有机化合物分子加氧或者去氢的反应都称为氧化反应(oxidation reaction),反之有机化合物分子加氢或者去氧的反应都称为还原反应(reduction reaction)。有机化合物的燃烧、烃变成醇、醇变成醛、醛变成酸都是氧化反应,它们各自的逆过程都是还原反应。烯烃、炔烃、醛、芳香族化合物既可发生氧化反应又可发生还原反应。如醛的催化氢化就是一种还原反应:

$$\underset{RCH}{\overset{O}{\parallel}} \xrightarrow[\text{Pt, 0.3MPa, 25℃}]{H_2} RCH_2OH$$

除了以上几类常见的反应类型外,还有一些其他类型的反应,如有机化合物的异构化反应、聚合反应(生成高分子化合物)等。

科学家简介　李比希

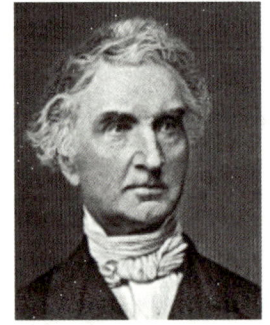

尤斯图斯·冯·李比希(Justus von Liebig, 1803—1873)被称为有机化学之父,1803年出生于德国达姆施塔特的一个商人家庭,早年留学法国,1824年回到德国后,任吉森大学化学教授。他深知化学是一门实验科学,改革了传统的化学教学方式和体制,开创了全新的化学教学育人模式,建立了现代化供学生使用的化学实验室,培养了大批卓越的化学家(如奥古斯特·霍夫曼、弗里德里希·凯库勒、赫尔曼·费林等),被誉为最伟大的化学教育家之一,德国也一度成为新的国际化学学术中心。李比希在有机化学领域最重要的贡献在于有机化学的定量分析方法,确定了不少有机化合物的化学式,促进了有机化学的发展;1829年发现并分析了马尿酸;1831年制得氯仿和氯醛,1832年与维勒共同发现安息香基并提出基团理论,发展了有机结构理论;1834年提出乙醇、乙醚等均可视为乙基的化合物,命名了乙基;1839年提出多元酸理论。1840年以后,他将有机化学应用于农业,发展了化学肥料工业,掀起了一场农业革命。德国化学在19世纪中期取得令人瞩目的成就,19世纪下半叶其化学工业列欧洲各国之首,李比希功不可没。1873年李比希逝世于德国慕尼黑。

习题

1. 有机化合物有哪些主要特点?

2. 有机化合物由碳、氢、氧、氮等种类不多的元素构成,为何其数目远多于无机化合物?

3. 把下列化合物(1)~(3)由键线式改写成构造式,(4)~(6)由键线式改写为构造简式。

（1）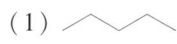　　（2）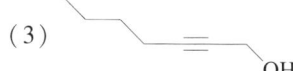　　（3）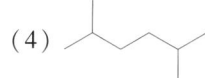

（4）　　（5）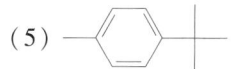　　（6）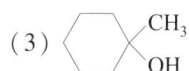

4. 指出下列化合物所带官能团的名称和所属化合物的类别。

（1）$CH_3CH_2CH{=}CHCH_3$　　（2）$CH_3CH_2CH_2CHO$　　（3）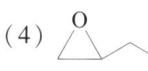

（4）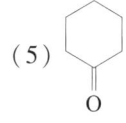　　（5）　　（6）

（7）　　（8）$CH_3{-}$$NH_2$　　（9）$CH_3CHCH_2\overset{O}{\overset{\|}{C}}{-}NH_2$
　　　　　　　　　　　　　　　　　　　　　　　　　　　　$|$
　　　　　　　　　　　　　　　　　　　　　　　　　　　CH_3

5. 有机化合物的常见反应类型有哪些？分别进行简要说明。

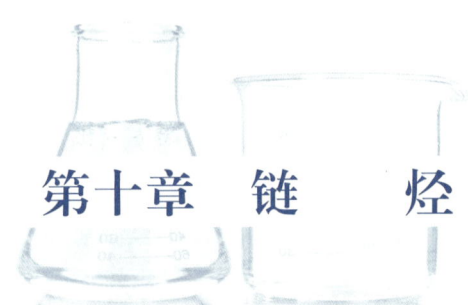

第十章　链　烃

第十章
课件

　　由碳、氢两种元素组成的化合物称为烃（hydrocarbon）。烃是有机化合物的母体。本章重点介绍链烃（chain hydrocarbon）。

第一节　链烃的结构与异构现象

一、链烃的结构

　　链烃的结构特征是分子中的碳原子互相连接成不闭合的链状。链烃碳原子在成键时都经历了最外层电子的激发和轨道的杂化，但不同类型的链烃（烷烃、烯烃、二烯烃和炔烃等）分子所含碳、氢的比例不同，碳原子存在不同的轨道杂化类型（图 10-1）和成键方式。

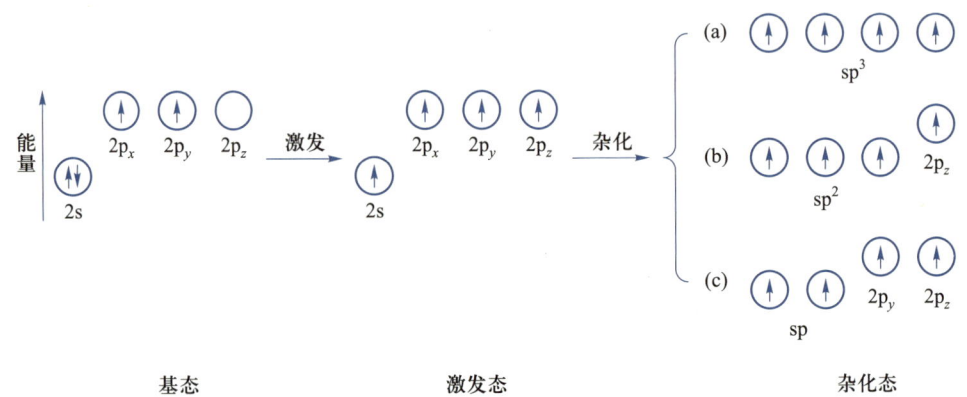

图 10-1　链烃碳的杂化

（一）烷烃的结构

　　烷烃（alkane）分子中，碳原子均采用 sp^3 杂化，各原子之间均以 σ 键相连。碳原子之间用 sp^3 杂化轨道以头碰头的方式重叠形成 C—C σ 键，碳原子用 sp^3 杂化轨道与氢原子的 1s 轨道头对头重叠形成 C—H σ 键。烷烃分子中的键角等于或接近 109°28′，每个碳原子与直接相连的四个原子在空间呈四面体结构。甲烷和乙烷分子的成键过程如图 10-2 所示。烷烃的通式为 C_nH_{2n+2}。

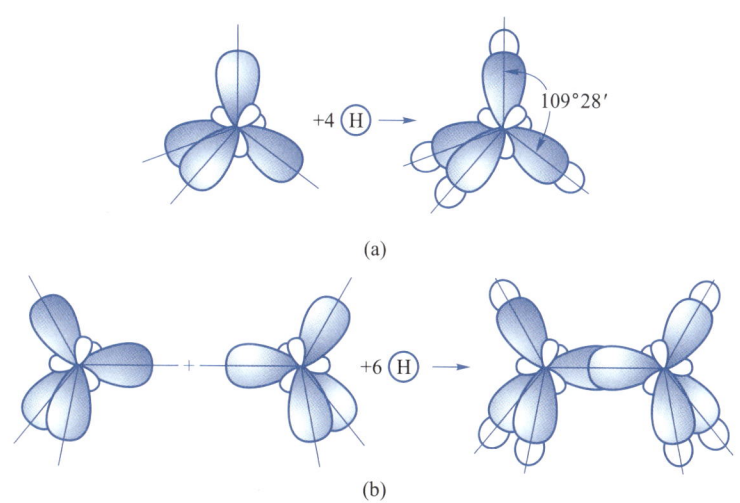

问题互动
比较乙烷
分子中
C—C 键
和 C—H
键的键长
和键能

图 10-2　甲烷(a)和乙烷(b)分子成键过程示意图

（二）烯烃的结构

烯烃(alkene)的结构特征是分子中含有碳碳双键（C═C）官能团。双键上的两个碳原子采用 sp^2 杂化，每个碳原子各以一个 sp^2 杂化轨道头碰头重叠形成一个 C—C σ 键，另外两个 sp^2 杂化轨道分别与其他碳原子的杂化轨道或氢原子的 1s 轨道头碰头重叠，形成两个(C—C 或 C—H)σ 键，双键碳形成的五个 σ 键都在同一平面上，每个双键碳原子未参与杂化的 2p 轨道都垂直于该平面，相互平行，肩并肩侧面重叠形成 π 键。π 键的键能比 σ 键小，比较容易断裂。π 键的存在使得双键不能自由旋转。含一个碳碳双键的开链单烯烃的通式是 C_nH_{2n}。最简单的烯烃是乙烯 $H_2C═CH_2$。乙烯分子的成键过程如图 10-3 所示。

趣说化学
植物激素
——乙烯

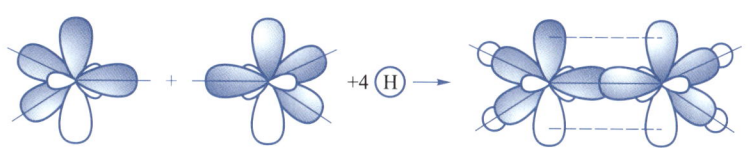

图 10-3　乙烯分子成键过程示意图

（三）炔烃的结构

炔烃(alkyne)分子的结构特征是含有碳碳三键（C≡C）官能团。碳碳三键的碳原子均为 sp 杂化，每个碳原子各用一条 sp 杂化轨道沿轴方向头碰头重叠，形成一个 C—C σ 键，各用一条 sp 杂化轨道分别与其他碳原子的杂化轨道或氢原子的 1s 轨道头碰头重叠，形成两个(C—C 或 C—H)σ 键。两个三键碳原子形成的三个 σ 键在一条直线上。每个三键碳原子都有两个未参与杂化的 p 轨道，它们彼此垂直。两个碳原

问题互动
比较乙烷、
乙烯与乙
炔分子中
C—H 键
的键长和
键能

子的 p 轨道两两平行,进行肩并肩重叠,形成两个彼此垂直的 π 键。单炔烃的通式为 C_nH_{2n-2}。乙炔是最简单的炔烃,乙炔分子的成键过程如图 10-4 所示。

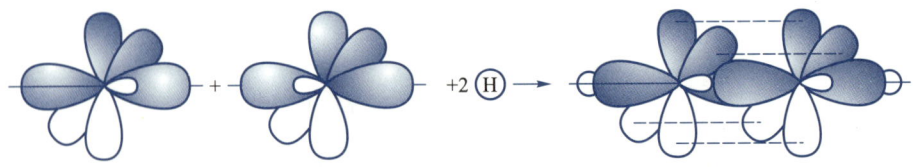

图 10-4　乙炔分子成键过程示意图

(四) 二烯烃的结构

二烯烃(diene)分子的结构特征是含有两个碳碳双键。它比含有相同数目碳原子的单烯烃少两个氢原子,分子组成的通式为 C_nH_{2n-2},与单炔烃是同分异构体。二烯烃按结构类型可分为三类:聚集二烯烃、隔离二烯烃和共轭二烯烃。

1. 聚集二烯烃(cumulated diene)

聚集二烯烃指两个双键与同一个碳原子相连的烯烃,例如丁-1,2-二烯 $CH_2{=}C{=}CH{-}CH_3$,这类化合物数目不多。

2. 隔离二烯烃(isolated diene)

也称孤立二烯烃。此类二烯烃的两个双键被两个或两个以上的单键隔开,例如戊-1,4-二烯 $CH_2{=}CH{-}CH_2{-}CH{=}CH_2$。

3. 共轭二烯烃(conjugated diene)

两个 C=C 键中间只隔一个单键,例如丁-1,3-二烯 $CH_2{=}CH{-}CH{=}CH_2$。

所有二烯烃分子中,只有聚集二烯烃中两个双键同时相连的碳原子是 sp 杂化,成键方式类似于炔烃三键碳原子,其他双键碳原子均为 sp^2 杂化,成键方式类似于单烯烃双键碳原子。

案例 10-1　金刚石、石墨和富勒烯:三种纯碳物质

金刚石(钻石)是所有物质中最坚硬的。相反,石墨是一种光滑、柔软的固体,我们最熟悉的石墨用途是铅笔中的"铅"。尽管这两种材料的物理性质截然不同,但它们都只含有碳原子,区别仅在于将它们连接在一起的碳碳键的性质。金刚石、石墨和富勒烯的成键方式如图 10-5 所示。金刚石由一个刚性的三维原子网络组成,每个碳原子通过 sp^3 杂化轨道与其他四个碳原子键合。石墨中的碳原子是 sp^2 杂化的,因此每个碳原子只与其他三个碳原子结合。这种三角形的平面排列使石墨中的碳原子位于平坦的层状薄片中,这些薄片可以从相邻的薄片上剪切下来。当用铅笔写字时,碳原子片被剪断,留下一条薄薄的石墨痕迹。自然界中发现的第三种只含碳原子的物质称为富勒烯,与石墨一样,富勒烯只含有 sp^2 杂化碳原子,但富勒烯中的碳不是形成平面薄片结构,而是由 60 个碳原子组成的中空簇,这些碳像足球的接缝一样结合在一起,每个分子有 32 个互锁的环(20 个六边形和 12 个五边形),乍一看,富勒烯似乎是有芳香性的,因为它有类似苯的环。然而,它不会发生亲电取代反应;相反,它像烯烃一样经历亲电加成反应。富勒烯缺乏芳香性显然是由球的弯曲引起的,这使分子无法满足芳香性的第一个标准,即它必须是平面的。富勒烯具有特殊的物理和化学性质,它们非常坚固,能够在外太空极端温度下存在。

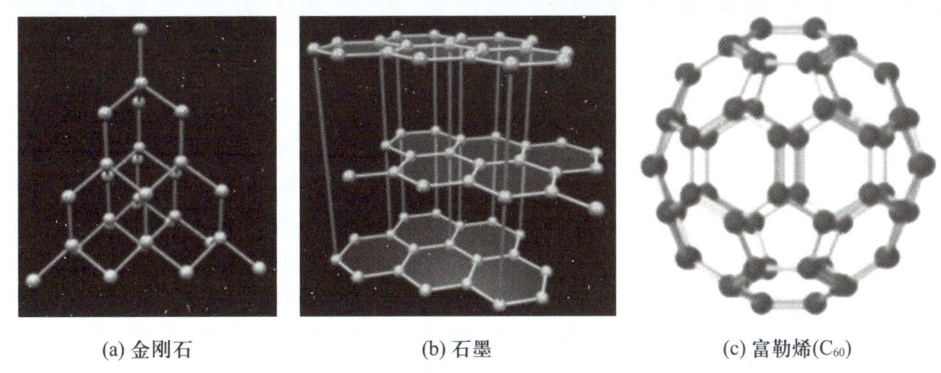

(a) 金刚石　　　　　　　(b) 石墨　　　　　　　(c) 富勒烯(C_{60})

图 10-5　金刚石(a)、石墨(b)和富勒烯(c)成键方式示意图

二、链烃的异构现象

随着碳原子数的增加,链烃会出现分子式相同但具有不同结构的同分异构现象(isomerism)。具有相同分子式而有不同结构的化合物互称为同分异构体(isomer),简称异构体。同分异构又分为构造异构(structural isomerism)和立体异构(stereoisomerism)。

(一) 构造异构

构造异构是指分子中原子或原子团相互连接的方式或次序不同而产生的同分异构现象,如碳链异构、位置异构、官能团异构等。

链烃随着碳原子数增加会出现不同的碳链异构体。如分子式为 C_4H_{10} 的烷烃,碳原子的连接方式有两种可能,分别为正丁烷和异丁烷,构造式如下:

$$CH_3\!-\!CH_2\!-\!CH_2\!-\!CH_3 \qquad\qquad \begin{array}{c} CH_3\!-\!CH\!-\!CH_3 \\ | \\ CH_3 \end{array}$$

正丁烷　　　　　　　　　　　　　异丁烷

烷烃分子中,按照与其直接相连的其他碳原子数目不同,碳原子可分为伯、仲、叔、季碳原子。直接与另外一个碳原子相连的碳称为伯(primary)碳原子或一级碳原子,用1°表示;与另外两个碳原子相连的碳原子称为仲(secondary)碳原子或二级碳原子,用2°表示;与另外三个碳原子相连的碳原子称为叔(tertiary)碳原子或三级碳原子,用3°表示;与另外四个碳原子相连的碳原子称为季(quaternary)碳原子或四级碳原子,用4°表示。例如:

$$\begin{array}{ccccccc} & & & \overset{1°}{CH_3} & & & \\ & & & | & & & \\ \overset{1°}{CH_3}\!-\!\overset{3°}{CH}\!-\!&\!\overset{4°}{C}\!-\!&\!\overset{2°}{CH_2}\!-\!\overset{1°}{CH_3} \\ & | & | & & & \\ & \underset{1°}{CH_3} & \underset{1°}{CH_3} & & & \end{array}$$

连在伯、仲、叔碳原子上的氢原子分别称为伯(1°)、仲(2°)、叔(3°)氢原子。不同类型的氢原子反应活性不同。

烯烃和炔烃的官能团在碳链中的位置不同会形成官能团位置异构体。如丁-1-烯和丁-2-烯互为官能团位置异构体;丁-1-炔和丁-2-炔互为位置异构体。它们的构造式分别如下:

$$CH_2\!\!=\!\!CHCH_2CH_3 \qquad CH_3CH\!\!=\!\!CHCH_3 \qquad HC\!\!\equiv\!\!CCH_2CH_3 \qquad CH_3C\!\!\equiv\!\!CCH_3$$

丁-1-烯　　　　　　丁-2-烯　　　　　　丁-1-炔　　　　　　丁-2-炔

有机化合物分子式相同而官能团不同引起的异构现象称为官能团异构。例如,丁-1,3-二烯和丁-1-炔互为官能团异构体,它们具有相同的分子式 C_4H_6。

(二) 立体异构

立体异构是分子式和构造式都相同,但分子中的原子或原子团在空间的排布不同的同分异构现象,如构象异构(conformational isomerism)、顺反异构(*cis-trans* isomerism)、旋光异构(optical isomerism)(见第十二章)等。

1. 构象异构

有机化合物分子中,以单键(σ 键)相连的两个碳原子,通过 C—C 单键的旋转,可以使两个碳原子上的原子或原子团在空间有不同排列方式。每一种空间排列方式就是一种构象(conformation),把这种因单键旋转产生的异构体称为构象异构体。构象异构属于立体异构。

(1) 乙烷的构象 在乙烷分子中,以 C—C 键为轴进行旋转,两个碳原子上的氢原子在空间的相对位置会不断变化,从而产生无数种构象异构体。不同的构象可用锯架式(sawhorse formula)或 Newman 投影式(Newman projection formula)表示。Ⅰ 和 Ⅱ 是乙烷的两种典型构象。

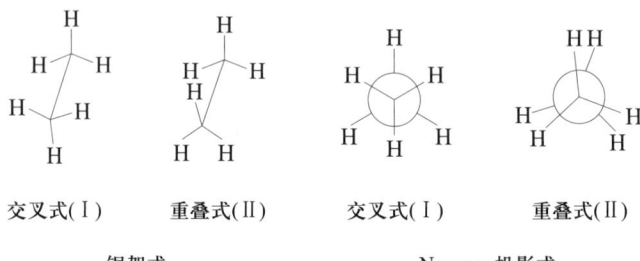

交叉式(Ⅰ)　　　重叠式(Ⅱ)　　　交叉式(Ⅰ)　　　重叠式(Ⅱ)

锯架式　　　　　　　　　Newman投影式

锯架式是从分子的侧面观察分子,能直接反映碳原子和氢原子在空间的排列情况。Newman 投影式是沿着 C—C 键观察分子,从圆圈中心伸出的三条线,表示离观察者近的碳原子上的价键,而从圆周向外伸出的三条线,表示离观察者远的碳原子上的价键。

Ⅰ 为交叉式构象(staggered form),不同碳原子上的氢原子彼此相距最远,相互间的斥力最弱,分子的能量最低,是乙烷的优势构象。

Ⅱ 为重叠式构象(eclipsed form),前后两个碳原子上的氢原子彼此相距最近,相互间的斥力最强,分子的能量最高,是不稳定的构象。

(2) 正丁烷的构象 正丁烷分子中,当分子围绕 C_2—C_3 键旋转时,会产生对位交叉式、邻位交叉式、部分重叠式和全重叠式 4 种典型的构象异构体。

对位交叉式　　　　　　　　　　　　　邻位交叉式

部分重叠式　　　　　　　　　　　　　全重叠式

在对位交叉式中,体积较大的两个甲基相距最远,这种状态没有扭转张力,分子的能量最低,最为稳定,是正丁烷的优势构象。在邻位交叉式中,两个甲基靠得比对位交叉式要近些,甲基之间的空间斥力使这种构象的能量较对位交叉式高,因而较不稳定。部分重叠式中,甲基和氢原子的重叠使分子的能量更高,更不稳定。全重叠式中的两个甲基及氢原子都各处于重叠位置,相距也最近,相互间斥力最大,分子的能量最高,是最不稳定的构象。丁烷的四种典型构象的稳定性次序为:对位交叉式>邻位交叉式>部分重叠式>全重叠式。

在室温下,分子间的碰撞产生的能量,足以使 C—C 键"自由"旋转,各构象间迅速互变,形成无数个构象异构体的动态平衡混合物,无法分离出其中某一种构象异构体,但大多数分子以最稳定的交叉式构象状态存在。在烷烃链状化合物中,优势构象都是类似于正丁烷对位交叉式构象,所以直链烷烃呈锯齿状。

药物分子的构象异构与药物的生物活性密切相关,例如,抗震颤麻痹药物多巴胺作用于受体的构象是对位交叉式。

案例 10-2　多巴胺

多巴胺(Dopamine)分子构象如图 10-6 所示,化学名称为 4-(2-乙胺基)苯-1,2-二酚,简称"DA",是一种脑内分泌物,属于神经递质,用来帮助细胞传送脉冲,可影响人的情绪。多巴胺主要负责人的情欲、感觉,传递兴奋及开心的信息,也与上瘾有关。多巴胺不足则会令人失去控制肌肉的能力,严重时会令患者的手脚不自主地震颤或导致帕金森病。科学研究发现,多巴胺作为神经递质和抗震颤麻痹药物作用于受体的药效构象是对位交叉式。阿尔维德·卡尔森(Arvid Carlsson)因发现多巴胺这种重要的神经递质而获得 2000 年诺贝尔生理学或医学奖。

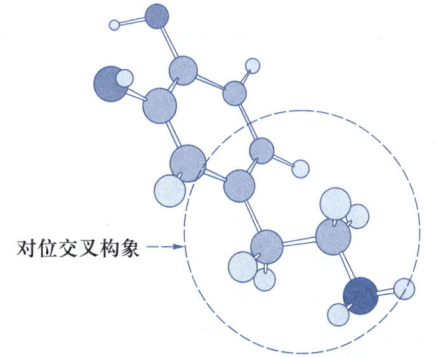

对位交叉构象 →

图 10-6　多巴胺(Dopamine)

2. 顺反异构

由于以双键相连的两个碳原子不能围绕 σ 键轴自由旋转,所以当两个碳原子上各连有两个不同的原子或原子团时(如丁-2-烯),双键碳上的四个基团在空间有两种不同的排列方式,即两种构型。这种异构现象称为顺反异构。在环烷烃中也存在顺反异构(见第十一章)。

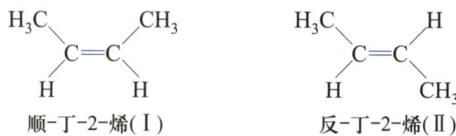

顺-丁-2-烯(Ⅰ)　　　　反-丁-2-烯(Ⅱ)

Ⅰ和Ⅱ的分子中原子或原子团的连接顺序和官能团位置均相同,但空间排列方式却不同,两个甲基(或两个氢原子)在双键同一侧的称为顺式(*cis-*)异构体,在异侧的称为反式(*trans-*)异构体。

烯烃的双键碳原子必须都连接有两个不相同的原子或原子团时才能产生顺反异构现象,即

$$\begin{array}{c} a \\ b \end{array} C = C \begin{array}{c} c \\ d \end{array} \qquad (a \neq b \ c \neq d)$$

顺反异构体是两种不同的化合物,一般情况下,顺式异构体比反式异构体的热力学能高,较不稳定。顺反异构体不仅在理化性质上不同,它们的生理活性往往也有差异。例如,具有降血脂作用的亚油酸,它的两个双键都是顺式结构。

> **案例 10-3　不同类型异构体在不同条件下的存在形式及其对生物活性的影响**
>
> 天然油脂中顺式脂肪酸含量较高,其分子呈弯曲形,结构比较松散,熔点较低,在空气中的氧、水分和微生物作用下,易发生酸败。将油脂氢化,可以降低油脂的不饱和度,提高油脂的熔点和抗氧化能力,便于储藏和运输,并改善油脂的气味,同时还能异构化形成新的位置异构体或几何异构体。如氢化植物油作为食品添加剂,可以增加货架期和产品稳定性,但同时提高了食品中反式脂肪酸的含量。而油脂中的顺式油酸在氢化后,可以部分异构化为反式油酸。营养学研究结果显示,反式脂肪酸能降低记忆力,更容易使人发胖,且能增加血液的黏稠度和凝聚力,易诱发冠心病,更易形成血栓。

第二节　链烃的命名

链烃随着碳原子数的增加,异构体会增多。有机化合物的名称既要表示出分子的组成,又要准确简便地反映出分子的结构,必须有合理的命名法。

一、烷烃的命名

烷烃的常用命名法是普通命名法和系统命名法。

微课
烯烃的顺
反异构

（一）普通命名法

直链烷烃在名称前加一个"正"字,常用英文 n- 表示。例如,$CH_3CH_2CH_2CH_3$ 称为正丁烷或 n-丁烷,"正"字通常被省略,简称为丁烷。1~10 个碳原子的直链烷烃,采用天干(甲、乙、丙、丁、戊、己、庚、辛、壬、癸)表示碳原子的个数,再加上"烷"字,即为烷烃的普通命名,如 CH_4(甲烷)、C_2H_6(乙烷)、$C_{10}H_{22}$(癸烷)。10 个碳原子以上的烷烃用中文数字命名,如 $C_{11}H_{24}$(十一烷)。烷烃的英文名称由表示碳原子数的词头加上"-ane"词尾组成。例如:

CH_4	C_2H_6	C_3H_8	C_4H_{10}	$C_{11}H_{24}$
甲烷	乙烷	丙烷	正丁烷	正十一烷
(methane)	(ethane)	(propane)	(n-butane)	(n-undecane)

若在链的一端含有 $\overset{\displaystyle CH_3}{\underset{\displaystyle |}{CH_3CH}}$— 基团且无其他侧链的烷烃,则按碳原子总数叫作"异某烷"或"iso-某烷"。

若在链的一端含有 $\overset{\displaystyle CH_3}{\underset{\displaystyle CH_3}{\overset{|}{CH_3C}}}$— 基团且无其他侧链的烷烃,则按碳原子总数叫作"新某烷"或"neo-某烷"。

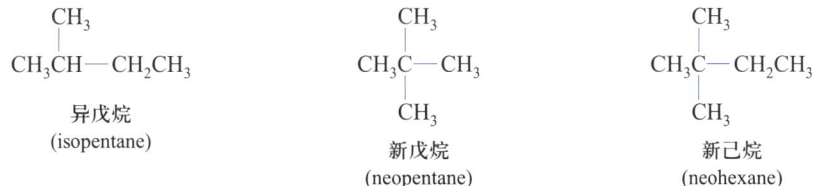

异戊烷 (isopentane)　　新戊烷 (neopentane)　　新己烷 (neohexane)

普通命名法只适用于一些结构简单的烷烃异构体,对于结构比较复杂的烷烃,必须采用系统命名法。

（二）系统命名法

系统命名法可用于各种化合物的命名。

1. 烷基

烃分子中去掉一个氢原子剩下的基团叫作烃基。脂肪烃去掉一个氢原子后所剩下的基团叫作脂肪烃基,通常用 R— 表示。芳香族烃基用 Ar 表示。烷烃的基称为烷基(alkyl group)。烷基的命名根据烷烃而定,多余两个碳的烷基可能衍生出多个不同的烷基。例如:

烷烃		烷基(缩写)	
甲烷	CH_4	甲基(Me)	CH_3—
乙烷	CH_3CH_3	乙基(Et)	CH_3CH_2—

丙烷	$CH_3CH_2CH_3$	（正）丙基(n-Pr)	$CH_3CH_2CH_2$—
		异丙基(iso-Pr)	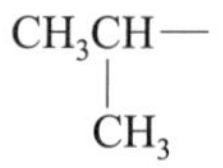 CH_3CH—$\quad$ $\vert$ $\quad$ CH_3
丁烷	$CH_3(CH_2)_2CH_3$	（正）丁基(n-Bu)	$CH_3CH_2CH_2CH_2$—
		仲丁基(sec-Bu)	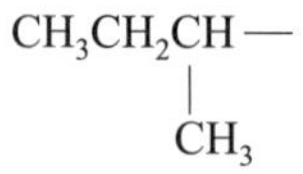 CH_3CH_2CH—$\quad$ $\vert$ $\quad$ CH_3
		异丁基(iso-Bu)	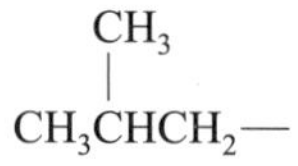 CH_3 $\quad$ $\vert$ $\quad$ CH_3CHCH_2—
		叔丁基($tert$-Bu)	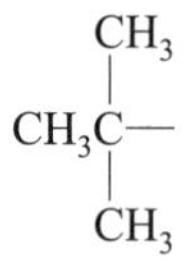 CH_3 $\quad$ $\vert$ $\quad$ CH_3C— $\quad$ $\vert$ $\quad$ CH_3

2. 命名方法

系统命名法是根据国际纯粹与应用化学联合会制定的命名原则,结合我国文字特点而制定的。主要原则如下:

（1）选主链　选择最长碳链为主链,以此作为"母体烷烃",并按照主链所含碳原子数命名为某烷;等碳长链时,选择支链较多的一条为主链。例如:

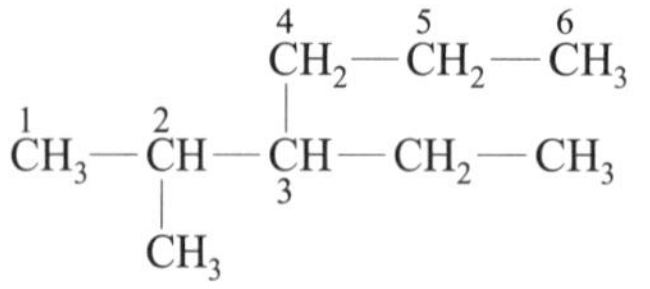

母体是己烷,不是戊烷 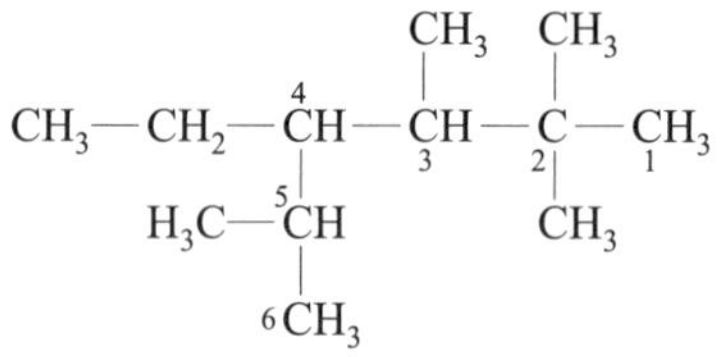　　　　　　　　母体是己烷

（2）编号　主链上若有取代基,则从靠近取代基的一端开始,给主链上的碳原子依次用 1,2,3,4,5,…标出其位次。两个不同的取代基位于相同位次时,按取代基英文名称的首字母英文顺序编号。当两个相同取代基位于两端相同位次时,应使第三个取代基的位次最小。例如:

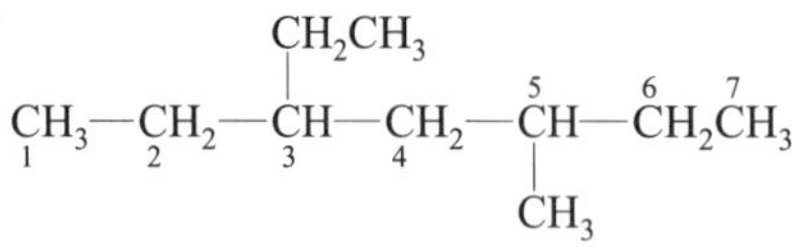

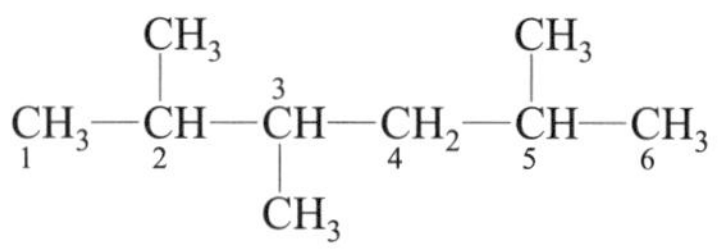

（3）命名　以主链为母体命名,若连有相同的取代基时,则合并取代基,并在取代基名称前,用二、三、四等数字表明取代基的个数。各取代基的位次都应用阿拉伯数字标出,表示各位次的数字间用","隔开。取代基的位次与名称之间用半字线连接起来,写在母体化合物的名称前面。主链上若连有不同的取代基,应按取代基英文名称的英文字母顺序依次排列。例如:

$$CH_3-CH_2-\underset{\underset{CH_3}{|}}{CH}-CH_2-CH_2-CH_3$$

4-乙基庚烷

$$CH_3-\underset{\underset{CH_2CH_3}{|}}{CH}-\underset{\underset{CH_3}{|}}{CH}-\underset{\underset{CH_3}{|}}{CH}-\underset{\underset{CH_3}{|}}{CH}-CH_3$$

3-乙基-2,4,5-三甲基己烷

二、烯烃的命名

烯烃的命名类似于烷烃,简单烯烃可用普通命名法命名,英文命名是将烷烃 "-ane"改成"-ene"。例如:

$$CH_3CH_2CH=CH_2$$

正丁烯

$$CH_3\underset{\underset{CH_3}{|}}{C}=CH_2$$

异丁烯

对结构较复杂的烯烃一般采用系统命名法,烯烃的系统命名法基本原则与烷烃相同:

(1)选择最长碳链(不再按不饱和度)作为主链,按照主链碳原子数目称为某烷(某烯),若有多条最长碳链,选含重键(双键)的为主链,称为某烯。

(2)若主链为烷烃,同烷烃一样编号和命名,双键在侧链的以取代基命名。

(3)若主链为烯烃,从靠近双键的一端开始编号,若双键距两端相同,则从靠近取代基的一端开始编号。

(4)在烯烃名称"某烯"之间插入标明双键位置的数字(即将标明C=C的位次数字插入代表它们的名称"烯"之前),以双键碳原子中编号较小的数字表示。

(5)按取代基英文顺序,将主链上取代基的位置、数目及名称写在"某烯"之前。例如:

3-亚甲基己烷

4-乙基-2,5-二甲基己-2-烯

(6)顺反异构体的命名:对于两个双键碳上有相同基团的烯烃,可用顺(*cis*)/反(*trans*)命名,相同基团在双键同侧的命名为顺式,在异侧的命名为反式。例如:

顺-丁-2-烯 或 (*Z*)-丁-2-烯

反-丁-2-烯 或 (*E*)-丁-2-烯

对于双键碳上连有四个不同取代基的烯烃,异构体不能用顺/反命名,而只能根据次序规则",用 *Z/E* 命名。"次序规则"最主要的原则是比较原子序数的大小。具体比较方法如下:

(1)将各取代基与主链直接相连的原子按原子序数大小排列,原子序数大的次序

优先,为"较优"基团。若为同位素,质量数较大的次序优先。例如:

$$—I>—Br>—Cl>—SH>—OH>—NH_2>—CH_3>—D>—H$$

（2）若几个取代基中与主链直接相连的原子相同,则比较与该原子相连的其他几个原子,先比较原子序数最大的,若仍相同,再比较第二、第三个,直到比较出大小为止。例如$(CH_3)_3C—$、$(CH_3)_2CH—$、$CH_3CH_2—$、$CH_3—$四个基团,它们与主链相连的都是碳原子,因此要看与它们相连的其他几个原子。在叔丁基中是 C、C、C；在异丙基中是 C、C、H；在乙基中是 C、H、H；在甲基中是 H、H、H。因此,它们的次序是

$$(CH_3)_3C—>(CH_3)_2CH—>CH_3CH_2—>CH_3—$$

若第二个原子也相同,则沿取代链逐次比较,如 $CH_3CH_2CH_2CH_2—>CH_3CH_2CH_2—$。

此外应注意,次序规则比较的是单个原子序数的大小,而不是原子序数之和。所以在同级原子比较中,含有原子序数最大原子的基团优先,如 $CH_2Cl—>(CH_3)_3C—$。

（3）若取代基中第一个原子以双键或三键与其他原子相连时,则把它看作与两个或三个其他原子以单链相连。例如:

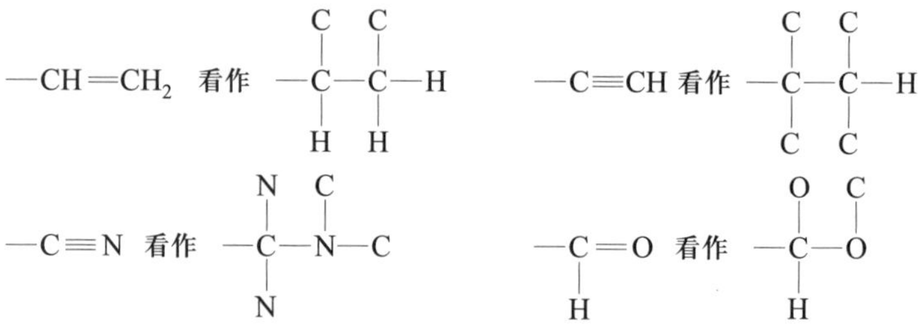

依据"次序规则",两个双键碳原子连接的"较优"原子或基团在同侧为 Z 型,反之为 E 型。例如:

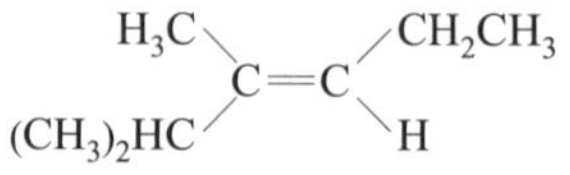

(E)-2,3-二甲己-3-烯 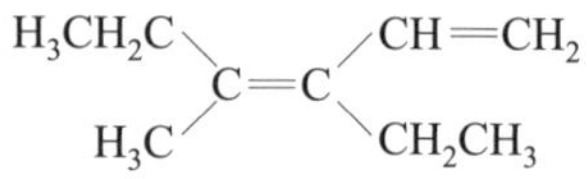   (Z)-3-乙基-4-甲基己-1,3-二烯

需要注意的是,顺式不一定是 Z 型,反式也不一定是 E 型,它们之间不是一一对应的关系。

三、二烯烃的命名

若最长碳链含有两个 C=C 键,则母体为二烯烃。二烯烃的命名从靠近碳碳双键的一端开始对主链碳原子编号,将标明两个 C=C 的位次数字插入代表它们的名称（二烯）前。例如:

丁-1,3-二烯   2-甲基丁-1,3-二烯

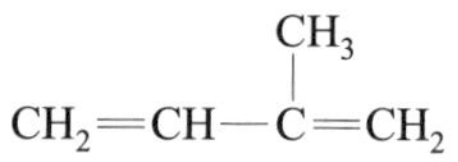

四、炔烃的命名

炔烃的命名法与烯烃相似,只需将"烯"改成"炔",英文命名中将"-ene"改成"-yne",例如:

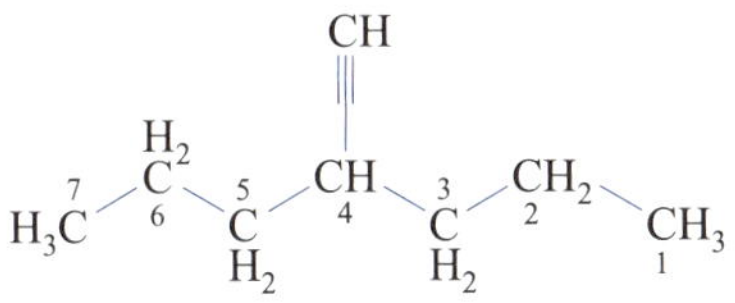

4-乙炔基庚烷

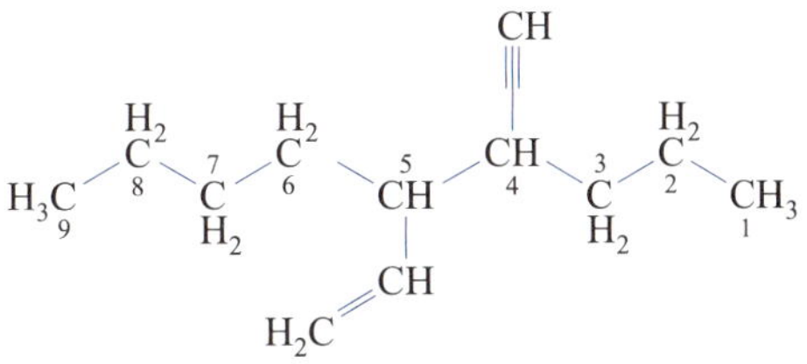

4-乙炔基-5-乙烯基壬烷

$$CH_3C{\equiv}CCH_3$$

丁-2-炔

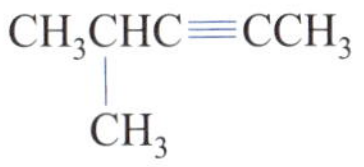

$$CH_3CHC{\equiv}CCH_3$$

4-甲基戊-2-炔

若分子中含有 C=C 和 C≡C 的碳链为最长碳链时,将同时含有 C=C 和 C≡C 的碳链作为主链,称为"烯炔"。碳链编号应从最先遇到 C=C 或 C≡C 的一端开始;若在两端等距离处遇到 C=C 和 C≡C 时,编号要从靠近 C=C 的一端开始。二者都以双键在前,三键在后原则命名。例如:

$$CH_3CH{=}CHC{\equiv}CH$$

戊-3-烯-1-炔

$$HC{\equiv}CCH_2CH{=}CH_2$$

戊-1-烯-4-炔

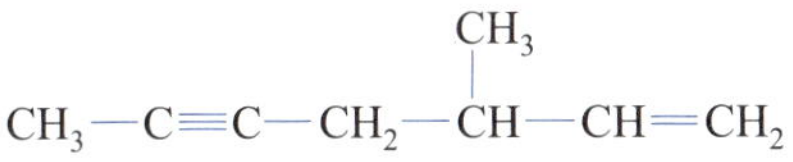

3-甲基庚-1-烯-5-炔

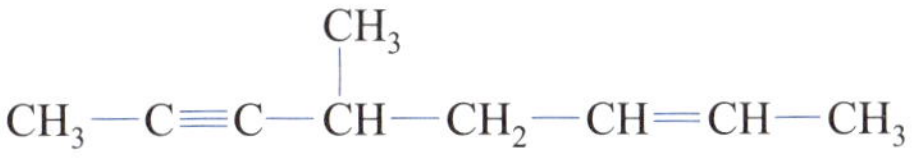

5-甲基辛-2-烯-6-炔

第三节 链烃的物理性质

有机化学中,物理性质通常是指它们的聚集状态、气味、熔点(m.p.)、沸点(b.p.)、密度、折射率、溶解度、偶极矩、比旋光度及波谱数据等。有机化合物的物理性质与分子的组成和结构有密切的关系。纯的有机化合物在一定条件下,都有恒定的物理常数。通过测定物理常数,可以鉴定有机化合物的纯度和分子结构。

在室温(25 ℃)和常压下,$C_1 \sim C_4$ 的烷烃是气体,$C_5 \sim C_{17}$ 的正烷烃是液体,C_{18} 和更高级的正烷烃是固体。$C_2 \sim C_4$ 的烯烃为气体,$C_5 \sim C_{18}$ 的烯烃为液体,含 C_{19} 个碳原子以上的烯烃为固体。$C_2 \sim C_4$ 的炔烃是气体,$C_5 \sim C_{15}$ 的炔烃是液体,C_{16} 以上的炔烃是固体。

链烃的熔点和沸点随着碳原子数的增多而升高。有支链的烷烃,分子中的支链越多则沸点越低。因为分子的支链越多,分子越接近于球形,这样表面积减小,分子之间的作用力变弱,只需要较小的能量就可以使分子汽化,所以沸点较低。烷烃的熔点随着碳原子数的增多而升高,但其变化并不像沸点那样规则。分子的对称性越好,晶体排列越紧密,熔点就越高,如戊烷、异戊烷和新戊烷的熔点分别是$-129.7\ ℃$、$-160\ ℃$和$-17\ ℃$。烯烃的物理性质如熔点、沸点、溶解度等同对应的烷烃相似。在室温下直链烯烃的沸点比支链烯烃的沸点高;一般顺式异构体的沸点比反式高,熔点则比反式低。炔烃的熔点和沸点也随着碳原子数目的增加而增高。

烷烃的密度都小于$1\ g \cdot mL^{-1}$,且随着碳原子数的增多而增大,但在$0.8\ g \cdot mL^{-1}$左右时趋于稳定。

链烃都是非极性或弱极性化合物,易溶于非极性或极性较小的苯、氯仿、四氯化碳及乙醚等有机溶剂,难溶于水和其他强极性溶剂。

第四节 链烃的化学性质

化合物的结构决定其性质,同系物结构相似,它们的化学性质也很相近。而表现一类化合物结构特征的关键是官能团,因此,掌握了官能团的典型化学性质,就可以预测它们的同系物的性质。

一、烷烃的化学性质

烷烃是饱和烃,分子中只存在牢固的C—C σ键和C—H σ键,所以烷烃具有高度的化学稳定性。在室温下,烷烃一般不与强酸、强碱、强氧化剂及强还原剂发生反应。但在光照、高温或催化剂的作用下,烷烃也能发生共价键均裂的自由基取代反应。

(一)卤化反应

烷烃分子中的氢原子被卤素原子取代的反应称为卤化反应(halogenation reaction)。甲烷和氯气在光照条件下会发生氯化反应,通常甲烷的氯化反应较难停留在一氯甲烷阶段。

$$CH_4 \xrightarrow[光]{Cl_2} CH_3Cl \xrightarrow[光]{Cl_2} CH_2Cl_2 \xrightarrow[光]{Cl_2} CHCl_3 \xrightarrow[光]{Cl_2} CCl_4$$

	甲烷	一氯甲烷	二氯甲烷	三氯甲烷	四氯甲烷
沸点	$-161.5\ ℃$	$-24.2\ ℃$	$40\ ℃$	$61.7\ ℃$	$76.5\ ℃$

卤素与甲烷的反应活性顺序为$F_2>Cl_2>Br_2>I_2$。甲烷的氟化反应十分剧烈,难以控制,而碘化反应难以进行,因此,卤化反应一般是指氯代反应和溴化反应。

(二)烷烃卤化反应的取向

碳链较长的烷烃发生卤化反应时,可生成各种异构体的混合物。例如:

$$CH_3CH_2CH_3 + Cl_2 \xrightarrow[25℃]{光照} CH_3CH_2CH_2Cl + CH_3-\underset{\underset{Cl}{|}}{C}H-CH_3$$

1-氯丙烷(43%)   2-氯丙烷(57%)

丙烷分子中有6个1°氢原子和2个2°氢原子,每种氢原子被卤素取代的概率之比应为 3∶1,但在室温条件下这两种一氯代产物收率之比为 43∶57,说明 2°氢原子比 1°氢原子的反应活性大。2°氢原子与 1°氢原子对氯的相对反应活性为

$$\frac{2°氢相对反应活性}{1°氢相对反应活性}=\frac{57/2}{43/6}=\frac{4}{1}$$

许多氯化反应的实验结果表明:室温下 3°、2°、1°氢原子的活性之比约为 5∶4∶1,与烷烃的结构基本无关。据此,可以预测某一烷烃在室温下氯代产物中各异构体的收率。

氯的活泼性较大,在卤化反应中对 3°、2°、1°氢原子的选择性较小;溴的活泼性相对较小,对不同类型氢的选择性较大,对应的卤代产物异构体的收率差异更大。

二、烯烃的化学性质

烯烃分子的双键中,由于 π 键的键能较小,而且 π 键电子云流动性很大,在外界影响下,优先在双键上发生反应。

(一) 加成反应

1. 催化加氢反应

烯烃与氢气在金属 Pt、Pd、Ni 等催化剂存在下,能发生加氢反应变成烷烃。例如:

$$R\!-\!CH\!=\!CH\!-\!R' + H_2 \xrightarrow{Pt} RCH_2CH_2R'$$

金属催化加氢是一个定量反应,在鉴定化学结构上常用微量氢化法来测定双键的数目。

2. 与卤素的加成

烯烃易与氯或溴发生加成反应,生成邻二卤代烷。例如:

$$CH_2\!=\!CH_2 + Br_2(CCl_4) \longrightarrow \underset{\underset{Br}{|}}{CH_2}\!-\!\underset{\underset{Br}{|}}{CH_2}$$

反应中溴的红棕色立即褪去,生成无色的 1,2-二溴乙烷。实验室中常用此法鉴别烯烃。卤素中碘不活泼,难以发生加成反应;氟太活泼,与烯烃反应太剧烈,难以控制,产物复杂。

氯或溴与烯烃进行加成时,加到两个双键碳上的两部分是相同的,这种试剂称为对称试剂。

3. 与卤化氢的加成

烯烃与卤化氢发生反应,生成卤代烷。例如:

$$CH_2\!=\!CH_2 + HI \longrightarrow CH_3\!-\!CH_2I$$
碘乙烷

不同的卤化氢与烯烃反应的活性顺序为 HI>HBr>HCl。对称的烯烃(如乙烯)与不对称的试剂(如卤化氢)加成只能得到一种产物。当不对称烯烃与卤化氢加成时,生成两种可能的产物,氢加在氢较多的双键碳上的为主要产物。这个经验规律称为 Markovnikov(马尔科夫尼科夫)规则,简称马氏规则。

烯烃与卤化氢的加成分两步进行,第一步是 H^+ 的空轨道与烯烃的 π 轨道相互作用,形成碳正离子中间体,这一步反应速率慢,是决速步骤。第二步是碳正离子中间体

与负离子快速结合形成加成产物。

$$HX \rightleftharpoons H^+ + X^-$$

第一步　$CH_2{=}CH_2 + H^+ \xrightarrow{\text{慢}} CH_3{-}\overset{+}{C}H_2$

第二步　$CH_3{-}\overset{+}{C}H_2 + X^- \xrightarrow{\text{快}} CH_3{-}CH_2{-}X$

烷基碳正离子结构与烷基自由基结构类似,均为 sp^2 杂化,所不同的是烷基碳正离子上未杂化的 p 轨道上没有电子,是一个空轨道,而烷基自由基的 p 轨道上有一个未成对电子,如图 10-7 所示。

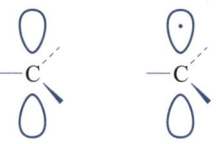

图 10-7　碳正离子和碳自由基 p 轨道示意图

各种烷基碳正离子的稳定性次序为叔碳正离子>仲碳正离子>伯碳正离子>甲基碳正离子,即

$$(CH_3)_3\overset{+}{C} > (CH_3)_2\overset{+}{C} > CH_3\overset{+}{C}H_2 > \overset{+}{C}H_3$$

当丙烯与 HX 发生加成反应时,生成的中间体有两种可能:

$$CH_3CH{=}CH_2 + H^+ \begin{cases} \longrightarrow CH_3\overset{+}{C}HCH_3 \quad (\text{I}) \\ \longrightarrow CH_3CH_2\overset{+}{C}H_2 \quad (\text{II}) \end{cases}$$

因为碳正离子(I)比(II)稳定,所以反应的第二步主要是碳正离子(I)与卤素负离子结合生成产物为主要产物。

$$CH_3\overset{+}{C}HCH_3 + X^- \longrightarrow CH_3\overset{\overset{\displaystyle X}{|}}{C}HCH_3$$

若有少量过氧化物(如 H_2O_2)存在,HBr 与烯烃的加成遵循反马氏规则。

(二) 氧化反应

烯烃与某些氧化剂作用可使烯烃 C=C 键中的 π 键断裂,如果反应条件剧烈,也能使 σ 键断裂。

烯烃在稀、冷的碱性高锰酸钾水溶液中反应,生成邻二醇。

$$CH_2{=}CH_2 \xrightarrow{KMnO_4(\text{稀、冷})} HO{-}CH_2{-}CH_2{-}OH$$

当用酸性高锰酸钾溶液或重铬酸钾等强氧化剂氧化烯烃时,碳链在碳碳双键处断裂,有一个氢的双键碳原子被氧化成羧基,有两个氢的双键碳原子被氧化成二氧化碳和水,没有氢的双键碳原子被氧化成酮羰基。氧化产物随烯烃结构不同而不同,通过对反应产物的分析,可以确定原来烯烃的结构。

$$RCH{=}CH_2 \xrightarrow{KMnO_4(H^+)} RCOOH + HCOOH$$
$$\xrightarrow{KMnO_4(H^+)} CO_2 + H_2O$$

三、炔烃的化学性质

炔烃分子中含有 C≡C 键,C≡C 键中含有两个较弱的 π 键,化学性质与烯烃类似,具有加成、氧化等不饱和烃的通性。不同的是,炔烃分子 C≡C 键的碳原子为 sp 杂化,使得碳原子上的 C—H 键的极性增大,氢具有微弱酸性,可以与金属作用生成金属炔化物。

（一）加成反应

$$CH≡CH + H_2 \xrightarrow{Pt} CH_2=CH_2 \xrightarrow{Pt, H_2} CH_3-CH_3$$

$$CH≡CH + Br_2 \longrightarrow \underset{\underset{Br}{|}}{CH}=\underset{\underset{Br}{|}}{CH} \xrightarrow{Br_2} Br-\underset{\underset{Br}{|}}{CH}-\underset{\underset{Br}{|}}{CH}-Br$$

不对称烯烃与 HX 的加成遵循马氏规则：

$$R-C≡CH + HX \longrightarrow R-\underset{\underset{X}{|}}{C}=CH_2 \xrightarrow{HX} R-\overset{\overset{X}{|}}{\underset{\underset{X}{|}}{C}}-CH_3$$

（二）氧化反应

在较高温度或酸性高锰酸钾条件下, C≡C 键断裂,得到羧酸或二氧化碳。例如：

$$CH_3CH_2C≡CH \xrightarrow{KMnO_4(H^+)} CH_3CH_2COOH + CO_2$$

氧化过程中高锰酸钾溶液的紫红色褪去,可用于鉴别。

（三）末端炔烃的酸性

直接与三键碳原子相连的氢原子表现出一定的弱酸性,可被金属取代而生成金属炔化物。例如：

$$CH≡CH + Cu_2Cl_2(氨溶液) \longrightarrow \underset{乙炔亚铜（红棕色）}{CuC≡CCu\downarrow}$$

$$CH≡CH + AgNO_3(氨溶液) \longrightarrow \underset{乙炔银（白色）}{AgC≡CAg\downarrow}$$

上述反应较灵敏,现象明显,可用作末端炔烃的鉴别反应。干燥的金属炔化物在受热或振动时易发生爆炸,在实验完毕后应加入稀 HNO_3 及时将其分解。

四、共轭二烯烃的特殊化学性质

共轭二烯烃的化学性质和烯烃相似,可以发生加成、氧化等反应,但由于两个双键共轭的影响,又显示出一些特殊的性质。例如：丁-1,3-二烯与等物质的量的 Br_2 加成时,可发生 1,2-加成和 1,4-加成,两种加成产物的比例取决于反应温度。

$$CH_2=CH-CH=CH_2 + Br_2 \begin{cases} \xrightarrow{-80\,℃} \underset{20\%}{BrCH_2-CH=CH-CH_2Br} + \underset{80\%}{BrCH_2-CHBr-CH=CH_2} \\ \xrightarrow{40\,℃} \underset{80\%}{BrCH_2-CH=CH-CH_2Br} + \underset{20\%}{BrCH_2-CHBr-CH=CH_2} \end{cases}$$

在室温条件下, 1,4-加成反应是共轭二烯烃的特征反应。

第五节　诱导效应和共轭效应

有机化合物的性质不仅取决于分子中原子的组成、连接顺序和方式,而且还决定于分子中原子的空间排布。分子中原子的组成、连接顺序和方式决定了原子间的相互影响,体现为电子效应,电子效应说明分子中电子云分布的变化对物质性质的影响;原子的空间排布体现为空间效应,空间效应说明分子的空间结构对分子性质所产生的影响。电子效应分为诱导效应(inductive effect)和共轭效应(conjugative effect)两种类型。

一、诱导效应

在多原子分子中,由于成键原子或基团之间的电负性差异,成键电子云在成键原子或基团之间不对称分布,使键具有极性,这种影响可沿着分子链传递,引起分子中其他键的电子云分布和键的极性的变化。原子之间的这种相互影响称为诱导效应,用符号 I 表示,例如 1-氯丙烷分子的诱导效应:

$$H \longrightarrow \underset{\underset{H}{\overset{H}{|}}}{C} \overset{\delta\delta\delta^+}{\underset{\gamma}{}} \underset{\underset{H}{\overset{H}{|}}}{C} \overset{\delta\delta^+}{\underset{\beta}{}} \underset{\underset{H}{\overset{H}{|}}}{C} \overset{\delta^+}{\underset{\alpha}{}} Cl^{\delta^-}$$

箭头所指方向是 σ 电子云偏移方向,电子云靠近电负性较大的氯原子,使其带部分负电荷,用"δ^-"表示;与此相反,电负性较小的碳原子则带部分正电荷,用"δ^+"表示。诱导效应以静电诱导的形式沿着 σ 键朝向一个方向由近及远依次传递,并随传递距离的增加,其效应迅速降低,δ^+、$\delta\delta^+$、$\delta\delta\delta^+$ 分别表示在碳链中 C_1,C_2,C_3 上所引起的部分正电荷的量依次降低。一般经过 3 个碳原子以后,诱导效应的影响已极其微弱,可以忽略不计,诱导效应是短程效应。

诱导效应以 C—H 键中的 H 作为比较标准。如果取代基 X 的电负性大于 H 原子,则 C—X 键间电子云偏向 X,X 称为吸电子基团,由它所引起的诱导效应称为吸电子诱导效应,用符号"$-I$"表示。如果取代基 Y 的电负性小于 H 原子,则 C—Y 键间电子云偏向碳原子,Y 称为给电子基团,由它所引起的诱导效应称为给电子诱导效应,用符号"$+I$"表示。

$$\underset{-I}{-C \longrightarrow X} \qquad -C - H \qquad \underset{+I}{-C \longleftarrow Y}$$

诱导效应使共价键中的电子云分布发生定向偏移,并无电子的得失,不改变各原子的电子层结构,故只产生局部的正、负电荷。

实验结果表明,一些原子或基团的电负性大小顺序为

—F>—Cl>—Br>—I>—OCH_3>—OH>—C_6H_5>—CH=CH_2>—CH_3>—C_2H_5>—CH(CH_3)$_2$>—C(CH_3)$_3$

二、共轭体系和共轭效应

在不饱和的化合物中,三个或三个以上互相平行且处于同一平面的 p 轨道形成的大 π 键体系称为共轭体系(conjugated system)。共轭体系产生的共轭效应,是原子间相互影响导致分子中电子云分布变化的又一种形式。共轭效应体现为共轭体系中的 π 电子能围绕更多的原子核运动,电荷分散,参与共轭的原子之间键长平均化,分子能量降低,趋于稳定等现象。共轭体系包括 π-π 共轭和 p-π 共轭。

(一) π-π 共轭体系

在有机分子中,单键、双键交替排列的结构都属于 π-π 共轭体系。丁-1,3-二烯是最典型的例子。又如:

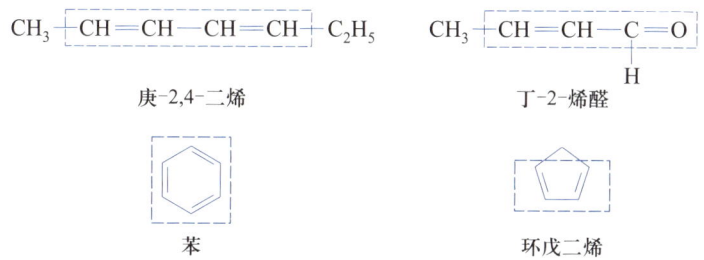

庚-2,4-二烯　　　　　　　　　丁-2-烯醛

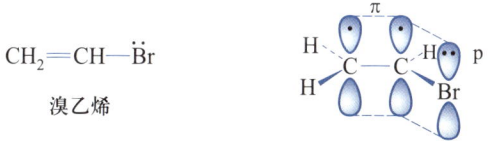

苯　　　　　　　　　　　环戊二烯

(二) p-π 共轭体系

与双键碳原子相连的原子,由于共平面,其 p 轨道与双键的 π 轨道平行并发生侧面重叠,形成 p-π 共轭。p-π 共轭有三种类型。

CH_2=CH—$\ddot{B}r$
溴乙烯

(三个原子核吸引四个π电子，是多电子共轭体系)

CH_2=CH—$\overset{+}{C}H_2$
烯丙基碳正离子

(三个原子核吸引两个π电子，是缺电子共轭体系)

CH_2=CH—$\dot{C}H_2$
烯丙基自由基

(三个原子核吸引三个π电子，是等电子共轭体系)

通过以上例子,不难看出一个典型的共轭体系有以下特点:

(1) 形成共轭体系的原子都在一个平面上。

(2) 必须有可以实现平行重叠的 p 轨道,还要有一定数量的供成键用的 p 电子。

（3）在外界电场存在时,会产生正、负电荷交替极化。

共轭效应与诱导效应都是影响分子内电子云分布的一种电子效应,但二者又有明显的差异。诱导效应是由原子或基团的电负性不同引起的,这种影响沿着 σ 键传递,是短程效应;共轭效应是由共轭体系的存在而引起的,这种影响通过 π 电子的运动迅速传递到整个共轭体系,是远程效应。

第六节　重要的链烃化合物

一、液体石蜡

石蜡常用作肠道润滑的缓泻剂,其主要成分是 9~17 个碳原子的液体烷烃的混合物,呈透明状,不溶于水和醇,能溶于醚和氯仿。

二、凡士林

凡士林是 18~22 个碳原子的烷烃混合物,室温下呈软膏状半固体,不溶于水,溶于乙醚和石油醚。因其不易被皮肤吸收,化学性质稳定,在医药上常用作软膏基质。

三、乙烯

乙烯是一种稍带甜味的无色气体,沸点-103.7 ℃,在空气中燃烧呈明亮的光焰。乙烯是植物的一种内源激素,不少植物器官里都含有微量乙烯,在未成熟的果实里,乙烯的含量较少,而成熟的果实里含量较多,因此利用人工方法提高青果实中乙烯的含量可以加速果实成熟。

📖 科学家简介　刘有成

刘有成(1920—2016),安徽舒城人,有机化学家和化学教育家,中国科学院院士。刘有成 1942 年毕业于中央大学,1945 年考取英国文化委员会奖学金赴英国留学,1948 年由利兹大学化学院有机化学系毕业,获博士学位。随后赴美国西北大学化学系任助理研究员,1951 年转往芝加哥大学进行博士后研究,1954年回国。1955 年到兰州大学工作,历任化学系教授、系主任、系名誉主任、校学术委员会主任等职。1980 年当选为中国科学院院士(学部委员),1987 年任兰州大学应用有机化学国家重点实验室主任兼学术委员会主任,1993 年后 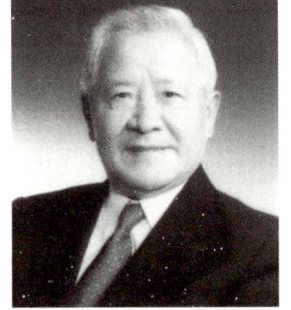 任该实验室学术委员会主任。1994 年起任中国科学技术大学教授。2008 年当选为英国皇家化学会会士。

刘有成教授长期从事自由基化学的研究,主要研究自由基化学、单电子转移反应、辅酶 NADH 模型还原反应机理等。在自由基化学的前沿领域取得了创造性的成果，在自由基化学与生命科学的交叉领域做出了许多开拓性的研究工作。其研究成果"自由基化学"于 1982 年获国家自然科学奖三等奖，"单电子转移反应研究"于 1987 年、1995 年两次获国家教委科技进步一等奖。

习题

1. 用系统命名法命名下列化合物。

（1）
$$CH_3CH_2CH_2CHCH_2CHCH_2CH_2CH_3$$
$$\begin{array}{cc} CH & CH_2CH_3 \\ H_3C\ \ CH_3 \end{array}$$

（2）
$$\begin{array}{c} CH{=}CH_2 \\ CH_3CH_2CH_2{-}CH{-}CHCH_3 \\ CH_2CH_3 \end{array}$$

（3）
$$\begin{array}{c} H\quad\quad H \\ C{=}C \\ H_3C\quad C{=}C\quad CH_2CH_3 \\ H_3C\quad\quad H \end{array}$$

（4）$(CH_3)_2CHC{\equiv}CH$

（5）
$$\begin{array}{c} CH_2{=}CHCH_2CHC{\equiv}CH \\ CH_2CH_3 \end{array}$$

（6）
$$\begin{array}{c} CH_3CHCH_2CH_2CHCH_2CH_2CH_3 \\ CH_3\quad CH_3CCH_3 \\ CH_2CH_3 \end{array}$$

2. 下列化合物有无顺反异构现象？若有，写出它们的顺反异构体并用系统命名法命名。

（1）2-甲基己-2-烯　　　　　　（2）戊-2-烯

（3）1-溴-2-氯丙烯　　　　　　（4）3-乙基-2,4-二甲基己-3-烯

3. 经酸性 $KMnO_4$ 氧化后得到下列比例的产物，试写出原烯烃的构造式。

（1）
$$\begin{array}{c} O \\ CO_2\quad CH_3CCH_3 \end{array}$$

（2）
$$\begin{array}{c} O \\ CH_3CCH_2CH_3\quad CH_3CH_2COOH \end{array}$$

（3）$2CO_2\quad HOOC{-}COOH$　　（4）$HOOCCH_2CH_2CH_2CH_2COOH$

4. 完成下列反应式。

（1）$CH_3CH_2C{\equiv}CH + 2Br_2(CCl_4) \longrightarrow$

（2）$CH_3CH_2C{\equiv}CH + AgNO_3(氨溶液) \longrightarrow$

（3）
$$\begin{array}{c} H_3C{-}CH{-}CH_3 + Br_2 \xrightarrow{\ 光\ } \\ CH_3 \end{array}$$

（4）
$$\begin{array}{c} H_2C{=}C{-}C{=}CH_2 + Cl_2 \longrightarrow \\ CH_3\ CH_3 \end{array}$$

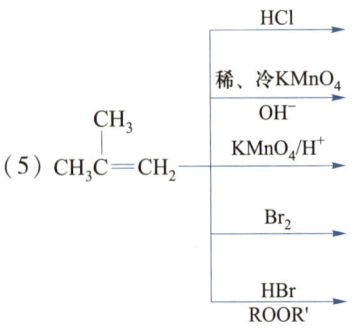

5. 用化学方法鉴别下列各组化合物

（1）己-1-炔   己-1,3-二烯   己烷

（2）2-甲基丁烷   3-甲基丁炔   2-甲基丁-2-烯

6. 化合物 $A(C_6H_{12})$ 与 Br_2/CCl_4 作用生成 $B(C_6H_{12}Br_2)$，B 与 KOH 的醇溶液作用得到两个异构体 C 和 $D(C_6H_{10})$，用酸性 $KMnO_4$ 氧化 A 和 C 得到同一种酸 $E(C_3H_6O_2)$，用酸性 $KMnO_4$ 氧化 D 得两分子 CH_3COOH 和一分子 HOOCCOOH，试写出 A、B、C、D 和 E 的构造式。

第十一章 环 烃

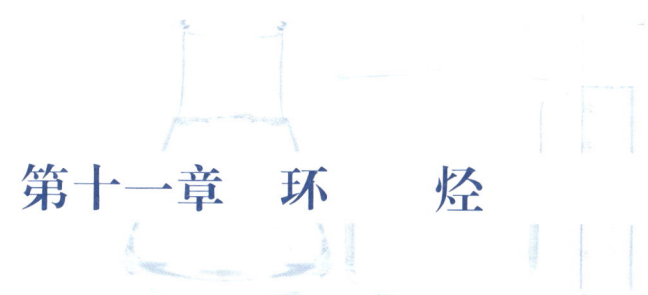

环烃（cyclic hydrocarbon）是指分子的碳骨架排列成环状结构的烃类化合物。根据其结构和性质的不同，可分为脂环烃和芳香烃两类。

第一节 脂 环 烃

一、脂环烃的分类和命名

脂环烃的性质与链烃相似，结构上具有环状骨架，根据碳环中所含碳碳键的类型，可分为环烷烃、环烯烃和环炔烃。本书主要讨论环烷烃（cycloalkane）。环烷烃根据构成环的碳原子数目可分为小环（$C_3 \sim C_4$）、普通环（$C_5 \sim C_7$）、中环（$C_8 \sim C_{11}$）和大环（C_{12}及以上）；根据分子所含碳环数量的多少又可分为单环和多环。根据连接方式不同，多环烷烃又可分为螺环（共用一个碳原子）、桥环（共用两个以上的碳原子）、稠环（共用两个碳原子）。单环烷烃的化学通式为 C_nH_{2n}，双环烷烃的化学通式为 $C_nH_{2(n-1)}$，每增加一个环结构，相应地就减少两个氢。

环烷烃命名时，首先计算成环碳原子数和最大取代基的碳原子数。若成环碳原子数较大，以环为母体，按成环碳原子的数目称为"环某烷"，环上碳原子编号同烷烃，采用取代基位置号码最小原则。例如：

环庚烷　　　　　1-乙基-3-甲基环己烷　　　　　1,4-二甲基-2-丙基环己烷

如果最大取代基的碳原子数大于成环碳原子数时，以此取代基为母体，将环作为取代基来命名。例如：

3-甲基-1-环戊基己烷

由于环烷烃的环状结构有上下两侧,因此,当有两个成环的碳原子连有取代基时,就会产生原子连接顺序相同,但空间取向不同的立体异构体(构型异构)。两个取代基在环结构同侧的,称为顺式(*cis-*),在环结构异侧的称为反式(*trans-*)。例如,1,2-二甲基环丙烷的顺反异构体都是稳定的化合物,在不破坏和重整化学键的情况下,两者不能相互转化:

顺-1,2-二甲基环丙烷   反-1,2-二甲基环丙烷

环烯烃命名时,与烯烃命名规则类似,母体骨架编号首先要满足不饱和键位置最小原则,在此基础上再采用取代基的位次尽可能小的编号。例如:

5-乙基-1-甲基环己-1-烯   5-甲基环庚-1,3-二烯

二、环烷烃的物理性质

大多数环烷烃的物理性质与开链烷烃类似,是非极性的,密度小于 $1\ g \cdot cm^{-3}$,不溶于水,溶于苯、四氯化碳等低极性有机溶剂。环丙烷和环丁烷在常温下是气体,环戊烷、环己烷及中环环烷烃在室温下是液体,高级环烷烃是固体。环烷烃具有更紧密的环状结构,因此其物理性质与分子结构紧密的支链烷烃相似。环烷烃的熔点、沸点比同碳数的直链烷烃要高。

三、环烷烃的结构

最初,环烷烃曾被认为是平面结构的环,碳碳键角由环大小决定。然而,事实证明,除环丙烷外,C_3 以上的环烷烃环上的碳原子均不在同一平面内。它们通过折叠的立体构象来减少环张力(包括角张力和扭转张力),提高稳定性。

环丙烷(cyclopropane)是最小的环烷烃,三个碳原子共平面,碳原子间连线的夹角为 60°,这与 109.5°的四面体角相差太大,C—C σ 键杂化轨道不能直接指向彼此,只能以一定角度重叠形成较弱的"弯曲键"(bent bond,图 11-1)。电子衍射结果表明,环丙烷中碳原子杂化轨道的夹角为 104°,小于 109.5°,由此产生角张力(angle strain)。此外,因三个碳原子共平面,造成所有 C—H 键的重叠构象,由此产生扭转张力(torsional strain）。以上两种环张力的存在,赋予环丙烷更高的反应活性,为环丙烷的开环反应提供了额外的驱动力。

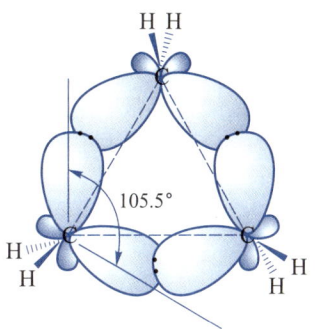

图 11-1　环丙烷分子结构中的弯曲键

环丁烷分子是非平面的,主要以蝶型构象[图 11-2(a)]存在,四个碳原子形成的两个平面的折角大约为 26°。翻折的非平面四元环部分缓解了 8 个氢原子的扭转张力。此外,相对于环丙烷,角张力显著降低,尽管碳碳轨道最大重叠也是通过弯曲键实现的,C—C 键强度也很低。环丁烷的反应活性比环丙烷低,但有类似的开环反应过程。

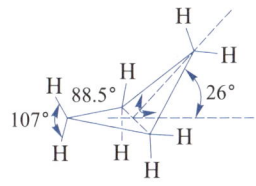

(a) 环丁烷的蝶型构象

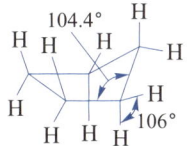

(b) 环戊烷的信封型构象

图 11-2　环丁烷和环戊烷的构象

尽管正五边形的内角是 108°,接近 109.5°的四面体角。环戊烷仍然主要是以信封型[图 11-2(b)]的非平面构象存在。这种构象虽然增加了角张力,但却降低了的平面五元环结构中因 10 个氢原子重叠所造成的扭转张力。因此这种折叠构象是一种折中方案,体系能量被最小化。总的来说,环戊烷的环张力相对较小,C—C 键强度接近于无环烷烃,分子稳定。因此,不具有环丙烷或环丁烷的反应活性。

环己烷的典型稳定构象是椅型构象,通过将六元环的 C_1 和 C_4 向相反方向折出环平面获得[图 11-3(a)]。沿着任何一个 C—C 键观察,可发现所有取代基均交错排列,没有重叠,且键角非常接近四面体,因此环己烷是无环张力的环烷烃,具有和直链烷烃一样的分子稳定性和惰性。此外,环己烷也有几种不太稳定的构象,如船型,其 C_1 和 C_4 同向折出环平面[图 11-3(b)]。造成船型构象稳定性低于椅型构象的原因是船底 8 个氢原子的扭转张力,以及船头氢原子间的空间位阻。

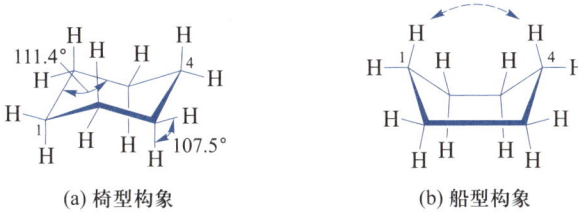

(a) 椅型构象　　　　　　　(b) 船型构象

图 11-3　环己烷的构象

四、环烷烃的化学性质

环丙烷和环丁烷分子因具有较高的环张力,C—C 键强度低,不稳定,容易发生开环加成反应,性质与烯烃相似。例如,环丙烷和环丁烷可与卤素发生开环加成反应,其中环丙烷在室温下便可与溴反应,因此不能用溴水来鉴别烯烃与环丙烷(但环丙烷不能使高锰酸钾溶液褪色,所以可以使用高锰酸钾溶液来鉴别烯烃与环丙烷)。环丁烷与溴室温时不发生反应,需要在加热条件下才能发生开环加成反应。

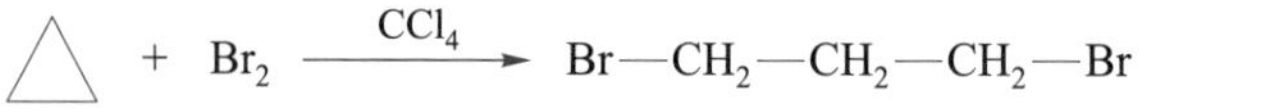

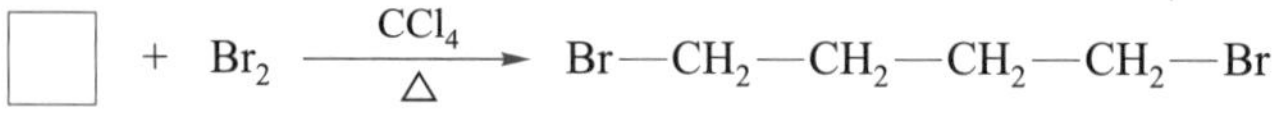

$$\triangle + Br_2 \xrightarrow{CCl_4} Br-CH_2-CH_2-CH_2-Br$$

$$\square + Br_2 \xrightarrow[\triangle]{CCl_4} Br-CH_2-CH_2-CH_2-CH_2-Br$$

环丙烷和取代环丙烷还能与卤化氢发生开环加成反应。不对称的取代环丙烷与卤化氢发生开环反应时,断键发生在取代最多(连氢最少)和取代最少(连氢最多)的两个碳原子之间,氢原子加在连氢最多的碳原子上,卤原子加在连氢最少的碳原子上,符合马氏规则。例如:

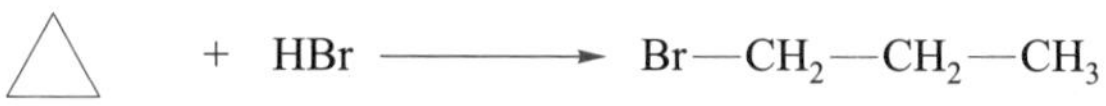

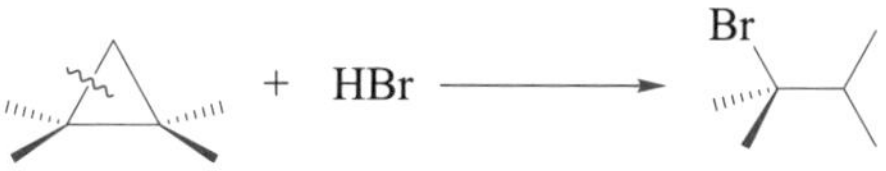

$$\triangle + HBr \longrightarrow Br-CH_2-CH_2-CH_3$$

在催化剂的存在下,环丙烷和环丁烷均能和氢气反应,开环加氢生成相应的直链烷烃。但随环的增大,环烷烃加氢变得困难,例如,环戊烷要在较高的温度下才能与氢气发生开环加成反应,而环己烷及更大的环烷烃则很难发生催化加氢反应。

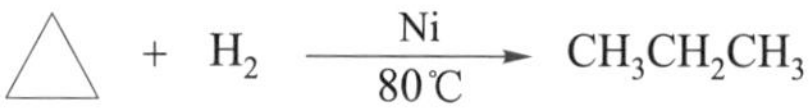

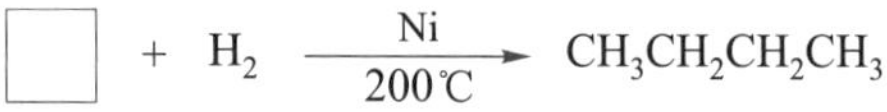

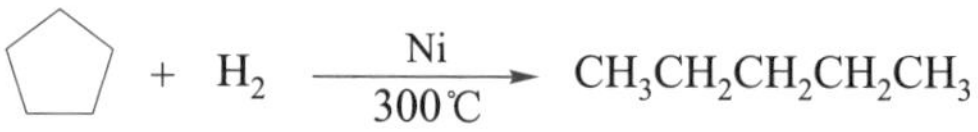

$$\triangle + H_2 \xrightarrow[80℃]{Ni} CH_3CH_2CH_3$$

$$\square + H_2 \xrightarrow[200℃]{Ni} CH_3CH_2CH_2CH_3$$

$$\pentagon + H_2 \xrightarrow[300℃]{Ni} CH_3CH_2CH_2CH_2CH_3$$

环戊烷、环己烷及大环环烷烃,环张力小,C—C 键强度接近于无环烷烃。因此不具有与环丙烷、环丁烷相似的反应活性,化学性质与无环烷烃相似,比较稳定。一般情况下,与酸、碱、氧化剂和还原剂都不起反应。但在高温、光照或在过氧化物存在下,可以发生与烷烃相似的自由基取代反应。例如:

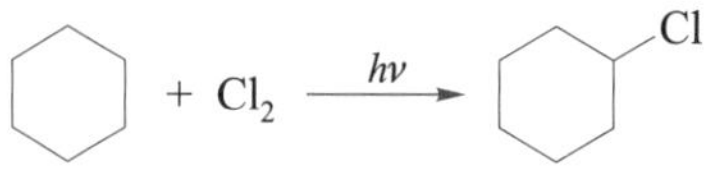

$$\hexagon + Cl_2 \xrightarrow{h\nu} \text{(氯代环己烷)}$$

五、萜类化合物

萜类(terpene)化合物广泛存在于自然界中。据统计,目前已知的萜类化合物已超过 2 万种。萜类化合物具有重要的生理活性,如樟脑、薄荷醇类、维生素 A、青蒿素、紫杉醇、角鲨烯等。

萜类化合物的骨架结构可以划分为若干个异戊二烯结构单元,这种结构特点叫作萜类化合物的异戊二烯规律(isoprene rule)。绝大多数萜类化合物在结构上都能体现出这种特点(见图 11-4),仅发现个别例外,这在未知萜类化合物的结构测定中有很大的应用价值。

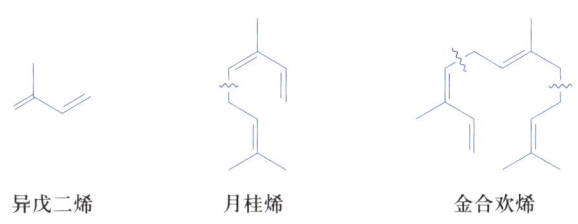

异戊二烯　　　　　月桂烯　　　　　　　金合欢烯

图 11-4　萜类化合物的异戊二烯规律

萜类化合物早期多根据其来源命名,如月桂烯。其基本骨架结构也多根据其来源命名并分类,如桉烷、愈创木烷。

萜类化合物根据分子中异戊二烯单元的数目进行分类。名称的前缀反映组装分子所需的萜单元数。含有两个异戊二烯单元的萜类称为单萜;含有三个异戊二烯单元的萜类称为倍半萜;含有四个异戊二烯单元的萜称为二萜;以此类推。此外,还可按萜类化合物分子中含有的环状结构情况将其分为无环萜(开链萜)、单环萜、双环萜等。

(一) 单萜

单萜是指分子中含有两个异戊二烯单元的萜类化合物及其衍生物。单萜化合物多存在于挥发油中,多数具有香气和生理活性,在医药工业、香料工业等方面都有广泛的用途。例如,樟脑是最早从植物中得到的药用成分之一,至今仍在临床使用;斑蝥素则具有抗肿瘤作用。

单萜按其结构特点可分为无环单萜、单环单萜和双环单萜等。例如:

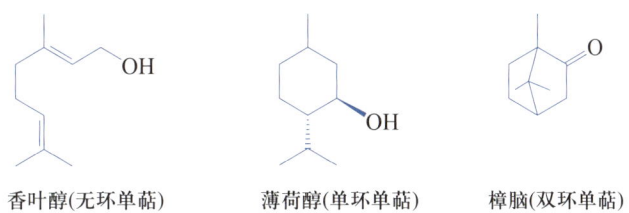

香叶醇(无环单萜)　　　薄荷醇(单环单萜)　　　樟脑(双环单萜)

(二) 倍半萜

倍半萜分子中含有三个异戊二烯单元。倍半萜与单萜是挥发油(volatile oil)的主要成分,其含氧衍生物多具有较强香气,是挥发油高沸程部分的主要组成成分。法尼醇就是倍半萜含氧衍生物的一种,用于配制高档香料。倍半萜类化合物是萜类化合物中数目、骨架结构类型最多的一类,生物活性亦多样化。例如,青蒿素具有抗疟活性,山道年具有驱虫活性。

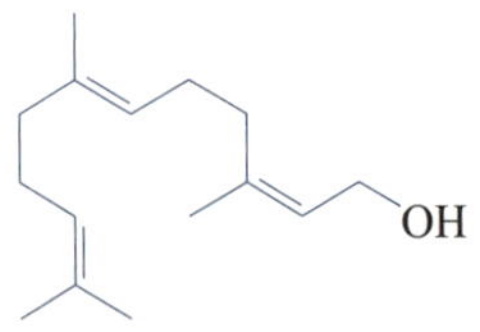

法尼醇 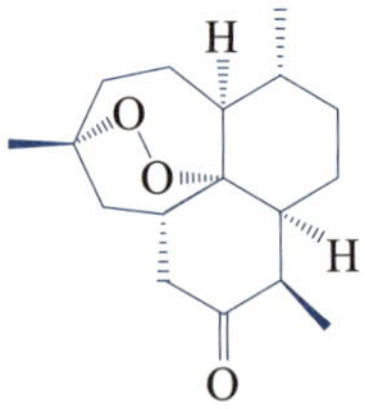　　　　　　青蒿素 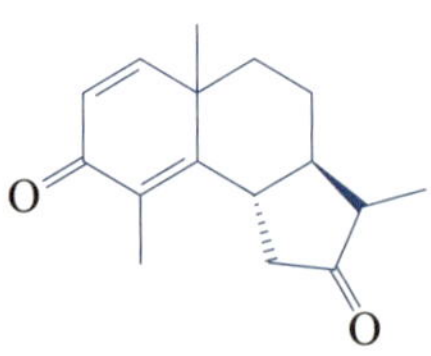　　　　　　山道年

（三）二萜

二萜分子中含有四个异戊二烯单元。含氧衍生物具有多方面的生物活性,代表性化合物有维生素 A、紫杉醇、穿心莲内酯、丹参酮、银杏内酯、雷公藤内酯等重要药物。维生素 A 又称视黄醇,主要存在于动物肝、蛋黄和鱼肝油中,为淡黄色结晶,不溶于水而溶于有机溶剂,在空气中容易被氧化。维生素 A 是哺乳动物生长发育所必需的营养物质,缺乏维生素 A 会导致生长发育迟缓,皮肤粗糙、干燥,易患干燥性眼炎和夜盲症。维生素 A 有 A_1 和 A_2 两种,二者结构相似,但维生素 A_2 的生理活性只有维生素 A_1 的 40%。

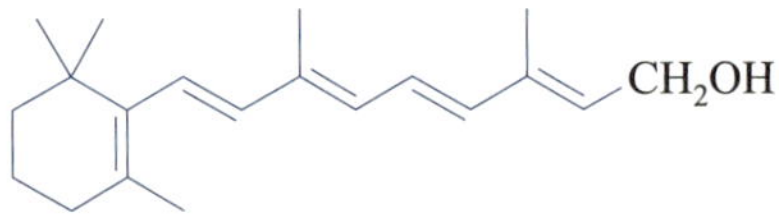

维生素A_1 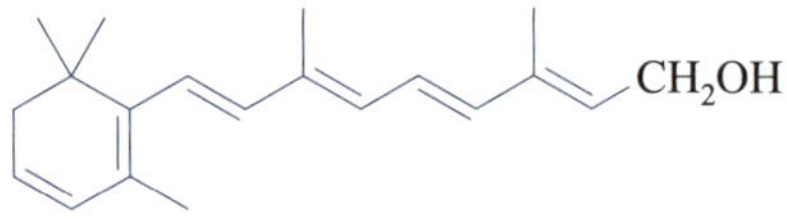　　　　　　维生素A_2

（四）三萜与四萜

三萜分子中含有六个异戊二烯单元。四环三萜与五环三萜较为常见。其苷类化合物多数可溶于水,水溶液振摇后产生似肥皂水溶液样泡沫,因此称为三萜皂苷。三萜及皂苷衍生物的生物活性广泛,具有抗菌、抗炎、抗病毒等功效。四萜分子含有八个异戊二烯单元,分子结构中多含有一个较长的碳碳双键共轭链,呈现黄至红色,因此也被称为多烯色素。胡萝卜素就是典型代表。胡萝卜素为红色或紫红色的晶体,存在于植物的叶、花和果实中,有 α、β 和 γ 三种异构体,自然界中 β-胡萝卜素的含量最高,因能转化成维生素 A,又被称为维生素 A 原。β-胡萝卜素是一种抗氧化剂,具有解毒、抗肿瘤、预防心血管疾病等功能。甘薯、胡萝卜、木瓜等食物中富含 β-胡萝卜素,经常食用能提高人体的免疫力。

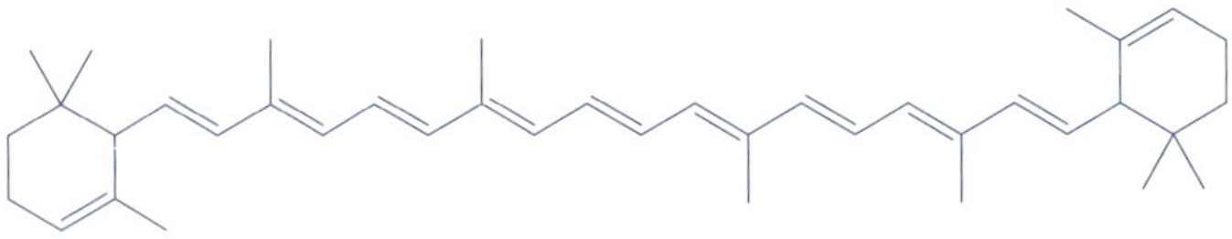

α-胡萝卜素

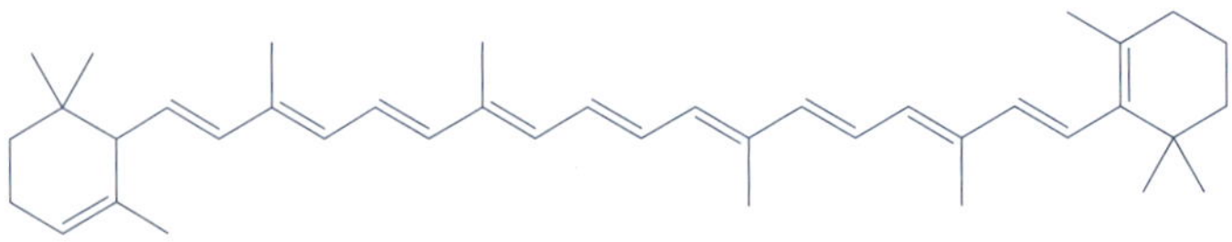

β-胡萝卜素

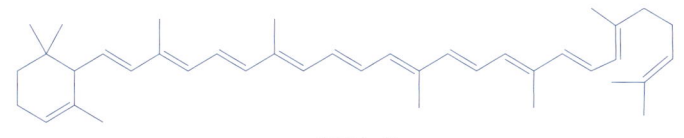

γ-胡萝卜素

第二节　芳　香　烃

有机化合物可分为脂肪族和芳香族两大类。芳香烃(aromatic hydrocarbons)简称芳烃,通常指分子中含有苯环结构的碳氢化合物。脂肪烃(aliphatic hydrocarbons)是指除芳香烃以外的所有烃的总称,脂链烃和它的衍生物总称为脂肪族化合物。脂肪族没有芳香族具有的特殊的共振稳定作用。

苯(benzene)是最简单、最重要的芳香族化合物。1825年,英国化学家 M. Faraday 从煤气灯的残渣中首次分离出苯。元素分析显示,其氢碳比例非常小,为1∶1。1834年,德国化学家 Mitscherlich 使用蒸气密度测量结果确定了苯的相对分子质量为78,分子式为 C_6H_6。由于这种新化合物来源于安息香(benzoin),因此被命名为苯(benzene)。

德国化学家 F. Kekulé 于1865年提出了的苯的六元环状共轭构造式，能够解释苯的一元取代产物只有一种、加氢产物是环己烷,以及能由三分子乙炔聚合制备的实验事实。但也有不足之处,对另外一些实验事实无法给出合理的解释,例如:

(1)按 F. Kekulé 式,苯的邻位二元取代产物应该有两种,而实际上只有一种。

(2)按 F. Kekulé 式,苯中有三个双键,应该可以发生类似烯烃的亲电加成反应、催化加氢反应以及氧化反应,而实际上苯具有特殊的稳定性,不能和溴化氢发生加成反应,不能使高锰酸钾溶液褪色,催化加氢也非常困难。

综上所述,F. Kekulé 式不能准确地表示苯的结构,苯的结构究竟是怎样的呢?

一、苯的结构

杂化轨道理论认为,苯分子中的六个碳原子都是 sp^2 杂化的。每个碳原子的三个 sp^2 杂化轨道分别与相邻碳原子及氢原子形成三个 σ 键,所有的碳原子和氢原子都在同一个平面上,六个碳原子相互连接构成了一个正六边形,每个碳原子还剩下一个未参与杂化的 p 轨道,它的对称轴垂直于此平面,能与相邻的两个碳原子上的 p 轨道分别从侧面平行重叠,在环平面的上、下方形成一个闭合的六原子六电子的大 π 键(图 11-5)。六个 π 电子为六个碳原子所共享,电子云对称、均匀分布,达到完全平均化,苯中所有碳碳键长均为 140 pm,介于碳碳单键(151 pm)和双键(134 pm)之间,C—H 键长均为 110 pm,键角都为 120°,在苯中没有独立的单键和双键,苯环上所有的碳碳键完全等同,因此邻二取代物只有一种。π 电子不局限于两个碳原子之间,而是离域于整个环状的体系中,这种平面环状排列的 π 电子显示出不寻常的稳定性,分子能量大大降低,因此苯环具有高度的稳定性,不能发生烯烃的亲电加成反应。

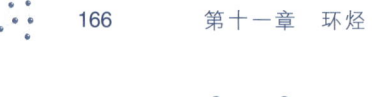 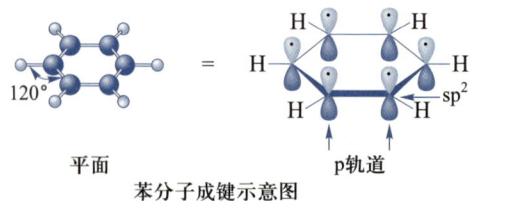 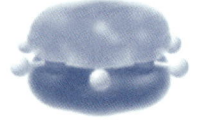

平面　　　　　　　p轨道　　　　　　苯分子中大π键电子云

苯分子成键示意图

图 11-5　苯的结构

二、芳香烃的分类和命名

（一）芳烃的分类

根据分子中所含苯环数目和连接方式的不同,苯系芳烃可分为单环芳烃和多环芳烃。

1. 单环芳烃

分子中只含有一个苯环的芳烃称为单环芳烃。单环芳烃主要包括苯、苯的同系物和烃基取代的苯。例如：

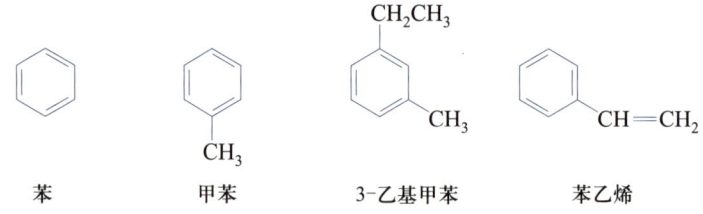

苯　　　　　　甲苯　　　　　3-乙基甲苯　　　　苯乙烯

2. 多环芳烃

分子中含有两个或两个以上苯环的芳烃称为多环芳烃。多环芳烃按苯环连接方式的不同,又可分为多苯代脂肪烃、联苯型多环芳烃和稠环芳烃。

多苯代脂肪烃是脂肪烃分子中的多个氢原子被苯取代后生成的衍生物。例如：

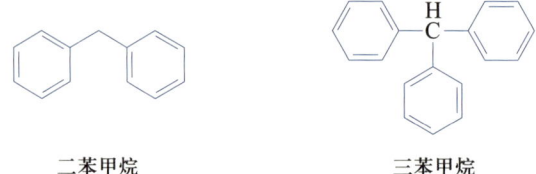

二苯甲烷　　　　　　　　三苯甲烷

联苯型芳烃是指分子结构中多个苯环以单键相连。例如：

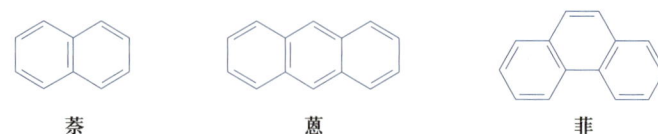

联苯

稠环芳烃是苯环通过共用相邻的两个碳原子相互稠合而成的多环芳烃。例如：

萘　　　　　　　　　　蒽　　　　　　　　　　菲

（二）单环芳烃的命名

简单烷基取代的单环芳烃的命名,通常是以苯环为母体,以烃基为取代基,称为"某烃基苯"。当苯环上有两个取代基时,以取代基英文名字母顺序,先出现的给予最小编号,有两个以上取代基时,采用取代基位置编号最小原则,以标识取代基的位置,取代基按字母顺序列出。

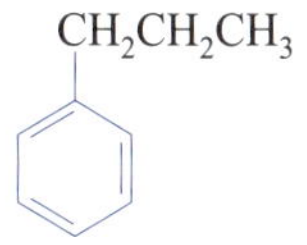

丙基苯 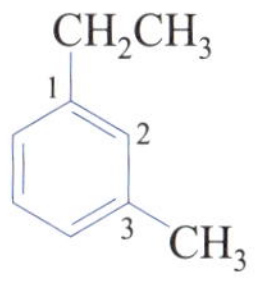　　　　　　　1-乙基-3-甲基苯 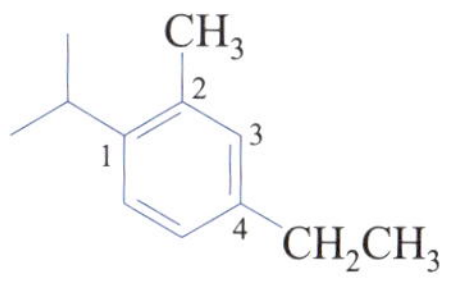　　　　　4-乙基-2-甲基-1-异丙基苯

二取代苯有三种异构体,除了可以用数字表示取代基的位次外,还可以用邻($ortho$,o)、间($meta$,m)和对($para$,p)来表示取代基的位置。当苯环被三个相同的取代基取代时,还可用连(vic)、偏($unsym$)和均(sym)表示取代基的位置。例如:

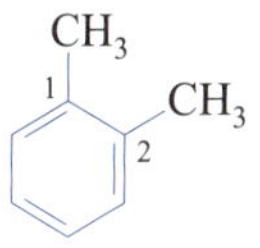

邻二甲苯(o-甲苯)　　　　间二甲苯(m-甲苯)　　　　对二甲苯(p-甲苯)
1,2-二甲苯　　　　　　　1,3-二甲苯　　　　　　　1,4-二甲苯

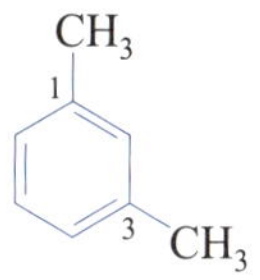

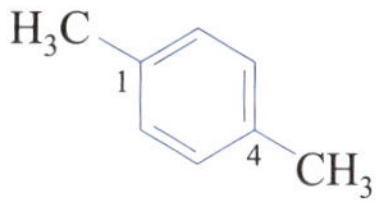

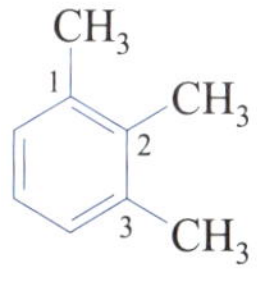

连三甲苯(vic-三甲苯)　　偏三甲苯($unsym$-三甲苯)　　均三甲苯(sym-三甲苯)
1,2,3-三甲苯　　　　　　1,2,4-三甲苯　　　　　　　1,3,5-三甲苯

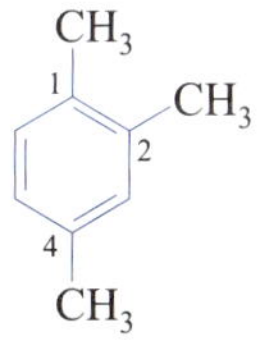

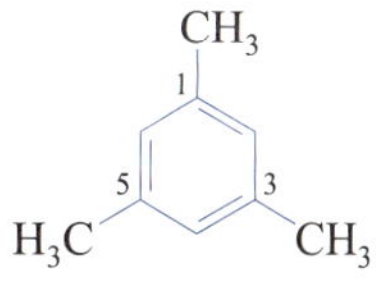

当苯环与不饱和烃基相连,或者所连的烃基比较复杂时,则以烃基作为母体,苯环作为取代基(称为苯基)来命名。例如:

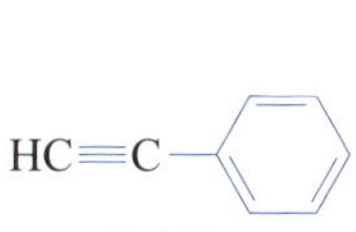

苯乙炔 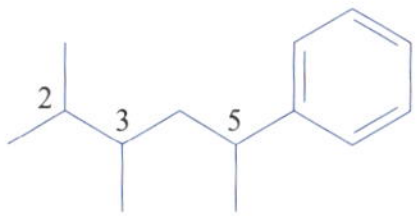　　　　　　　　　　　2,3-二甲基-5-苯基己烷

三、芳香烃的物理性质

芳香烃不溶于水,溶于乙醚、四氯化碳和石油醚等有机溶剂。芳香烃一般比水轻,相对密度 $0.8 \sim 0.9 \, \mathrm{g \cdot cm^{-3}}$,沸点随相对分子质量的增加而升高。液态芳烃自身也是一种良好的溶剂。芳香族化合物在历史上指的是一类从植物胶里取得的具有芳香气

趣说化学
致癌芳烃
的发现

味的物质,但目前已知的芳香族化合物中,大多数是没有香味的。苯及其同系物具有一定的毒性,长期吸入会损害造血器官和神经系统。动物实验和临床观察,发现苯能抑制造血系统,长期接触高浓度的苯可引起白血病。多环芳香烃是最早被认识的化学致癌物。目前发现的致癌性多环芳香烃及其致癌性的衍生物已达 400 多种。

案例 11-1   苯及其同系物的危害

某防腐公司油漆工在船舱进行喷漆作业时,多名工人先后出现头晕、胸闷症状,被送入医院急救。事后调查人员在工作现场采样分析,采样结果为苯 3.41 mg·m^{-3}、甲苯 13.8 mg·m^{-3}、二甲苯 161.0 mg·m^{-3}(最高允许浓度<100 mg·m^{-3})。根据现场调查和专家会诊结果,初步判定本次中毒为一起急性职业性混苯中毒事件。

苯、甲苯和二甲苯都属于芳香烃类化合物,是有特殊芳香气味的油状液体,作为溶剂广泛用于油漆、喷漆、油墨、印刷、树脂、人造革、黏胶(鞋厂、球厂、纸箱厂)及合成洗涤剂(清洗模具)。它们极易挥发,可通过呼吸道进入人体,长期接触主要损害造血系统。若短时间内吸入大量蒸气会引起急性中毒,主要表现为中枢神经受损症状,伴有头痛、头晕、恶心、呕吐等现象,还会出现昏迷、谵妄、阵发性或强直性抽搐、血压下降,严重者会因呼吸和循环衰竭而死亡。

四、芳香烃的化学性质

19 世纪发现的许多化合物与苯有关,这些化合物的氢碳比也很低,可以转化为苯或相关化合物,并有着特征的芳香性气味,因此被称为芳香烃,而其他没有这些特点的有机化合物便被称为脂肪烃。如今,"芳香性"与气味的联系早已消失,芳香性被用于描述类似于苯的特殊的化学性质。

苯环是闭合的共轭体系,电子离域,π 电子云完全平均化,分布在苯环平面的上下两侧。因此,苯环的 π 电子较易与亲电试剂作用,类似于烯烃中 π 键的性质。但苯环中 π 电子又有别于烯烃,π 电子离域构成闭合的共轭体系使苯环具有特殊的稳定性,在反应中倾向于维持苯环的结构。苯与亲电试剂发生取代反应而非加成反应,它与一些氧化剂如 $KMnO_4$、$K_2Cr_2O_7$ 的酸性溶液等也不发生反应。苯具有难氧化、难加成、易取代的化学性质,这是芳香族化合物的共同特性,称为芳香性(aromaticity)。

芳香族化合物是符合 Hückel 规则的碳环化合物及其衍生物的总称,即对于分子中具有平面闭合环状的共轭体系,当 π 电子数满足 $4n+2$(n 为 0 或正整数),该化合物具有芳香性。

(一)苯环上的亲电取代反应

单环芳烃最重要的化学性质是苯环上的亲电取代反应。与烯烃的亲电加成反应不同,苯环可被亲电试剂进攻,发生氢原子取代,即亲电取代,包括卤化、硝化、磺化、烷基化等,而不是对苯环的亲电加成。

1. 卤化反应

通常状况下苯与卤素不发生反应。一般需要利用 Lewis 酸催化剂三氯化铝或三卤化铁(实际反应中往往加入少量铁屑,铁屑与卤素反应可生成三卤化铁),活化卤素,提高其亲电性,反应生成卤代苯。

氟的活性太高,反应激烈不易控制;碘的活性又太低,与苯很难直接反应。因此反应中的卤素一般是指氯和溴。

$$\text{苯} + X_2 \xrightarrow{\text{Fe或FeX}_3} \text{苯-X} + HX \qquad (X=Cl, Br)$$

2. 硝化反应

苯与浓硝酸和浓硫酸的混合物反应,生成硝基苯。浓硫酸起活化作用,使 HNO_3 质子化并脱水,产生强亲电试剂硝鎓离子 NO_2^+,进而发生亲电取代。

$$\text{苯} + HNO_3 \xrightarrow[-H_2O]{\text{浓}H_2SO_4} \quad + \ O=\overset{+}{N}=O \xrightarrow{{}^-OSO_3H} \text{苯-NO}_2 + H_2SO_4$$

3. 磺化反应

在室温条件下浓硫酸不能磺化苯,在更具活性的发烟硫酸(可由浓硫酸加 8% 的 SO_3 制备)作用下,苯环可被 SO_3 亲电进攻,进而发生质子转移,生成磺化产物苯磺酸。

$$\text{苯} + SO_3 \xrightleftharpoons[70\sim80℃]{\text{浓}H_2SO_4} \quad \longleftrightarrow \text{苯-SO}_3H$$

磺化反应与硝化、卤化反应不同,该反应是"可逆"反应。苯磺酸与稀硫酸加热至 $100\sim170\ ℃$,可转化生成苯和硫酸。

$$\text{苯-SO}_3H \xrightarrow[100\sim170℃]{H_2O,\ H_2SO_4} \text{苯} + HOSO_3H$$

案例 11-2　磺胺类药物

RHN—〈苯〉—SO$_2$NHR'

磺胺类药物结构通式

RHN—〈苯〉—SO$_2$NH—〈异噁唑〉—CH$_3$

磺胺甲噁唑(Gantanol,抗菌)

磺胺类药物通常均含有 4-氨基苯磺酰胺官能团,其作用机理是通过干扰帮助合成叶酸的细菌酶的生长,来切断细菌的基本营养,最终导致细菌死亡。随着更新的抗生素的出现,目前,磺胺类药物的使用已大大减少,但是磺胺类药物的发现是药物化学发展进程中的一个里程碑,有 15 000 多个磺胺衍生物进行了合成和抗菌活性筛选。磺酰胺可由磺酰氯和胺反应制得。磺酰氯作为常用合成中间体,通常由苯磺酸钠盐与 PCl_5 或 $SOCl_2$ 反应制得。

$$\text{苯-SO}_3^-Na^+ + PCl_5 \longrightarrow \text{苯-SO}_2Cl + POCl_3 + NaCl$$

4. Friedel-Crafts 烷基化反应

在无水氯化铝、氯化铁等 Lewis 酸催化剂作用下,苯可与卤代烃 RX 发生反应,苯环上的氢被烃基 R 取代,生成烷基苯,这一反应称为 Friedel-Crafts 烷基化反应。Lewis 酸的作用是活化卤代烃,Lewis 酸与卤代烃中的卤素配位,使连接卤素的烷基碳带有部分正电荷,由此增加其亲电性,并进攻苯环,随后脱去质子得到相应的烷基化产物。

$$ \text{（苯）} + RX \xrightarrow{\text{AlCl}_3} \text{（苯—R）} \quad (\text{RI} < \text{RBr} < \text{RCl} < \text{RF}) $$

Friedel-Crafts 烷基化反应常伴随有两种副反应:碳链重排和多烷基化。例如,当采用三个碳以上的直链卤代烃作烷基化试剂时,会发生碳链异构现象,直链卤代烃会经过氢负离子迁移形成热力学更稳定的支链碳正离子,发生亲电取代得到相应的碳链重排的烷基苯。例如,苯与 1-氯丙烷发生 Friedel-Crafts 反应时,得到的主要产物是异丙基苯,而不是丙基苯。

$$ \text{（苯）} + \text{CH}_3\text{CH}_2\text{CH}_2\text{Cl} \xrightarrow{\text{AlCl}_3} \text{（苯—CH}_2\text{CH}_2\text{CH}_3\text{)} + \text{（苯—CH(CH}_3\text{)}_2\text{)} $$

30%~35%   65%~70%

此外,还存在多烷基化反应造成的多产物情况。例如,2-溴丙烷与苯发生 Friedel-Crafts 反应时,会同时得到单取代和双取代产物,且两者产率均不高。

$$ \text{（苯）} + (\text{CH}_3)_2\text{CHBr} \xrightarrow[-\text{HBr}]{\text{FeBr}_3} \text{（苯—CH(CH}_3\text{)}_2\text{)} + \text{（(H}_3\text{C)}_2\text{HC—苯—CH(CH}_3\text{)}_2\text{)} $$

25%   15%

除用卤代烃外,还可利用烯烃、醇作为烷基化试剂,在酸的催化下进行烷基化反应。例如:

$$ \text{（苯）} + \text{H}_3\text{C}-\overset{\text{CH}_3}{\underset{\text{OH}}{\text{CH}}} \xrightarrow{\text{H}_2\text{SO}_4} \text{（苯—CH(CH}_3\text{)}_2\text{)} $$

$$ \text{（苯）} + \text{H}_3\text{C}-\overset{\text{CH}_3}{\underset{\text{CH}_2}{\text{C}}} \xrightarrow{\text{H}_2\text{SO}_4} \text{（苯—CH(CH}_3\text{)}_2\text{)} $$

当苯环上连有某些吸电子基团,如硝基等,Friedel-Crafts 反应难以进行。

（二）苯环取代基侧链的反应

1. 氧化反应

苯环具有特殊的稳定性,通常条件下难以被氧化。苯在高温下与高锰酸钾、铬酸等强氧化剂共热,也不会被氧化,但含有 α-H(与苯环直接相连碳原子上的氢原子)的碳链可被高锰酸钾等强氧化剂氧化成羧基,这是合成苯甲酸的重要方法。含有 α-H 的碳链,无论是甲基、乙基还是异丙基,都可被氧化成羧基,与碳链具体结构无关。但若与苯环直接相连的碳原子上没有氢原子,则很难被氧化。例如:

2. 苯环 α-C 的卤化反应

在光照、加热或有过氧化物存在下,烷基苯与氯或溴反应,取代反应不发生在苯环上,而是苯环侧链上的氢原子被取代,并且优先取代 α-C 上的氢。芳环 α-C 的卤化反应与烷烃卤化反应机理相同,均属自由基反应。

五、苯衍生物的亲电取代反应

1. 取代基的定位规律

苯衍生物发生亲电取代反应时,苯环上已有的取代基,能够影响亲电取代反应的位置。例如,甲苯在硝化时,反应产物主要以邻硝基甲苯和对硝基甲苯为主,间位产物仅占极少的比例。而硝基苯在硝化时,主要产物却为间二硝基苯。

60%　　　　　　4%　　　　　　36%

可见在苯衍生物的亲电取代反应中,苯环原有取代基,能够控制反应的区域选择性,决定亲电取代的位置,因此,苯环原有的取代基被称为定位基。根据定位基对反应区域选择性的控制,可将其分成两类:邻对位定位基和间位定位基。

邻对位定位基通常引导亲电取代基至其邻位和对位。常见的邻对位定位基有 —NH$_2$、—OH、—OR(烷氧基,如—OCH$_3$)、—R(烷基,如—CH$_3$、—C$_2$H$_5$)、—X(卤素)等给电子基团。

间位定位基通常引导亲电取代基至其间位。常见的间位定位基有 —NO$_2$、—CN、—SO$_3$H、—CHO、—COOH 等吸电子基团。

2. 取代基的活化和钝化作用

苯衍生物发生亲电取代反应时,苯环上已有的取代基,不仅影响亲电取代反应的位置,还对亲电取代反应的活性产生显著影响。例如,苯酚的硝化反应效率是苯的 100 倍,而硝基苯的硝化反应效率仅为苯的百万分之一。甲苯的硝化反应可用混酸,在 30 ℃ 下即可反应,反应速率是苯的 25 倍。而硝基苯的硝化反应,需要提高反应温度,并增大酸的浓度(要采用发烟硝酸)。

根据取代基对反应活性的影响,可将其分成两类:活化基和钝化基。

常见的亲电取代反应活化基有 —NH$_2$、—OH、—OR(烷氧基,如—OCH$_3$)、—R(烷基,如—CH$_3$、—C$_2$H$_5$)等电子给体。—NH$_2$、—OH、—OR(烷氧基,如—OCH$_3$)能够通过其与苯环的共振效应,提供电子对离域至苯环;而甲基等烷基的给电子能力则通过超共轭的 σ 键实现。因此这些共振和诱导给电子基团能够稳定邻位和对位上亲电进攻所产生的碳正离子,是活化基团和邻对位定位基。

常见的亲电取代反应钝化基有 —NO$_2$、—CN、—SO$_3$H、—CHO、—COOH 等电子受体。其结构特点是取代基直接与苯环相连的原子带正电荷或带部分正电荷,这些诱导吸电子取代基的存在,不利于苯环所有位置上碳正离子的稳定性,使苯环取代反应的活性降低。邻对位的取代较间位更为不利,因此这些诱导吸电子基团是钝化基团和间位定位基。

卤素取代基通过诱导效应吸电子,但又是共振给电子基团,这两种效应中,诱导吸电子效应占优势,因此卤素是比较特殊的钝化基团和邻对位定位基。

案例 11-3　间硝基苯甲酸的合成分析

间硝基苯甲酸主要用于合成血管造影剂——胆影酸,是用途极广的医药、染料中间体。如何设计利用甲苯合成间硝基苯甲酸的反应路线?

分析:苯甲酸可由甲苯氧化得到,硝基可通过硝化反应引入。但这里存在两种路线:一是先氧化再硝化;二是先硝化再氧化。由苯环上定位效应可知,如果先硝化,甲基属于邻对位定位基,硝基主要进入甲基的邻位和对位,会得到邻硝基甲苯和对硝基甲苯的混合物,再进行氧化也会得到对硝基苯甲酸和邻硝基苯甲酸的混合物,会降低收率并需要烦琐的分离步骤。而如果先把甲苯氧化成苯甲酸,羧基属于间位定位基,硝化时,硝基主要进入间位,产物单一,收率高。所以应该采用先氧化再硝化的路线。

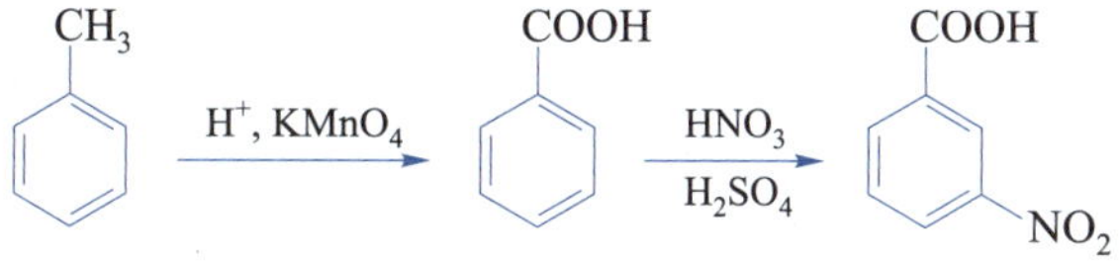

$$\text{(苯环-CH}_3\text{)} \xrightarrow{\text{H}^+,\ \text{KMnO}_4} \text{(苯环-COOH)} \xrightarrow[\text{H}_2\text{SO}_4]{\text{HNO}_3} \text{(苯环-COOH, NO}_2\text{)}$$

六、稠环芳香烃

1. 萘

萘(naphthalene, $C_{10}H_8$)是白色片状晶体,有特殊气味,熔点 80 ℃,沸点 218 ℃,易升华,不溶于水而易溶于乙醇、乙醚和苯等有机溶剂。萘存在于煤焦油中,是煤焦油中含量最多的稠环芳烃。萘广泛用于生产染料、树脂,也用作驱虫剂(俗称卫生球)。

萘与苯结构相似,每个碳原子都是 sp^2 杂化,10 个碳原子未参与杂化的 p 轨道互相以"肩并肩"的形式重叠,形成一个闭合的 10 电子共轭大 π 键。与苯不同的是,π电子云在 10 个碳原子上分布是不均匀的,碳碳键的键长也不完全相等,萘中的各碳原子并不完全等同。

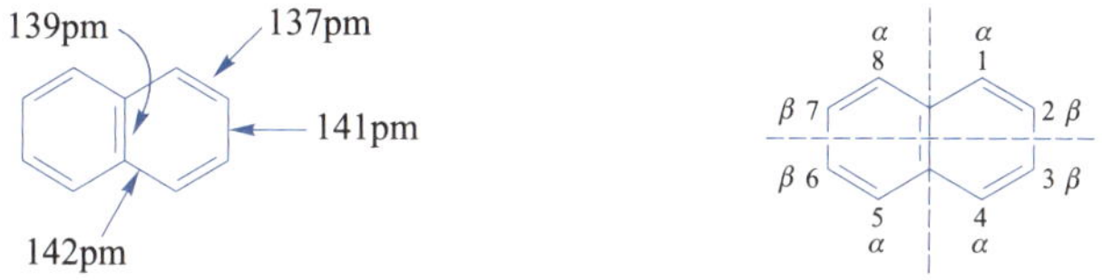

萘分子是镜面对称的,并有两个相互垂直的对称面,将分子四等分。因此,萘分子中的 1,4,5,8 位置完全相同,称为 α 位;2,3,6,7 位置完全相同,称为 β 位。多取代萘编号时,1 号位可起始于任何一个 α 位,在满足官能团编号最小前提下,使取代基有较小的位次。

6-氯-1-甲基萘　　　　　5-甲基萘-2-酚

萘可发生与苯类似的亲电取代反应。萘的亲电取代反应一般发生在 α 位,磺化温度高时在 β 位。例如:

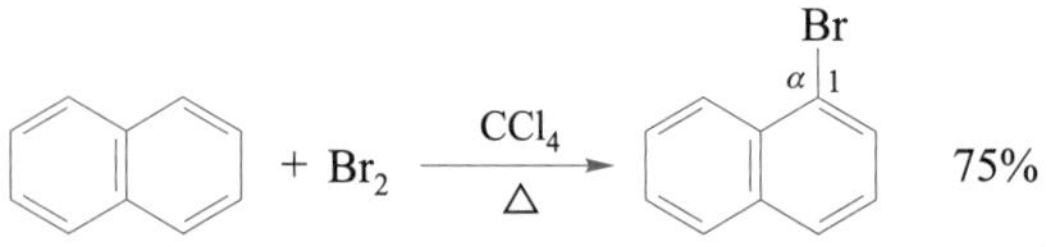

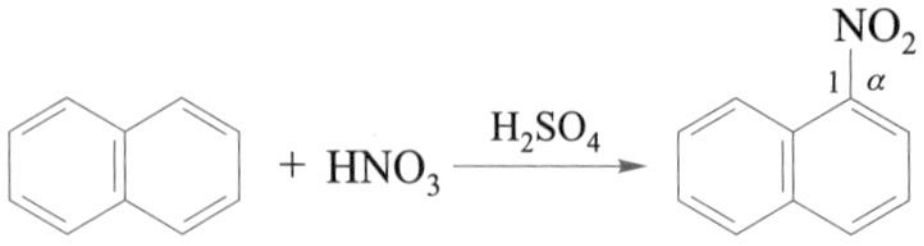

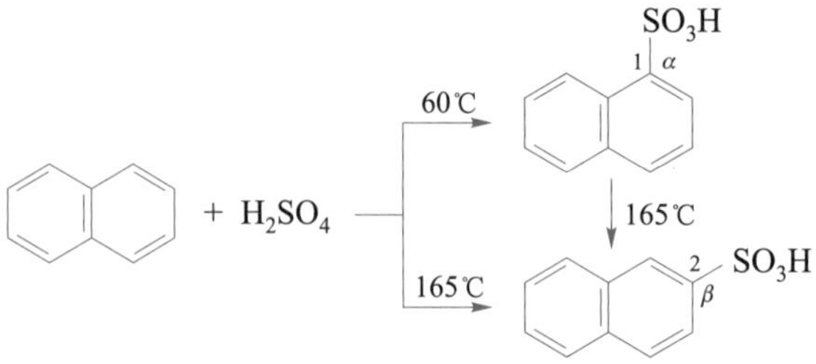

萘不如苯稳定,比苯更易发生氧化和还原反应。

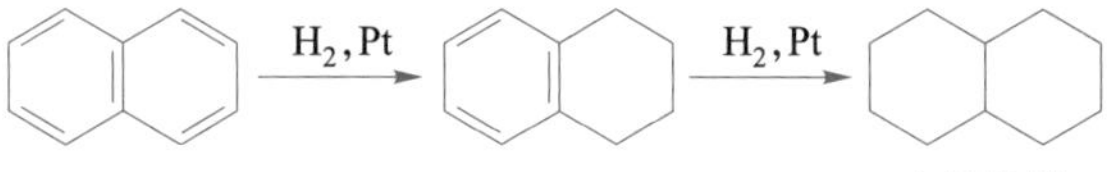

十氢化萘

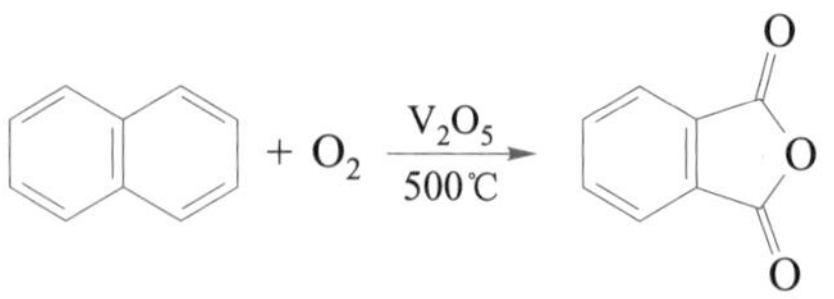

邻苯二甲酸酐

2. 蒽和菲

蒽和菲都存在于煤焦油中。蒽为无色片状晶体,熔点 216 ℃,沸点 354 ℃。菲为无色有光泽的晶体,熔点 101 ℃,沸点 340 ℃。二者均不溶于水,易溶于苯。

蒽和菲分子式均为 $C_{14}H_{10}$,是同分异构体。它们都由三个苯环稠合而成,三个苯环都在同一个平面上。蒽的三个苯环是在同一直线上,而菲的三个苯环并不在同一直线上。

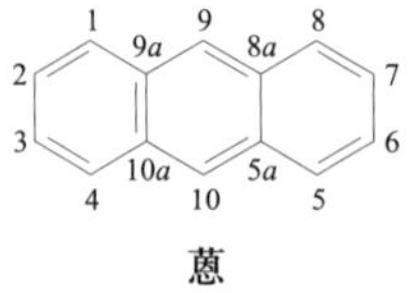

蒽 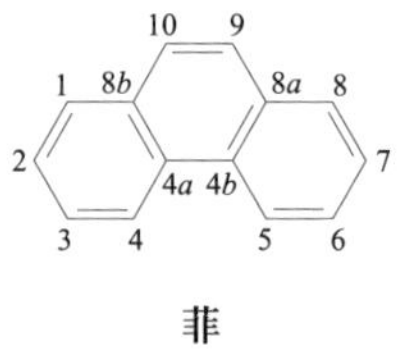   菲

甾族化合物是一类具有多种重要生理活性的四环化合物,在动植物体内广泛存在,其骨架结构是环戊烷并多氢菲。代表性分子有胆固醇、可的松等。

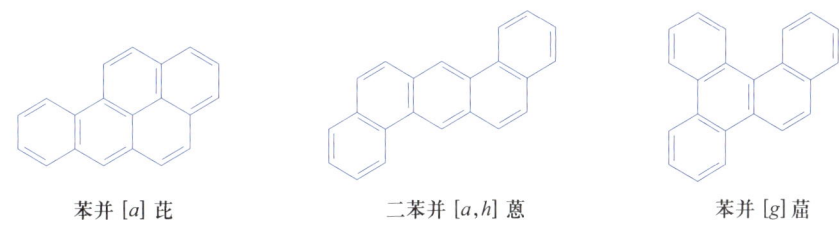

环戊烷并多氢菲　　　　　　　　胆固醇　　　　　　　　　　　可的松

3. 致癌芳烃

致癌芳香烃是能引起恶性肿瘤的一类多环稠芳烃,大多含四个或更多的苯环,存在于煤焦油和沥青中。临床实验报告指出,若长期接触高浓度多环芳香化合物,会引起皮肤癌、肺癌、胃癌及肝癌等疾病。多环芳香化合物可破坏体内的遗传物质,引发癌细胞增长,增加癌症的发病率。当相对分子质量增加,多环性芳香化合物的致癌性也增加,而其急毒性则下降。

苯并[a]芘是第一个被发现的化学致癌物质。为黄色固体,是一种五环芳香烃类,是高活性的间接致癌物质、诱变剂和致畸物质,因不完全燃烧产生。常见的致癌芳香烃还有二苯并[a,h]蒽、苯并[g]䓛等。

苯并 [a] 芘　　　　　　　二苯并 [a,h] 蒽　　　　　　　苯并 [g] 䓛

案例 11-4　化合物环丙烷简介

环丙烷(cyclopropane)是无色易燃气体,有石油醚气味。标准状况下密度为
1.879 g·L^{-1},比空气重。熔点 -128 ℃,沸点 -33 ℃。稍溶于水,溶于乙醚、乙醇等有机溶剂。环丙烷气体在 20 世纪 50 年代初之前一直被用作吸入性全身麻醉剂。以氧气混合物的形式吸入,通常用全闭式系统进行麻醉,50%;持续:10%～20%;止痛:1%～2%连续吸入。诱导迅速,停药后苏醒均较快,但是有一定的呼吸抑制作用。由于环丙烷的不稳定性,因此,它也是一种危险的爆炸性混合物,遇明火、高热极易燃烧爆炸。使用时,要非常谨慎,以防止爆炸。

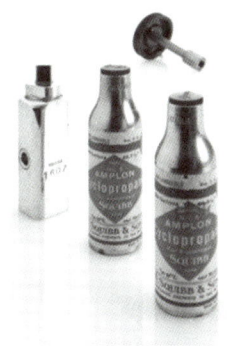

科学家简介　凯库勒

弗里德利希·凯库勒(Friedrich A. Kekulé,1829—1896),德国有机化学家。凯库

勒对有机化学结构理论的发展有着突出的贡献,1857 年至 1858 年,他提出了有机化合物分子中碳原子为四价,而且可以互相结合成碳链的思想,为现代结构理论奠定了基础。他的另一重大贡献是在 1865 年发表《论芳香族化合物的结构》,第一次提出了苯的环状结构理论。这一理论极大地促进了芳香族化学的发展和有机化学工业的进步,是有机化学发展史上的里程碑。凯库勒还曾任波恩大学校长,编写过《有机化学教程》,培养了拜尔等著名化学家。

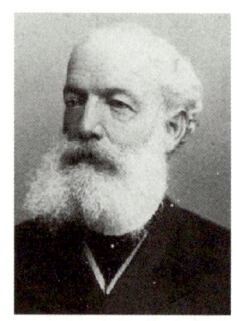

习题

1. 命名下列化合物。

(1)   (2)   (3)

(4)   (5)   (6)

2. 根据名称写出化合物的构造式。

(1) 反-1,2-二溴环戊烷   (2) 顺-1-甲基-3-硝基环己烷

(3) 间二硝基苯   (4) 2,4,6-三氯甲苯

(5) 5-氯-1-甲基萘   (6) 1,1-二乙基环丁烷

3. 完成下列反应方程式(写出主要产物即可)。

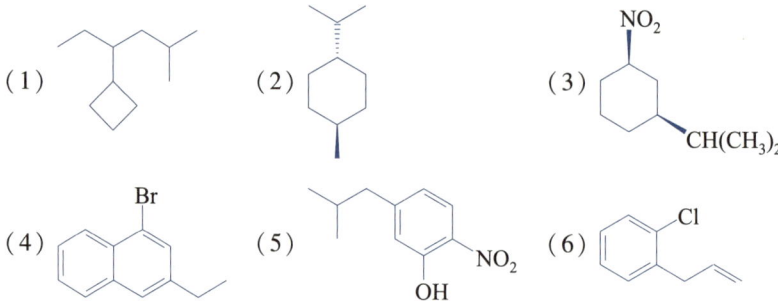

4. 以苯和甲苯为原料和必要的无机试剂合成下列化合物。

(1)

(2)

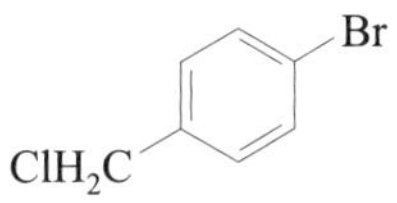

(3)

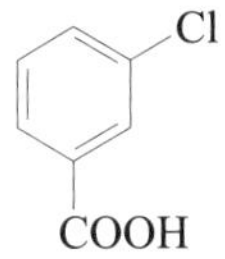

5. 试用化学方法鉴别下列化合物。

（1）环丙烷　丙烯

（2）苯　环己烯

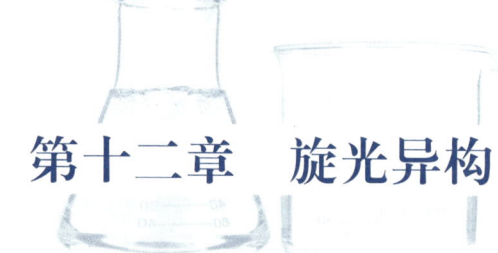

第十二章　旋光异构

第十二章
课件

在有机化合物中,同分异构现象普遍存在。同分异构一般分为两类:一类是分子式相同,分子中原子或基团连接顺序不同的构造异构(constitutional isomerism),它包括碳链异构、位置异构、官能团异构和互变异构等;另一类是分子构造式相同,只是原子或基团在空间排列方式不同的立体异构(stereoisomerism),它又分为构型异构(configurational isomerism)和构象异构(conformational isomerism)。其中构型异构又包括顺反异构(cis-trans isomerism)和旋光异构(enantiomerism)。旋光异构又称对映异构。

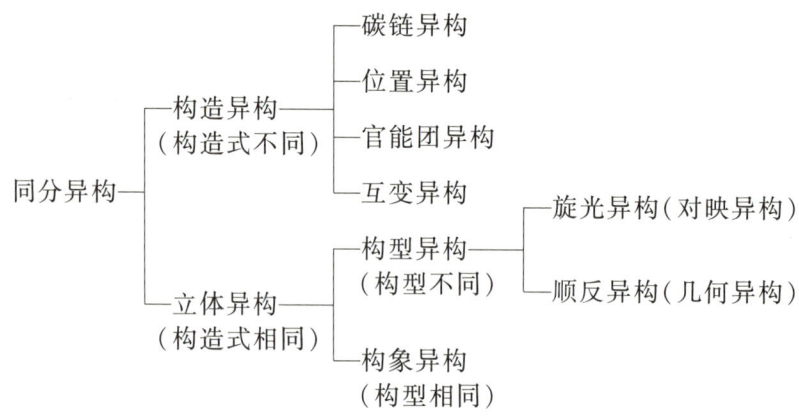

微课
同分异构

多数天然产物如糖类、蛋白质、核酸及许多药物都具有旋光性,存在旋光异构现象,通常对映异构体中的某一种构型的化合物可以与具有手性特征的生物大分子通过严格的手性匹配和识别而发挥其生物活性,而其他构型的结构生物活性很弱或者没有。因此,研究旋光异构在医学上具有重要的生理意义。旋光异构现象通过异构体对平面偏振光的作用表现出来,因此学习旋光异构需首先了解平面偏振光。

第一节　平面偏振光和物质的旋光性

一、平面偏振光

光是一种电磁波,并且是一种横波,即光的传播方向与振动方向垂直。普通光中含有各种波长的光,在垂直于前进方向的各个平面内振动。振动方向和波长前进方向构成的平面叫作振动面,光的振动面只限于某个固定方向的,叫作平面偏振光,简称偏振光(polarized light)。当普通光通过 Nicol 棱镜或偏振片时,一部分光被挡住了,只有振动方向与棱镜晶轴平行的光能够通过,通过 Nicol 棱镜的光为偏振光(见图 12-1)。

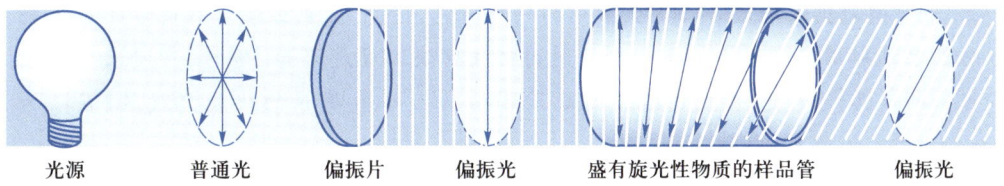

光源　　　　普通光　　　　偏振片　　偏振光　　盛有旋光性物质的样品管　　偏振光

图 12-1　平面偏振光的形成和物质的旋光性

二、物质的旋光性

自然界中有许多物质能使偏振光的振动面发生偏转,这种能使偏振光的振动面发生偏转的物质叫作旋光性物质(图 12-1),使偏振光的振动面发生偏转的特性称为物质的旋光性。

当偏振光通过旋光性物质的溶液时,有些物质使偏振光的振动面向左旋转(逆时针旋转),这种物质具有左旋性,以(−)或 l 表示;另一些物质使偏振光向右旋转(顺时针旋转),具有右旋性,以(+)或 d 表示。

旋光性物质使偏振光振动面偏转的角度称为旋光度,用 α 表示,其大小可用旋光仪测定,工作原理如图 12-2 所示。

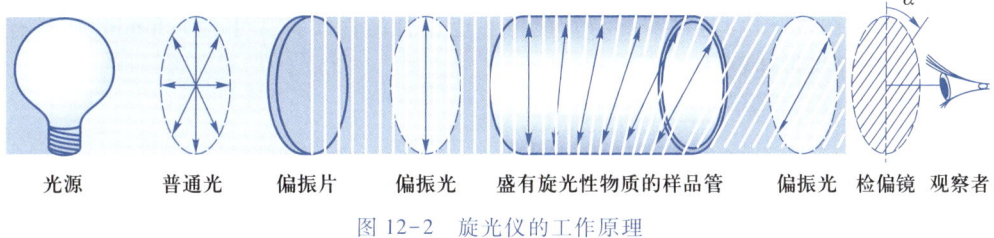

光源　　　普通光　　　偏振片　　　偏振光　　盛有旋光性物质的样品管　　　偏振光　检偏镜　观察者

图 12-2　旋光仪的工作原理

α 与溶液的浓度(c)、盛液管的长度(l)、测定时的温度,以及光源和溶剂的性质有关。为了消除溶液浓度和盛液管长度对旋光度 α 的影响,通常用比旋光度(specific rotation)$[\alpha]$ 来表示某一物质的旋光性。

比旋光度是在一定温度下,浓度为 $1\ \mathrm{g\cdot mL^{-1}}$ 的待测物质在 1 dm 长的盛液管中,使用钠光(也称 D 线,波长 589 nm)测得的旋光度。因此,可根据测得的旋光度 α 计算比旋光度 $[\alpha]_D$。

$$[\alpha]_D = \frac{测得的旋光度(°)}{盛液管长度\ l(\mathrm{dm})\times浓度\ c(\mathrm{g\cdot mL^{-1}})} = \frac{\alpha}{cl}$$

一个化合物的比旋光度与测量时的温度和使用的溶剂有关,所以在表示比旋光度时必须同时注明温度 t(℃)和溶剂。例如,天然酒石酸的比旋光度表示为

$$[\alpha]_D^{20} = +12.50° \cdot dm^2 \cdot kg^{-1}(H_2O)$$

式中,温度为 20 ℃,水作溶剂。对于每一种旋光性物质来说,它的比旋光度是一个常数。

第二节　化合物的旋光性与其结构的关系

一、手性及对映异构体

　　将一个物体放在平面镜前使之成像,并设想把"像"从镜中取出,物体与其镜像不能完全重合(图 12-3),这种实物与其镜像不能重合的性质称为手性(chirality),具有手性的实物称为手性物体。

微课
神秘的手
性

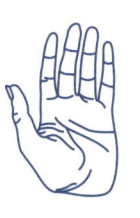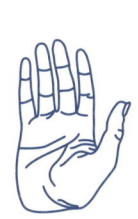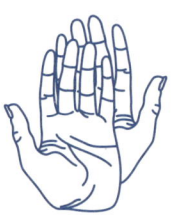

图 12-3　人的左手与其镜像(右手)不能完全重合

　　上述情况在有机化合物中也存在。如(+)-乳酸和(−)-乳酸分子,两者互为实物与镜像,但不能重合,是一对对映异构体,简称对映体(enantiomer)。一对对映体的左旋体和右旋体,其比旋光度绝对值相等,旋光方向相反。乳酸对映体的分子构型如图 12-4 所示。

　　对映体因具有相同的构造式[如乳酸 $CH_3CH(OH)COOH$],大部分理化性质相同,只有光学性质不同,见表 12-1。

趣说化学
手性世界

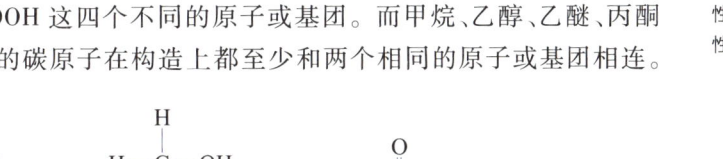

图 12-4 (+)-乳酸和(-)-乳酸的分子构型

表 12-1 乳酸对映体的性质

乳酸	$[\alpha]_D^{20}(H_2O)/(° \cdot dm^2 \cdot kg^{-1})$	熔点/℃	pK_a
(+)-乳酸	+3.82	53	3.79
(-)-乳酸	-3.82	53	3.79

二、分子的对称性和旋光性

一个物质的分子是否具有手性是由它的分子结构决定的。最常见的手性分子是含手性碳原子的分子。所谓手性碳原子是指在构造上连有四个不同的原子或基团的碳原子,以"C*"表示。例如,乳酸分子中有三个碳,其中 C2 是手性碳原子,它连接的是—H,—OH,—CH₃ 及—COOH 这四个不同的原子或基团。而甲烷、乙醇、乙醚、丙酮等没有旋光性的分子中所有的碳原子在构造上都至少和两个相同的原子或基团相连。

手性、非手性和旋光性

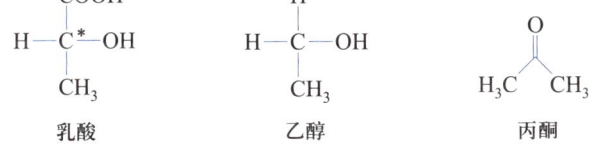

比较分子的空间构型可知,手性分子没有对称因素,没有旋光性的分子有对称因素。常见的对称因素包括对称面和对称中心。

(一)对称面

若一个平面能把一个分子分成两个部分,且一部分正好是另一部分的镜像,则这个平面称为该分子的对称面(σ)。例如,氯溴甲烷分子有一个经过氯、溴和碳三个原子的平面,可以将分子对称地分割成能重叠的实物和镜像两部分。因此,氯溴甲烷分子是对称分子。又如二氯甲烷分子有两个对称面,也是对称分子。氟氯溴甲烷分子中没有对称面,任意选择氟氯溴甲烷分子中的两个基团与碳原子形成的面,将分子分割成的两部分都是不对称的,所以氟氯溴甲烷有手性,具有旋光性(见图 12-5)。

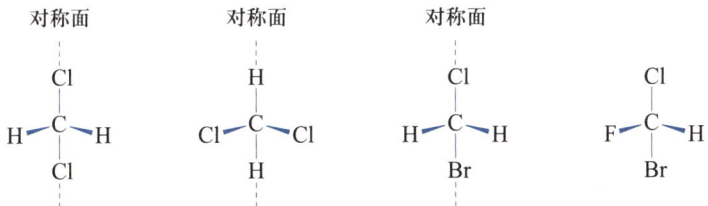

图 12-5 二氯甲烷、氯溴甲烷和氟氯溴甲烷的对称性比较

（二）对称中心

若分子中能找到一点,从分子中任何一个原子或基团出发向该点引出一直线并延长等距离,在等距离处若遇到相同原子或基团,则这个点称为分子的对称中心(i),见图 12-6。

一个分子是否具有手性,可以根据分子的对称性来判断。若分子既无对称面又无对称中心,则认为该分子是手性分子,具有旋光性。

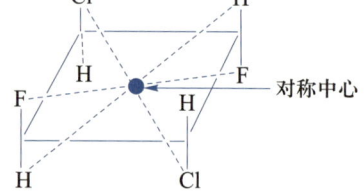

图 12-6   分子对称中心示意图

三、外消旋体

上面讨论的具有光学活性的乳酸是从肌肉组织分离出来的右旋乳酸,或由左旋杆菌使葡萄糖发酵而产生的左旋乳酸,而从酸败的牛奶中得到的乳酸却没有旋光性,即 $[\alpha]_D^{20}=0$。这是因为牛奶中的乳酸是等量的右旋乳酸和左旋乳酸的混合物,它们对平面偏振光的作用相互抵消,所以旋光度为零。这种乳酸称为外消旋乳酸,用($\pm$)或 $dl-$乳酸表示。

一对对映体的等量混合物称为外消旋体(racemate),与相应的左旋体或右旋体相比,外消旋体除旋光性不同外,其他物理性质也有差异。例如,左、右旋乳酸的熔点为 53 ℃,而外消旋乳酸的熔点为 18 ℃。在生理作用方面,外消旋体仍各自发挥其左旋体和右旋体的相应效能。

第三节   对映异构体的构型

一、Fischer 投影式

对映异构体的构造式相同,其原子或原子团在空间的排布不同。图 12-7 的透视式可以准确地表示乳酸手性碳原子上各原子或基团的空间排列,但书写不方便。因此,通常用 Fischer 投影式把对映异构体的空间构型转化成平面构造式(图 12-7)。

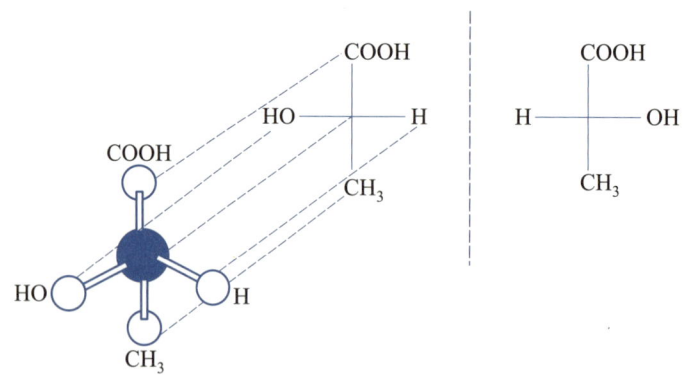

图 12-7   乳酸对映体的 Fischer 投影式

Fischer 投影式的书写规则如下：

（1）用十字交叉点代表手性碳原子,四端分别连四个不同的原子或基团。

（2）以水平线与手性碳原子相连的两个原子或基团代表伸向纸平面前方;以竖直线与手性碳相连的两个原子或基团伸向纸平面后方,简称"横前竖后"。

（3）虽然一个化合物可以写出多个投影式,但通常把主碳链放在竖键上,并把命名时编号最小的碳原子置于上端,这样书写的 Fischer 投影式比较规范。

由于 Fischer 投影式是按照一定的规则以平面式表示手性分子的三维立体构型,所以在使用 Fischer 投影式时,要注意投影式中基团的前后关系,要与立体构型相关联。投影式不能离开纸面翻转,因为这样会改变手性碳原子周围四个原子或基团的前后关系。但可以在纸平面内,按一定的规则改变 Fischer 投影式的构型,而不改变分子的空间构型。规则如下：

（1）Fischer 投影式在纸面内旋转 90° 的偶数倍,不改变手性碳原子所连基团的前后关系,代表相同空间构型的手性分子。

（2）在 Fischer 投影式中固定某一个基团,另外三个基团按顺时针或逆时针方向依次调换位置,不会改变原化合物的构型。

（3）若将手性碳原子上所连接的任何两个原子或基团交换偶数次则不会改变分子的构型,但交换奇数次得到的投影式代表其对映体的构型。

二、D/L 构型

分子中各原子或基团在空间的真实排布称为这种分子的绝对构型。由于技术手段的限制,在 1951 年以前,人们还不能确定旋光性不同的一对对映体的真实空间构型。为了表示各种对映体构型之间的关系,Fischer 选择甘油醛作为标准来规定对映异构体的构型。甘油醛有如下两种构型：

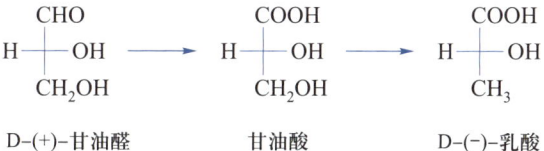

人为规定按系统命名法则选择的主链竖向排列,把碳链中编号最小的碳原子置于 Fischer 投影式的上端,手性碳原子上—OH 在右边的为右旋甘油醛,记为 D 构型;—OH 在左边的为左旋甘油醛,记为 L 构型。其他旋光性物质的构型就可以通过化学转化的方法与标准物质关联起来确定。例如,将右旋甘油醛的醛基氧化成羧基,得到甘油酸,将羟甲基还原为甲基,就得到乳酸。

问题互动
D 构型的化合物一定是右旋光吗

由于上述氧化和还原的过程中,手性碳原子上的任一个键都未断裂,所以与手性碳原子相连的原子或基团的空间排列方式没有改变,这个手性碳的构型没有改变,因此它们都是 D 构型。从上述的转化过程可以看出 D-甘油醛是右旋性的,而 D-乳酸则是左旋性的,可见,D/L 构型标记与物质的旋光方向没有必然的联系。物质的旋光性仍须通过实验测得。

　　用这种方法确定的构型是相对于标准物质——甘油醛而来的,所以叫相对构型。用此方法标记构型时,Fischer 投影式必须书写规范。

　　目前,D/L 构型仍在氨基酸和糖类化合物中使用。而其他具有旋光性的化合物,一般多采用 R/S 构型标记法。

三、含一个手性碳原子的分子 R/S 构型

微课
含有一个
手性碳原
子的分子
R/S 构型

　　1970 年,国际上根据 IUPAC 的建议采用了 R/S 构型系统命名法。这种命名是根据化合物的实际构型(绝对构型)或 Fischer 投影式来确定的。

　　R/S 构型系统命名规则如下:

　　(1)利用"次序规则"(见第十章"烷烃的命名"部分)将手性碳原子所连的四个原子或原子团 a,b,c,d 按次序规则排序,如 a>b>c>d。

　　(2)将排序中最小的基团(即 d)置于距离观察者的最远端。

　　(3)其余三个基团按次序(a→b→c)观察,若为顺时针方向排列,则手性碳原子为 R 构型(R 是拉丁文"Rectus"的首字母,表示右的意思);若为逆时针方向排列,则手性碳原子为 S 构型(S 是拉丁文"Sinister"的首字母,表示左的意思)。如图 12-8 所示。按次序规则确定的手性中心构型用斜体字母加上括号置于化合物名称前作为立体词头。

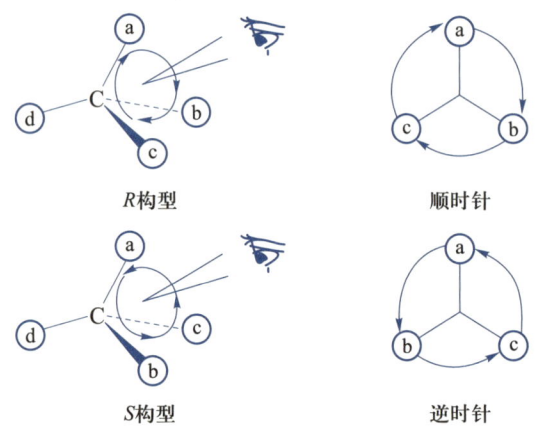

图 12-8　手性碳的 R/S 构型

　　用 R/S 标记下列乳酸手性碳的构型分别为

(S)-乳酸　　　　(R)-乳酸

R/S 标记也可直接用于 Fischer 投影式。当最小基团 d 位于竖键上时,处于纸平面的后边,符合观察条件,这时 a→b→c 顺时针方向排列,手性碳原子为 R 构型,逆时针方向排列,则手性碳原子为 S 构型。

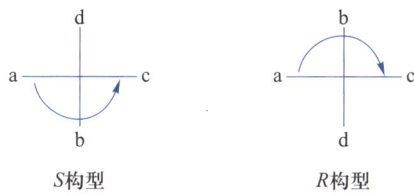

当最小基团 d 位于横键上时,处于纸平面的前面,与上述观察条件相反,这时 a→b→c 顺时针方向排列,手性碳原子为 S 构型,逆时针方向排列,则手性碳原子为 R 构型。

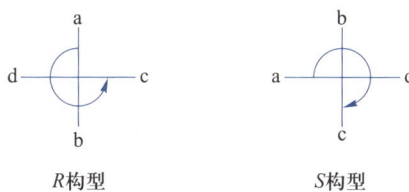

Fischer 投影式的 R/S 标记规则可概括为:小上下,顺 R,反 S;小左右,顺 S,反 R。

四、含两个手性碳原子的分子 R/S 构型

前面讨论的乳酸是含有一个手性碳原子的化合物,它有一对对映异构体。当分子中含有两个手性碳原子时,可根据两个手性碳原子所连接四个原子或基团是否相同分为两类。

(一) 含两个不同手性碳原子化合物的 R/S 构型

2-羟基-3-氯丁二酸的 C_2 上连的是—H,—OH,—COOH 及—CH(Cl)COOH,C_3 上连的是—H,—Cl,—COOH 及—CH(OH)COOH,这是两个不同的手性碳,这种分子有四个立体异构体。它们的 Fischer 投影式如下:

```
        COOH                          COOH
  HO ——— H                      H ——— OH
   H ——— Cl                    Cl ——— H
        COOH                          COOH
(2R,3S)-2-氯-3-羟基丁二酸        (2S,3R)-2-氯-3-羟基丁二酸
        I                             II


        COOH                          COOH
   H ——— OH                     HO ——— H
   H ——— Cl                     Cl ——— H
        COOH                          COOH
(2S,3S)-2-氯-3-羟基丁二酸        (2R,3R)-2-氯-3-羟基丁二酸
        III                           IV
```

上述四种立体异构体中 I 与 II、III 与 IV 两两互为实物与镜像的关系,分别是两对对映异构体。而 I 与 III 或 IV、II 与 III 或 IV 都不是实物与镜像的关系,不是对映体,互称为非对映体(diastereomer)。

随着手性碳原子数目的增加,对映异构现象更加复杂,当有机物分子中有 n 个不同的手性碳原子时,则有 2^n 个异构体。

(二) 含两个相同手性碳原子化合物的 *R/S* 构型

酒石酸分子中,两个手性碳原子所连的四个原子或原子团完全相同,都是—H,—OH,—COOH 及—CH(OH)COOH,其可能的立体异构体的 Fischer 投影式为

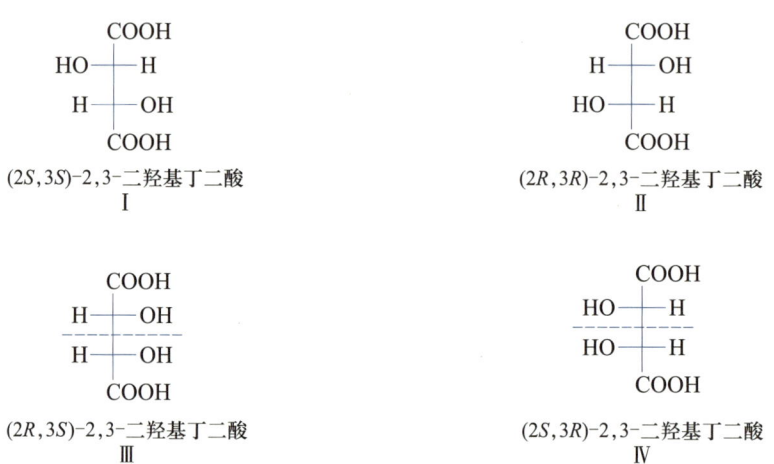

$(2S,3S)$-2,3-二羟基丁二酸
I

$(2R,3R)$-2,3-二羟基丁二酸
II

$(2R,3S)$-2,3-二羟基丁二酸
III

$(2S,3R)$-2,3-二羟基丁二酸
IV

其中,I 与 II 为实物与镜像的关系,不能相互重叠,是一对对映异构体;III 与 IV 也是实物与镜像的关系,但在纸面内旋转 180° 后能相互重叠,实际上是同一种分子。可见,具有两个手性碳原子的化合物,其立体异构体的数目可能少于 2^2 个。在 III 与 IV 的 C_2 和 C_3 之间有一个对称面(用虚线表示),可将分子分成两部分,呈实物和镜像关系,这两个手性碳原子的旋光方向相反,旋光度大小相等,旋光性相互抵消,分子没有旋光性。这种由于分子内部具有对称因素,含有多个手性碳原子而无光学活性的化合物称为内消旋体(meso compound)。内消旋体与对映异构体(I 和 II)之间的关系为非对映体。

虽然内消旋体和外消旋体都不显示旋光性,但它们有着本质的区别,内消旋体是一种纯净物,而外消旋体是两种旋光性物质的等物质的量混合物。

此外,含一个手性碳原子的分子必定是手性分子,但是对于含两个或两个以上手性碳原子的化合物,手性碳不是分子具有手性的充分条件。决定一个分子是否有手性的根本原因是其分子中无对称因素。

案例 12-2　沙利度胺

目前世界上使用的药物总数为 1900 多种,其中手性药物占 50% 以上,在临床常用的 200 种药物中,手性药物多达 114 种。对于手性药物,一个异构体可能是有效

的,而另一个异构体可能是无效甚至有害的。在临床治
疗方面,服用手性药物不仅可以排除由于无效(不良)
对映体所引起的毒副作用,还能减少药剂量和人体对无
效对映体的代谢负担。20 世纪 50 年代,一种用于治疗
孕妇怀孕早期的妊娠呕吐药物"反应停"(沙利度胺,

沙利度胺

thalidomide)在欧洲上市,但不久就发现服用此药物的孕妇生出的婴儿畸形。后
来发现是由于其中的 R 构型对映体具有镇静止吐作用,而 S 构型对映体不但不具
有镇静止吐作用,还具有致畸作用。这次事件使人们对手性药物有了进一步的
认识。

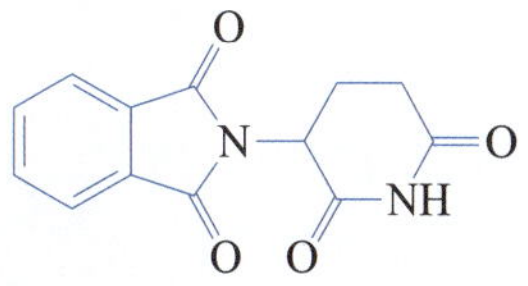

问题:
(1) 反应停分子结构中有几个手性碳,并标明。
(2) 分别画出反应停的 R 构型和 S 构型对映体的构造。
(3) 为什么 R 构型反应停和 S 构型反应停的生物活性有这么大的差别?

第四节　旋光异构在医学上的意义

案例
不对称合成

在生物体中存在的许多具有重要生理意义的化合物都是手性的。例如,在生物体
中普遍存在的 α-氨基酸主要是 L 构型,从天然产物中得到的单糖多为 D 构型。生物
体对某一物质的要求常严格地限定为某个单一的构型。所以生物体的一些活性物质
及临床上使用的一些药物,往往都是单一构型的对映异构体,而且其对映体通常是无
活性或活性很小,例如,作为血浆代用品的葡萄糖酐一定要用右旋糖酐,因为其左旋体
会给患者带来较大的危害;右旋的维生素 C 具有抗坏血病作用,而其对映体无此功
效。左旋肾上腺素升高血压的作用是右旋体的 20 倍;左旋氯霉素是抗生素,但右旋氯
霉素几乎无抗菌作用。有些药物和其对映体具有不同的生物活性,如右旋四咪唑为抗
抑郁药,其左旋体则是治疗癌症的辅助药物;右旋苯丙胺是精神兴奋药。有些药物的
对映体不仅不具有原药物的作用,相反有毒副作用,如左旋多巴是治疗帕金森病的药
物,而它的右旋体不仅无生理活性,而且有毒。在案例 12-2 中所提到的反应停,其
(R)-$(+)$-反应停是镇静剂,用于各种麻风反应,而其对映体(S)-$(-)$-反应停则有致
畸作用。

案例
手性药物
简介

为什么一对对映体之间,在生理活性上会有如此大的差别? 这是因为生物体内的
反应一般通过化学物质作用于细胞的专一特定部位,这些特定部位大多是具有手性
的。很多药物的生理作用是通过与受体大分子之间的严格手性匹配与手性识别而实
现的。只有当手性分子的立体结构与生物体内的受体的立体结构相匹配,这种手性药
物才能发挥它的生理作用,产生特定的药理效果。这就像一把钥匙开一把锁。图 12-9
是手性分子与手性生物受体之间的相互作用示意图。一种对映体与受体完全匹配
[图 12-9(a)],而另一种却匹配不当[图 12-9(b)]。

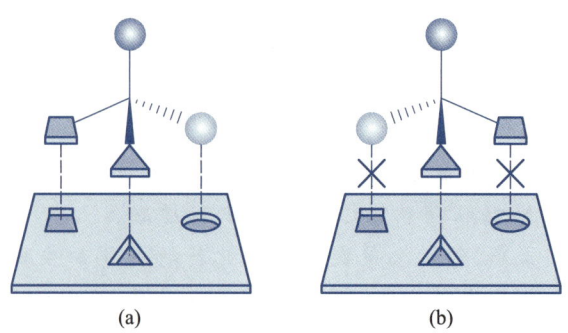

图 12-9　手性分子和手性生物受体相互作用示意图

科学家简介　埃米尔·费歇尔

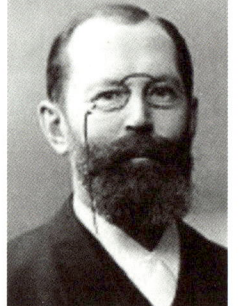

　　赫尔曼·埃米尔·费歇尔(Hermann Emil Fischer,1852—1919),德国化学家。费歇尔在斯特拉斯堡大学求学期间,结识阿道夫·冯·拜尔(Adolf von Baeyer,1835—1917)教授,并在其指导与影响下,决定终身从事化学研究。1883 年费歇尔开始了对糖类的研究,并于 1891 年提出了有机化学中描述立体构型的重要方法——费歇尔投影式。1892 年费歇尔总结当时所有已知糖的立体构型,确定了葡萄糖的链状结构,认为葡萄糖应该有 $2^4=16$ 种立体异构体,并且合成了其中的异葡萄糖、甘露糖和伊杜糖。1902 年费歇尔因对糖和嘌呤的合成研究被授予诺贝尔化学奖。

习题

1. 下列化合物中有无手性碳原子? 若有,请用 * 号标出。

(1) $CH_3CH_2CH_2CHCH_2CH_3$
　　　　　　　　　$|$
　　　　　　　　CH_3

(2) $C_6H_5CH(Cl)CH_3$

(3) $HOOC-CH_2-CH-COOH$
　　　　　　　　　$|$
　　　　　　　　OH

(4) 环己烷，1位 OH，2位 Cl

2. 下列化合物哪个具有对称中心? 哪个有对称面?

(1) 苯环

(2) 环己烷，Br、CH₃、H 取代

(3) Cl、H、F 取代环己烷

(4)
$$\begin{array}{c}H_3C \quad\quad CH_3 \\ C=C \\ H \quad\quad H\end{array}$$

3. 将下列结构转化为 Fischer 投影式,并用 R/S 标记各化合物的构型。

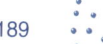

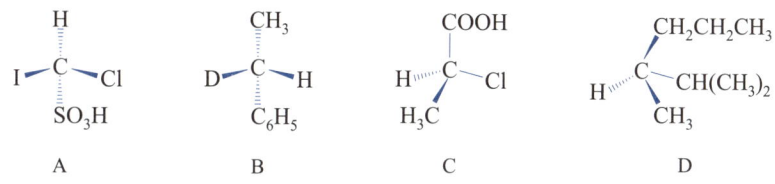

A　　　　　　　B　　　　　　　C　　　　　　　D

4. 举例说明下列各名词的意义：

（1）旋光性　（2）旋光物质　（3）比旋光度　（4）对映异构体　（5）非对映异构体　（6）外消旋体　（7）内消旋体。

5. 2-溴-3-氯丁烷有多少个对映异构体？画出它们的费歇尔投影式，用 R/S 表明手性碳原子的构型，指出它们之间的关系（对映体、非对映体）。

6. 指出下列各对化合物的相互关系（对映体、非对映体，同一化合物）。

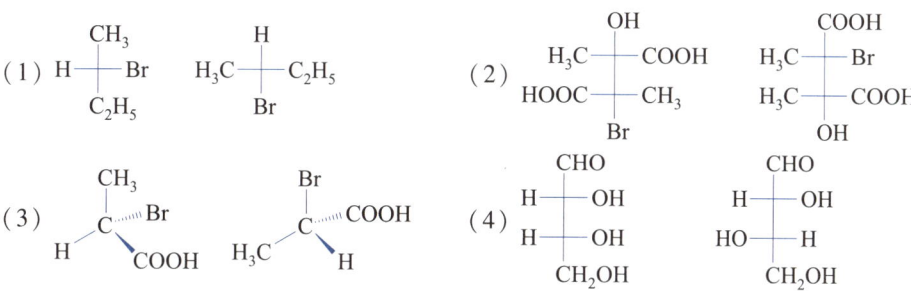

第十二章
网络自测题

7. 下列各组化合物在指定的物理性质上是否相同？

（1）（R）-2-氯丁烷与（S）-2-氯丁烷

（2）内消旋酒石酸与外消旋酒石酸

A. 熔点或沸点　　B. 旋光性　　C. 溶解度

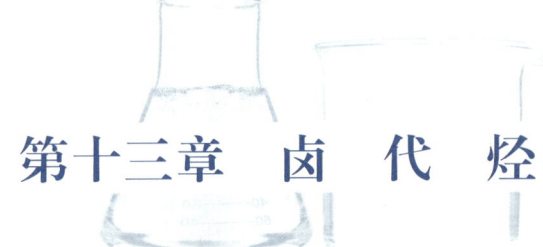

第十三章 卤代烃

第十三章
课件

　　烃分子中的一个或多个氢原子被卤素原子(F、Cl、Br、I)取代后生成的化合物称为卤代烃(halohydrocarbon),结构通式为 R—X,X 代表卤素,是卤代烃的官能团。卤代烃的用途广泛,可作为麻醉剂、溶剂等,在有机合成中有重要的作用,是原料和目标化合物之间的重要桥梁。

第一节　卤代烃的分类和命名

微课
卤代烃的
分类和命
名

一、卤代烃的分类

　　卤代烃由烃基和卤素原子组成,可按烃基的类型、卤原子的种类和数目等进行分类。

　　根据卤素原子的不同,可将卤代烃分为氟代烃、氯代烃、溴代烃和碘代烃;按卤代烃分子中所含卤素原子数目的多少,可分为一卤代烃、二卤代烃和多卤代烃。

　　根据烃基类型的不同,可将卤代烃分为饱和卤代烃、不饱和卤代烃和芳香卤代烃;根据不饱和卤代烃中卤原子与 π 键位置的不同,可将其分为乙烯(卤代苯)型卤代烃,烯丙基(苄基)型卤代烃和孤立型卤代烃。乙烯(卤代苯)型卤代烃中,卤素原子直接连在不饱和的双键碳原子上或苯环上;烯丙基(苄基)型卤代烃中,卤素原子与碳碳双键或苯环相隔一个饱和碳原子;孤立型卤代烃中卤原子与不饱和碳碳双键或苯环相隔两个或两个以上饱和碳原子。

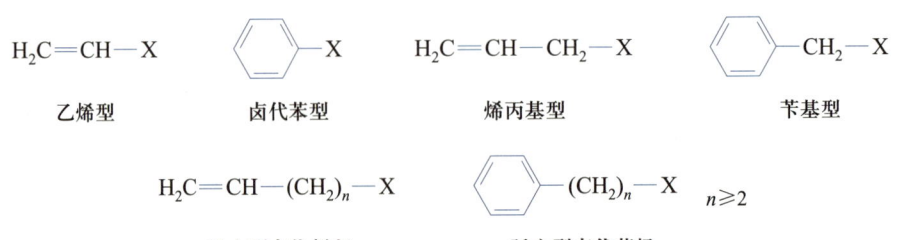

根据与卤原子直接相连的碳原子类型的不同,卤代烃分为伯卤代烃 RCH_2X(又称一级卤代烃)、仲卤代烃 R_2CHX(又称二级卤代烃)和叔卤代烃 R_3CX(又称三级卤代烃)。例如:

$$CH_3CH_2Br \qquad CH_3\overset{\displaystyle Br}{\underset{\displaystyle |}{C}}HCH_2CH_3 \qquad H_3C\overset{\displaystyle Br}{\underset{\displaystyle |}{\underset{\displaystyle \underset{\displaystyle CH_3}{|}}{C}}}CH_3$$

　　　　伯卤代烃　　　　　　　　仲卤代烃 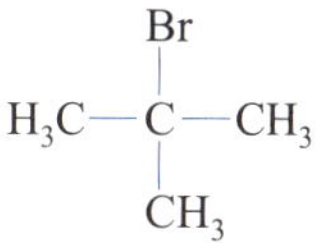　　　　　　　　　　叔卤代烃

二、卤代烃的命名

结构比较简单的卤代烃,常根据与卤原子所连烃基的名称来命名,在烃基的名称前或后加上卤素的名称,称为"卤(代)某烃"或"某基卤"。例如:

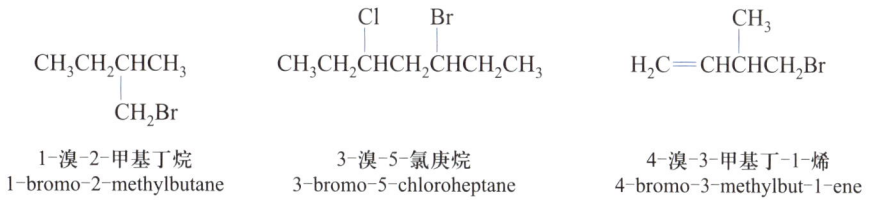

氯甲烷(甲基氯)　　氯代异丙烷(异丙基氯) 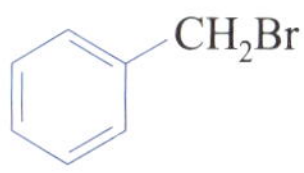　　溴化苄(苄基溴)

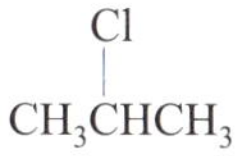

结构复杂的卤代烃,以相应的烃基为母体,将卤原子作为取代基,采用系统命名法来命名。命名原则与烃的相同。英文命名时,氟、氯、溴、碘用前缀 fluoro-,chloro-,bromo-和 iodo-表示。具体原则如下:

(1)卤代脂肪烃母体主链的选择取决于链长(链骨架原子数),其次是链中所含重键和取代基的数量,卤原子和其他支链都作为取代基。碳原子编号一般从靠近取代基的一端开始(不饱和烃则由离不饱和键最近的一端开始),有多个取代基时,则采用"最低(小)位次组"的编号原则,相同情况下英文首字母靠前的取代基位次低。不同取代基按其英文首字母排序,字母靠前的优先列出。例如:

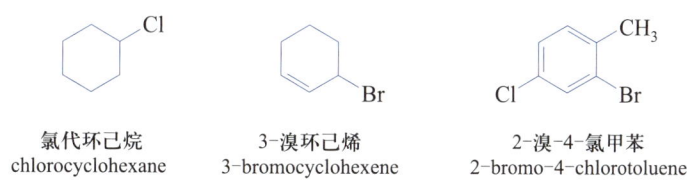

　　　1-溴-2-甲基丁烷　　　　　　3-溴-5-氯庚烷　　　　　　　　4-溴-3-甲基丁-1-烯
　　1-bromo-2-methylbutane　　3-bromo-5-chloroheptane　　4-bromo-3-methylbut-1-ene

(2)卤代脂环烃和卤代芳烃以相应的脂环烃和芳香烃为母体,卤原子作为取代基。例如:

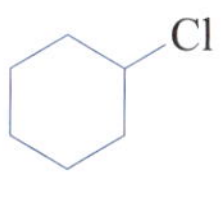

氯代环己烷　　　　　3-溴环己烯　　　　　　　2-溴-4-氯甲苯
chlorocyclohexane　3-bromocyclohexene　　2-bromo-4-chlorotoluene

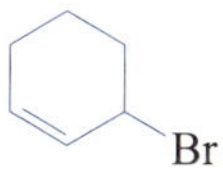

(3)侧链卤代芳烃命名时,常以烷烃为母体,卤原子和芳环都作为取代基。例如:

$$\text{C}_6\text{H}_5\text{—CH}_2\text{CH}_2\text{Cl}$$

1-氯-2-苯基乙烷
1-chloro-2-phenylethane

$$\text{C}_6\text{H}_5\text{—CH(CH}_3\text{)—CH}_2\text{Br}$$

1-溴-2-苯基丙烷
1-bromo-2-phenylpropane

一些多卤代烃常用其俗名。例如,三氯甲烷($CHCl_3$)常称为氯仿,三碘甲烷(CHI_3)常称为碘仿,六氯环己烷($C_6H_6Cl_6$)常称为六六六。

第二节 卤代烃的性质

一、卤代烃的物理性质

室温下,卤代烃(氟代烃除外)中只有低级卤代烃为气体,大多数常见卤代烃为液体,高级卤代烃为固体。液体卤代烃的沸点随着烃基中碳原子数的增加而升高,烷基相同时,沸点随卤原子的相对原子质量的增大而升高。在同一卤代烃的各种异构体中,其沸点与烷烃的情况类似,即直链异构体的沸点最高,支链越多,卤代烃的沸点越低。常见卤代烃的沸点和密度如表 13-1 所示。

表 13-1   常见卤代烃的沸点和密度

名称	沸点/℃	密度/$(g \cdot mL^{-1})$
氯甲烷	-23.8	0.936
溴甲烷	3.6	1.676
碘甲烷	42.4	2.279
1-氯丙烷	46.8	0.890
1-溴丙烷	71.0	1.335
氯苯	132.0	1.106
溴苯	155.5	1.495
三氯甲烷	61.0	1.489
四氯化碳	77.0	1.595

在卤代烃分子中,随卤素原子数目的增多,可燃性降低。例如,甲烷可作为燃料,一氯甲烷有可燃性,二氯甲烷不燃烧,而四氯甲烷则为常用灭火剂。

二、卤代烃的化学性质

卤代烃分子中 C—X 键是极性共价键,与多种试剂作用时,C—X 键比较容易断裂,使卤原子被其他原子或基团取代,而发生取代反应;另外,由于受卤原子吸电子诱导效应的影响,卤代烃 β 位上的碳氢键的极性增大,即 β-H 酸性增强,在强碱性试剂作用下,易脱去 β-H 和卤原子,而发生消除反应。

（一） 卤代烃的亲核取代反应

卤原子是卤代烃的官能团。卤素原子的电负性比碳原子大，因此碳卤键具有极性，C—X 键之间的共用电子对偏向于卤原子，使卤原子带有部分负电荷，而碳原子带部分正电荷。因此，与卤素原子直接相连的碳原子容易被带负电荷或有未共用电子对的试剂——亲核试剂（nucleophile）进攻，卤原子带着电子对以负离子形式离去，碳与亲核试剂之间形成新的共价键。这种由亲核试剂进攻而发生的取代反应称为亲核取代反应（nucleophilic substitution reaction），可用下式表示：

微课
亲核取代
反应

$$\overset{\delta^+ \quad \delta^-}{R-X} + Nu^- \text{（或:Nu）} \longrightarrow R-Nu + X^-$$

底物 　亲核试剂 　　　产物 　离去基团

反应中，卤代烃是试剂进攻对象，称为底物，进攻试剂被称为亲核试剂（用 Nu 表示），被取代的 X^- 称为离去基团。

1. 被羟基取代

卤代烷与强碱（NaOH 或 KOH）的水溶液共热，卤原子被羟基取代生成醇。

$$R-X + OH^- \xrightarrow[\triangle]{\text{水溶液}} ROH + X^-$$
$$\qquad\qquad\qquad\qquad\quad \text{醇}$$

此反应也称卤代烃的水解反应。例如：

$$CH_3CH_2Br + NaOH \longrightarrow CH_3CH_2OH + NaBr$$

不同卤素原子，其卤代烃水解的活性顺序为 RI>RBr>RCl>RF。

2. 被烷氧基取代

卤代烃与醇钠（NaOR）或酚钠（NaOAr）在相应的醇溶液中作用，卤原子被烷氧基（RO—）或酚氧基（ArO—）取代，生成醚。

$$R-X + NaOR' \xrightarrow[\triangle]{R'OH} ROR' + NaX$$
$$\qquad\qquad\qquad\qquad\quad \text{醚}$$

用这个方法可以制备两个烷基不同的混合醚，该方法称为 Williamson 合成法。此反应中卤代烃通常使用伯卤代烷，因为仲卤代烷产率较低，而叔卤代烷在强碱作用下主要发生消除反应得到烯烃。

3. 被氰基取代

卤代烃与氰化钠或氰化钾的醇溶液共热，卤原子被氰基（—CN）取代生成腈（RCN）。通过此反应，产物分子中增加了一个碳原子，这是有机合成中增长碳链的方法之一。

$$R-X + NaCN \longrightarrow R-CN + NaX$$
$$\qquad\qquad\qquad\qquad\quad \text{腈}$$

腈水解可以得到羧酸。不过由于氰化物的剧毒性，大大限制了其应用。

$$R-CN + 2H_2O + H^+ \longrightarrow RCOOH + NH_4^+$$

4. 被氨基取代

卤代烃与氨作用,卤素原子可被氨基(—NH₂)取代,生成伯胺。

$$R—X+NH_3 \longrightarrow R—NH_2+HX$$
$$\qquad\qquad\qquad\quad 胺$$

反应生成的伯胺是有机碱,可以继续与多余的卤代烃反应生成仲胺或叔胺,也可以与产物卤化氢反应生成盐,所以产物常为各级胺和铵盐的混合物。

5. 被硝酸根取代

卤代烃与硝酸银的醇溶液共热,卤原子被硝酸根取代生成硝酸酯,同时生成卤化银沉淀,此反应常用来鉴别卤代烃。

$$R—X+AgNO_3 \xrightarrow[\triangle]{醇溶液} R—ONO_2+AgX \downarrow$$

不同类型的卤代烃活性不同,与硝酸银醇溶液的反应速率不同,因此可根据卤化银沉淀生成速率的快慢来推测卤代烃可能的结构。

在不饱和卤代烃中,双键和卤素原子的相对位置对卤代烯烃的反应活性影响很大,不同类型的卤代烯烃和卤代芳烃与硝酸银的反应又有所差别。具体如下:

乙烯型卤代烃中的卤原子极不活泼,不易发生取代反应,与硝酸银的醇溶液共热也无卤化银沉淀产生。这是因为卤素原子 p 轨道上的孤对电子与相邻双键上的 π 键形成 p-π 共轭体系,使得卤素原子上的电子云向碳碳双键转移,因此 C—X 键的电子云增加,碳卤键结合牢固,卤原子活性较差,不易发生亲核取代反应。

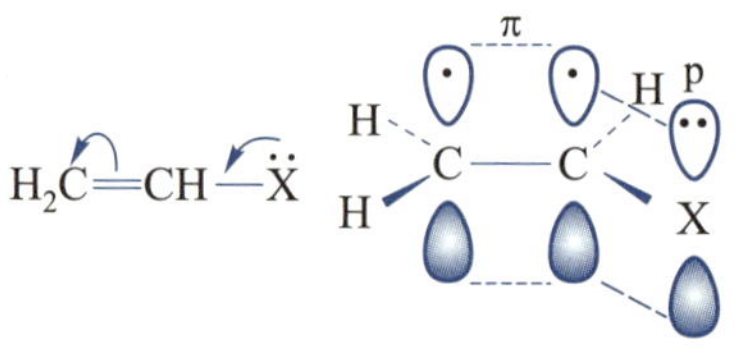

烯丙基型和苄基型卤代烃中的卤原子非常活泼,容易发生取代反应,室温下就可以与硝酸银的醇溶液迅速作用生成卤化银沉淀。这是由于卤原子的电负性较大,当卤原子获得一对电子离去后,生成中间体烯丙型碳正离子。由于其带正电荷碳原子的空 p 轨道能与相邻的碳碳双键上的 π 键或苯环大 π 键形成 p-π 共轭,使正电荷得以分散,碳正离子趋于稳定,因此这类卤代烃容易进行亲核取代反应。

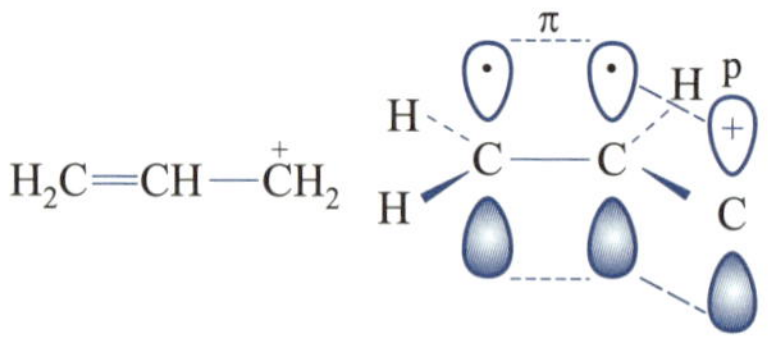

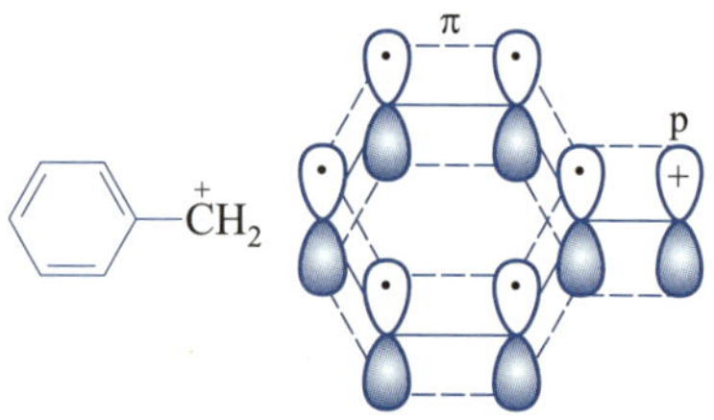

孤立型卤代烃分子中,卤原子与双键或苯环相距较远,彼此相互影响很小,因此其化学性质与相应的烯烃或卤代烃相似。在加热的条件下与硝酸银醇溶液反应生成卤化银沉淀。

综上所述,三类卤代烃的亲核取代反应活性顺序为

烯丙基型(苄基型)>孤立型>乙烯型(苯型)

（二）卤代烃的消除反应

从有机分子中脱去一个小分子(如 H_2O, HX 等)的反应称为消除反应(elimination reaction)。消除反应可以在分子内引入不饱和键,如碳碳双键、碳碳三键等。

卤代烃与 NaOH 或 KOH 等强碱的醇溶液共热发生消除反应时,分子中脱去一分子卤化氢生成烯烃。

$$R-\overset{\overset{H}{|}}{\underset{\underset{\boxed{H\quad X}}{|}}{C}}-CH_2 + NaOH \xrightarrow[\triangle]{醇溶液} RCH=CH_2 + NaX + H_2O$$

在上述反应中,卤代烃脱去了卤素原子及 β-碳原子上的一个氢(β-H),所以这种形式的消除反应称为 β-消除反应(又叫 1,2-消除)。当有多个 β-碳上的氢可以发生消除反应时,可能会生成不同的烯烃。例如：

$$CH_3CH_2\overset{}{\underset{\underset{Br}{|}}{C}}HCH_3 \xrightarrow[\triangle]{KOH,C_2H_5OH} CH_3CH=CHCH_3 + CH_3CH_2CH=CH_2$$

仲丁基溴　　　　　　　　　丁-2-烯(81%)　　丁-1-烯(19%)

$$CH_3CH_2\overset{\overset{CH_3}{|}}{\underset{\underset{Br}{|}}{C}}CH_3 \xrightarrow[\triangle]{KOH,C_2H_5OH} H_3CHC=\overset{\overset{CH_3}{|}}{C}CH_3 + CH_3CH_2\overset{\overset{CH_3}{|}}{C}=CH_2$$

2-溴-2-甲基丁烷　　　　　　2-甲基丁-2-烯(71%)　　2-甲基丁-1-烯(29%)

大量实验证明：仲卤代烃或叔卤代烃脱卤化氢时,主要是脱掉含氢较少的碳原子上的氢,生成双键碳原子上连有最多取代基的烯烃。这个经验规律是 1875 年俄国化学家 Saytzeff 从许多实验事实中总结出来的,称为 Saytzeff 规则。

卤代烃脱卤化氢的活性顺序为

叔卤代烷>仲卤代烷>伯卤代烷

（三）与金属镁（Mg）的反应

卤代烃与镁在无水乙醚中反应,生成烷基卤化镁或称为有机镁卤化物,通式为 RMgX。

$$R-X+Mg \xrightarrow{无水乙醚} RMgX$$

烷基卤化镁是法国化学家 Grignard 首先发现的,所以这种试剂被称为 Grignard 试剂,简称格氏试剂。格氏试剂在有机合成中用途极广,可用来合成烷烃、醇、醛、羧酸等类化合物。格氏试剂化学性质非常活泼,能与含活泼氢的水、醇等发生反应,被分解为烷烃：

$$RMgX+H_2O \longrightarrow RH+Mg(OH)X$$

$$RMgX+ROH \longrightarrow RH+Mg(OR)X$$

此外,格氏试剂还可以与空气中的 O_2、CO_2 发生反应:

$$RMgX + O_2 \longrightarrow ROOMgX \xrightarrow{RMgX} 2ROMgX$$

$$RMgX + CO_2 \longrightarrow RCOOMgX \xrightarrow{H_3O^+} RCOOH + Mg(OH)X$$

因此,在制备和使用格氏试剂时,除采用干燥的试剂及仪器外,还要隔绝空气。

第三节　重要的卤代烃

一、四氯乙烯

四氯乙烯又称全氯乙烯,是一种无色透明液体,易挥发,有刺激的甜味。它可与乙醇、乙醚、氯仿、苯混溶。四氯乙烯是干洗剂的主要成分,广泛用于干洗业。频繁接触四氯乙烯可对健康造成损伤。

二、三氯甲烷

三氯甲烷($CHCl_3$)又称氯仿,为无色透明有香甜味液体,沸点 61.2 ℃,相对密度1.496 1,不溶于水,是一种不燃性溶剂和合成原料,在医药上曾用作麻醉剂。氯仿有毒,对中枢神经系统和心脏血管有抑制作用,对肝、肾也有毒性。

氯仿在光和空气中能逐渐被氧化生成剧毒的光气:

$$CHCl_3 + O_2 \xrightarrow{日光} COCl_2 + HCl$$

三、四氯化碳

四氯化碳(CCl_4)为无色溶液,沸点 76.8 ℃,密度 1.594 0 g·cm^{-3},微溶于水,与乙醇、乙醚混溶。它不能燃烧,不导电,蒸气密度比空气大,因此,当四氯化碳受热蒸发成为气体时,能覆盖在可燃物上,进而隔绝空气而灭火,主要适用于油类、电器、实验室的灭火。由于四氯化碳在高温(500 ℃以上)时,与水作用产生有毒的光气,所以用它灭火时,必须注意空气流通,以免中毒。

四、氯乙烯及聚氯乙烯

氯乙烯常温下为气体,沸点 -14 ℃,微溶于水,溶于乙醇、乙醚,有毒性。氯乙烯的主要用途是制备聚氯乙烯。

$$n H_2C = CHCl \longrightarrow \left[CH_2 - \underset{\underset{Cl}{|}}{CH} \right]_n$$

聚氯乙烯简称 PVC,聚合度 n 一般为 800~1 400,是目前我国产量最大的一种塑料,加入不同的增塑剂,可制成板、管、棒等硬聚氯乙烯材料,也可制备薄膜、纤维等软聚氯乙烯材料。但聚氯乙烯制品不耐热,不耐有机溶剂。

案例 13-1 　不粘锅涂层:特富龙

不粘锅之所以不粘,归功于锅底的一层叫"特富龙"的涂料。这种物质是含氟树脂的总称,包括聚四氟乙烯、聚全氟乙丙烯及各种含氟共聚物,由于这些化合物具有耐高温性、耐低温性、自润滑性、化学稳定性等优点,故广泛用于不粘炊具、防水透气材料(如防水衣物)、皮革、汽车部件及微波炉爆玉米花袋等。目前,不粘锅涂层的主要材料都是特富龙,可通过掺入抗氧化剂和稳定剂来提高聚四氟乙烯的耐高温性。

聚四氟乙烯可以耐 400 ℃ 高温,但是在 200 ℃ 以上时化学性质开始变得不稳定,超过 400 ℃ 会起火燃烧,释放出氟化氢气体,氟化氢溶解于水后的溶液叫氢氟酸。氢氟酸不但腐蚀性强且有剧毒。因此使用不粘锅时,不宜过高温度煎炸。从健康角度来说,不粘锅没有铁锅健康。

案例 13-2 　昙花一现的 DDT

DDT(滴滴涕)是一种氯代烃,曾是人类广泛使用的一种农药,对害虫有极强的触杀和胃毒作用,它的杀虫功效在 1939 年由瑞士化学家穆勒发现并推广。20 世纪 40 年代,DDT 的广泛使用,使疟蚊、苍蝇和虱子得到有效的杀灭,并使疟疾、伤寒和霍乱等疾病的发病率急剧下降。因此,穆勒于 1948 年获诺贝尔生理学或医学奖。后来,人们发现 DDT 相当稳定,会在自然界滞留较长时间,并可以通过食物链富集在动物体内,形成累积性残留,给人体健康和生态环境造成严重影响。因此,从 20 世纪 60 年代开始,一批新的农药被合成并替代了 DDT,DDT 逐渐被停止使用,但 DDT 短暂的命运留给人类的思考却是深刻而长远的。

　科学家简介 　格利雅

维克多·格利雅(Victor Grignard,1871—1935),法国化学家。1900 年格利雅宣布首次合成格氏试剂,在随后的五年时间里共发表了约 200 篇关于格氏试剂的文章。他先后在法国的南锡大学和里昂大学担任化学教授。第一次世界大战爆发后,他被法国军队选中,并为部队提供了许多探测战争毒气的方法。因为在格氏试剂研究方面的突出贡献,格利雅与他的同事保罗·萨巴捷共同分享了 1912 年诺贝尔化学奖。

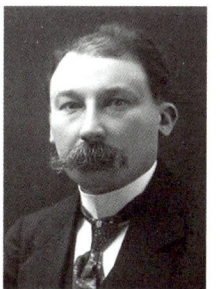

　习题

1. 命名下列化合物。

（1）
$$CH_3\overset{\displaystyle CH_3}{\underset{\displaystyle CH_3}{C}}Br$$

（2）

（3）$CH_2{=}CHCH_2Br$

（4）

2. 写出下列化合物的构造式。

（1）2-氯-3-甲基丁烷

（2）4-溴戊-2-烯

（3）5-氯环己-1,3-二烯

（4）叔丁基氯

3. 写出下列反应的主要产物。

（1） 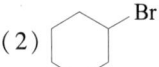 + NaOH $\xrightarrow[\triangle]{\text{醇溶液}}$

（2）$CH_3CH_2CH_2Cl + KCN \xrightarrow{\triangle}$ $\xrightarrow[H^+]{H_2O}$

4. 用化学方法鉴别下列各组化合物。

（1）1-氯戊-1-烯　　3-氯戊-1-烯　　4-氯戊-1-烯

（2） 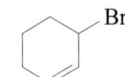　　　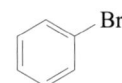

5. 化合物 $A(C_5H_{11}Br)$ 与 NaOH 的醇溶液作用得到 $B(C_5H_{10})$，B 与高锰酸钾的酸性溶液作用得到乙酸和丙酮，试写出 A 和 B 可能的构造式。

6. 化合物 $A(C_4H_8)$，加溴后生成化合物 $B(C_4H_8Br_2)$，B 与 KOH 的醇溶液作用，生成 $C(C_4H_6)$，C 能与硝酸银的氨溶液作用生成白色沉淀，试写出 A、B 和 C 的构造式。

第十四章　醇、酚、醚

醇(alcohol)、酚(phenol)和醚(ether)都是含氧的有机化合物。醇和酚分子中都含有官能团——羟基(—OH,hydroxy group)。醇是脂肪烃、芳香烃侧链上的氢被羟基取代后得到的有机化合物,通式为 ROH。酚是芳香环上的氢被羟基取代后得到的有机化合物,通式为 Ar—OH。醚可看作醇或酚羟基中的氢被烃基取代后所得的有机化合物,通式为(Ar)R—O—R′(Ar′)。醚分子中连接两个烃基的"—O—"键称为醚键,是醚的官能团。自然界中醇、酚、醚的结构广泛存在,如人体必需的维生素 A(视黄醇)、动物细胞膜中的胆固醇、茶叶中的儿茶酚、八角(大料)中的挥发性成分茴香醚等。

第十四章
课件

醇、醚中的氧可以被同族的硫取代,取代后所得的化合物对应称为硫醇(thiol 或 mercaptan)、硫醚(thioether)。羟基中氧被硫取代后的官能团称为巯基(—SH,sulfydryl)。生物体及医药中硫醇、硫醚结构对分子的生物或药物活性有很大影响,如形成蛋白质的半胱氨酸中含有巯基,蛋氨酸中有硫醚结构,某些硫醇还可作为重金属解毒剂。

科学家简介
伍德沃德

第一节　醇

一、醇的分类和命名

(一) 醇的分类

醇中羟基一般与饱和碳原子相连,若直接与碳碳双键相连,这种烯醇结构通常不稳定,易发生结构互变,异构化为醛或酮。若醇中两个羟基连在同一个碳原子上,这种醇称为偕二醇,通常也不稳定,易发生脱水生成醛或酮。

$$\text{烯醇式} \quad \overset{|}{\underset{}{}}C = C - OH \longrightarrow \overset{|}{\underset{}{}}CH - C = O$$

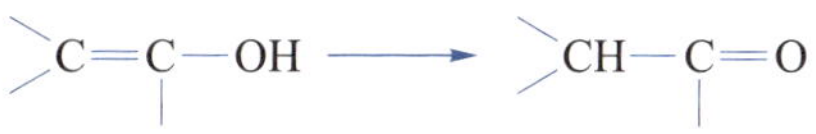

$$\text{偕二醇} \quad C\overset{OH}{\underset{OH}{\diagup}} \xrightarrow{-H_2O} C = O$$

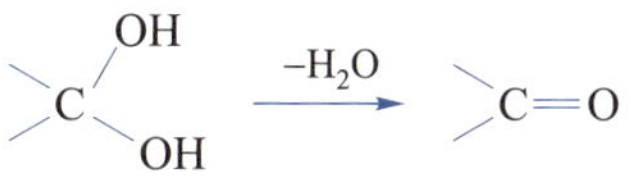

根据羟基所连烃基碳原子的类型,醇可分为伯醇、仲醇、叔醇。

$$R_1-CH_2-OH \qquad R_1-\underset{\displaystyle R_2}{\overset{\displaystyle R_2}{CH}}-OH \qquad R_1-\overset{\displaystyle R_2}{\underset{\displaystyle R_3}{C}}-OH$$

伯醇　　　　　　　　　仲醇　　　　　　　　　叔醇

根据羟基所连烃基类型,醇可分为脂肪醇(不含有芳香环)、脂环醇和芳香醇。脂肪醇又可根据是否含有不饱和键,分为饱和醇和不饱和醇。例如:

$$CH_3CH_2CH_2CH_2CH_2OH \qquad CH_2=CHCH_2CH_2CH_2OH$$

饱和脂肪醇　　　　　　　　　　　不饱和脂肪醇

饱和脂环醇　　　　　不饱和脂环醇　　　　　芳香醇

根据醇分子所含羟基的数目,分为一元醇、二元醇、三元醇或多元醇。例如:

$$CH_3CH_2CH_2CH_2CH_2OH \qquad \underset{\displaystyle OH\ \ \ \ OH}{CH_2CH_2CH_2} \qquad \underset{\displaystyle OH\ OHOH}{CH_2CHCH_2}$$

一元醇　　　　　　二元醇　　　　　三元醇　　　　　多元醇

(二)醇的命名

醇的命名可以采用官能团命名法或取代命名法。

1. 官能团命名法

结构简单的醇可在烃基名后加"醇","基"字可省略。

异丁醇　　　　异丙醇　　　　叔丁醇　　　　环己醇　　　　苄醇

2. 取代命名法

醇的主体基团(官能团)是羟基,取代命名法的原则如下。

(1)选主链:选择含羟基的最长碳链为主链,有多条最长碳链时,选取代基最多的碳链作为主链;有多个羟基时,选羟基最多的最长碳链为主链。

(2)编号:从靠近羟基的一端开始。

(3)命名:母体命名为"某-m-醇"。若有不饱和键,母体命名为"某-x-烯-y-炔-m-醇",其中"某"指直链碳数,"m"指醇羟基位次,"x"指编号较小的双键碳位次,"y"指编号较小的三键碳位次。不同取代基按英文字母顺序将其位次、数目、名称列在前,芳香醇中芳香基作为取代基。脂环醇以"环某醇"为母体,环上只有一个羟基时不用

标出羟基的位次,需让环上取代基的位次尽可能小。例如:

$CH_3CHCH_2CH_3$ (OH)	CH_3CHCH_2OH (CH_3)	$CH_3CHCH_2CHCH_2Cl$ (CH_3 OH)	(环戊烷 OH CH_3)
丁-2-醇	2-甲基丙-1-醇	1-氯-4-甲基戊-2-醇	3-甲基环戊醇

(环己烷 OH CH_3)	$CH_3CHCH=CH_2$ (OH)	(苯 $CH=CH_2$ OH)	(环己烯 OH)
1-甲基环己醇	丁-3-烯-2-醇	1-苯基丙-2-烯-1-醇	环己-2-烯醇

(苯 CH_2CHCH_3 OH)	$CH_3CC=CH$ (OH CH_3)
1-苯基丙-2-醇	2-甲基丁-3-炔-2-醇

$CH_3CHCH_2CHCH_2OH$ (CH_3 OH)	(环己烷 CH_3 H OH OH)
4-甲基戊-1,2-二醇	(1S,2R)-1-甲基环己-1,2-二醇

若多元醇分子中羟基与碳原子数目相同,命名时羟基的位次可不标出。例如:

H_2C—CH—CH_2 (OH OH OH)	(环己烷 OH HO OH HO OH OH)
丙三醇(甘油)	环己六醇(肌醇)

二、醇的物理性质

C_{12} 以下的饱和一元醇都是液体,$C_1 \sim C_4$ 的醇是带有酒味的无色液体,$C_5 \sim C_{11}$ 的醇是带不愉快刺激性气味的黏稠液体,而 C_{12} 以上的醇是无臭无味的蜡状固体。醇的沸点随着碳原子数的增加而升高,且比相对分子质量相近的烃高,这是由于羟基的存在使醇分子间可形成分子间氢键。

低级醇或多元醇可与水混溶,癸醇以上的高级饱和一元醇几乎不溶于水。醇分子中的羟基与水之间可形成氢键,致使醇在水中溶解度增大,但烃基是疏水的,所以醇的溶解度与分子中烃基的大小及羟基的多少有关。一些醇的物理常数见表 14-1。

表 14-1   一些醇的物理常数

名称	熔点/℃	沸点/℃	密度 g·mL^{-1}	溶解度 g·(100 g 水)$^{-1}$
甲醇	-97.8	64.7	0.791 4	∞
乙醇	-117.3	78.3	0.789 3	∞
正丙醇(丙-1-醇)	-126	97.8	0.803 5	∞
异丙醇(丙-2-醇)	-88	82.3	0.785 5	∞
叔丁醇(2-甲基丙-2-醇)	25.8	82.4	0.781 2	∞
仲丁醇(丁-2-醇)	-114.8	99.6	0.802 6	
异丁醇(2-甲基丙-1-醇)	-108	107	0.797 8	10.0
正丁醇(丁-1-醇)	-90	117.8	0.806 0	7.9
正戊醇(戊-1-醇)	-78.5	138	0.814 4	2.3
癸-1-醇	6	228	0.829 7	0.028
乙二醇	-12.6	197.5	1.113	∞
丙三醇(甘油)	18	290	1.260	∞

三、醇的化学性质

氧的电负性比碳、氢的都大,所以醇分子中的碳氧键(C—O 键)、氢氧键(O—H 键)都是极性较强的共价键。醇在不同条件下,可发生碳氧键或羟基中氢氧键的异裂,所以醇可发生取代、氧化、脱水等反应。

(一) 与金属钠的作用

醇与金属钠的反应生成醇钠与氢气,类似于水与钠的反应,均是氢氧键的断裂。但醇的反应活性比水弱,反应也比水的温和。醇钠遇水会水解生成原来的醇和氢氧化钠。

$$2ROH + 2Na \longrightarrow 2RONa + H_2 \uparrow$$

$$RONa + H_2O \longrightarrow ROH + NaOH$$

实验室中常用工业乙醇来处理剩余的金属钠。

(二) 与氢卤酸(HX)的反应

醇分子中 α-碳原子与羟基之间的碳氧键在氢卤酸的作用下断裂,羟基被卤素取代,生成卤代烃和水,是卤代烃水解反应的逆反应。

$$ROH + HCl \longrightarrow RCl + H_2O$$

醇与氢卤酸的反应速率与醇的类型、氢卤酸的种类等有关。醇的反应活性次序为叔醇>仲醇>伯醇,氢卤酸的反应活泼次序为 HI>HBr>HCl。

醇与氯化氢反应常用 Lucas 试剂,即无水氯化锌的浓盐酸溶液。利用该反应可鉴别含 6 个碳原子以下的伯醇、仲醇和叔醇。这些醇可以溶于 Lucas 试剂,但反应后生成的氯代烃不溶于 Lucas 试剂,只能以细小的油珠分散于试剂中,故反应后体系变浑浊。不同醇反应速率不同,出现浑浊的时间也不同,因此该反应可用于鉴别醇。室温下,叔醇反应最快,加入 Lucas 试剂后立即浑浊并放热;仲醇慢些,数分钟后出现浑浊;而伯醇不发生反应,需加热才能反应。

(三) 与无机含氧酸的酯化反应

醇与无机含氧酸(如硝酸、硫酸、磷酸等)反应生成相应的无机酸酯和水。例如:

$$CH_3CHCH_2CH_2OH + HONO \longrightarrow CH_3CHCH_2CH_2ONO + H_2O$$
（CH_3）

异戊醇　　　　　　　　亚硝酸异戊酯

当醇与多元酸作用时,随反应条件的不同可生成酸性酯或中性酯。如硫酸与醇反应可生成两种类型的硫酸酯——硫酸氢酯和中性硫酸酯。人体内软骨中的硫酸软骨素含有硫酸酯结构。

$$CH_3CH_2OH+HOSO_2OH \longrightarrow CH_3CH_2OSO_2OH+H_2O$$
硫酸氢乙酯（酸性酯）
$$CH_3CH_2OSO_2OH+CH_3CH_2OH \longrightarrow CH_3CH_2OSO_2OCH_2CH_3+H_2O$$
硫酸二乙酯（中性酯）

磷酸与醇反应可生成三种类型的磷酸酯,即磷酸烷基酯、磷酸二烷基酯、磷酸三烷基酯。

磷酸烷基酯　　　磷酸二烷基酯　　　磷酸三烷基酯

磷酸酯在体内广泛存在,具有重要的作用,如核酸、磷脂和三磷酸腺苷(ATP)中都有磷酸酯的结构。

多元醇同样可以与无机含氧酸反应生成酯,如甘油与硝酸反应可生成三硝酸甘油酯(glyceryl trinitrate)。

$$CH_2OH / CHOH / CH_2OH + 3HONO_2 \longrightarrow CH_2ONO_2 / CHONO_2 / CH_2ONO_2 + 3H_2O$$

三硝酸甘油酯（硝酸甘油）

案例 14-1　硝酸甘油与心绞痛

心绞痛是因冠状动脉供血不足引起的心肌急剧、暂时的缺血与缺氧综合征,其

案例
硝酸酯治疗
心律失常

典型临床表现为阵发性的胸骨后压榨性疼痛并向左上肢发散。心绞痛的持续发作可能发展为急性心肌梗死,故应采取有效治疗措施缓解心绞痛。三硝酸甘油酯(即硝酸甘油)是一种常用的缓解心绞痛的药物。季戊四醇四硝酸酯、亚硝酸异戊酯也是常用的抗心绞痛药物。

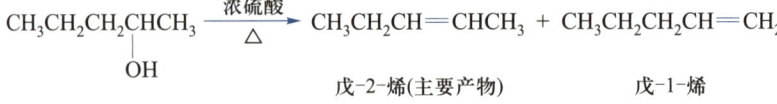

季戊四醇四硝酸酯　　　　　　亚硝酸异戊酯

三位美国药理学家 R. Furchgott、L. Ignarro 和 F. Murad 经研究发现,硝酸酯和亚硝酸酯等药物是通过释放一氧化氮(NO)舒张血管平滑肌,扩张血管,从而缓解心绞痛。他们因此获得了 1998 年的诺贝尔生理学或医学奖。

问题:

(1) 亚硝酸异戊酯、硝酸甘油和季戊四醇四硝酸酯,抗心绞痛的作用机制是什么?

(2) 如何制备硝酸甘油、亚硝酸异戊酯和季戊四醇四硝酸酯?

(四)脱水反应

1. 分子内脱水

微课
醇与硫酸
的反应

醇在浓硫酸、浓磷酸等催化下加热,温度较高时发生分子内脱水生成烯烃。例如:

$$CH_3CH_2OH \xrightarrow[170℃]{浓硫酸} CH_2{=}CH_2 + H_2O$$

醇发生分子内脱水生成烯烃由易到难的顺序是:叔醇>仲醇>伯醇。醇分子内脱水反应遵循 Saytzeff 规则,即主要生成碳碳双键上取代基较多的烯烃。例如:

问题互动
不同温度
下乙醇与
硫酸的反
应规律

$$CH_3CH_2CH_2CHCH_3 \underset{\underset{OH}{|}}{} \xrightarrow[\triangle]{浓硫酸} CH_3CH_2CH{=}CHCH_3 \ + \ CH_3CH_2CH_2CH{=}CH_2$$

戊-2-烯(主要产物)　　　　　戊-1-烯

2. 分子间脱水

醇用酸催化在较低温度加热,发生分子间脱水,生成醚。例如:

$$CH_3CH_2OH \xrightarrow[140℃]{浓硫酸} CH_3CH_2OCH_2CH_3 + H_2O$$

醇发生分子间脱水反应由易到难的顺序为伯醇>仲醇,而叔醇一般不发生分子间脱水。

(五)氧化反应

有机化学中,通常把脱氢或加氧的反应称为氧化(oxidation)反应。醇分子中 α-碳原子上的氢受到羟基的影响,可与羟基中的氢一起脱去,从而得到碳氧双键(羰基),因此 α-碳原子上有氢的醇可被氧化成含羰基的化合物。不同反应条件下结构不同的醇发生氧化,产物也不同。在较强氧化剂(酸性高锰酸钾溶液、重铬酸钾溶液等)作用下,仲醇被氧化生成酮;伯醇先被氧化为醛,但由于醛更易被氧化,则继续被氧化生成相应的羧酸;而叔醇因 α-碳原子上没有氢,在室温下一

般不能被氧化。

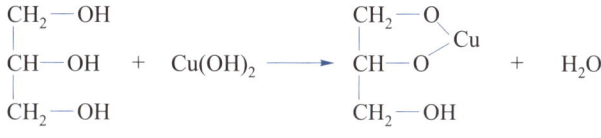

$$CH_3CH_2CH_2CH_2OH \xrightarrow{H^+/KMnO_4} CH_3CH_2CH_2COOH$$

$$\underset{\overset{\displaystyle OH}{|}}{CH_3CHCH_3} \xrightarrow{H^+/KMnO_4} \underset{\overset{\displaystyle O}{\|}}{CH_3CCH_3}$$

$$\underset{\underset{\displaystyle CH_3}{\overset{\displaystyle OH}{|}}}{CH_3CCH_3} \xrightarrow{H^+/KMnO_4} \text{不反应}$$

趣说化学
酒越陈越
香的化学
原理

伯醇、仲醇及其氧化产物均是无色的,若以酸性高锰酸钾溶液作为氧化剂,反应液的紫红色因醇被氧化而褪去,并产生二氧化锰的棕色沉淀;若以重铬酸钾的酸性水溶液作为氧化剂,反应液由橙红色变为绿色,因此可用氧化反应区别伯醇、仲醇与叔醇。检查酒后驾车的酒精检测仪可利用上述氧化反应原理而设计。

趣说化学
酒精检测
仪的设计
原理

（六）邻二醇的反应

具有邻二醇结构的多元醇,如乙二醇、丙三醇等,除具有一元醇的一般化学性质外,还可与新制备的絮状氢氧化铜反应,生成绛蓝色的溶液。这是邻二醇特有的反应,可用于邻二醇的鉴定。

$$\underset{\overset{\displaystyle |}{CH_2-OH}}{\overset{\displaystyle CH_2-OH}{|}}\begin{array}{c}CH_2-OH\\|\\CH-OH\\|\\CH_2-OH\end{array} + Cu(OH)_2 \longrightarrow \begin{array}{c}CH_2-O\\|\ \ \ \ \ \diagdown\\CH-O\diagup Cu\\|\\CH_2-OH\end{array} + H_2O$$

绛蓝色配合物

四、重要的醇

（一）乙醇

乙醇是无色易燃液体,能与水及大多数有机溶剂互溶。其水溶液俗称酒精,因为乙醇和水通过氢键而缔合,所以乙醇与水混溶后的体积较混合前二者的体积之和要小。70%~75%的乙醇水溶液能使蛋白质变性凝固,而具有消毒杀菌的作用,故临床上常将75%的酒精用于皮肤和器械的消毒。因乙醇易挥发,故20%~30%的酒精擦涂皮肤时有助于热量的散发,是高热患者物理降温的常用方法。

案例
酒精在体内
的代谢

（二）丙三醇

丙三醇俗称甘油,是无色黏稠、带有甜味的液体,能与水、乙醇互溶。其稀溶液可用于润泽皮肤,但纯的丙三醇具有很强的吸湿性,对皮肤有刺激性,使用时需要先用水稀释。甘油在药剂上可用作溶剂,如酚甘油、碘甘油等。临床上常用甘油栓或50%的甘油溶液灌肠治疗便秘。

（三）环己六醇

环己六醇俗称肌醇(inositol),饱和环状多元醇,易溶于水,微溶于乙醇,不溶于乙醚、氯仿,广泛存在于各种动植物及微生物组织中。自然界中有 9 种立体异构体,其中较为重要而且普遍存在的是肌肉肌醇(myoinositol),其结构为顺-1,2,3,5-反-4,6-环己六醇。1850 年 Scherer 首先从肌肉提取物中分离、沉淀后发现了肌肉肌醇。右旋肌醇(DCI)是一种具有旋光性的肌醇,自然界中比较少见,胰岛素第二信使(INS-2)中包含此结构。肌醇在动物和植物代谢中很重要,参与细胞形态发生、细胞生成、脂质合成、细胞膜结构形成、细胞生长等生命活动,促进脂肪代谢,防止肝脂肪积累,还可促进婴儿毛发生长及大脑发育。肌醇含量与某些疾病有关,如糖尿病、白内障、肾病和人类神经系统疾病等,有免疫、预防和治疗的作用。

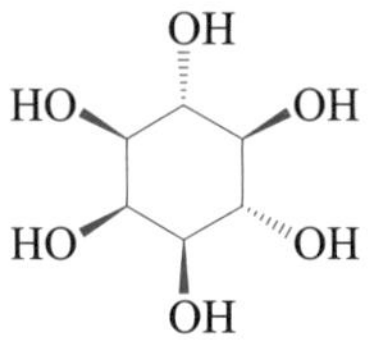

肌肉肌醇 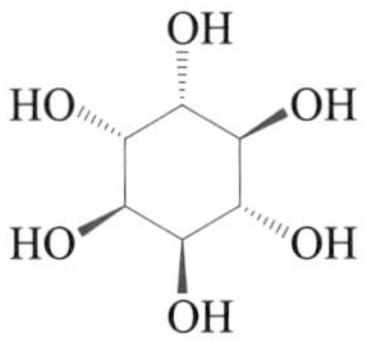   右旋肌醇

五、硫醇

硫醇的结构通式为 R—SH。硫醇的命名与醇的命名类似,只需在醇字前加上"硫"字即可。对于结构复杂的硫醇,巯基作取代基。例如:

$$CH_3SH \qquad CH_3CH_2CH_2SH \qquad HSCH_2CH_2CH_2OH$$

甲硫醇   丙-1-硫醇   3-巯基丙-1-醇

与无机硫化物类似,硫醇可与汞、银、铅等重金属盐或氧化物发生反应,生成不溶于水的硫醇盐。

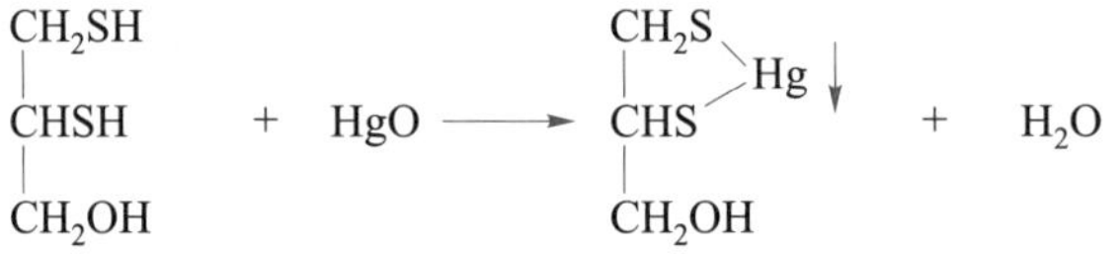

人体内许多酶(如琥珀酸脱氢酶、乳酸脱氢酶等)含有巯基,当铅、汞等重金属进入体,与这类酶会发生上述反应,使酶变性失活而影响正常的生理代谢,即发生重金属中毒。可通过加入其他硫醇夺取已与体内酶结合的重金属,使失活的酶复活,达到解毒的目的。所以临床上常用含巯基的药物如二巯基丙醇、二巯基丙磺酸钠、二巯基丁二酸钠作为重金属中毒的解毒剂。这些药物与重金属反应后,生成的化合物随尿液排出体外。

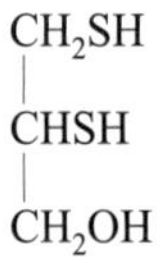

2,3-二巯基丙醇 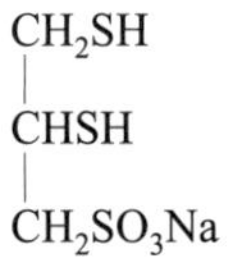   二巯基丙磺酸钠 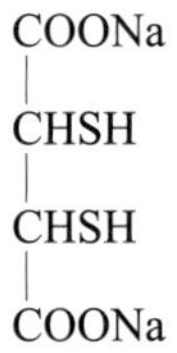   二巯基丁二酸钠

第二节　酚

一、酚的分类和命名

（一）酚的分类

酚是羟基与芳香环直接相连的化合物,根据芳香环不同,酚可分为苯酚、萘酚等,萘酚又分为 α-萘酚和 β-萘酚。还可以根据羟基的数目,分为一元酚、二元酚和多元酚等。

苯酚	间苯二酚 (苯-1,3-二酚)	连苯三酚 (苯-1,2,3-三酚)	α-萘酚	β-萘酚

（二）命名

简单酚以酚为母体,取代基的位置用阿拉伯数字或邻(o)、间(m)、对(p)等标明。若芳环上还连有羧基(—COOH)和醛基(—CHO)等,则羟基作为取代基。

邻甲苯酚 (2-甲苯酚)	间苯二酚 (苯-1,3-二酚)	对苯二酚 (苯-1,4-二酚)	邻羟基苯甲酸 (水杨酸)

二、酚的物理性质

室温下,酚类化合物多为结晶性固体,少数烷基酚(如间甲苯酚)是高沸点液体。酚分子有羟基,分子间能形成氢键,所以酚的熔、沸点均比相对分子质量相近的芳烃和卤代芳烃高。酚与水形成分子间的氢键,但酚中烃基较大,所以酚类化合物在水中的溶解度都比较小。酚的水溶性随酚羟基数目的增加而增大。一些酚的物理常数见表 14-2。

表 14-2　一些酚的物理常数

名称	熔点/℃	沸点/℃	溶解度 g·(100 g 水)$^{-1}$
苯酚	43	182	8.2(15 ℃)
邻甲苯酚	31	191	2.5

名称	熔点/℃	沸点/℃	溶解度 g·（100 g 水）$^{-1}$
间甲苯酚	11	203	2.5（40 ℃）
对甲苯酚	35	202	1.8
邻苯二酚	105	246	45.1（20 ℃）
间苯二酚	110	276	147.3（12.5 ℃）
对苯二酚	170	285	6（15 ℃）
α-萘酚	96	279	难溶
β-萘酚	122	285	0.1

三、酚的化学性质

酚和醇的分子中都含有羟基,但酚羟基直接与苯环相连,羟基中氧与苯环形成共轭系统,所以酚中碳氧键（C—O）不易断裂,类似于乙烯型卤代烃中的碳卤键（C—X）,而羟基中的氢氧键比醇中的更容易断裂。因此,二者的化学性质有明显的差异。

（一）弱酸性

酚的酸性比醇强,显弱酸性,但比碳酸、羧酸弱。例如,醇不能与氢氧化钠反应,但苯酚可与氢氧化钠溶液作用生成溶于水的苯酚钠。因苯酚微溶于水,与水形成乳浊液,所以氢氧化钠溶液可使苯酚水溶液由浑浊变澄清,难溶于水的醇和苯酚可以此鉴别。

苯酚的 pK_a 约为 10,酸性比碳酸（$pK_a = 6.4$）弱,所以向澄清的苯酚钠溶液中通入 CO_2 可使苯酚游离出来,溶液变浑浊。

酚的酸性强弱与苯环上取代基的种类、数目有关。一般来讲,在苯环上有吸电子基的酚,酸性比苯酚强;吸电子基越多,酚的酸性越强,如三硝基苯酚（苦味酸）是强酸。在苯环上有给电子基的酚,酸性比苯酚弱,甲基酚的酸性比苯酚弱。一些酚的 pK_a 见表 14-3。

表 14-3　一些酚的 pK_a

名称	苯酚	邻甲苯酚	间甲苯酚	对甲苯酚	2,4-二硝基苯酚
pK_a	9.99	10.29	10.09	10.26	4.00
名称	α-萘酚	邻氯苯酚	间氯苯酚	对氯苯酚	2,4,6-三硝基苯酚(苦味酸)
pK_a	9.39	8.11	8.80	9.20	0.38
名称	β-萘酚	邻硝基苯酚	间硝基苯酚	对硝基苯酚	
pK_a	9.63	7.22	8.36	7.15	

(二) 显色反应

羟基直接与不饱和碳碳双键相连的结构(C═C—OH)称为烯醇式结构。具有稳定烯醇式结构的化合物都能与三氯化铁溶液显色。酚有烯醇式结构,故可与三氯化铁溶液发生显色反应。

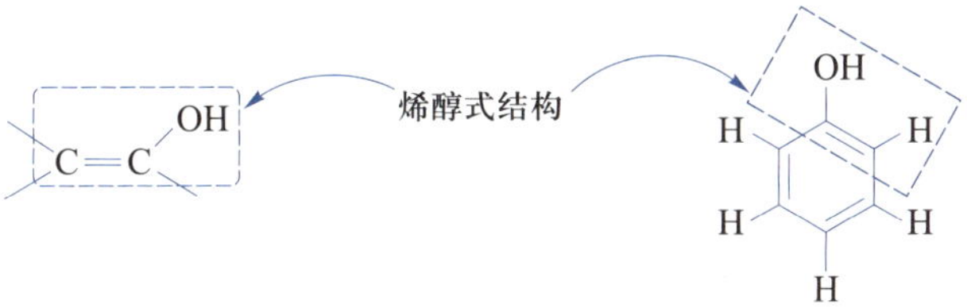

烯醇式结构
OH
C═C
OH
H
H
H
H
H

但不同的酚与三氯化铁反应生成的颜色不同。例如,苯酚、间苯二酚和苯-1,3,5-三酚与三氯化铁溶液作用后显紫色;邻苯二酚和对苯二酚与三氯化铁溶液作用显绿色;甲酚遇三氯化铁溶液则显蓝色等。这个反应常用于酚类化合物的鉴别。

(三) 芳环上的亲电取代反应

酚羟基属于邻对位定位基,且使苯环上的电子云增加,所以酚的邻对位很容易进行亲电取代反应。

1. 卤化反应

苯酚在室温下就能与溴水发生反应,生成 2,4,6-三溴苯酚的白色沉淀。反应灵敏,常用于苯酚的定性检验。

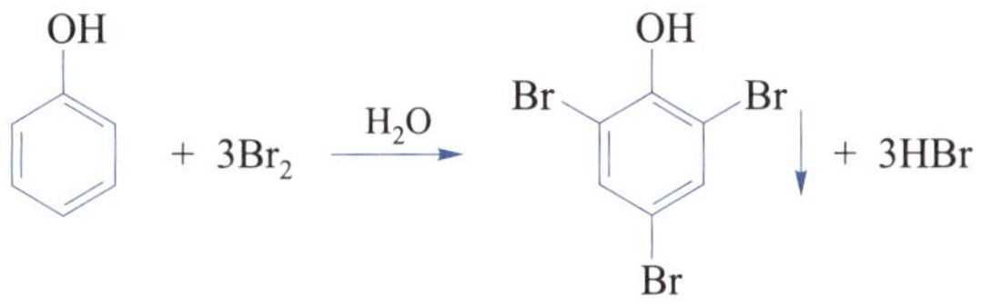

OH
+ 3Br2
H2O
OH
Br
Br
Br
+ 3HBr

2. 硝化反应

苯酚在室温下与稀硝酸作用,生成邻硝基苯酚和对硝基苯酚的混合物。

OH
2
+ 2HNO3
25℃
OH
NO2
+
HO
NO2
+ 2H2O

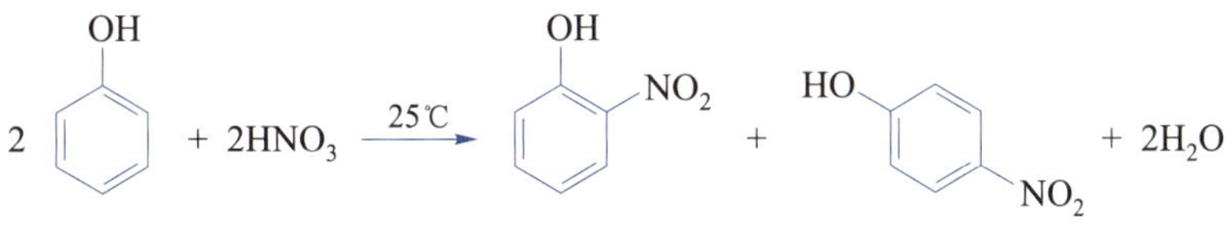

3. 磺化反应

苯酚与浓硫酸在 15~25 ℃ 时进行磺化反应,主要得到邻位取代产物;在 80~100 ℃ 时反应,主要得到对位取代产物。

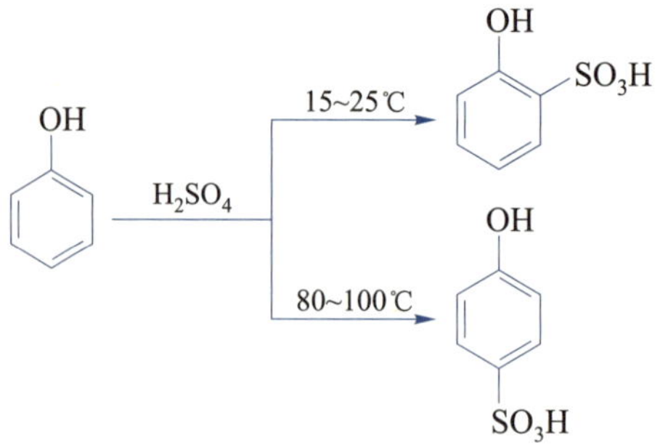

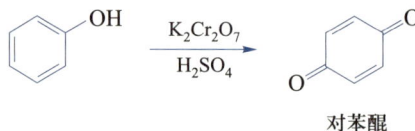

(四) 氧化反应

案例
自然界中的"化学武器"

酚类化合物很容易被氧化,氧化过程、产物复杂。氧化剂和反应条件不同,所得的氧化产物也不同,常见的是被氧化为醌。例如,纯净苯酚是无色的,若长时间与空气接触,会被氧化,颜色逐渐变为粉红色、红色或暗红色。苯酚与重铬酸钾和硫酸作用时被氧化成对苯醌。

对苯醌

多元酚更容易被氧化,如邻苯二酚被氧化成邻苯醌。多数醌类化合物都有颜色。

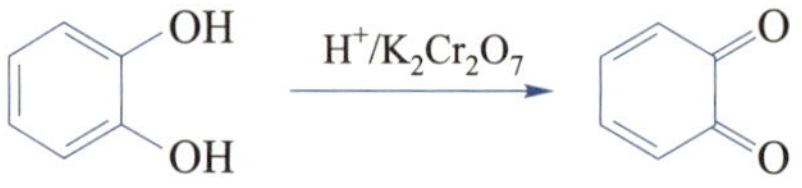

问题互动
酚类常用作食品防腐剂的原因

邻苯醌

四、重要的酚

(一) 苯酚

苯酚又名石炭酸,是无色针状结晶,能使蛋白质凝固,具有杀菌作用。在医药上用作外用消毒剂和防腐剂,3%~5%的苯酚用于手术器械消毒。

(二) 甲酚

甲酚有邻、间、对三种异构体,由于三者沸点相近,不易分离,常用的是它们的混合物——煤酚。煤酚为深褐色油状液体,其杀菌能力比苯酚强,临床上使用的消毒剂来苏儿(lysol)就是含有 47%~53% 的煤酚皂水溶液,使用时再加水稀释。浓度为 2.5% 的煤酚皂水溶液,可在 30 min 内杀灭结核杆菌。

(三) 苯二酚

苯二酚有邻、间、对三种异构体,邻苯二酚又名儿茶酚,肾上腺素、去甲肾上腺素和 3,4-二羟基苯丙氨酸(多巴)中都含有儿茶酚的结构。药用间苯二酚叫雷锁辛,具有杀灭细菌和真菌的作用,2%~10%洗剂或软膏在医药上用于治疗湿疹、癣症、银屑病、脂溢性皮炎、痤疮、皮肤念珠球菌病等。对苯二酚又叫氢醌,很容易被氧化成黄色的对苯醌,在照相业上作显影剂使用,药剂中常用作抗氧化剂。

第三节 醚

醚的化学性质较稳定,是常用的有机溶剂。生物体内的活性物质广泛存在醚键,许多天然产物也含有醚的结构,醚在医学、药学等领域具有十分重要的作用。有的醚在临床上还可用作麻醉剂、消毒剂、灭菌剂。

一、醚的分类和命名

醚中两个烃基与氧相连,可用通式(Ar)R—O—R′(Ar′)表示,可看作烃基取代了水分子中的两个氢,其官能团是醚键(C—O—C键)。

(一)醚的分类

醚可以根据氧原子是否在环上,分为直链醚和环醚两大类。在直链醚中,与氧原子相连的两个烃基若相同则称为单醚,若不同则称为混醚,若其中一个烃基为芳香基,则称为芳香醚。

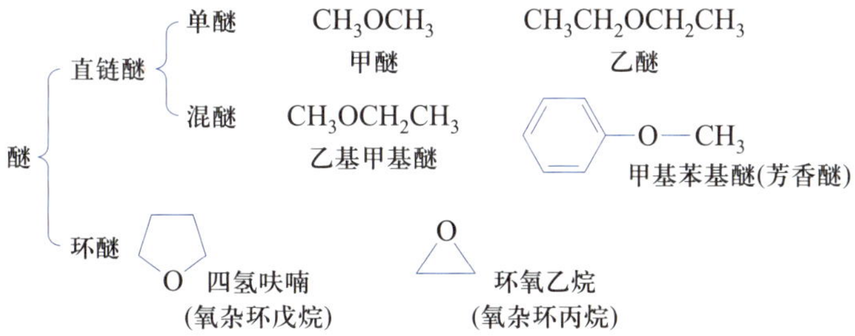

直链醚 ┬ 单醚 CH_3OCH_3 甲醚 $CH_3CH_2OCH_2CH_3$ 乙醚
      └ 混醚 $CH_3OCH_2CH_3$ 乙基甲基醚 苯—O—CH_3 甲基苯基醚(芳香醚)

醚 ┤

环醚 四氢呋喃(氧杂环戊烷) 环氧乙烷(氧杂环丙烷)

(二)醚的命名

1. 官能团类别法

简单醚的命名可将烃基按照英文名称首字母顺序列在"醚"字前。若为单醚,"二"字可以省略。例如

$CH_3—O—CH_3$ 甲醚

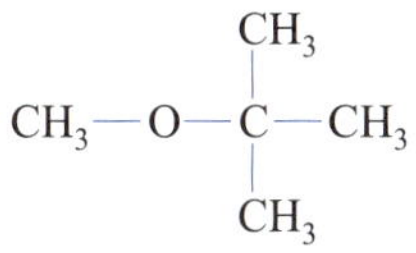

$CH_3—O—C(CH_3)_2—CH_3$ 叔丁基甲基醚

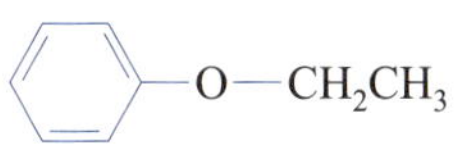

苯—O—CH_2CH_3 苯乙醚

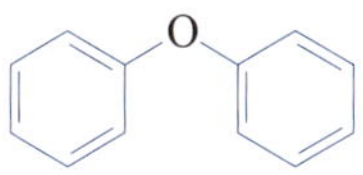

苯醚

2. 取代命名法

将烷氧基(—OR)的名称作为取代基写在母体烃的名称前面。例如：

$$CH_3CHCHCH_2CH_2CH_2CH_3$$

(OCH₃ above the third carbon, CH₃ below the second carbon)

3-甲氧基-2-甲基己烷

$$H_3C\diagup O\diagdown CH_3$$

1-乙氧基-2-(2-甲氧乙氧基)乙烷

二、醚的物理性质

除甲醚、乙基甲基醚为气体外，大多数醚在常温下为无色液体，且有特殊气味。醚分子之间不能形成氢键，所以醚比相对分子质量相同的醇的沸点低。低级醚易挥发，易燃，使用时要注意安全。

醚分子中的氧原子与水中的氢原子可形成分子间氢键，故低级醚在水中的溶解度与其互为同分异构体的醇相近，如乙醚和正丁醇在 100 g 水中的溶解度都为 8 g 左右。高级醚难溶于水。

一些醚的物理常数见表 14-4。

表 14-4 一些醚的物理常数

名称	构造式	熔点/℃	沸点/℃	密度/(g·mL⁻¹)
甲醚	CH_3OCH_3	-138.5	-23	0.6610
乙醚	$CH_3CH_2OCH_2CH_3$	-116.6	34.6	0.7137
异丙醚	$(CH_3)_2CHOCH(CH_3)_2$	-85.9	69	0.7241
正丁醚	$(CH_3CH_2CH_2CH_2)_2O$	-95.3	142	0.7689
乙基乙烯基醚	$CH_3CH_2OCH{=}CH_2$	-115.8	36	0.753
苯甲醚	$C_6H_5OCH_3$	-37.5	155	0.9961
苯醚	$C_6H_5OC_6H_5$	26.8	257.9	1.0748

三、醚的化学性质

除某些环醚外，醚的化学性质不活泼，醚键相当稳定，一般与碱、稀酸、氧化剂、还原剂、金属钠等不反应。但在强酸作用下，醚键中氧原子的孤对电子可接受质子，从而使醚键断裂。另外，含 α-H 的醚也能发生氧化反应。

（一）锌盐的生成

醚键中的氧原子的电负性较大，有两对未共用电子对，可接受质子(H^+)，但接受能力弱，必须在浓强酸(如浓硫酸、浓盐酸)中才能形成锌盐(oxonium salt)。因此醚可溶于浓硫酸、浓盐酸，而烷烃和卤代烃不溶，仍分为两层，由此可鉴别醚与烷烃或卤代烃。

$$R\text{—}O\text{—}R' + H_2SO_4 \longrightarrow \begin{bmatrix} R\text{—}O\text{—}R' \\ | \\ H \end{bmatrix}^+ HSO_4^-$$

锌盐

（二）醚键的断裂

醚与氢卤酸一起加热,醚键可断裂,生成醇或酚和卤代烃。若氢卤酸过量,生成的醇会继续反应得到卤代烃。酚的酚羟基与苯环形成较稳定的共轭体系,因而难以生成芳香卤代烃,二芳基醚不易发生醚键断裂反应。氢卤酸与醚的反应活性为 HI>HBr>HCl。

$$C_6H_5\text{—}O\text{—}CH_3 \xrightarrow{HI} C_6H_5OH + CH_3I$$

由不同伯烷基组成的混合醚,醚键优先在较小烃基一边断裂,生成较小烃基的卤代烃和较大烃基的醇,这主要是由于上述取代反应优先在位阻小的一侧进行。

$$C_2H_5\text{—}O\text{—}CH_3 \xrightarrow{HI} C_2H_5OH + CH_3I$$

（三）过氧化物的生成

醚对一般的氧化剂稳定,但含 α-H 的醚与空气长期接触会生成过氧化物(peroxide)。例如:

$$CH_3CH_2\text{—}O\text{—}CH_2CH_3 \xrightarrow{O_2} CH_3CH_2\text{—}O\text{—}\underset{\underset{O\text{—}O\text{—}H}{|}}{CHCH_3}$$

过氧化物很不稳定,受热或受到撞击时迅速分解而发生爆炸。因此,醚类应尽量避免暴露在空气中,使用前,尤其是蒸馏前,应检验是否有过氧化物存在,并将其除去。检验可用淀粉-碘化钾试纸,若醚中含有过氧化物,试纸则变蓝。这是因为过氧化物会将 I⁻ 氧化为 I_2,I_2 遇淀粉变蓝。除去醚中的过氧化物可用少量硫酸亚铁、氯化亚铁、亚硫酸钠、亚硫酸氢钠或碘化钾等还原剂洗涤。

四、重要的醚

（一）乙醚

乙醚为无色易挥发液体,沸点 34.6 ℃,是常用的萃取剂、有机溶剂。1842 年,美国乡村医生 Long 首次采用吸入法利用乙醚作为外科手术麻醉剂。由于乙醚的诱导期和苏醒期较长,易发生意外,现已逐渐被其他高效低毒的麻醉剂所代替。

（二）恩氟醚

HFClCF₂C—O—CF₂H,又称安氟醚,是无色挥发性液体,具有特殊的臭气,沸点 56.5 ℃。由于其在体内代谢率低,肝肾毒性小,价格便宜,是目前临床上应用最为广泛的强效吸入麻醉药。

（三）七氟醚

FH₂C—O—CH(CF₃)₂,又叫七氟烷,是无色透明、有香味无刺激性的挥发性液体,沸点 58.6 ℃。诱导时间比恩氟醚短,无刺激性气味且苏醒迅速,在麻醉过程中很容易调节其麻醉深度,在儿童全麻诱导及其维持中有显著优点,是临床比较常用的吸入麻醉剂。

五、硫醚

硫醚可看作醚分子中的氧被硫取代所得的化合物,可用通式(Ar)R—S—R′(Ar′)表示。硫醚的命名与醚的命名类似,只需在"醚"字前加上"硫"字即可。例如:

CH₃SCH₃　　　　　　　　　　CH₃SCH₂CH₂CH₃

二甲硫醚　　　　　　　　　　　甲丙硫醚

硫醚的化学性质比较稳定,但与氧原子相比,硫原子对两对孤对电子的束缚力更弱,硫醚可被氧化成亚砜或砜。例如,二甲硫醚在室温下与过氧化氢作用,被氧化成二甲亚砜(DMSO)。二甲亚砜是一种优良的溶剂,俗称"万能溶媒",既能溶解水溶性物质,又能溶解脂溶性物质。因其对皮肤有较强的穿透能力,可作为载体成为某些药物的透皮促进剂。

$$CH_3-S-CH_3 \xrightarrow{30\%H_2O_2} CH_3-\overset{\overset{\displaystyle O}{\|}}{S}-CH_3$$

二甲亚砜

案例14-2　芥子气

β,β'-二氯二乙硫醚俗称为芥子气(mustard gas),是一种持久的糜烂性毒剂,对皮肤有强烈的腐蚀性,沾在皮肤上可引起难以治愈的溃疡,其蒸气能透过皮肤,伤害人的黏膜组织及呼吸器官,空气中含量达 $0.001 \text{ mg} \cdot \text{L}^{-1}$ 时,2 h 内即可使人失去战斗力,达 $3 \text{ mg} \cdot \text{L}^{-1}$ 时,5 min 可致人死亡。据统计,第一次世界大战中因毒气伤亡的人数达到 130 万,其中 88.9% 是因芥子气中毒。第二次世界大战中,侵华日军曾在中国东北地区秘密驻有负责毒气研究和试验的 516 部队、731 部队;并在抗战初期的淞沪战场、徐州战场、衡阳保卫战等大规模战役中使用过大量芥子气,造成中国军民死亡近万人。芥子气可经多种途径进入人体引起中毒,进入人体后可迅速与核酸、蛋白质、多肽、氨基酸等起反应。漂白粉可作为芥子气的解毒剂。

问题:

(1)请写出芥子气的构造式。

(2)漂白粉为什么可作为芥子气的解毒剂?它们之间发生了什么反应?

分析:漂白粉可使芥子气氧化为毒性较小的砜,故漂白粉可作为芥子气的解毒剂。

$$ClCH_2CH_2SCH_2CH_2Cl \xrightarrow{\text{漂白粉}} ClCH_2CH_2\overset{\overset{\displaystyle O}{\|}}{S}CH_2CH_2Cl \xrightarrow{\text{漂白粉}} ClCH_2CH_2\overset{\overset{\displaystyle O}{\underset{\underset{\displaystyle O}{\|}}{\|}}}{S}CH_2CH_2Cl$$

β,β'-二氯二乙硫醚　　　　　　β,β'-二氯二乙基亚砜　　　　　　β,β'-二氯二乙基砜

科学家简介　维勒

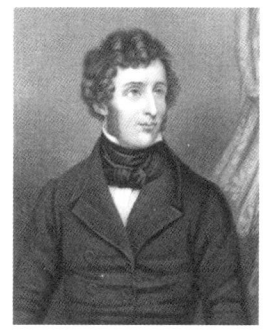

弗里德里希·维勒(Friedrich Wohler，1800—1882)，德国化学家。维勒因人工合成了尿素，打破了有机化合物的"生命力"学说而闻名。

维勒幼时喜欢化学，尤其对化学实验感兴趣。1820 年入马尔堡医科大学学医，但仍常在宿舍中进行化学实验。他的第一篇科学论文是《关于硫氰酸汞的性质》，发表在《吉尔伯特年鉴》上，并受到著名化学家贝采里乌斯的重视。维勒后到海德堡大学，拜著名化学家格美林及生理学家蒂德曼为师，并在 1823 年取得外科医学博士学位。毕业后在贝采里乌斯的实验室工作一年，之后曾在法兰克福、柏林等地任教。

维勒一生发表过化学论文 270 多篇，获得世界各国给予的荣誉纪念达 317 种，是一位非常勤勉的化学家。维勒自 1824 年起研究氰酸铵的合成，但是他发现在氰酸中加入氨水后蒸干得到的白色晶体并不是铵盐，直到 1828 年他终于证明这个实验的产物是尿素。维勒由于偶然发现了从无机化合物合成有机化合物的方法，而被认为是有机化学研究的先驱。1827 年维勒用金属钾还原熔融的无水氯化铝得到较纯的金属铝单质。维勒还用同样的方法发现了铍、钇，并且命名了铍。

习题

1. 用系统命名法命名下列化合物。

（1）$CH_3CH_2CHCHCH_3$ （2） （3）

（4） （5） （6）

2. 请写出分子式为 $C_4H_{10}O$ 的脂肪醇的所有异构体(包括对映异构体)，并用系统命名法命名。

3. 写出下列反应的主要产物。

（1）

（2）HO—⟨　⟩—CH₂OH $\xrightarrow{\text{HBr}}$

（3）CH₃CH₂CH₂CH₂OH $\xrightarrow[\text{H}_2\text{SO}_4]{\text{K}_2\text{Cr}_2\text{O}_7}$

（4）CH₃CHCH₂OH + HNO₃ $\longrightarrow$
　　　　｜
　　　　CH₃

（5）CH₃—⟨　⟩—OCH₃ + HI $\longrightarrow$

4. 将下列化合物按酸性由强到弱的顺序排列。

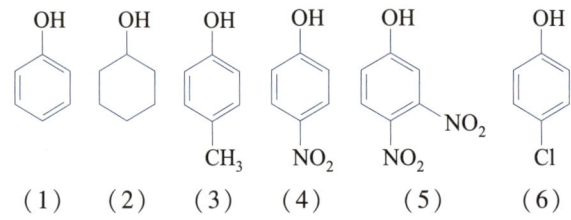

（1）　　（2）　　（3）　　（4）　　（5）　　　（6）

第十四章
网络自测题

5. 用化学方法鉴别下列各组化合物。

（1）正丁醇　仲丁醇　叔丁醇

（2）苯甲醇　对甲苯酚　苯甲酸

6. 某化合物 A 的分子式为 $C_6H_{14}O$，A 可与金属钠反应放出氢气，A 也能被 $K_2Cr_2O_7$ 酸性溶液氧化成酮。把 A 与浓硫酸共热生成的产物催化氢化得到 2,2-二甲基丁烷。试推测 A 的结构。

7. 化合物 A 和 B 的分子式都是 $C_{10}H_{12}O$，两者都不溶于水、稀酸、稀碱，但都能使 Br_2/CCl_4 溶液褪色。A 和 B 经高锰酸钾强烈氧化，都生成对甲氧基苯甲酸，经催化氢化得同一化合物，试推断 A 和 B 的结构。

8. 在药典中，可根据特征反应对原料药的成分进行鉴别，请写出利尿药 1-苯基丙-1-醇、抗脑血栓药棓丙酯（3,4,5-三羟基苯甲酸丙酯）的结构，并提出鉴别该原料药的方法。

第十五章 醛、酮、醌

醛(aldehyde)酮(ketone)和醌(quinone)都是含氧的有机化合物,它们均具有共同的官能团羰基$\left(\begin{array}{c}\diagdown\\ \diagup\end{array} C=O, carbonyl\right)$。羰基分别与一个烃基和一个氢相连的化合物称为醛(甲醛中羰基两侧均为氢),羰基与两个烃基相连的化合物称为酮。羰基化合物广泛存在于自然界中,在生物体内,醛、酮参与了生物体内的代谢过程,是非常重要的代谢中间体。

第十五章
课件

第一节 醛 和 酮

一、醛和酮的结构、分类与命名

(一)醛和酮的结构

醛、酮的羰基碳原子为 sp² 杂化,三个杂化轨道分别与氧原子和其他两个原子(碳原子或氢原子)形成三个 σ 键,空间分布为平面结构;羰基碳原子与羰基氧原子都有一个未参与杂化且垂直于杂化轨道平面的 p 轨道,两个 p 轨道之间以"肩并肩"的形式互相交叠,形成一个 π 键,如图 15-1 所示。在羰基中,由于氧原子的电负性强于碳原子,使得羰基中的碳氧双键的电子云分布更多地偏向氧原子一方,故氧原子带有部分负电荷,碳原子带有部分的正电荷,羰基是一个极性基团。

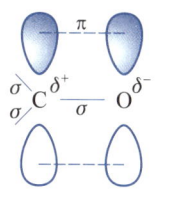

图 15-1 羰基的结构

微课
醛和酮的结构与命名

(二)醛和酮的分类

根据羰基两侧连接的烃基类型,醛和酮可分为脂肪醛、酮和芳香醛、酮。羰基碳直接与苯环相连的为芳香醛、酮,其余为脂肪醛、酮。例如:

动画
羰基的结构分析

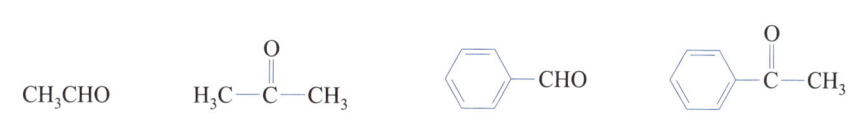

乙醛(脂肪醛)　　　丙酮(脂肪酮)　　　苯甲醛(芳香醛)　　　苯乙酮(芳香酮)

根据羰基连接的烃基是否饱和,醛和酮又分为饱和醛、酮和不饱和醛、酮。例如:

$$CH_3CH_2CH_2CHO \qquad H_3C-\overset{\displaystyle O}{\overset{\|}{C}}-CH_2CH_3 \qquad H_2C=CHCH_2CHO \qquad CH_3-\overset{\displaystyle O}{\overset{\|}{C}}-CH=CH_2$$

丁醛 (饱和醛)   丁-2-酮 (饱和酮)   丁-3-烯醛 (不饱和醛)   丁-3-烯-2-酮 (不饱和酮)

根据分子中羰基的数目,醛和酮可分为一元醛、酮和多元醛、酮。例如:

$$HCHO \qquad H_3C-\overset{\displaystyle O}{\overset{\|}{C}}-CH_3 \qquad OHC-CHO \qquad H_3C-\overset{\displaystyle O}{\overset{\|}{C}}-CH_2-\overset{\displaystyle O}{\overset{\|}{C}}-CH_3$$

甲醛 (一元醛)   丙酮 (一元酮)   乙二醛 (多元醛)   戊-2,4-二酮 (多元酮)

对于酮来说,由于酮基连接的是两个烃基,故可根据这两个烃基是否相同,分为单酮和混酮。例如:

$$H_3C-\overset{\displaystyle O}{\overset{\|}{C}}-CH_3 \qquad H_3C-\overset{\displaystyle O}{\overset{\|}{C}}-CH_2CH_3$$

丙酮 (单酮)   丁-2-酮 (混酮)

羰基连着甲基的酮叫作甲基酮,用通式 $H_3C-\overset{\displaystyle O}{\overset{\|}{C}}-R$ 来表示。如果羰基碳原子参与组成碳环,则形成环酮,如环戊酮 ⬠=O 和环己酮 ⬡=O。

(三) 醛和酮的命名

醛酮的命名与醇的命名相似,可用普通命名法,亦可用系统命名法。

1. 普通命名法

简单的醛、酮采用普通命名法。根据其碳原子数和碳链取代情况命名为"某醛",芳香醛则将芳基作为取代基来进行命名。例如:

$$CH_3CH_2CH_2CHO \qquad H_3C-\overset{\displaystyle CH_3}{\overset{\|}{C}H}CHO \qquad \text{(苯环)}-CHO$$

丁醛   异丁醛   苯 (基) 甲醛

酮按酮基连接的两个烃基名称命名。将两个烃基的名称分别列出,然后加"甲酮",称为"某基某基甲酮","基"字和"甲"字一般可省略。羰基与苯环连接时,可称为某酰(基)苯。例如:

$$H_3C-\overset{\displaystyle O}{\overset{\|}{C}}-CH_2CH_3 \qquad \text{(二苯甲酮结构)} \qquad \text{(苯环)}-COCH_2CH_2CH_3$$

乙 (基) 甲 (基) (甲) 酮   二苯 (基) (甲) 酮   丁酰苯

2. 系统命名法

结构较为复杂的醛、酮,采用系统命名法命名。

首先选择含有羰基碳原子的最长碳链作为主链,其他支链作为取代基,根据主链碳原子数将母体命名为"某醛"或"某酮"。主链上碳原子编号时,应使羰基碳原子具有较小编号,即从醛基一端或从靠近羰基一端开始编号。由于醛基的编号固定为1,命名时不用标出。酮羰基的位次必须标出(个别情况例外),置于后缀"酮"之前。例如:

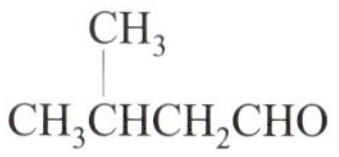

$$CH_3CHCH_2CHO \qquad CH_3CCH_2CHCH_3$$

3-甲基丁醛 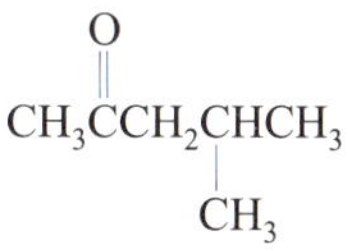　　　　　　4-甲基戊-2-酮

脂环酮的羰基碳在环内时,称为环某酮;羰基在环外时,则将环作为取代基。

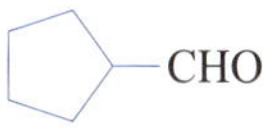

环戊基甲醛 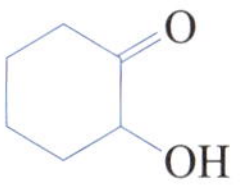　　　　2-羟基环己酮 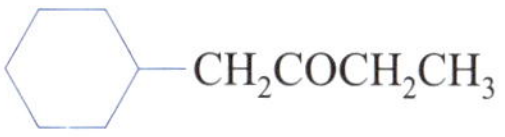　　　　　1-环己基丁-2-酮

含有芳基的醛、酮命名时,把芳基作为取代基命名。例如:

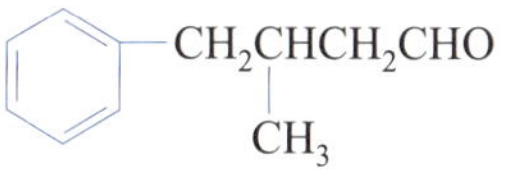

3-甲基-4-苯基丁醛 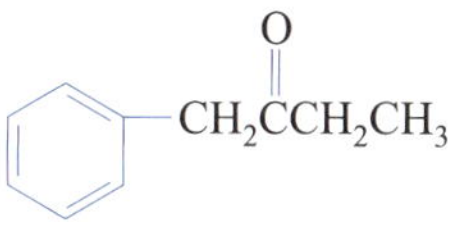　　　　　　1-苯基丁-2-酮

二、醛和酮的物理性质

室温下,除甲醛是气体外,其余低级饱和醛都为液体,高级醛为固体。低级酮是液体,具有令人愉快的气味,高级酮是固体。醛、酮的羰基能与水分子形成氢键,所以低级醛、酮易溶于水,高级醛、酮微溶或不溶于水,易溶于有机溶剂。醛、酮是极性化合物,但醛、酮不能形成分子间氢键,所以其沸点较相对分子质量相近的烷烃和醚高,但比相对分子质量相近的醇低。

常见醛和酮的物理常数见表15-1。

表 15-1　常见醛和酮的物理常数

名称	熔点/℃	沸点/℃	溶解度/[g·(100 g 水)$^{-1}$]
甲醛	−92	−21	易溶
乙醛	−121	20	∞
丙醛	−81	49	16
正丁醛	−99	76	7
正戊醛	−91	103	微溶
苯甲醛	−26	178	0.3

续表

名称	熔点/℃	沸点/℃	溶解度/[g·(100 g 水)$^{-1}$]
丙酮	-94	56	∞
丁酮	-86	80	26
戊-2-酮	-78	102	6.3
己-2-酮	-57	127	2
环己酮	-45	157	2

三、醛和酮的化学性质

醛和酮的化学性质主要由羰基及受羰基影响较大的 α-H 所引起。醛和酮由于官能团类似，它们的化学性质有相似之处。

（一）羰基的亲核加成反应

由于羰基碳具有部分的正电性，故容易受到如氢氰酸、亚硫酸氢钠、醇、格氏试剂、氨的衍生物等亲核试剂的进攻，从而引发亲核加成反应（nucleophinic addition reaction），这是醛、酮的一个重要特性。

微课
醛和酮的亲核加成反应机制与反应活性

1. 与氢氰酸加成

不同结构的醛、酮对氢氰酸反应的活性有明显差异，只有醛、脂肪族甲基酮和少于 8 个碳原子的环酮才能与氢氰酸反应，生成 α-羟基腈。该反应在有机合成中可用于增长碳链并进一步生成羧酸。

$$R-\overset{\overset{\displaystyle O}{\|}}{C}-H(CH_3) + HCN \rightleftharpoons R-\overset{\overset{\displaystyle OH}{|}}{\underset{\underset{\displaystyle CN}{|}}{C}}-H(CH_3)$$

2. 与亚硫酸氢钠加成

醛、脂肪族甲基酮和少于 8 个碳原子的环酮与饱和亚硫酸氢钠溶液作用，生成的 α-羟基磺酸钠能溶于水，但不溶于饱和亚硫酸氢钠溶液，当它们与稀酸或稀碱共热时，又会分解析出原来的羰基化合物。所以可利用此反应来分离提纯某些醛、酮。

$$R-\overset{\overset{\displaystyle O}{\|}}{C}-H(CH_3) + NaHSO_3 \rightleftharpoons R-\overset{\overset{\displaystyle OH}{|}}{\underset{\underset{\displaystyle SO_3Na}{|}}{C}}-H(CH_3)$$

案例 15-1　吊白块

吊白块又称雕白粉，工业上称为次硫酸氢钠甲醛或甲醛合次硫酸氢钠，化学式为 $NaHSO_2·CH_2O·2H_2O$。可由亚硫酸氢钠和甲醛在一定条件下通过加成反应制得。吊白块为半透明白色结晶或小块，易溶于水。高温下有漂白作用，遇酸容易分解产生甲醛、二氧化硫和硫化氢等有毒气体。吊白块在染料工业、合成橡胶等方面有一定用途。食品中加入吊白块，可使食品增白，外观色泽亮丽，延长保存时间，但是会破坏食品中的营养成分,引起食物中毒等疾患,甚至可致癌。一次食用量达到10 g,会有生命危险。因此,我国严格禁止在食品中添加吊白块。

3. 与醇加成

在干燥氯化氢的催化下,醛与醇发生加成反应,生成半缩醛(hemiacetal);由于半缩醛不稳定,在同样条件下,半缩醛可以继续与另一分子醇反应生成稳定的缩醛(acetal)。在有机合成中,常利用生成缩醛的方法来保护醛基,使活泼的醛基在反应中不被破坏,一旦反应完成后,再用稀酸水解为原来的醛基。酮也可与醇作用生成半缩酮和缩酮,但较困难。

$$\underset{\underset{\text{O}}{\text{R—C—H}}}{} + R'OH \xrightleftharpoons{\text{干燥HCl}} \underset{\underset{\text{OR}'}{\overset{\text{OH}}{\text{R—C—H}}}}{} \quad \text{半缩醛}$$

$$\underset{\underset{\text{OR}'}{\overset{\text{OH}}{\text{R—C—H}}}}{} + R'OH \xrightleftharpoons{\text{干燥HCl}} \underset{\underset{\text{OR}'}{\overset{\text{OR}'}{\text{R—C—H}}}}{} + H_2O \quad \text{缩醛}$$

4. 与 Grignard 试剂加成

Grignard 试剂 RMgX 与甲醛加成,加成产物不必分离便可直接在酸性条件下水解得到比格氏试剂多一个碳原子的伯醇;与其他醛反应可得仲醇;与酮反应则得叔醇。这是由 Grignard 试剂制备醇的最重要的方法之一。

$$R—MgX + \underset{}{\overset{}{\diagdown}}C=O \xrightarrow{\text{无水乙醚}} R—\overset{|}{\underset{|}{C}}—OMgX \xrightarrow{H_3O^+} R—\overset{|}{\underset{|}{C}}—OH + Mg(OH)X$$

5. 与氨的衍生物的加成

醛、酮与多种氨的衍生物(如羟胺、肼、苯肼、2,4-二硝基苯肼等)发生加成,进一步脱水生成含有碳氮双键的缩合产物。如用 $H_2N—G$ 来表示氨的衍生物,该反应的通式如下:

$$\underset{\underset{\text{R}}{\overset{\text{(H)R}'}{}}}{C=O} + H_2N—G \xrightleftharpoons{} \left[\underset{\underset{\text{(H)R}'}{}}{\overset{\text{R}}{C}}\overset{\text{OH}}{\underset{\text{NH—G}}{}}\right] \xrightleftharpoons{-H_2O} \underset{\underset{\text{R}}{\overset{\text{(H)R}'}{}}}{C=N—G}$$

常见的氨的衍生物及其与醛、酮反应的产物结构和名称见表 15-2。这些缩合产物均为结晶性固体,具有一定的熔点和结晶形状,常用于醛、酮的鉴别,因此这些氨的衍生物又被称为羰基试剂。其中 2,4-二硝基苯肼最为常见,它与醛、酮反应生成的产物 2,4-二硝基苯腙多为黄色或橙黄色沉淀。

$$\underset{\underset{\text{R}}{\overset{\text{(H)R}'}{}}}{C=O} + O_2N—\overset{}{\underset{\underset{NO_2}{}}{\bigcirc}}—NH—NH_2 \longrightarrow \underset{\underset{\text{R}}{\overset{\text{(H)R}'}{}}}{C=N—NH}—\overset{}{\underset{\underset{O_2N}{}}{\bigcirc}}—NO_2 + H_2O$$

表 15-2　氨的衍生物及其与醛、酮反应的产物

名称	构造简式	反应产物构造简式	反应产物
伯胺	$H_2N\!-\!R''$	$\begin{array}{c}(H)R'\\ \diagdown\\ C\!=\!N\!-\!R''\\ \diagup\\ R\end{array}$	Schiff 碱
羟胺	$H_2N\!-\!OH$	$\begin{array}{c}(H)R'\\ \diagdown\\ C\!=\!N\!-\!OH\\ \diagup\\ R\end{array}$	肟
肼	$H_2N\!-\!NH_2$	$\begin{array}{c}(H)R'\\ \diagdown\\ C\!=\!N\!-\!NH_2\\ \diagup\\ R\end{array}$	腙
苯肼	$H_2N\!-\!NH\!-\!\bigcirc$	$\begin{array}{c}(H)R'\\ \diagdown\\ C\!=\!N\!-\!NH\!-\!\bigcirc\\ \diagup\\ R\end{array}$	苯腙
2,4-二硝基苯肼	$H_2N\!-\!NH\!-\!\bigcirc\!\!\begin{smallmatrix}O_2N\\ \\ NO_2\end{smallmatrix}$	$\begin{array}{c}(H)R'\\ \diagdown\\ C\!=\!N\!-\!NH\!-\!\bigcirc\!\!\begin{smallmatrix}O_2N\\ \\ NO_2\end{smallmatrix}\\ \diagup\\ R\end{array}$	2,4-二硝基苯腙

案例 15-2　茚三酮

案例
指纹破案与
化学显色

茚三酮是一种用于检测氨或者一级胺和二级胺的试剂。当与这些游离胺反应时，能够产生深蓝色或者紫色的物质，叫作罗曼紫，故茚三酮可以用于氨基酸的检测和蛋白质的氨基酸分析。法医常用茚三酮溶液分析诸如纸张等多孔表面上的潜指纹。手指所分泌的细微汗液聚集于独特的手指纹路表面，也即含有氨基酸的指纹，经过茚三酮处理可以将氨基酸指尖纹路变为可见的紫色。

（二）α-H 的反应

醛、酮分子中，与羰基直接相连的碳原子称为 α-碳原子，α-碳原子上的氢称为 α-H。醛、酮的 α-H 受到羰基的影响具有一定的活泼性，可发生卤化反应和羟醛缩合反应。

1. 卤化反应

案例
青出于蓝
而胜于蓝

在强碱作用下，醛和酮分子中的 α-H 可被卤原子（Cl、Br、I）取代，生成 α-卤代醛和 α-卤代酮。如果 α-碳原子上含有 3 个活泼氢（如乙醛和甲基酮等）与 X_2-NaOH 溶液反应时，3 个 α-H 均可被卤原子取代生成三卤代物。三卤代物在碱性条件下易发生碳碳键断裂，生成卤仿和羧酸盐。该反应因为有卤仿（haloform）生成，称为卤仿反应（haloform reaction）；当卤素为碘时，称为碘仿反应。

$$CH_3\!-\!\overset{O}{\overset{\|}{C}}\!-\!H(R) + I_2 \xrightarrow{\text{NaOH}} CHI_3\!\downarrow + (R)H\!-\!\overset{O}{\overset{\|}{C}}\!-\!ONa$$

碘仿（CHI_3）是黄色固体，在反应时由于其难溶于水而产生沉淀，反应速率快且现

象明显,故常利用碘仿反应鉴别乙醛和甲基酮类的化合物。另外碘和氢氧化钠反应可生成次碘酸钠($NaOI$),次碘酸钠具有氧化性,可将乙醇和甲基仲醇(α-碳原子上连有甲基的仲醇)分别氧化成相应的乙醛和甲基酮,所以乙醇和甲基仲醇也能发生碘仿反应。

$$CH_3-\overset{\overset{\displaystyle O}{\|}}{C}-H(R) \xrightarrow{NaOI} CH_3-\overset{\overset{\displaystyle O}{\|}}{C}-H(R) + I_2 \xrightarrow{NaOH} CHI_3\downarrow + (R)H-\overset{\overset{\displaystyle O}{\|}}{C}-ONa$$

乙醇或甲基仲醇

2. 羟醛缩合反应

在稀碱催化下,两分子含 α-H 的脂肪醛相互作用,一分子醛的 α-H 加到另一分子醛的羰基氧上,其余部分加到羰基碳上,生成 β-羟基醛,称为羟醛缩合反应(aldol condensation)。例如,两分子乙醛在稀碱存在下缩合生成 β-羟基丁醛。

$$CH_3-\overset{\overset{\displaystyle O}{\|}}{C}-H + CH_3-\overset{\overset{\displaystyle O}{\|}}{C}-H \xrightarrow{OH^-} CH_3-\overset{\overset{\displaystyle OH}{|}}{\underset{\underset{\displaystyle H}{|}}{C}}-CH_2-\overset{\overset{\displaystyle O}{\|}}{C}-H$$

β-羟基醛受热容易脱水,生成 α,β-不饱和醛。

$$CH_3-\overset{\overset{\displaystyle OH}{|}}{\underset{\underset{\displaystyle H}{|}}{C}}-\overset{\overset{\displaystyle H}{|}}{C}H-\overset{\overset{\displaystyle O}{\|}}{C}-H \xrightarrow[\triangle]{OH^-} CH_3-\overset{}{C}=CH-\overset{\overset{\displaystyle O}{\|}}{C}-H$$

动画
羟醛缩合
反应机制

两种不同的含 α-H 的醛在稀碱作用下,发生交叉羟醛缩合,可生成四种缩合产物,由于分离困难,故实用意义不大。实际应用时一般选择一个含 α-H 的醛、酮与一个不含 α-H 的醛、酮进行反应,产物相对单一,具有合成价值。含 α-H 的酮也可发生类似缩合反应,但反应速率比较慢。

(三)氧化还原反应

由于醛的羰基碳上连有氢原子,所以醛很容易被氧化为相应的羧酸,甚至较弱的氧化剂也可将醛氧化,而酮一般不被氧化,因此醛和酮在氧化反应上差异明显。

1. 被 Tollens 试剂氧化

弱氧化剂 Tollens 试剂(硝酸银的氨溶液)可将脂肪醛或芳香醛氧化为相应的酸,银离子则被还原为金属银。当反应器壁光滑洁净时可形成银镜,故该反应也称为银镜反应。

$$RCHO+2[Ag(NH_3)_2]^+ +2OH^- \xrightarrow{\triangle} RCOOH+2Ag\downarrow +4NH_3+H_2O$$

由于酮不能被 Tollens 试剂氧化,所以利用 Tollens 试剂可以鉴别醛与酮。

2. 被 Fehling 试剂氧化

弱氧化剂 Fehling 试剂(硫酸铜与酒石酸钠的氢氧化钠混合溶液)与脂肪醛作用时,醛被氧化成羧酸,而铜离子被还原成砖红色的氧化亚铜沉淀析出。

$$RCHO+2Cu^{2+}+5OH^- \xrightarrow{\triangle} RCOO^-+Cu_2O\downarrow +3H_2O$$

由于芳香醛与 Fehling 试剂不发生反应,因此可利用 Fehling 试剂鉴别脂肪醛与芳香醛。

3. 催化加氢还原

在催化剂镍、钯、铂的作用下,醛、酮催化加氢还原为伯醇或仲醇。

$$RCHO + H_2 \xrightarrow{Ni} RCH_2OH \quad 伯醇$$

$$\underset{\displaystyle \overset{\text{O}}{\|}}{R-C-R'} + H_2 \xrightarrow{N_i} \underset{\displaystyle \overset{\text{OH}}{|}}{R-CH-R'} \quad 仲醇$$

催化氢化的选择性不强,分子中如存在不饱和键在此反应条件下也会被还原。例如:

$$CH_3CH=CHCHO + H_2 \xrightarrow{Ni} CH_3CH_2CH_2CH_2OH$$

4. 被金属氢化物还原

金属氢化物如硼氢化钠(NaBH$_4$)、氢化铝锂(LiAlH$_4$)有较高的选择性,它们只还原羰基,不还原分子中的不饱和键。例如:

$$CH_3CH=CHCHO \xrightarrow{NaBH_4} CH_3CH=CHCH_2OH$$

5. Clemmenson 还原法

用锌汞齐与浓盐酸回流可将羰基直接还原为亚甲基,此方法称为 Clemmenson 还原法。

$$\text{（苯基）}-\overset{\displaystyle \overset{\text{O}}{\|}}{C}-CH_3 \xrightarrow[\triangle]{Zn-Hg,\ HCl} \text{（苯基）}-CH_2-CH_3$$

6. 歧化反应

无 α-H 的醛(如 HCHO、R$_3$C—CHO 等)与浓碱共热发生自身的氧化还原反应,即歧化反应(也称为 Cannizzaro 反应),一分子醛被氧化成羧酸,另一分子醛被还原为醇。例如:

$$2\ \text{（苯基）CHO} \xrightarrow{NaOH} \text{（苯基）COONa} + \text{（苯基）CH_2OH}$$

如果用甲醛与另一种无 α-H 的醛进行交叉歧化反应时,总是甲醛被氧化为甲酸,另一种醛被还原为醇。例如:

$$HCHO + \text{（苯基）CHO} \xrightarrow[\triangle]{NaOH} HCOONa + \text{（苯基）CH_2OH}$$

7. 与 Schiff 试剂的显色反应

在红色的品红溶液中通入二氧化硫,直至红色褪去,所得的无色溶液为品红亚硫酸试剂,即 Schiff 试剂。Schiff 试剂与醛作用呈现紫红色,而与酮不显色,因此可利用

Schiff 试剂鉴别醛与酮。除甲醛外,其他醛与 Schiff 试剂作用显紫红色后加硫酸都会褪色,因此利用 Schiff 试剂还可用于鉴别甲醛与其他醛。

四、重要的醛和酮

(一) 甲醛

甲醛是无色、具有强烈刺激性的气味,对人的眼、鼻有刺激性作用,熔点为-92 ℃,沸点为-21 ℃,易溶于水和乙醚,40%的甲醛水溶液称为福尔马林,因其具有凝固蛋白质的作用,常用作杀菌防腐剂,可用于外科器械、污染物的消毒和解剖标本的防腐。

问题互动
甲醛对人
体健康的
危害

(二) 乙醛

乙醛是无色易流动的液体,有辛辣刺激性气味,密度为 $0.789\ 3\ g\cdot mL^{-1}$,熔点为-123.5 ℃,沸点为 20.2 ℃,与水、乙醇、乙醚、氯仿混溶,易燃,易挥发。乙醛可用于制造乙酸、乙酸酐、乙酸乙酯、正丁醇、季戊四醇、合成树脂等。在乙醛中通入氯气,可制得三氯乙醛。临床上用 10%的三氯乙醛水溶液作催眠药,用于治疗失眠、烦躁不安及惊厥等症状。

(三) 丙酮

丙酮是无色液体,易挥发,易燃,具有令人愉快的香味,密度为 $0.789\ 8\ g\cdot mL^{-1}$,熔点为-94.6 ℃,沸点为 56.5 ℃,可与水、甲醇、乙醇、乙醚、氯仿、吡啶等混溶,能溶解油、脂肪、树脂和橡胶等,是一种广泛使用的溶剂。

糖尿病患者由于体内新陈代谢紊乱,产生过量的丙酮从尿中排出,因此糖尿病患者在检验尿时,除了要检查尿中葡萄糖外,还要检查丙酮。检查丙酮的方法除了碘仿反应外,还可滴加亚硝酰铁氰化钠 $Na_2[Fe(CN)_5NO]$ 溶液和氨水溶液于尿中,如有丙酮存在,呈鲜红色。

(四) 苯甲醛

苯甲醛是无色油状液体,沸点为 178 ℃,微溶于水,有苦杏仁气味。苯甲醛以糖苷的形式存在于苦杏仁中,故又名苦杏仁醛。苯甲醛是合成染料和香料的原料。

案例 15-3

樟脑是重要的萜酮,学名为 2-莰酮。天然樟脑是右旋体,合成品是消旋体,两者均为无色透明粒状晶体,有强烈的樟木气味和辛辣的味道。

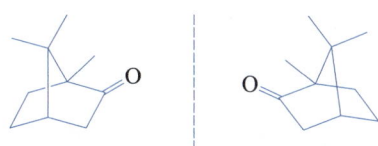

天然樟脑(右旋)

樟脑存在于樟科植物樟树的枝、干、根中,以树干中含量为高,树龄越老的樟树所富含的樟脑比例越多。用水蒸气蒸馏法蒸馏,可以分出樟脑;但樟树需达到 50 年树龄,才能收集到。我国台湾以盛产樟脑著称,福建、江西、广东等地也有出产。天然来源的樟脑由于资源匮乏及生态保护等原因已经远不能满足日益扩大的樟脑市场需求,世界上使用的樟脑多是以松节油为原料通过化学方式合成得到。

樟脑在医药上用于配制强心剂、十滴水、清凉油等,也可作防蛀剂、防腐剂,还是电木、香料、国防等工业的重要原料。

第二节　醌

一、醌的结构和分类

醌是一类具有环己二烯二酮结构化合物,如苯醌、萘醌、蒽醌及它们的羟基、烃基衍生物。苯醌的基本结构有对位和邻位两种形式。

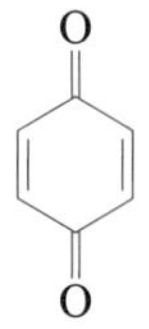

对位 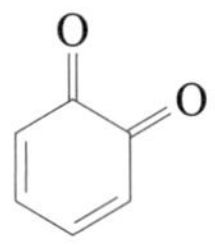　　　　　　　邻位

二、醌的命名

醌可作为相应的芳烃的衍生物来命名。命名时,在醌字前加上相应芳烃的名称,同时注明两个羰基的相对位置。环上有取代基时,还要在醌字前面注明取代基的位次、数目和名称。例如:

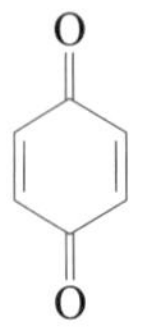

对苯醌(1,4-苯醌) 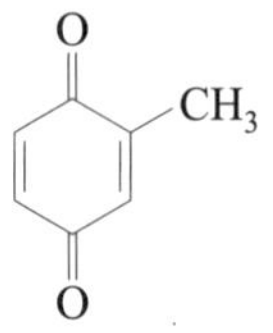　　　2-甲基-1,4-苯醌 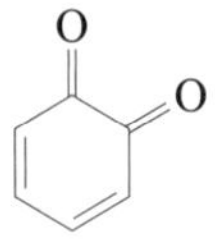　　　邻苯醌(1,2-苯醌)

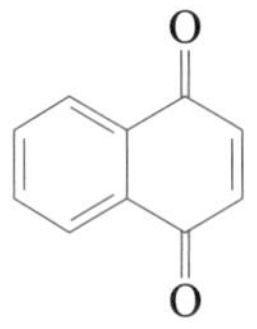

1,4-萘醌 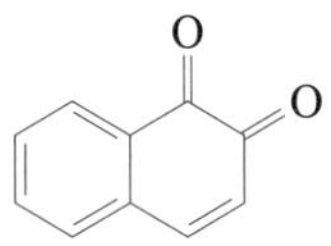　　　　　　　1,2-萘醌

三、重要的醌

醌广泛存在于自然界,一般都有颜色,许多染料(如茜素)和指示剂(如酚酞)都含有醌的基本结构。泛醌(又称辅酶)是自然界分布很广的一类含苯醌结构的化合物,是生物体内氧化还原过程中极为重要的物质。醌与医药的关系比较密切,许多药物分

子中含有醌型的结构。具有凝血作用的维生素 K_1 和 K_2 都是 1,4-萘醌的衍生物；蒽醌的衍生物大黄素是中药大黄中的有效成分。

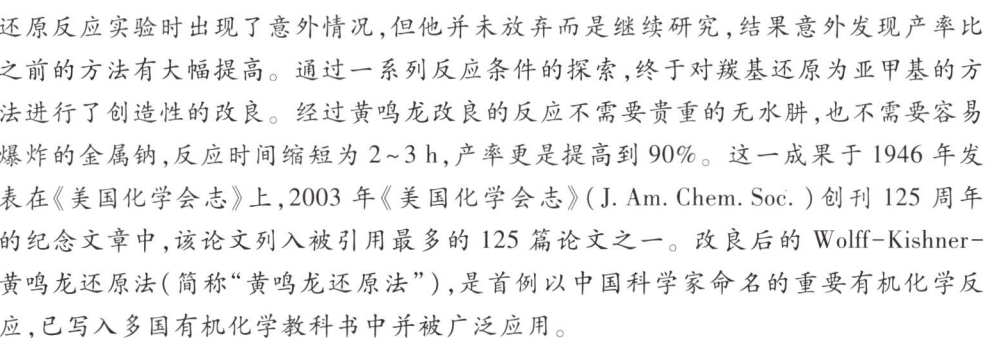

茜素　　　　　　　　　　泛醌

维生素K_1　　　　　　　　大黄素

🔖 科学家简介　黄鸣龙

　　黄鸣龙(1898—1979)先生是我国著名有机化学家。1924 年获德国柏林大学哲学博士学位,1955 年被选聘为中国科学院学部委员(院士),曾任中国科学院上海有机化学研究所研究员,获国家自然科学奖二等奖。著有《红外线光谱与有机化合物分子结构的关系》《旋光谱在有机化学中的应用》等。

　　20 世纪 40 年代,黄鸣龙发现了山道年的 4 个立体异构体在酸、碱作用下的循环转变,由此推断出其相对构型的变化,使后来国内外在解决山道年及其一类物的绝对构型和全合成有了理论依据,堪称立体化学的经典之作。

　　Wolff-Kishner 还原是将羰基(尤其是在酸性条件下不稳定的羰基)还原成亚甲基的一种化学反应。这虽然是一种有效的还原反应,却要用到昂贵的原料——无水肼和单质钠,实验的总时长更是长达 3~4 天。1945 年,黄鸣龙在做 Wolff-Kishner 还原反应实验时出现了意外情况,但他并未放弃而是继续研究,结果意外发现产率比之前的方法有大幅提高。通过一系列反应条件的探索,终于对羰基还原为亚甲基的方法进行了创造性的改良。经过黄鸣龙改良的反应不需要贵重的无水肼,也不需要容易爆炸的金属钠,反应时间缩短为 2~3 h,产率更是提高到 90%。这一成果于 1946 年发表在《美国化学会志》上,2003 年《美国化学会志》(J. Am. Chem. Soc.)创刊 125 周年的纪念文章中,该论文列入被引用最多的 125 篇论文之一。改良后的 Wolff-Kishner-黄鸣龙还原法(简称"黄鸣龙还原法"),是首例以中国科学家命名的重要有机化学反应,已写入多国有机化学教科书中并被广泛应用。

　　1952 年,黄鸣龙先生冲破美国政府的重重阻挠,趁应邀去德国讲学和做研究工作

科学家简介科里

之机,绕道欧洲回到了祖国。回国后黄鸣龙的主要目标是发展药用甾体化合物的工业生产。在黄鸣龙的领导下,1958 年利用薯蓣皂苷元为原料,七步合成了可的松,并协助工业部门很快投入了生产。这不仅填补了我国甾体工业的空白,而且使我国可的松的合成方法跨进了世界先进行列,我国的甾体激素药物也从大量进口转为可供出口。在此基础上研制了我国首创口服避孕药甲地孕酮。与此同时,黄鸣龙还亲自系统讲授甾体化学,为祖国培养出一批甾体化学的专门人才。因此,黄鸣龙被称为我国甾体激素药物工业的奠基人和甾体化学领域的开拓者。

习题

1. 命名下列化合物。

$$(1)\ CH_3-CH-CH-CH-CH_2-CH_3$$

（2）<chem structure> CHO

$$(3)\ CH_3-CH-CH_2-\overset{O}{\underset{\parallel}{C}}-CH_2-CH_3$$

（4）<chem structure> O

（5）$CH_3CH=CHCHO$

2. 写出下列化合物的构造式。

（1）3-甲基丁醛

（2）1-苯基丁-1-酮

（3）对甲基苯甲醛

（4）邻羟基苯甲醛

（5）己-2,4-二酮

3. 写出下列反应的主要产物。

（1）$CH_3CHO\ +\ HCN\ \longrightarrow$

（2）$CH_3-\overset{O}{\underset{\parallel}{C}}-CH_3\ +\ NaHSO_3\ \longrightarrow$

（3）$CH_3CHO\ +\ CH_3CH_2OH\ \xrightarrow{\text{干燥}HCl}$

（4）$CH_3CHO\ \xrightarrow{\text{稀}NaOH}$

（5）$CH_3-\overset{O}{\underset{\parallel}{C}}-C_2H_5\ +\ CH_3MgBr\ \xrightarrow{\text{无水乙醚}}\ \xrightarrow{H_3O^+}$

4. 用化学方法鉴别下列化合物。

乙醛　丙醛　苯甲醛　丙酮

5. 化合物 A 的分子式为 C_3H_6O,与饱和亚硫酸氢钠溶液作用生成白色结晶,与品红亚硫酸试剂产生紫红色。A 还原后得分子式为 C_3H_8O 的化合物 B,B 经浓硫酸脱水后得分子式为 C_3H_6 的化合物 C,C 可与氢溴酸作用生成 2-溴丙烷。试写出 A、B、C 的结构。

6. 化合物 A 的分子式为 $C_{10}H_{12}O$,可与溴的氢氧化钠溶液作用,再经酸化得产物 B($C_9H_{10}O_2$),A 经 Clemmensen 还原得化合物 C($C_{10}H_{14}$)。A、B 和 C 经强烈氧化都可以得到同一种产物邻苯二甲酸。试写出 A、B、C 的结构。

7. 某化合物 A 分子式为 $C_6H_{12}O$,可与 HCN 作用,并可发生碘仿反应。A 催化氢化后可得产物 B,B 经浓硫酸脱水得一烯烃 C,C 被酸性高锰酸钾氧化可得到丁酮和乙酸。试写出 A、B、C 的结构。

第十五章
网络自测题

第十六章 羧酸及其衍生物、取代羧酸

有机酸在日常生活中随处可见。柠檬酸、苹果酸、抗坏血酸等有机酸存在于多类水果和食物中;蚂蚁等昆虫的体液内含有蚁酸(甲酸),会使人在被蚂蚁叮咬后产生红疹;人体剧烈运动后会产生乳酸,因此会感觉肌肉酸痛。

羧酸衍生物及取代羧酸广泛存在于自然界,如酯类、酰胺、氨基酸等;其中许多是动植物代谢的重要产物,如尿素。羧酸、羧酸衍生物及取代羧酸还是重要的有机合成原料,与医药的关系十分密切。

第十六章
课件

第一节 羧 酸

羧酸(carboxylic acid)是最常见的有机酸,除甲酸和乙二酸外,它们都可以看作烃分子中的氢原子被羧基取代后的衍生物。羧酸的官能团是羧基(—COOH),一元羧酸的结构式可表示为 R—COOH,饱和一元羧酸的组成通式为 $C_nH_{2n}O_2$。羧酸是许多有机化合物氧化的最终产物。常以游离态、盐或酯的形式广泛存在于自然界。

一、羧酸的结构和分类

(一)羧酸的结构

在羧酸分子中,羧基中的碳原子为 sp^2 杂化,它的三个杂化轨道在同一个平面上,分别与羰基氧、羟基氧、烃基碳(氢)形成 σ 键,键角约 120°;羧基碳原子上未参与杂化的 p 轨道与羰基氧原子的 p 轨道平行重叠形成 π 键。羧基中羟基氧的 p 轨道上有一对孤对电子,与 π 键平行重叠,形成 p-π 共轭体系,如图 16-1 所示。

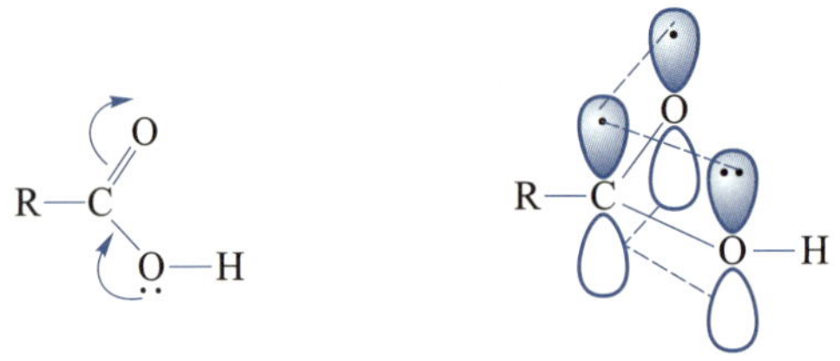

图 16-1 羧基中 p-π 共轭示意图

羧基中 p-π 共轭效应的影响：① 碳氧键的键长平均化，如甲酸中 C=O 键长为 0.123 nm，比醛、酮中羰基的平均键长（0.120 nm）略长；C—OH 的键长为 0.131 nm，比醇中的键长（0.143 nm）短得多。② 羟基的给电子共轭效应降低了羰基碳原子的正电性，因此，羰基不易发生亲核加成反应。③ 羟基氧原子的电子云向羰基移动，氧的电子密度降低，有利于氢的解离，故羧酸的酸性强于醇。

X 射线测定表明，甲酸根离子的两个碳氧键的键长都是 0.127 nm。这说明甲酸根负离子中 p-π 共轭作用更完全，键长完全平均化，羧酸根离子更稳定。— COO⁻ 上的负电荷不再集中于一个氧原子，而是平均分配在两个氧原子上。

（二）羧酸的分类

根据烃基的种类，羧酸可分为脂肪酸、脂环酸和芳香酸，例如：

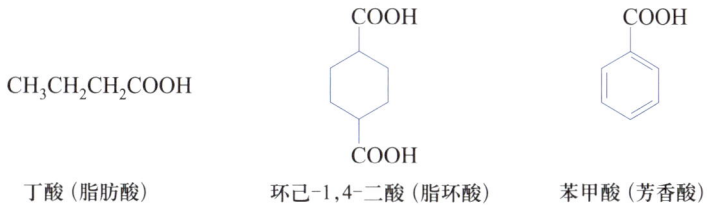

$CH_3CH_2CH_2COOH$

丁酸（脂肪酸）　　　　环己-1,4-二酸（脂环酸）　　　苯甲酸（芳香酸）

根据烃基的饱和程度，脂肪酸又分饱和羧酸与不饱和羧酸，例如：

$$H_3C—CH_2—COOH \qquad H_2C=CH—COOH$$

丙酸（饱和羧酸）　　　　丙烯酸（不饱和羧酸）

根据分子中羧基的数目，羧酸还可以分为一元酸、二元酸及多元酸等，例如：

$$HCOOH \qquad HOOC—CH_2—COOH \qquad HOOCCH_2—\overset{OH}{\underset{COOH}{C}}—CH_2COOH$$

甲酸（一元酸）　　　丙二酸（二元酸）　　　　　柠檬酸（三元酸）

二、羧酸的命名

羧酸常用的命名方法有两种，即系统命名法和俗名。

羧酸的系统命名原则与醛相似。脂肪族一元羧酸命名时，首先选择包括羧基在内的最长碳链作为主链，根据主链碳原子数称为"某酸"。主链碳原子的编号从羧基碳原子开始，位次用阿拉伯数字标明，也可以用希腊字母 α,β,γ 等表示（注意与羧基相邻的碳原子为 α，后依次为 $\beta,\gamma,\cdots$）。例如：

$$H_3\underset{4}{C}—\overset{\gamma}{\underset{3}{C}H}—\overset{\beta}{\underset{2}{C}H_2}—\overset{\alpha}{\underset{1}{C}OOH}$$
$$\underset{CH_3}{|}$$

3-甲基丁酸或β-甲基丁酸

脂肪族二元酸的命名时，选择包含有两个羧基的最长碳链作主链，根据主链碳原子的数目称为"某二酸"。例如：

$$\begin{array}{c} CH_2-COOH \\ | \\ CH_2-COOH \end{array}$$

丁二酸 (琥珀酸)

反丁烯二酸 (延胡索酸)

脂环酸和芳香酸命名时,把环作为取代基,把脂肪羧酸作为母体。芳香二元羧酸要把两个羧基的位次表示出来,写在母体名称之前。例如:

CH₂CH₂COOH

3-环己基丙酸

COOH

苯甲酸 (安息香酸)

CH₂COOH

α-萘乙酸

COOH
COOH

1,2-苯二甲酸或邻苯二甲酸

不饱和羧酸的命名时,选取包含不饱和键和羧基在内的最长碳链作主链,根据主链碳原子数称为"某烯酸"或"某炔酸",不饱和键的位次写在"某"字的前面。例如:

$$H_3C\overset{5}{-}\underset{CH_3}{\overset{4}{C}}=\overset{3}{C}H-\underset{CH_3}{\overset{2}{C}}H-\overset{1}{C}OOH$$

2,4-二甲基戊-3-烯酸

许多羧酸最初是从天然产物中得到的,俗名通常根据其来源而得。例如,甲酸最初是蒸馏蚂蚁得到的,所以其俗名为蚁酸;乙酸是 1700 年发现于食醋中,故为醋酸;乙二酸开始由酸模草中得到,故称草酸等。

三、羧酸的物理性质

常温下,10 个碳原子以下的直链饱和一元羧酸是具有刺激性或腐败气味的液体;高级脂肪酸是无味蜡状固体;脂肪羧酸的沸点比相对分子质量相近的醇沸点高,这是由于羧酸分子间能形成两个氢键,彼此缔合,生成双分子缔合体。二元羧酸和芳香酸都是晶体。

羧酸的沸点比相对分子质量相近的醇沸点高,这是由于羧酸分子间能形成两个氢键,彼此缔合,生成双分子缔合体。即使在气态时,羧酸也以缔合体的形式存在。

$$R-\overset{O\cdots H-O}{\underset{O-H\cdots O}{C}}C-R$$

直链饱和一元羧酸和二元羧酸的熔点随分子中碳原子数的增加而呈锯齿形变化,即偶数碳原子羧酸的熔点比其相邻的两个奇数碳原子羧酸的熔点都高。

H₃C〜〜COOH

己酸 (熔点-4 ℃)

H₃C〜〜〜COOH

庚酸 (熔点-7.5 ℃)

低级脂肪酸易溶于水,从戊酸开始,随碳链增长,水溶性迅速减小,直至十二碳酸起不溶于水而易溶于有机溶剂。表 16-1 列出了常见羧酸的物理常数。

表 16-1 常见羧酸的物理常数

名称(俗名)	熔点/℃	沸点/℃	溶解度 g·(100 g 水)$^{-1}$	pK_{a1} (25 ℃)
甲酸(蚁酸)	8.4	100.8	∞	3.76
乙酸(醋酸)	16.6	118.1	∞	4.76
丙酸(初油酸)	−20.8	141.4	∞	4.87
丁酸(酪酸)	−5.5	164.1	∞	4.83
戊酸(缬草酸)	−34.5	186.4	3.316 ℃	4.84
己酸(羊油酸)	−4.0	205.4	1.10	4.88
庚酸(毒水芹酸)	−7.5	223.0	0.251 5 ℃	4.89
辛酸(羊脂酸)	16	239	0.251 5 ℃	4.89
壬酸(天竺葵酸)	12.5	253~254	微溶	4.95
癸酸(羊蜡酸)	31.4	268.7	不溶	—
十六碳酸(软脂酸)	62.8	271.513.3 kPa	不溶	—
十八碳酸(硬脂酸)	69.6	29 114.6 kPa	不溶	—

四、羧酸的化学性质

羧酸的官能团羧基包含羰基和羟基两部分,因此具备羰基和羟基的某些性质。但由于羰基和羟基的 p-π 共轭效应,使得羧酸分子中的羰基的正电性降低,不易发生亲核加成,但有利于羟基氢的解离而显酸性。故羧基不是羰基和羟基的性质简单加和,而是彼此相互影响,表现出许多新的性质。

(一) 酸性

羧酸在水中可离解出质子而显酸性,其 pK_a 一般为 4~5(见表 16-2),属于弱酸。

$$RCOOH \rightleftharpoons RCOO^- + H^+$$

羧酸的酸性比盐酸、硫酸等无机酸弱得多,但比碳酸(pK_a = 6.35)和一般的酚类(pK_a = 10)强。故羧酸能分解碳酸盐和碳酸氢盐,放出二氧化碳,而酚类不能,利用这个性质可以区别羧酸和酚类化合物。

$$RCOOH + NaHCO_3 \longrightarrow RCOONa + CO_2\uparrow + H_2O$$

羧酸的钾盐、钠盐及铵盐一般易溶于水,故制药工业上常利用此性质,将某些不溶于水的或在水中溶解度小的含羧基的药物制成羧酸盐以增加其在水中的溶解度,便于制成水剂或注射剂使用,如青霉素 G 常制成钾盐或钠盐。

羧酸的酸性受到相连的原子或基团的影响。脂肪羧酸中,羧酸分子中烃基连接吸电子基团时,酸性增强;连接给电子基团时,酸性减弱。

在脂肪族一元羧酸中,甲酸的酸性最强,因为与羧基相连的烷基具有给电子诱导效应(+I),随着烃基的增大,给电子诱导效应增强,因此酸性逐渐减弱。二元羧酸的酸性比对应的一元脂肪羧酸强。由于卤原子的吸电子诱导效应(−I),卤代羧酸酸性增强。卤原子的数目越多,酸性越强;卤原子离羧基越近,酸性越强;当卤原子的种类不同时,酸性随卤素原子的电负性增大而增强。例如,卤乙酸的酸性顺序是氟乙酸>氯乙酸>溴乙酸>碘乙酸。表 16-2 列出了一些羧酸和卤代酸的酸性。

表 16-2　一些羧酸和卤代酸的酸性

化合物	pK_a	化合物	pK_a
乙酸	4.76	氟乙酸	2.66
氯乙酸	2.86	三氟乙酸	0.3
二氯乙酸	1.29	丁酸	4.82
三氯乙酸	0.65	α-氯丁酸	2.84
溴乙酸	2.90	β-氯丁酸	4.06
碘乙酸	3.18	γ-氯丁酸	4.52

(二) 羧基中的羟基被取代的反应

羧基中的羟基可以被烷氧基(—OR)、卤素(—X)、酰氧基(—OCOR)及氨基(—NH$_2$)等原子或基团取代,生成酯、酰卤、酸酐及酰胺等羧酸衍生物。

1. 酯化反应

羧酸与醇反应生成酯和水的反应叫作酯化(esterification)反应。酯化反应是可逆反应。

$$RCOOH + R'OH \underset{}{\overset{H^+}{\rightleftharpoons}} RCOOR' + H_2O$$

酯化反应一般进行得较慢,常用酸作催化剂或加热,加快反应速率,但同时逆反应水解速率也加快。当羧酸与醇的酯化反应平衡时,一般只有 2/3 的转化率。为提高转化率,可增加廉价反应物的浓度(一般是加过量的醇)或不断分离出生成物(酯或水)。

2. 酰卤的生成

羧酸(除甲酸外)能与三氯化磷(PCl$_3$)、五氯化磷(PCl$_5$)或亚硫酰氯(SOCl$_2$)等试剂反应生成酰卤(acid halide),即羧基中的羟基被卤素取代。

$$3RCOOH + PX_3 \longrightarrow 3RCOX + H_3PO_3$$

$$RCOOH + SOCl_2 \longrightarrow RCOCl + SO_2 + HCl$$

在有机合成中,通常选用 SOCl$_2$ 制备酰氯,因为该反应生成的副产物都是气体,有利于酰氯的提纯。

3. 酸酐的生成

除甲酸外,一元羧酸与脱水剂(如五氧化二磷)共热时,两分子羧酸可脱去一分子水,生成酸酐(anhydride)。这个反应产率很低,一般是将羧酸与乙酸酐共热,生成较高级的酸酐。

$$2\langle\!\!\bigcirc\!\!\rangle\!-COOH + (CH_3CO)_2O \xrightarrow{\triangle} (\langle\!\!\bigcirc\!\!\rangle\!-CO)_2O + CH_3COOH$$

乙酐

1,4-和1,5-二元羧酸不需要任何脱水剂,加热就能脱水生成环状(五元或六元)酸酐。例如:

顺丁烯二酸酐

4. 酰胺的生成

在羧酸中通入氨气或加入碳酸铵,可以得到羧酸的铵盐。将固体羧酸铵加热,分子内失去一分子水生成酰胺(amide)。例如:

$$CH_3COOH + NH_3 \longrightarrow CH_3COONH_4 \xrightarrow{\triangle} CH_3CONH_2 + H_2O$$

(三)脱羧反应

羧酸失去羧基放出 CO_2 的反应叫脱羧反应。除甲酸外,饱和一元羧酸对热稳定,通常不发生脱羧反应,但在特殊条件下,如变成钠盐后,与碱石灰混合加强热也可发生脱羧反应,生成烃。醋酸钠加热失去二氧化碳,是实验室常用的制取甲烷的方法。

$$CH_3COONa + NaOH(CaO) \xrightarrow{热熔} CH_4 + Na_2CO_3$$
$$99\%$$

当一元羧酸的 α-碳原子上连有强吸电子基团时,羧基变得不稳定,加热到 100~200 ℃时,容易发生脱羧反应。生物体内发生的许多重要的脱羧反应是在脱羧酶的作用下进行的。

$$CCl_3COOH \xrightarrow{\triangle} CHCl_3 + CO_2 \uparrow$$

(四)α-H 的卤代反应

羧基对 α-H 的致活作用比羰基小得多,α-H 需要在红磷、硫或碘等作催化剂或在光照下才逐步被卤素取代。例如,羧酸的 α-H 可在少量红磷催化下被溴或氯取代生成卤代酸。

$$RCH_2COOH \xrightarrow[P, \triangle]{Br_2} \underset{Br}{RCHCOOH} \xrightarrow[P, \triangle]{Br_2} \underset{Br}{\overset{Br}{RCCOOH}}$$

控制条件,反应可停留在一取代阶段。例如:

$$CH_3CH_2CH_2CH_2COOH + Br_2 \xrightarrow[70℃]{P} \underset{Br}{CH_3CH_2CH_2CHCOOH} + HBr$$
$$80\%$$

α-卤代酸很活泼,常用来制备 α-羟基酸和 α-氨基酸。

案例 16-1　三氯乙酸在医药行业中的应用

三氯乙酸是一种化学性破坏剂,对尖锐湿疣起到化学性凝固作用,使尖锐湿疣萎缩。加之三氯乙酸对角质剥脱溶解的协同作用,使疣体脱落,从而达到破坏并去除尖锐湿疣。

1. 用药方法

首先充分暴露尖锐湿疣病变部位,用棉拭子擦掉其损害表面渗出物等,稍干后再将一定浓度的三氯乙酸溶液涂在疣体上。涂药时应均匀一致,涂药范围应超过疣体 1~2 mm,然后待干。为防止过多的药液对正常皮肤黏膜的影响,在涂药时可用滑石粉或碳酸氢钠粉去除未发生反应的药液。等待疣体脱落后(一般需要 3~7 天),再根据疣体消退情况决定是否继续用药。若疣体未去除应继续涂药,直到疣体消失、皮肤黏膜面光滑时为止。

2. 疗效

尽管三氯乙酸治疗尖锐湿疣的疗效较好,一次性治愈率也较高,但治疗后尖锐湿疣复发率也较高,且常在去除尖锐湿疣损害后很快复发。三氯乙酸治疗尖锐湿疣后复发的主要原因是治疗不彻底,未将残余的疣体完全去除,如涂药不均匀、涂药次数不够等。其次是用药范围太小,仅限于可见到的疣体,对其疣体周围的"正常"部位未进行适当涂药,可能漏掉尖锐湿疣亚临床表现。

3. 不良反应

外用三氯乙酸后无全身性不良反应发生。该药的局部不良反应有在涂药时发生轻度到中度刺痛。药物浓度太高、用药量太大或用药次数增加时可引起局部红肿溃疡,最终可形成疤痕。因此,在用药时应小心仔细地操作,如用药过量或涂药时药液流到正常皮肤黏膜上,应立即用生理盐水冲洗。由于三氯乙酸不被皮肤黏膜吸收,故该药是唯一可用于治疗孕妇尖锐湿疣的外用药物。

（五）二元羧酸的受热反应

二元羧酸在受热或与脱水剂共热的条件下,随两个羧基间距离不同而发生脱羧反应或脱水反应,这是二元羧酸的特性。

1. 乙二酸和丙二酸的受热反应

乙二酸、丙二酸受热脱羧生成一元酸。

$$HOOC—COOH \xrightarrow{\triangle} HCOOH+CO_2\uparrow$$

$$HOOC—CH_2—COOH \xrightarrow{\triangle} CH_3COOH+CO_2\uparrow$$

2. 丁二酸、戊二酸及邻苯二甲酸的受热反应

这三种二元羧酸不需要任何脱水剂,加热就能脱水生成环状(五元或六元)酸酐。

$$\underset{\text{丁二酸酐}}{\begin{array}{c} H_2C-COOH \\ | \\ H_2C-COOH \end{array} \xrightarrow{\triangle} \begin{array}{c} H_2C-C \\ \diagdown O \\ H_2C-C \end{array} + H_2O}$$

$$\underset{\text{戊二酸酐}}{\begin{array}{c} CH_2-COOH \\ H_2C \\ CH_2-COOH \end{array} \xrightarrow{300℃} \begin{array}{c} CH_2-C \\ H_2C \quad O \\ CH_2-C \end{array} + H_2O}$$

$$\underset{\text{邻苯二甲酸酐}}{\begin{array}{c} COOH \\ COOH \end{array} \xrightarrow{230℃} \quad + \quad H_2O}$$

3. 己二酸,庚二酸的受热反应

己二酸、庚二酸与氢氧化钡共热时,既失水又脱羧,生成环酮。

$$\begin{array}{c} CH_2CH_2COOH \\ CH_2CH_2COOH \end{array} \xrightarrow{\triangle} \begin{array}{c} CH_2CH_2 \\ CH_2CH_2 \end{array}C=O + CO_2\uparrow + H_2O$$

$$H_2C\begin{array}{c} CH_2CH_2COOH \\ CH_2CH_2COOH \end{array} \xrightarrow{\triangle} H_2C\begin{array}{c} CH_2CH_2 \\ CH_2CH_2 \end{array}C=O + CO_2\uparrow + H_2O$$

主链多于 7 个碳原子的二元羧酸受热时生成高分子聚酸酐。

案例 16-2 顺羧酸铂——第二代抗肿瘤铂配合物

顺铂(Cisplatin)又称顺双氯双氨络铂,是目前常用的金属铂类配合物,在分子中铂原子对其抗肿瘤起重要作用。顺铂具有抗肿瘤谱广、对乏氧细胞有效、作用性强等优点,已普遍用于治疗睾丸癌、卵巢癌、子宫癌、膀胱癌、颈部癌、前列腺癌、脑癌等,疗效显著,是第一代铂类抗肿瘤配合物。但顺铂用于治疗癌症有一定的毒性,会引起副作用,因此需要寻找毒性较小而临床效果与顺铂相近的第二代抗肿瘤铂配合物。迄今为止,科学家已成功合成并检验了数千种与顺铂相关的金属配合物,其中以顺羧酸铂为主要代表。

顺羧酸铂(Carboplatin)又称卡铂、碳铂、卡波铂、铂尔定、顺二氨环丁铂、顺二氨环丁羧酸铂,为第二代铂类广谱抗肿瘤药物。1986 年在英国上市,其生化特征与顺铂相似,但肾毒性、耳毒性、神经毒性尤其是胃肠道反应明显低于顺铂,与其他抗肿瘤药无交叉耐药性,与顺铂有交叉耐药性。该药易于溶解,不需水化、利水化、利尿,使用方便,是近年来广泛受到重视的新药,与顺铂一样同属细胞周期非特异性药物。

它主要作用于 DNA 的鸟嘌呤的 N-7 和 O-6 原子上,引起 DNA 链间及链内交联,破坏 DNA 分子,阻止其螺旋解链,干扰 DNA 合成,而产生细胞毒作用。

顺铂　　　　　　　　　　顺二氨环丁羧酸铂

五、重要的羧酸

(一)甲酸

趣说化学
食醋

甲酸俗称蚁酸,存在于蜂类、某些蚁类及毛虫的分泌物中,也广泛存在于荨麻、松叶等植物中。甲酸在医药上可用作消毒剂或防腐剂,在工业上用作橡胶的凝聚剂和印染时的酸性还原剂。甲酸分子中的羧基和氢原子直接相连,因此,它既有羧基的结构,又具有醛基的结构。甲酸的特殊结构决定了它具有一些特殊的性质。例如,甲酸具有还原性,能和 Tollens 试剂发生反应,能使高锰酸钾溶液褪色,它本身则被氧化成二氧化碳和水。

$$H{-}\overset{O}{\overset{\|}{C}}{-}OH + [O] \longrightarrow [HO{-}\overset{O}{\overset{\|}{C}}{-}OH] \longrightarrow CO_2\uparrow + H_2O$$

(二)山梨酸

山梨酸($CH_3CH{=}CHCH{=}CHCOOH$)的系统名为己-2,4-二烯酸,是白色针状晶体,对霉菌、酵母和细菌有较好的抑制作用,而且其毒性远比其他防腐抗菌剂低,是联合国粮农组织和世界卫生组织推荐的高效安全的防腐保鲜剂,广泛应用于食品、饮料、烟草、农药、化妆品等行业。山梨酸类有山梨酸、山梨酸钾和山梨酸钙三个品种。山梨酸不溶于水,使用不方便且有刺激性;山梨酸钙适用范围小,均不常使用。山梨酸钾易溶于水、使用范围广,经常可以在一些饮料、果脯、罐头等食品看到它的身影。山梨酸钾为酸性防腐剂,主要通过抑制微生物体内的脱氢酶系统,从而抑制微生物的生长,起防腐作用。

(三)丁二酸

丁二酸最初由蒸馏琥珀得到,也称琥珀酸。丁二酸为无色晶体,溶于水,微溶于乙醇、乙醚、丙酮等。加热至熔点以上,发生分子内失水生成环酐。具有抗痉挛、祛痰及利尿的作用。

(四)苯甲酸

苯甲酸俗称安息香酸,是白色晶体,熔点 122.4 ℃,难溶于冷水,易溶于沸水、乙醇、氯仿和乙醚中。它有抑制霉菌的作用,故苯甲酸及其钠盐常用作食品和某些药物制剂的防腐剂,也用作治疗疥癣的药物。

第二节　羧酸衍生物

羧酸的官能团羧基中的羟基,被某些原子或原子团(如卤素、酰氧基、烷氧基或氨基)取代后的产物称为羧酸衍生物(carboxylic acid derivatives),包括酰卤(acyl halide)、酸酐(anhydride)、酯(ester)和酰胺(amide),它们都有共同的基团——酰基

$$\left(R-\overset{\overset{\displaystyle O}{\|}}{C}-\right)$$,可用下列通式表示:

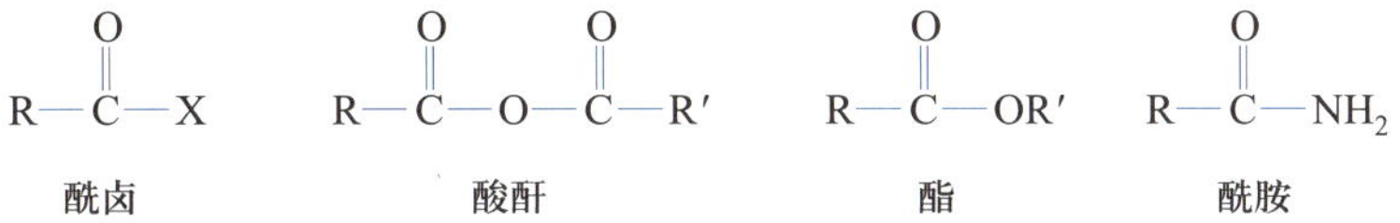

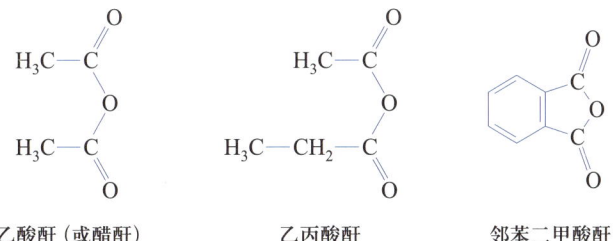

| 酰卤 | 酸酐 | 酯 | 酰胺 |

一、羧酸衍生物的结构和命名

(一)酰卤

羧酸失去羧基中羟基剩余的部分称为酰基,根据相应的羧酸称为某酰基。酰卤根据其所含的酰基命名,在酰基名称后加卤素名称,称为某酰卤,例如:

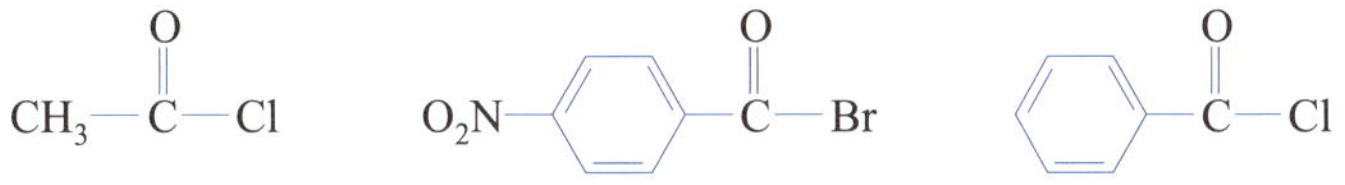

乙酰氯　　　　　对硝基苯甲酰溴　　　　苯甲酰氯

(二)酸酐

酸酐可以看作两分子羧酸失去一分子水后的产物,两分子羧酸相同的为单酐,命名时在羧酸名称后加"酐"字,羧酸的"酸"字可省略,称为"某酸酐";两分子羧酸不同则为混酐,命名时简单的羧酸名称放前,复杂的羧酸名称放后,称为"某某酸酐"。例如:

乙酸酐(或醋酐)　　　　乙丙酸酐　　　　　邻苯二甲酸酐

(三)酯

酯是根据相应的羧酸和醇(或酚)的名称,称为"某酸某酯"。例如:

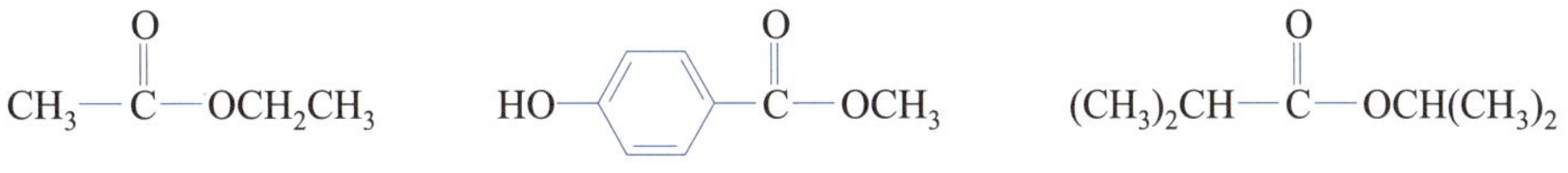

乙酸乙酯　　　　对羟基苯甲酸甲酯　　　　异丁酸异丙酯

（四）酰胺

与酰卤相似，根据它们所含的酰基命名，称为"某酰胺"；当酰胺氮原子上有取代基时，将"N-"加在取代基名称之前，或者叫"某酰某胺"；同一个氮原子上连有两个酰基时，称为"某酰亚胺"。例如：

CH₃—C(=O)—NH₂　　H—C(=O)—N(CH₃)₂　　C₆H₅—NH—C(=O)—CH₃　　邻苯二甲酰亚胺

乙酰胺　　　　N,N-二甲基甲酰胺　　　N-苯基乙酰胺 乙酰苯胺　　邻苯二甲酰亚胺

二、羧酸衍生物的物理性质

低级酰氯和酸酐是有刺激气味的液体，高级酰氯和酸酐为固体。低级酯大部分是具有愉快香味的液体，有些可作香料；酰胺除甲酰胺和某些 N-取代酰胺外均为固体。酰卤、酸酐和酯各自分子间不能形成氢键，故沸点较相应的羧酸低。酰胺分子间能形成氢键，并且缔合程度较大，故酰胺的熔沸点都较相应的羧酸高。

所有羧酸衍生物均溶于有机溶剂，如乙醚、氯仿、丙酮和苯等，低级酰胺（如 N,N-二甲基甲酰胺）能与水混溶，是良好的非质子极性溶剂。

三、羧酸衍生物的化学性质

羧酸衍生物（腈除外）含有相同的官能团酰基，因而化学性质相似。主要化学性质是水解、醇解和氨解等发生亲核取代反应，该反应本质上是亲核加成-消除反应，最终导致羧酸衍生物中的 L（离去基团）被 Nu（亲核试剂负电荷部分）取代。其反应通式为

$$R-C(=O)-[L + H]-Nu \longrightarrow R-C(=O)-Nu + HL$$

羧酸衍生物的亲核取代反应活性有所差异，其顺序为酰卤>酸酐>酯>酰胺。

（一）水解反应

酰卤、酸酐、酯和酰胺水解反应的主要产物是相应的羧酸。

$$R-C(=O)-Cl + H-OH \longrightarrow R-C(=O)-OH + HCl$$

$$R-C(=O)-O-C(=O)-R' + H-OH \xrightarrow{\triangle} R-C(=O)-OH + R'-C(=O)-OH$$

$$R-C(=O)-OR' + H-OH \xrightarrow[\triangle]{H^+或OH^-} R-C(=O)-OH + R'OH$$

$$R-\overset{\overset{\displaystyle O}{\|}}{C}-NH_2 + H-OH \xrightarrow[\triangle]{H^+\text{或}OH^-} R-\overset{\overset{\displaystyle O}{\|}}{C}-OH + NH_3$$

　　酰卤极易水解,低级酰卤与水反应剧烈;酸酐一般需加热才能水解;酯水解需要加热并在酸或碱催化下才能发生反应,酰胺需要在酸或碱催化下加热长时间回流才能发生反应。它们水解的活性大小次序也为:酰卤>酸酐>酯>酰胺。

（二）醇解反应

　　酰卤、酸酐和酯都能发生醇解反应,生成酯。

$$R-\overset{\overset{\displaystyle O}{\|}}{C}-Cl + H-OR^1 \longrightarrow R-\overset{\overset{\displaystyle O}{\|}}{C}-OR^1 + HCl$$

$$R-\overset{\overset{\displaystyle O}{\|}}{C}-O-\overset{\overset{\displaystyle O}{\|}}{C}-R^2 + HOR^1 \xrightarrow{\triangle} R-\overset{\overset{\displaystyle O}{\|}}{C}-OR^1 + R^2-\overset{\overset{\displaystyle O}{\|}}{C}-OH$$

$$R-\overset{\overset{\displaystyle O}{\|}}{C}-OR^2 + H-OR^1 \underset{\text{回流}}{\overset{H_2SO_4}{\rightleftharpoons}} R-\overset{\overset{\displaystyle O}{\|}}{C}-OR^1 + R^2OH$$

　　它们进行醇解反应的活性次序与水解反应相同。

　　酯发生醇解反应,分子中的烷氧基被另一种醇的烷氧基取代,生成新的酯和醇,所以酯的醇解又叫酯交换反应。酯交换反应需要催化剂,而且反应是可逆的。

　　在生物体内由乙酰辅酶 A 参与的乙酰基转移反应与酯交换反应极其相似,例如乙酰辅酶 A 与胆碱形成乙酰胆碱的反应:

$$CH_3-\overset{\overset{\displaystyle O}{\|}}{C}-S-CoA + HOCH_2CH_2\overset{+}{N}(CH_3)_3OH^-\longrightarrow$$

乙酰辅酶A　　　　　　　胆碱

$$CH_3-\overset{\overset{\displaystyle O}{\|}}{C}-OCH_2CH_2\overset{+}{N}(CH_3)_3OH^- + HSCoA$$

乙酰胆碱　　　　　　　辅酶A

（三）氨解反应

　　酰卤、酸酐和酯都能进行氨解反应,生成酰胺。

$$R-\overset{\overset{\displaystyle O}{\|}}{C}-Cl + 2NH_3 \longrightarrow R-\overset{\overset{\displaystyle O}{\|}}{C}-NH_2 + NH_4Cl$$

$$R-\overset{\overset{\displaystyle O}{\|}}{C}-O-\overset{\overset{\displaystyle O}{\|}}{C}-R' + 2NH_3 \longrightarrow R-\overset{\overset{\displaystyle O}{\|}}{C}-NH_2 + R'-\overset{\overset{\displaystyle O}{\|}}{C}-ONH_4$$

$$R-\overset{\overset{\displaystyle O}{\|}}{C}-OR' + NH_3 \longrightarrow R-\overset{\overset{\displaystyle O}{\|}}{C}-NH_2 + R'OH$$

　　它们进行氨解反应的活性次序与水解、醇解相同。

在上面三类反应中,也可看成水、醇和氨分子的氢原子被酰基取代,这种在化合物分子中引入酰基的反应称为酰化反应。能为其他分子提供酰基的试剂称为酰化试剂。乙酰氯和乙酸酐是常用的乙酰化试剂。酰化反应在药物合成中具有重要意义。在某些药物中引入一个酰基,常可增加药物的脂溶性,改善其在体内吸收,降低毒性,提高或延长药效。

（四）还原反应

在一定条件下,酰卤、酸酐和酯被还原剂（如 $LiAlH_4$）还原成伯醇,酰胺被还原为胺。而碳碳双键可不受影响。

$$R-\overset{\overset{O}{\|}}{C}-Cl \xrightarrow{LiAlH_4} RCH_2OH + HCl$$

$$R-\overset{\overset{O}{\|}}{C}-O-\overset{\overset{O}{\|}}{C}-R \xrightarrow{LiAlH_4} 2RCH_2OH$$

$$R-\overset{\overset{O}{\|}}{C}-O-R' \xrightarrow{LiAlH_4} RCH_2OH + HO-R'$$

$$R-\overset{\overset{O}{\|}}{C}-NH_2 \xrightarrow{LiAlH_4} RCH_2NH_2$$

$$H_2C=CHCH_2COOH \xrightarrow[(2)H_3O^+]{(1)LiAlH_4/Et_2OH} H_2C=CHCH_2CH_2OH$$

四、重要的羧酸衍生物

（一）丙二酸二乙酯

丙二酸二乙酯是无色有异味的液体,沸点为 199 ℃,为制造巴比妥类药物和有机合成的重要试剂。

（二）乙酐

乙酐俗名醋酐,为无色略带刺激气味的液体,沸点为 140 ℃,微溶于冷水,并逐渐水解成醋酸。乙酐是一种优良的溶剂,也是常用的乙酰化试剂,用于制药、香料和染料等工业中。

案例 16-3　邻苯二甲酸酯作为 PVC 输液袋增塑剂的缺陷

以邻苯二甲酸酯类物质为代表之一的环境化学污染物是近年来流行病学与环境毒理学研究的重点。邻苯二甲酸酯类物质尤其是邻苯二甲酸二(2-乙基己基)酯（DEHP）被广泛用于聚氯乙烯材料制品中。

聚氯乙烯（PVC）输液袋具有耐撞击、不易破损、贮存运输方便,在输液过程中不需补充空气,避免空气污染药液的优点。但由于 PVC 材料较硬,要制成输液袋、腹膜透析袋,必须加入增塑剂,如 DEHP、环氧大豆油等,前者最为常用。在注射剂生产和贮存过程中,DEHP 会释出至输液中,使溶液中的不溶性粒子明显增加,也可能与药物发生相互作用,影响药品质量。此外,文献报道 PVC 袋对氯丙嗪、异丙嗪和地西泮等有吸附作用,DEHP 对人体健康存在潜在危害性。国家已逐步淘汰 PVC 输液袋,鼓励生产非 PVC 输液袋。

第三节　取代羧酸

　　取代羧酸(substituted carboxylic acid)可以看作羧酸分子中烃基上的氢原子被其他原子或原子团(如卤素、羟基、氧原子或氨基)取代后的生成物,包括卤代酸、羟基酸、羰基酸和氨基酸等。卤代羧酸具有卤代烃和羧酸的典型性质,氨基酸在本书后面章节介绍,本章重点讨论羟基酸和酮酸。

一、羟基酸的结构、分类和命名

　　羟基酸(hydroxy acid)是分子中同时具有羟基和羧基两种官能团的化合物。根据羟基所连烃基不同,羟基酸可分为醇酸和酚酸两类。前者是指脂肪羧酸烃基上的氢原子被羟基取代的衍生物,而后者则是指芳香族羧酸芳环上的氢原子被羟基取代的衍生物。

$$CH_3CHCH_2COOH$$
$$\quad\quad|$$
$$\quad\quad OH$$

3-羟基丁酸

3,4,5-三羟基苯甲酸(没食子酸)

　　醇酸还可以根据羟基与羧基的相对位置,分为 α, β, γ-羟基酸。
　　许多羟基酸最初来源于天然产物中,多根据来源而采用俗名,如乳酸、苹果酸、酒石酸、柠檬酸及水杨酸等。羟基酸的系统命名以羧酸为母体,羟基作为取代基。例如:

$$CH_3CHCOOH$$
$$\quad\quad|$$
$$\quad\quad OH$$

2-羟基丙酸
α-羟基丙酸
乳酸

$$CH_3CHCH_2COOH$$
$$\quad\quad|$$
$$\quad\quad OH$$

3-羟基丁酸
β-羟基丁酸

$$CH_2CH_2CH_2CH_2COOH$$
$$\quad|$$
$$\quad OH$$

5-羟基戊酸
δ-羟基戊酸

$$CH_2COOH$$
$$\quad\quad|$$
$$HO\!-\!C\!-\!COOH$$
$$\quad\quad|$$
$$CH_2COOH$$

3-羧基-3-羟基戊二酸
柠檬酸

$$HO\!-\!CHCOOH$$
$$\quad\quad|$$
$$HO\!-\!CHCOOH$$

2,3-二羟基丁二酸
酒石酸

2-羟基苯甲酸
水杨酸

二、羟基酸的物理性质

羟基酸分子中同时含有羟基和羧基,因此同种物质分子间形成氢键,也可以与水形成分子间氢键。因此,羟基酸一般是黏稠的液体或晶体,不易挥发,熔点较相应的醇,酚和羧酸高;其水溶性也比相应的羧酸或醇更好。

三、羟基酸的化学性质

羟基酸具有羟基和羧基的典型反应,如醇羟基可以被氧化、酯化等;酚羟基具酸性,能与 $FeCl_3$ 发生显色反应;羧基有酸性,能与碱成盐,与醇成酯。由于羟基和羧基的相互影响,羟基酸还具有一些特殊性质,这些特殊性质又因羟基和羧基的相对位置不同而有所差异。

(一)酸性

受羟基的吸电子诱导效应影响,醇酸的酸性比相应羧酸的酸性强,随羟基与羧基间距离的增长,羟基酸的酸性也随之减弱。

$$CH_3CH_2COOH \quad < \quad CH_3\underset{\underset{OH}{|}}{CH}CH_2COOH \quad < \quad CH_3\underset{\underset{OH}{|}}{CH}COOH$$

pK_a　　　　4.88　　　　　　　　　　4.51　　　　　　　　　　3.87

酚酸受到电子效应、邻位效应和氢键的影响,它的酸性随羟基和羧基的相对位置不同而有所差异。

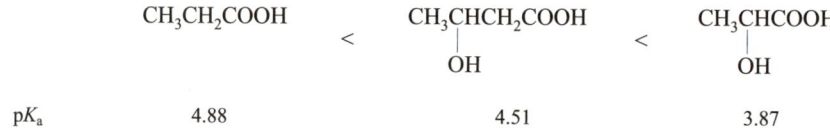

pK_a　　　　2.98　　　　　　4.12　　　　　　4.17　　　　　　4.45

邻羟基苯甲酸的酸性由于分子内氢键作用生成六元环,有利于解离出氢离子,因此,邻羟基苯甲酸的酸性比间位和对位的两个异构体及苯甲酸都强;间羟基苯甲酸由于羟基在间位,其给电子共轭效应受到屏蔽,吸电子的诱导效应大于共轭效应,因此它的酸性比苯甲酸略强;对羟基苯甲酸中羟基的给电子共轭效应大于吸电子的诱导效应,因此它的酸性比苯甲酸还弱。

(二)醇酸的氧化反应

醇酸分子中的羟基因受羧基的影响,比醇分子中的羟基更易被氧化。Tollens 试剂和稀硝酸等氧化剂不能氧化醇,但是能将醇酸氧化成羰基酸。

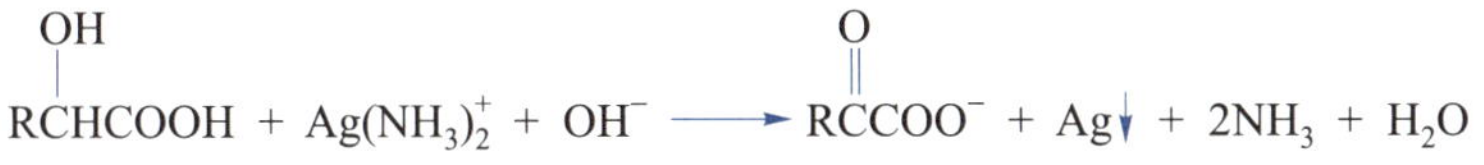

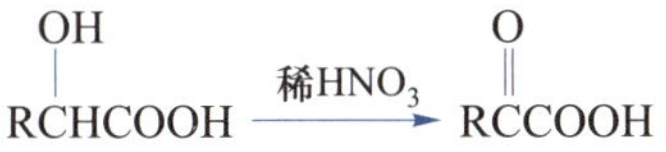

$$\underset{\underset{OH}{|}}{RCHCOOH} + Ag(NH_3)_2^+ + OH^- \longrightarrow \overset{\overset{O}{\|}}{RCCOO^-} + Ag\downarrow + 2NH_3 + H_2O$$

$$\underset{\underset{OH}{|}}{RCHCOOH} \xrightarrow{\text{稀}HNO_3} \overset{\overset{O}{\|}}{RCCOOH}$$

醇酸在体内的氧化通常在酶催化下进行。

（三）羟基酸的受热反应

羟基酸对热敏感,受热时易发生脱水反应,产物因羟基和羧基的相对位置不同而有差异。

1. α-羟基酸

α-羟基酸受热时,两分子间羧基和羟基之间交叉酯化,脱去两分子水,生成交酯。例如:

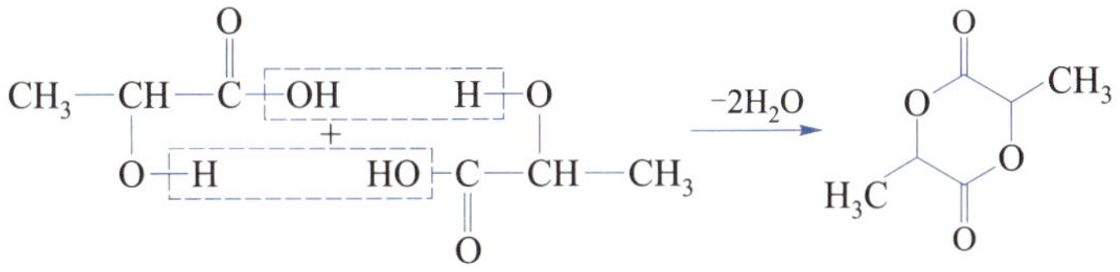

图示: CH₃—CH—C—OH + H—O 与 O—H + HO—C—CH—CH₃ 经 $-2H_2O$ 生成丙交酯

丙交酯

2. β-羟基酸

由于受到羟基与羧基的共同作用,β-羟基酸中的 α-H 较活泼,受热时易与 β-羟基发生分子内脱水,生成 α、β-不饱和酸。例如:

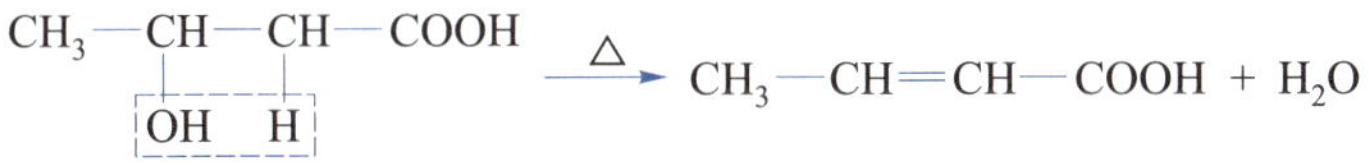

$$CH_3-\underset{\underset{OH}{|}}{CH}-\underset{\underset{H}{|}}{CH}-COOH \xrightarrow{\triangle} CH_3-CH=CH-COOH + H_2O$$

丁-2-烯酸

3. γ-羟基酸与 δ-羟基酸

γ-或 δ-羟基酸受热时,分子内的羟基与羧基发生酯化反应,生成稳定的五元或六元环状内酯。例如:

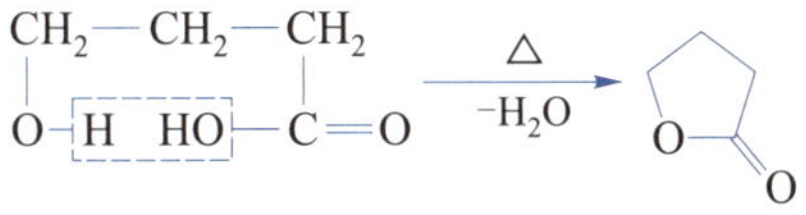

$$\underset{\underset{O-H}{}}{CH_2}-CH_2-\underset{\underset{HO-C=O}{}}{CH_2} \xrightarrow[-H_2O]{\triangle} \gamma\text{-内酯}$$

γ-内酯

γ-羟基酸在室温下即可脱水生成内酯,所以游离的 γ-羟基酸在常温下很难存在。在碱性条件下,γ-内酯可开环形成 γ-羟基酸盐,通常以这种形式保存 γ-羟基酸,例如:

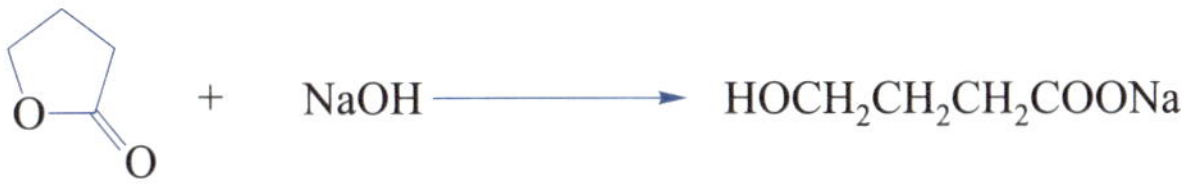

$$\text{(内酯)} + NaOH \longrightarrow HOCH_2CH_2CH_2COONa$$

γ-羟基丁酸钠

γ-羟基丁酸钠有麻醉作用,具有术后患者苏醒快的优点。

δ-内酯易开环,室温时即可分解而显酸性。

当羟基和羧基相距四个以上碳原子时,难以发生分子内脱水生成内酯。在加热条件下可以发生分子间脱水,生成链状聚酯。

(四) 酚酸的脱羧反应

羟基在羧基的邻位或对位的酚酸在加热至熔点以上时,易分解脱羧而生成相应的酚。

$$\text{(邻羟基苯甲酸)} \xrightarrow{200\sim220\,^{\circ}\text{C}} \text{(苯酚)} + CO_2\uparrow$$

四、重要的羟基酸

(一) 乳酸

乳酸为无色液体,熔点 18 ℃,有很强的吸湿性,能溶于水、乙醇和乙醚。乳酸在人体中是糖原的代谢产物,人在剧烈活动时,糖原经糖酵解生成乳酸,同时放出供给肌肉所需的能量。乳酸在医药上有着广泛的用途,常用作防腐剂及 pH 调节剂,乳酸蒸气常用于病房、手术室和实验室消毒,乳酸的钙盐是治疗佝偻病、肺结核等补充钙质的药物,其钠盐可用于治疗酸中毒。

案例 16-4　聚乳酸

乳酸聚合可以得到聚乳酸,聚乳酸作为一种新型的生物降解材料,从原料的生产到产物的降解,形成一个绿色循环系统。以可再生的植物资源(如玉米)所提取出的淀粉为原料,淀粉经发酵制成乳酸,再通过化学合成转换成聚乳酸,聚乳酸材料使用后能被自然界中微生物完全降解,最终生成二氧化碳和水。二氧化碳和水经过光合作用再次进入原材料生产的循环,不污染环境,是公认的环境友好材料。聚乳酸是通过酯键联结起来的聚酯类化合物,可以水解成乳酸小分子,具有良好的生物相容性和可生物降解吸收特性,使其在医药领域有着非常广泛的应用。可制成一次性输液用具、免拆型手术缝合线、药物缓释包装剂等。

(二) 水杨酸

水杨酸又名柳酸,白色针状晶体,熔点 159 ℃,难溶于水,能溶于乙醇和乙醚中。水杨酸存在于柳树等许多植物中,有消毒、防腐、解热、镇痛和抗风湿等作用,因它对胃肠道有刺激作用,所以不能内服,多用于治疗皮肤病。作为医药中间体,水杨酸用于合成多种可内服的临床药物,如乙酰水杨酸(阿司匹林)、对氨基水杨酸和水杨酸甲酯。

五、酮酸的结构及命名

脂肪酸分子中烃基上的氢原子被氧原子取代后生成的化合物称为羰基酸(carbonyl acid)(或称氧代羧酸),包括醛酸和酮酸两类。酮酸与体内糖、油脂和蛋白质代谢有关,下面只讨论酮酸。酮酸是羰基在碳链中间的羰基酸。酮酸的系统命名以羧酸为母体,羰基作为取代基。例如:

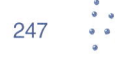

$$\underset{\substack{\| \\ O}}{CH_3CCH_2COOH} \qquad \underset{\substack{\| \\ O}}{HOOCCCH_2COOH} \qquad \underset{\substack{\| \\ O}}{HOOCCCH_2CH_2COOH}$$

3-羰基丁酸   2-羰基丁二酸   2-羰基戊二酸

β-丁酮酸，乙酰乙酸   草酰乙酸 α-酮戊二酸

有些酮酸是人体代谢相关的重要化合物，在医学上有习惯名称，如丙酮酸、乙酰乙酸、草酰乙酸及 α-酮戊二酸等。

六、酮酸的化学性质

酮酸中含有酮基和羧基，因此具有酮和羧酸的基本性质，如加成、酸性、成盐、成酯等。由于羰基和羧基的相互影响以及二者的相对位置的不同，酮酸又具有一些特殊性质。

（一）α-酮酸的反应

α-酮酸与稀硫酸加热至 150 ℃，发生脱羧反应生成醛。与浓硫酸共热时，则不发生脱羧反应，而是脱去一分子 CO，生成羧酸。例如：

$$\underset{\substack{\| \\ O}}{CH_3CCOOH} \xrightarrow[\triangle]{\text{稀}H_2SO_4} CH_3CHO + CO_2\uparrow$$

$$\underset{\substack{\| \\ O}}{CH_3CCOOH} \xrightarrow[\triangle]{\text{浓}H_2SO_4} CH_3COOH + CO\uparrow$$

（二）β-酮酸的脱羧反应

β-酮酸在低温下稳定存在，微热即易脱羧生成酮，这是 β-酮酸的共性。例如：

$$\underset{\substack{\| \\ O}}{CH_3CCH_2COOH} \xrightarrow{\triangle} \underset{\substack{\| \\ O}}{CH_3CCH_3} + CO_2\uparrow$$

β-酮酸在生物体内酶的催化下，也可以发生脱羧反应。例如：

$$HOOC-\underset{\substack{\| \\ O}}{C}-CH_2-COOH \xrightarrow{\text{酶}} HOOC-\underset{\substack{\| \\ O}}{C}-CH_3 + CO_2\uparrow$$

七、互变异构现象

含 α-H 的羰基的化合物中普遍存在酮式-烯醇式互变异构现象（tautomerism）。此现象可以简单地看作氢原子在 α-碳原子和羰基氧之间的来回移动，是一个动态平衡。通常，单羰基化合物在平衡状态下，其烯醇式异构体因不稳定而含量很少，主要以酮式存在。但随着 α-H 的活性增强，氢原子解离后形成的碳负离子的稳定性增大，烯醇式在平衡体系中的含量也随之增加。具有 β-二羰基结构（ $-\underset{\substack{\| \\ O}}{C}-CH_2-\underset{\substack{\| \\ O}}{C}-$ ）的化合物在平衡状态下，烯醇式异构体含量较多且能相对稳定地存在，典型的例子为乙酰乙酸乙酯。

微课
互变异构

$$\underset{\text{酮式 (92.5\%)}}{H_3C-\overset{\overset{O}{\|}}{C}-\overset{\overset{H}{|}}{C}H-\overset{\overset{O}{\|}}{C}-OC_2H_5} \rightleftharpoons \underset{\text{烯醇式 (7.5\%)}}{H_3C-\overset{\overset{OH}{|}}{C}=CH-\overset{\overset{O}{\|}}{C}-OC_2H_5}$$

乙酰乙酸乙酯的烯醇式异构体之所以具有较大的稳定性,其原因在于:① 烯醇式通过分子内氢键形成了一个较稳定的六元环闭合体系;② 烯醇式的羟基氧原子上的未共用电子对与碳碳双键和碳氧双键形成共轭体系,发生了电子离域,使分子内能降低;③ α-H 的活性较好。

$$H_3C-\overset{}{C}=CH-\overset{}{C}-OC_2H_5 \rightleftharpoons$$

因此,乙酰乙酸乙酯中的烯醇式能与溴的四氯化碳溶液和酸性高锰酸钾溶液反应而使其褪色,与金属钠反应放出氢气,与三氯化铁反应显紫色。

八、重要的酮酸

(一) 丙酮酸

丙酮酸是无色有刺激性臭味的液体,沸点 165 ℃,易溶于水,酸性($pK_a = 3.3$)比丙酸及乳酸都强。丙酮酸及它的烯醇式是动植物体内糖类、脂肪和蛋白质代谢的一个重要的中间产物。在体内酶的催化下,丙酮酸可以转化为乳酸、氨基酸等,在机体代谢过程中起着重要的作用。

(二) 乙酰乙酸

乙酰乙酸又名 β-丁酮酸,无色黏稠液体,不稳定,易脱羧为丙酮,也能还原为 β-羟基丁酸。β-羟基丁酸、乙酰乙酸和丙酮在医学上总称为酮体。酮体是脂肪在体内不能完全被氧化成二氧化碳和水时的中间产物。健康人血液中酮体含量为 0.8~5 mg/100 mL,而糖尿病患者由于代谢发生障碍,靠消耗脂肪提供能量,其血液中酮体含量在每 100 mL 血液中高达 300~400 mg。由于 β-羟基丁酸、乙酰乙酸均具有较强的酸性,所以酮体含量过高的晚期糖尿病患者易发生酸中毒。

📖 科学家简介　霍夫曼

科学家简介
穆利斯

奥古斯特·威廉·冯·霍夫曼(August Wilhelm von Hofmann,1818—1892),德国有机化学家。1836 年进入吉森大学学习法律,受到有机化学之父李比希的影响后,转学化学,1841 年获博士学位,并留校任李比希的助手。1845 年任伦敦皇家化学学院首任院长和化学教授。1865 年,任柏林大学教授。他提出过霍夫曼规则、霍夫曼重排以及霍夫曼消除。其中霍夫曼重排(Hofmann rearrangement)反应是指酰胺与次氯酸钠或次溴酸钠的碱溶液作用时,脱去羧

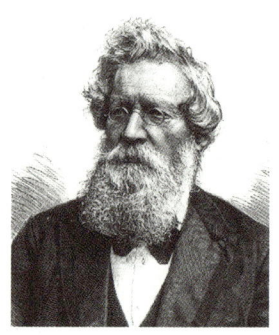

基生成少一个碳的伯胺反应。

$$R-CONH_2+NaOX+2NaOH \longrightarrow R-NH_2+Na_2CO_3+NaX+H_2O$$

此反应的缺点是必须使用强碱。因此,可以用四乙酸铅或者高价碘试剂优化反应条件,并且此反应可以根据加入不同的醇生成相对应的酰基保护产物。

习题

1. 用系统命名法命名下列化合物。

(1)
$$\begin{array}{c} CH_3 \\ | \\ CH_3CHCHCOOH \\ | \\ Br \end{array}$$

(2)
$$\diagup\diagdown\diagup\diagdown COOH$$

(3)
$$\begin{array}{c} O \\ \diagup \diagdown O \\ \diagdown \diagup \\ O \end{array}$$

(4)
$$\begin{array}{c} CH_3 \\ | \\ CH_3CH_2CHCOCl \end{array}$$

2. 写出下列化合物的构造式。

(1) 2,3-二甲基戊酸　(2) 间苯二甲酸　(3) 草酸　(4) 丙酸酐

3. 排出下列化合物酸性从强到弱的顺序。

(1) 二氯乙酸　乙酸　三氯乙酸　氯乙酸

(2) α-氯代丙酸　α-氟代丙酸　α-溴代丙酸　α-碘代丙酸

4. 排出下列化合物烯醇式比例从多到少的顺序。

(1) 丙酮　乙酰乙酸　戊-2,4-二酮

(2) 丙二酸　乙酰乙酸乙酯　1-苯基丁-1,3-二酮

5. 写出下列反应的主要产物。

(1)
$$\begin{array}{c} CH_3CHCH_2COOH \xrightarrow{SOCl_2} \\ | \\ CH_3 \end{array}$$

(2)
$$\diagup\diagdown COOH + (CH_3)_2CH-OH \underset{\triangle}{\overset{浓H_2SO_4}{\rightleftharpoons}}$$

(3)
$$\begin{array}{c} OH \\ \diagup\diagdown COOH \end{array} + NaHCO_3(过量) \longrightarrow$$

(4)
$$\diagup\diagdown \xrightarrow[H^+]{KMnO_4} ? \xrightarrow[\triangle]{P_2O_5}$$

(5)
$$\begin{array}{c} COOH \\ \diagup\diagdown CH_2OH \end{array} + (CH_3CO)_2O \xrightarrow{\triangle}$$

（6）
$$CH_3-CH_2-\overset{\displaystyle O}{\overset{\|}{C}}-Cl \xrightarrow{NH_3}$$

6. 用化学方法鉴别下列化合物。

（1）乙醇 乙酸 乙醛

（2）苯酚 苯甲酸 水杨酸

7. 推测分子式为 $C_6H_{10}O_4$ 的下列二元酸的构造式。

（1）加热易脱羧生成 2-甲基丁酸

（2）加热至 300 ℃ 脱水生成乙基丁二酸酐

（3）与 P_2O_5 共热生成 2,3-二甲基丁二酸酐

第十六章
网络自测
题

第十七章　含氮有机化合物

含氮有机化合物是指分子中含有 C—N 键的有机化合物。这类化合物包括的种类繁多,广泛存在于自然界中,其中很多与生命活动和人类日常生活密切相关。本章主要讨论胺、酰胺、含氮杂环化合物和生物碱。

第十七章
课件

第一节　胺

胺类是比较重要的含氮有机化合物。例如,苯胺是合成药物、染料等的重要原料;胆碱是调节脂肪代谢的物质,它的乙酰衍生物——乙酰胆碱是神经传导的递质;乙二胺是制造配位剂 EDTA 的原料等。

胺(amine)可以看作氨分子中的氢原子被烃基取代所生成的化合物,通式为 RNH_2、R_2NH 或 R_3N。

一、胺的分类和命名

(一)胺的分类

氮原子上连有 1 个、2 个、3 个和 4 个烃基时,分别称为伯(一级)胺(primary amine)、仲(二级)胺(secondary amine)、叔(三级)胺(tertiary amine)和季(四级)铵(quaternary ammonium ion)类化合物。

微课
胺的分类
及命名

$$RNH_2 \qquad R_2NH \qquad R_3N \qquad R_4N^+Cl^-\ 或\ R_4N^+OH^-$$

伯胺　　　　仲胺　　　　　叔胺　　　　季铵盐　　　　季铵碱

值得注意的是,这里的伯、仲和叔是指氮与几个烃基相连,而不是烃基本身的结构。例如,叔丁醇是叔醇,而叔丁胺却是伯胺。

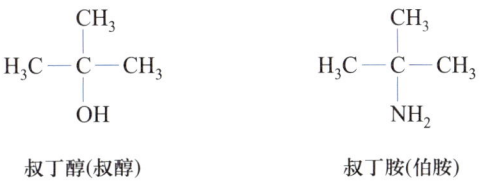

叔丁醇(叔醇)　　　　　　　　叔丁胺(伯胺)

根据分子中烃基的种类不同,胺可分为脂肪胺和芳香胺。芳香胺的氨基氮原子直接与芳环相连。例如:

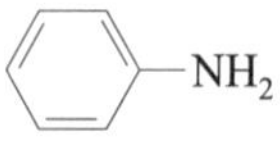

苯胺(芳香胺) 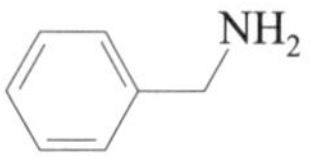   苯甲胺(脂肪胺)   乙基甲基胺(脂肪胺)

胺还可以根据分子中氨基的数目,分为一元胺、二元胺、多元胺等。例如:

$C_2H_5NH_2$ $H_2NCH_2CH_2NH_2$

一元胺   二元胺   多元胺

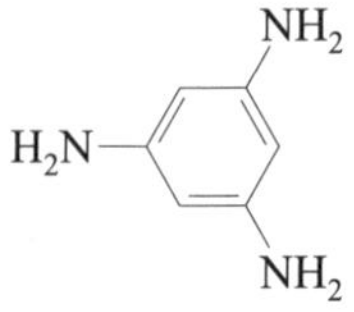

(二) 胺的命名

普通的胺通常以普通命名法命名,即以胺为母体,烃基为取代基,把所含烃基的名称和数目写在前面,按基团英文字母顺序列出,后面加上胺字,称为某胺。例如:

$CH_3CH_2NH_2$ —NH_2 $H_2NCH_2CH_2NH_2$ $(CH_3)_2NCH_3$ $CH_3NHCH_2CH_3$

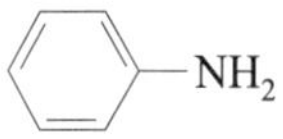

乙胺   苯胺   乙二胺   三甲胺   乙甲胺

对于芳香仲胺和叔胺,则以芳香胺为母体,氮上的其他烃基作为取代基,以"N-某基"(每个"N"只能指示一个取代基的位置)的形式写在母体前面。例如:

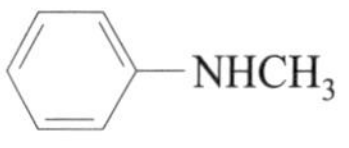

N-甲基苯胺 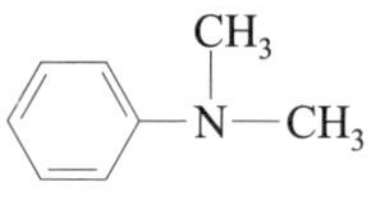 N,N-二甲基苯胺 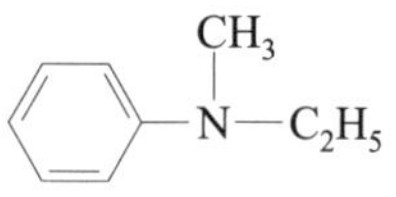 N-乙基-N-甲基苯胺

比较复杂的胺,可将氨基作为取代基,烃或其余结构部分作为母体。例如:

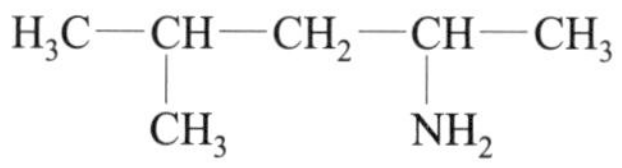

$$H_3C—CH—CH_2—CH—CH_3$$
$$\qquad CH_3 \qquad\quad NH_2$$

2-氨基-4-甲基戊烷

季铵类化合物的命名,用铵字代替胺字,并在前面加负离子的名称。胺与酸形成的盐命名时,可称为某胺某酸盐或某酸某胺,也可用与季铵类化合物一样的方法。例如:

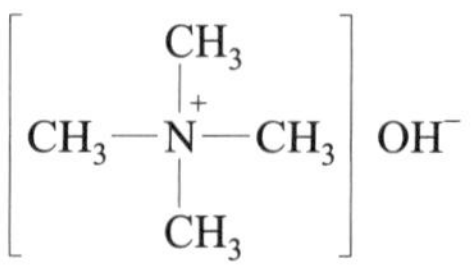

氢氧化四甲铵   氯化四乙铵
(四甲基氢氧化铵)   (四乙基氯化铵)

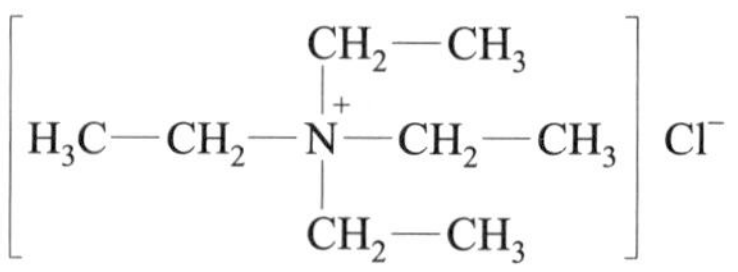

二、胺的结构

胺的结构与氨相似,氮原子都采用 sp^3 杂化,整个分子的空间排布基本上近似碳 sp^3 杂化轨道的四面体结构。氨与几种简单胺分子的结构如图 17-1 所示。

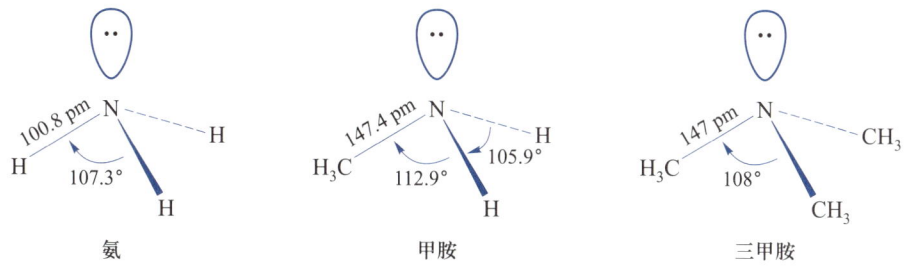

图 17-1　氨及胺的结构

芳香胺中,氮原子的孤对电子与芳环的 π 电子发生共轭,使得以氮原子为中心的四面体会变得比脂肪胺中的更扁平一些,如图 17-2 所示。

三、胺的性质

(一)物理性质

胺与氨,除前者易燃外,性质很相似。低级脂肪胺是气体或易挥发的液体,具有难闻的臭味,高级胺为固体。芳香胺为高沸点的液体或低熔点的固体,具有特殊气味,难溶于水,易溶于有机溶剂。芳香胺具有一定的毒性,如苯胺可以通过消化道、呼吸道或经皮肤吸收而引起中毒;联苯胺等有致癌作用。

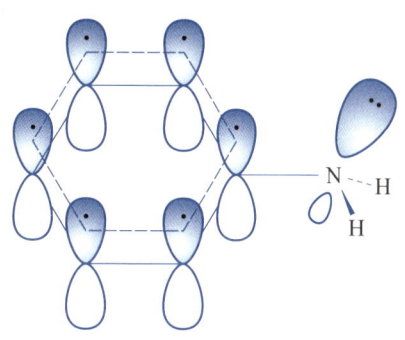

图 17-2　苯胺的结构

胺是极性化合物,除叔胺外,都能形成分子间氢键,所以胺的沸点比相对分子质量相近的烃类高。但由于氮的电负性比氧小,胺形成的氢键弱于醇或羧酸所形成的氢键,因而胺的沸点比相对分子质量相近的醇或羧酸的沸点低。叔胺氮原子上无氢原子,分子间不能形成氢键,因此沸点比其异构体的伯胺、仲胺低。

伯胺、仲胺、叔胺都能与水分子形成氢键,因此低级的胺易溶于水。胺的溶解度随相对分子质量的增加而迅速降低,从 6 个碳原子的胺开始就难溶于水。一般胺能溶于醚、醇、苯等有机溶剂。

(二)化学性质

1. 胺的碱性

胺中的氮原子上有一对孤对电子,易与质子结合,因此具有碱性。

$$R\ddot{N}H_2 + H^+ \rightleftharpoons R\overset{+}{N}H_3$$

影响脂肪胺碱性的因素有三个。

(1)电子效应　由于烷基具有给电子诱导效应,使氮上的电子云密度增加,从而增强了对质子的亲和能力,而生成的铵离子也因正电荷得到分散而比较稳定。因此,氮上烷基数越多,碱性越强。

（2）溶剂化效应　在水溶液中,胺的碱性还取决于与质子结合后形成的铵离子溶剂化的难易。氮原子上所连的氢越多,则与水形成氢键的机会就越多,溶剂化程度也越大,铵离子就越稳定,胺的碱性也就越强。

（3）空间效应　胺分子中的烷基越多、越大,则占据空间的位置就越大,使质子不易靠近氮原子,因而胺的碱性就降低。因此,在水溶液中,脂肪伯胺、仲胺、叔胺碱性的强弱是上述三个因素共同影响的结果,它们的碱性都比氨强,脂肪胺碱性的强弱的顺序为仲胺>伯胺、叔胺。

芳香胺的碱性比氨弱得多,如苯胺 $pK_b = 9.40$,这是因为苯胺中氮原子的孤对电子与苯环的 π 电子相互作用,形成一个均匀的共轭体系而变得稳定,氮原子上的电子云部分地转向苯环,因此氮原子与质子的结合能力降低。芳香胺氮原子上所连的苯环越多,共轭程度越大,碱性也就越弱。所以,苯胺、二苯胺、三苯胺的碱性强弱次序是苯胺>二苯胺>三苯胺。芳香胺苯环上的取代基也会对苯胺的碱性产生影响。原则上,给电子取代基使相应苯胺衍生物的碱性增强,而吸电子取代基使其碱性减弱。

氨、伯胺、仲胺、叔胺和苯胺的碱性强弱次序为

$$仲胺>伯胺、叔胺>氨>苯胺$$

胺能与许多酸作用生成盐。例如:

$$CH_3NH_2 + HCl \longrightarrow CH_3N^+H_3Cl^-$$

氯化甲铵（或甲胺盐酸盐）

氯化苯铵（或苯胺盐酸盐）

铵盐多为结晶形固体,易溶于水。胺的成盐性质在医学上有实用价值。有些胺类药物在制成盐后,不但水溶性增加,而且比较稳定。例如,局部麻醉药普鲁卡因在水中溶解度小且不稳定,常将其制成盐酸盐。

普鲁卡因　　　　　　　　　　　　盐酸普鲁卡因

胺类是一类弱碱,它们的盐与强碱（如 NaOH）作用时,能使胺游离出来,这说明强碱接受质子的能力比胺强。例如:

$$RN^+H_3Cl^- + KOH \longrightarrow RNH_2 + KCl + H_2O$$

利用胺的碱性及铵盐在不同溶剂中的溶解性,可以分离和提纯胺。例如,在含有杂质的胺(液体或固体)中加入无机强酸溶液使胺转变为铵盐溶解,这样就能与不溶于水的杂质分离。将铵盐的水溶液分离出来,再加以碱化,使游离胺析出。然后过滤或用水蒸气蒸馏,则可得纯净的胺。

季铵盐与铵盐相似,是离子型化合物,季铵盐在强碱（NaOH,KOH）作用下生成季

铵碱。季铵碱是强碱,其碱性与氢氧化钠或氢氧化钾相当。

2. 酰化反应

伯胺、仲胺都能与酰化剂(如乙酰氯、乙酸酐)作用,氨基上的氢原子被酰基取代,生成酰胺,这种反应叫作胺的酰化。叔胺因氮上没有氢,故不发生酰化反应。

$$RNH_2 + CH_3COCl \longrightarrow RNHCOCH_3 + HCl$$

$$R_2NH + CH_3COCl \longrightarrow R_2NCOCH_3 + HCl$$

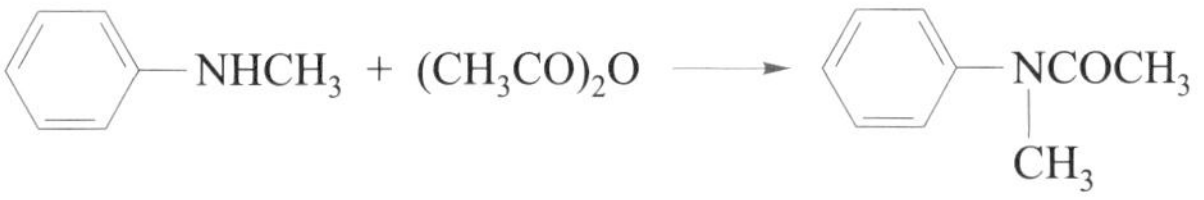

酰胺大多是晶型很好的固体,有一定的熔点,所以利用酰胺的熔点可以鉴定伯胺和仲胺。叔胺不起酰化反应,故此性质可用来区别叔胺,并可以从伯胺、仲胺、叔胺的混合物中把叔胺分离出来。此外,酰胺在酸或碱的催化下,可水解游离出原来的胺。因此,在有机合成中可以用酰化的方法来保护氨基,以避免芳胺在进行某些反应时氨基被氧化。例如:

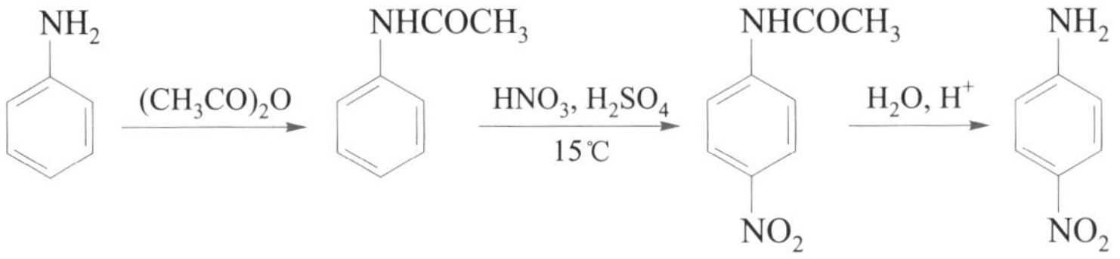

3. 与亚硝酸反应

伯胺、仲胺、叔胺与亚硝酸反应时,产物各不相同,借此可区别三种胺。由于亚硝酸(HNO_2)不稳定,通常在反应过程中用亚硝酸钠和强酸作用制得。例如:

$$NaNO_2 + HCl \longrightarrow HNO_2 + NaCl$$

(1)伯胺与亚硝酸反应　脂肪伯胺与亚硝酸反应,放出氮气,并生成醇、烯烃等的混合物。其反应式可简单地用下式表示:

$$R—NH_2 + HONO \longrightarrow ROH + N_2 \uparrow + H_2O$$

$$CH_3—NH_2 + HONO \longrightarrow CH_3OH + N_2 \uparrow + H_2O$$

由于此反应能定量地放出氮气,故可用于伯胺及氨基化合物的分析。

芳香族伯胺与脂肪伯胺不同,在低温和强酸存在下,与亚硝酸作用生成芳香族重氮盐,这个反应称为重氮化反应。例如:

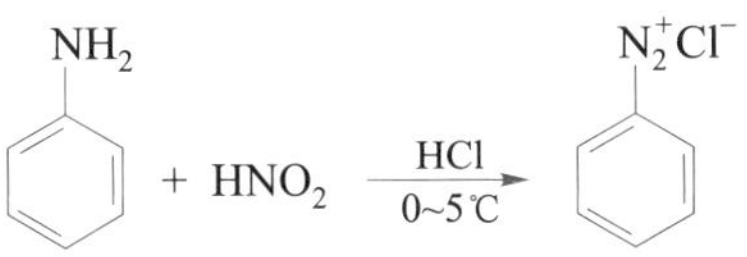

(2)仲胺与亚硝酸反应　脂肪族和芳香族仲胺与亚硝酸作用都生成 N-亚硝基胺。例如:

$$\underset{H_3C}{\overset{H_3C}{>}}NH + HNO_2 \longrightarrow \underset{H_3C}{\overset{H_3C}{>}}N-N=O + H_2O$$

N-亚硝基三甲胺

$$\underset{CH_3}{\overset{C_6H_5}{>}}NH + HNO_2 \longrightarrow \underset{CH_3}{\overset{C_6H_5}{>}}N-N=O + H_2O$$

N-甲基-N-亚硝基苯胺

N-亚硝基胺为黄色的中性油状物或固体,不溶于水,是较强的致癌物质。N-亚硝基胺可从溶液中分离出来,与稀酸共热则分解为原来的仲胺,故可利用此性质鉴别、分离或提纯仲胺。

（3）叔胺与亚硝酸反应 脂肪叔胺因氮上没有氢,与亚硝酸作用时只能生成不稳定的亚硝酸盐。

$$R_3N+HNO_2 \longrightarrow R_3N^+HNO_2^-$$

芳香族叔胺与亚硝酸作用,在芳香环对位发生取代反应,生成对亚硝基取代物,产物在酸性溶液中呈黄色;若对位已有取代基,则生成邻位亚硝基取代产物。

由于三种胺与亚硝酸的反应不同,所以可利用与亚硝酸的反应鉴别伯胺、仲胺、叔胺。

四、重要的胺及其衍生物

（一）苯胺

苯胺是最简单也是最重要的芳香伯胺,是合成药物,染料等的重要原料。苯胺为油状液体,沸点184℃,微溶于水,易溶于有机溶剂。新蒸馏的苯胺无色,但久置会因氧化而颜色变深。苯胺有毒,能透过皮肤或吸入蒸气使人中毒。因此,接触苯胺时应加以注意。

（二）胆碱

胆碱是一种季铵碱,广泛存在于生物体中,在脑组织和蛋黄中含量较多,由于其最初是从胆汁中发现的,所以叫胆碱。胆碱为白色结晶,吸湿性强,易溶于水和乙醇,而不溶于乙醚和氯仿等。胆碱是 B 族维生素之一,在体内参与脂肪代谢,有抗脂肪肝的作用。

$$[HOCH_2CH_2N^+(CH_3)_3]OH^-$$

胆碱(氢氧化三甲基羟乙胺)

$$[CH_3\overset{O}{\overset{\|}{C}}-OCH_2CH_2N^+(CH_3)_3]OH^-$$

乙酰胆碱

胆碱分子中醇羟基的氢原子被乙酰基取代所生成的酯叫作乙酰胆碱,是神经传导的递质。动物体内的胆碱酯酶不但催化胆碱合成乙酰胆碱,又能促进乙酰胆碱水解。神经传导冲动时不断释放乙酰胆碱;冲动停止时,乙酰胆碱又在胆碱酯酶的作用下水解。

（三）新洁尔灭

在常温下，新洁尔灭为微黄色的黏稠液，吸湿性强，易溶于水和醇。新洁尔灭是具有长链烷基的季铵盐，属阳离子型表面活性剂，也是消毒剂。临床上用于皮肤、器皿及手术前的消毒。

$$\left[\text{CH}_2 - \overset{\overset{\displaystyle \text{CH}_3}{|}}{\underset{\underset{\displaystyle \text{CH}_3}{|}}{\overset{+}{\text{N}}}} - \text{C}_{12}\text{H}_{25} \right] \text{Br}^-$$

新洁尔灭(溴化二甲基十二烷基苄基铵)

案例 17-1　胆碱的功能与来源

　　胆碱是卵磷脂的重要组成部分，广泛存在于各种食物中。胆碱对于人体许多重要的生理功能有着不可或缺的作用。首先，胆碱作为卵磷脂、神经鞘磷脂以及其他一些磷脂类的成分，是构成和维持生物膜结构所必需的。其次，胆碱对脂肪具有亲和力，可促进脂肪以磷脂形式由肝通过血液运输或改善脂肪酸本身在肝中的利用，并防止脂肪在肝中的异常积聚。另外，动物试验表明，在大鼠脑发育过程中的敏感阶段，补充胆碱可促进大脑记忆区神经元形成和神经细胞间联系的建立，从而对大脑空间记忆力产生持久的促进作用。除此之外，胆碱在促进体内甲基代谢，调控细胞凋亡，降低血清胆固醇和参与信号传导等方面也起着重要作用。

　　人体可以在肝内产生胆碱，但人体自然合成的胆碱不足以满足人类的需要。因此，人类必须从饮食中获得一些胆碱。食物中最常见的胆碱来源是可以溶解于脂肪的磷脂、卵磷脂和鞘磷脂，以及可溶于水的磷胆碱、甘油磷胆碱和游离胆碱。当这些含胆碱的化合物被摄入体内以后，胰腺和黏膜酶从大约一半的脂溶性形式和一些水溶性形式中释放游离胆碱。游离胆碱、磷胆碱和甘油磷胆碱被小肠吸收，进入静脉循环，储存在肝中，然后被磷酸化并分布到全身，形成细胞膜。其余的脂溶性磷脂（磷脂酰胆碱和鞘磷脂）被完整地吸收，结合在乳糜中，并分泌到淋巴循环中，通过淋巴循环被分配到组织和其他器官，包括大脑和胎盘。

第二节　酰　　胺

　　酰胺是羧酸的衍生物。在构造上，酰胺可看作羧酸分子中羧基中的羟基被氨基或烃氨基（—NHR 或—NR$_2$）取代而成的化合物；也可看作氨或胺分子中氮原子上的氢被酰基取代而成的化合物。

$$\underset{\text{酰胺}}{R-\overset{\overset{\displaystyle O}{\|}}{C}-NH_2} \qquad \underset{}{R-\overset{\overset{\displaystyle O}{\|}}{C}-\underset{\underset{\displaystyle H}{|}}{N}-R'} \qquad \underset{}{R-\overset{\overset{\displaystyle O}{\|}}{C}-\underset{\underset{\displaystyle R''}{|}}{N}-R'}$$

N-取代酰胺

一、酰胺的命名

酰胺的命名是根据相应的酰基名称，并在后面加上"胺"或"某胺"，称为"某酰胺"或"某酰某胺"。例如：

乙酰胺　　　　　3-甲基丁酰胺　　　　　乙酰苯胺

当酰胺氮原子上连有烃基时，可将烃基的名称写在酰基名称的前面，并在烃基名称前加上"N-"或"N,N-"，表示该烃基是与氮原子相连的。例如：

N-甲基乙酰胺　　　　N-甲基苯甲酰胺　　　　N,N-二甲基甲酰胺

二、酰胺的结构

在酰胺中，C—N 键的碳用 sp^2 杂化轨道与氮成键，s 成分较多；同时，氮原子上一对孤对电子与羰基形成了类似的 p-π 共轭体系，使得 C—N 键具有一定程度的双键性质。因此，酰胺中 C—N 键（138 pm）较胺中的 C—N 键（147 pm）短。共轭的结果不但使酰胺分子中的电子云和键长趋于均匀化，也使 C—N 单键的旋转受阻，这一结构特点在很大程度上影响着酰胺的理化性质和蛋白质的空间结构。

三、酰胺的性质

（一）物理性质

在常温下，除甲酰胺是液体外，其他酰胺多为无色晶体。原因是酰胺分子中含有羰基和氨基，它们分子间能形成氢键。由于酰胺分子间氢键缔合能力较强，因此其熔点、沸点甚至比相对分子质量相近的羧酸还高。当酰胺中氮原子上的氢被烷基取代后，缔合程度减小，熔点和沸点则降低。脂肪族 N-烷基取代酰胺一般为液体。

低级的酰胺易溶于水,随着相对分子质量的增大,溶解度逐渐减小。液体酰胺不但可以溶解有机化合物,而且也可以溶解许多无机化合物,是良好的溶剂。例如,N,N-二甲基甲酰胺是很好的极性非质子性溶剂。

(二)化学性质

1. 酸碱性

酰胺一般是近中性的化合物。酰胺分子中有氨基或烃氨基,但其碱性比氨或胺要弱得多。这也是由于分子中氨基氮上的孤对电子与羰基的 π 电子形成了类似的 p-π 共轭体系,使氮上的电子云密度降低,因而接受质子的能力减弱。

酰胺在一定条件下可表现出弱酸性。如果氨分子中有两个氢原子被两个酰基取代,由于两个羰基的吸电子作用,使氮上的电子云密度降低,使 N—H 键极性明显增加,氮上的氢原子较易解离为质子,从而表现出弱酸性。例如,邻苯二甲酰亚胺可与氢氧化钾(或氢氧化钠)作用生成邻苯二甲酰亚胺钾(钠)。

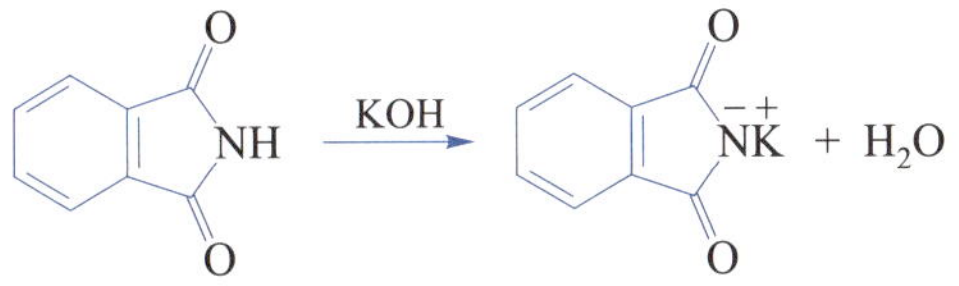

邻苯二甲酰亚胺　　　　　邻苯二甲酰亚胺钾

2. 水解

酰胺在酸或碱作用下可以水解为酸和氨(或胺),但比相应的酯难水解,一般需要在强酸或强碱的作用下经较长时间的加热回流。例如:

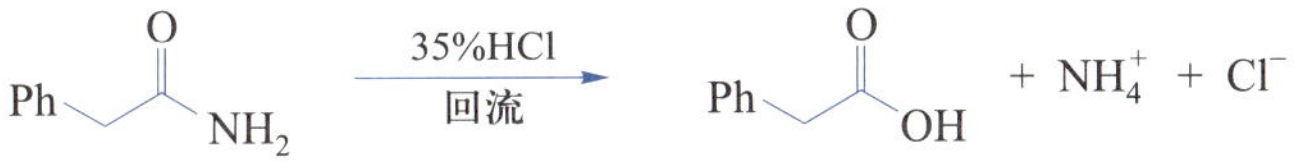

空间位阻较大的酰胺较难水解,可用亚硝酸处理,室温下即可生成相应的羧酸,并放出氮气。例如:

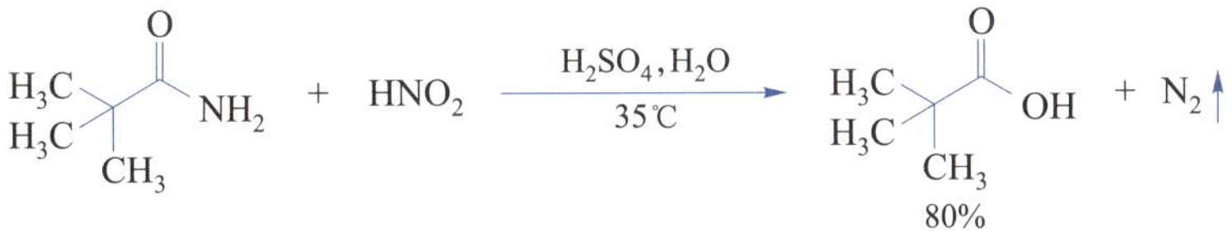

四、重要的酰胺类化合物

(一)尿素

尿素(urea)又称脲,是碳酸的二酰胺,也是碳酸的最重要的衍生物。它是第一种从无机化合物人工合成而得到的有机化合物。尿素为无色晶体,熔点 133 ℃,易溶于水和乙醇,难溶于乙醚。尿素在酸、碱或尿素酶的作用下很容易水解生成氨或铵盐,所以可用作氮肥。

尿素具有酰胺的一般化学性质。但因两个氨基连在一个羰基上,其中一个氨基可与强酸成盐,故呈弱碱性。尿素的硝酸盐、草酸盐均难溶于水而易结晶。利用这种性质,可从尿液中提取尿素。

(二)巴比妥类药物

丙二酰脲在水溶液中存在酮式–烯醇式互变异构现象,烯醇式($pK_a = 3.98$)显示出比醋酸($pK_a = 4.76$)还强的酸性,故又称巴比妥酸(barbituric acid)。

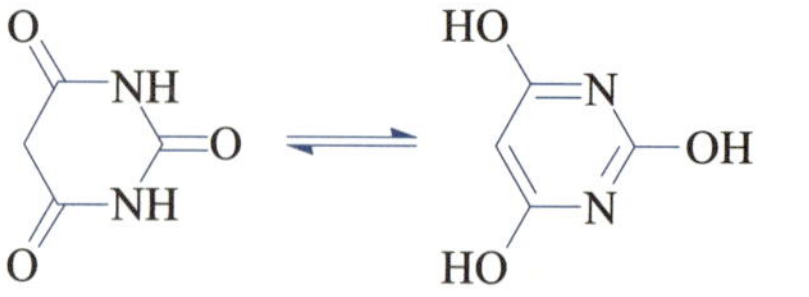

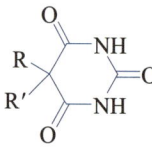

酮式　　　　　　　　　烯醇式

巴比妥酸本身没有药理作用,但它的 C_5 亚甲基上的两个氢原子都被烃基取代后所得许多化合物,却是一类重要的镇静催眠药,总称为巴比妥类药物。它们是晶体或结晶性粉末,难溶于水,能溶于一般有机溶剂中。其通式为

巴比妥类

巴比妥类药物很多,主要的有巴比妥、苯巴比妥(鲁米那)、戊巴比妥、异戊巴比妥等。巴比妥类催眠药的钠盐,可作注射用。

巴比妥　　　　　　　　　戊巴比妥

(三)β-内酰胺类抗生素

β-内酰胺类抗生素是指分子中含有 β-内酰胺环的一大类抗生素,是第一种能够治疗人类疾病的抗生素,包括临床最常用的青霉素类(Penicillins)与头孢菌素类(Cephalosporins),以及新发展的非典型 β-内酰胺类抗生素。

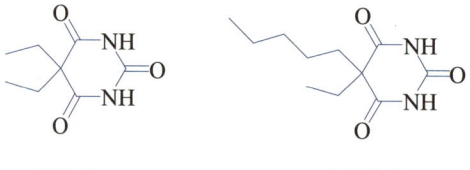

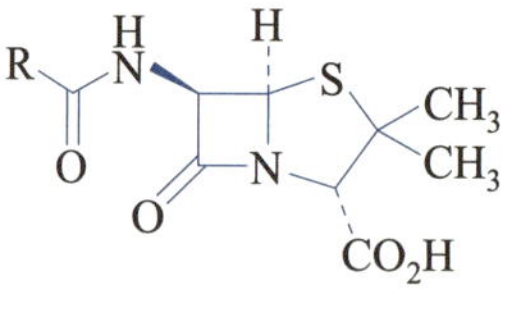

青霉素类 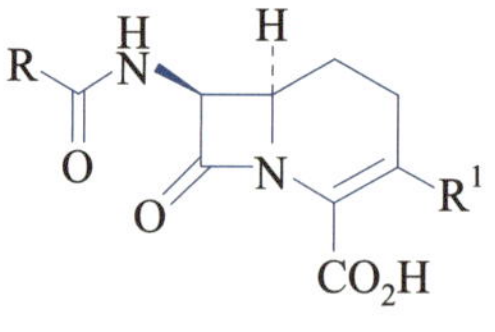　　　　　　头孢菌素类 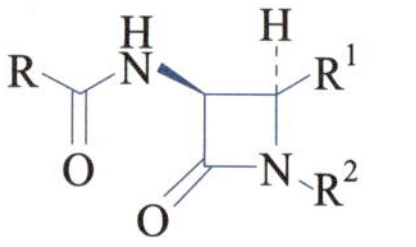　　　　单环β-内酰胺类抗生素

第三节　含氮杂环化合物

在有机化学中,将碳氢以外的原子统称为杂原子,最常见的杂原子是氮、氧和硫。

趣说化学
青霉素的
发现与应
用

在环状有机化合物中,组成环的原子除碳原子外,还有其他杂原子时,这类化合物称为杂环化合物。大多数杂环化合物具有芳香性,比较稳定,不易开环,它们的结构和反应活性与苯相似。

对于内酯、环状酸酐、内酰胺、环醚等,虽然也是含有杂原子的环状化合物,但它们的环不稳定,容易开环,在性质上与相应的开链化合物相似,所以一般不属于杂环化合物的范畴。

一、杂环化合物的分类和命名

芳杂环化合物可按杂环的骨架分为单杂环和稠杂环。单杂环又按环的大小分为五元杂环和六元杂环等。稠杂环按其稠合环形式分为苯稠杂环和杂环稠杂环。常见杂环化合物的结构和名称如表 17-1 所示。

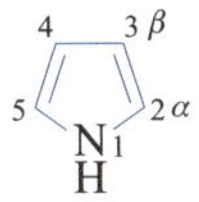

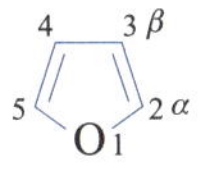

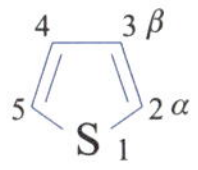

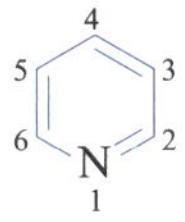

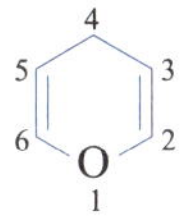

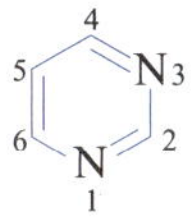

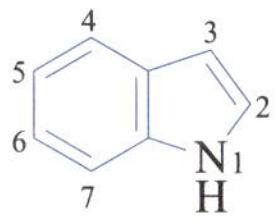

微课
含氮杂环
化合物

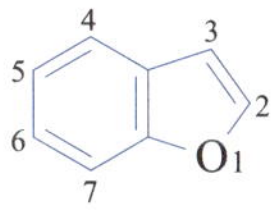

表 17-1　常见杂环化合物的结构和名称

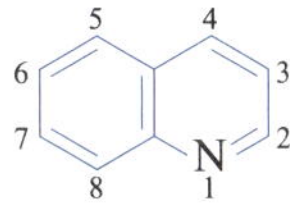

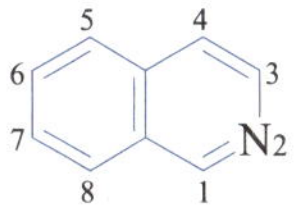

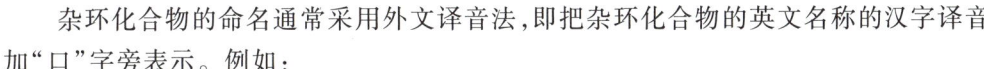

杂环化合物的命名通常采用外文译音法,即把杂环化合物的英文名称的汉字译音加"口"字旁表示。例如:

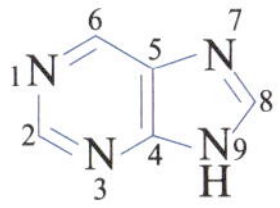

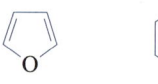

呋喃(furan)　　吡啶(pyridine)

杂环化合物的环上原子编号,除个别稠杂环如异喹啉外,一般从杂原子开始。另有特殊编号的,如嘌呤等。环上只有一个杂原子时,杂原子的编号为1。有时也以希腊字母 α、β 及 γ 表示单杂环中的不同碳原子的位置,邻近杂原子的碳原子为 α 位,其次为 β 位,再次为 γ 位。

二、杂环化合物的结构

杂环化合物中最重要的是五元杂环化合物和六元杂环化合物。

五元杂环化合物中常见的有呋喃、吡咯、噻吩以及它们的衍生物。在这些杂环化合物中,构成环的四个碳原子和杂原子(N,S,O)均采用 sp^2 杂化,它们以 σ 键相连形成一个环面。每个碳原子余下的一个 p 轨道有一个电子,杂原子(N,S,O)的 p 轨道上有一对未共用电子对,彼此"肩并肩"重叠,形成一个五原子六电子的大 π 键,如图 17-3 所示。π 电子数符合 $(4n+2)$ 的 Hückel 规则,因此,它们都具有一定的芳香性。

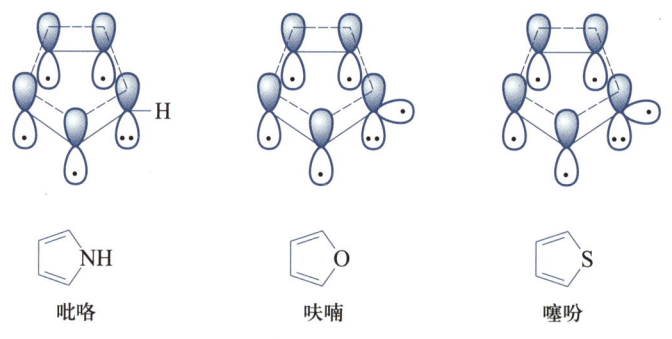

图 17-3　吡咯、呋喃和噻吩的分子结构

在五元杂环化合物中,由于共轭体系中的六个 π 电子分散在五个原子上,使环上碳原子的 π 电子云密度较苯环上碳原子的电子云密度大,因此比苯容易发生亲电取代。但是,由于杂原子电负性大于碳原子,电子云密度分布不完全平均化,环上电子云偏向杂原子,α-碳原子上的电子云密度较大,亲电取代反应一般发生在 α-碳原子上,如果 α 位已有取代基,则发生在 β 位。同时,杂原子电负性(O>N>S)造成电子云离域有差异,使杂环化合物的芳香性和稳定性不如苯环。它们的芳香稳定性顺序为:苯>噻吩>吡咯>呋喃。

最常见的六元杂环为吡啶,吡啶分子中五个碳原子和一个氮原子均以 sp^2 杂化轨道成键,氮原子中 p 轨道的三个未成对电子,有两个处于 sp^2 杂化轨道中,并与相邻碳原子形成 σ 键;另一个则位于未参与杂化的 p 轨道中,与五个碳原子的 p 轨道平行,彼此"肩并肩"重叠,形成一个六原子六电子的大 π 键。氮原子上的一对孤对电子,占据在 sp^2 杂化轨道上,它与环平面共平面,没有参与环的共轭体系(如图 17-4 所示)。吡啶的结构与苯相似,π 电子数符合 Hückel 规则,因此它也具有芳香性。

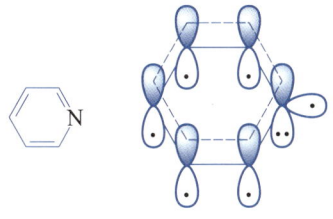

吡啶分子中,由于氮的电负性大于碳,氮原子表现出吸电子的诱导效应,环内碳原子上的 π 电子云偏向氮原子,使吡啶环上碳原子的电子云密度降低,亲电取代比苯难。此环上氮原子具有与间位定位基—NO_2 相仿的电子效应,取代基进入间位。

图 17-4　吡啶分子结构

吡啶环上氮原子的一对孤对电子未参与环的共轭,可与质子结合,其碱性($pK_b = 8.8$)较吡咯($pK_b = 13.6$)强,也比苯胺($pK_b = 9.3$)强,能与强酸作用生成较稳定的盐。但吡啶环上未参与共轭体系的这一对未成键电子对处于 sp^2 杂化轨道上,其 s 成分较 sp^3 杂化轨道多,受原子核束缚强,较难与质子结合,所以吡啶比氨的碱性($pK_b = 4.75$)弱。

吡啶与水能以任意比例混溶,同时又能溶解大多数极性及非极性有机化合物,它是一个良好的两性溶剂。吡啶具有高水溶性的原因,除分子极性外,还由于其氮原子上一对未参与环共轭体系的孤对电子与水分子易形成氢键。而吡咯、呋喃和噻吩杂原子上的孤对电子是六电子闭合共轭体系的组成部分,失去形成氢键的条件,因此难溶于水。

三、重要的含氮杂环化合物

(一)吡咯及其衍生物

吡咯存在于煤焦油和骨焦油中,为无色液体,沸点 131 ℃。吡咯的衍生物极为重要,多与动、植物的生理功能密切相关,如叶绿素、血红素、维生素 B_{12} 及许多生物碱中都含有吡咯环。

卟吩　　　　　　　　　　　血红素

四个吡咯环的 α-碳原子通过四个次甲基(—CH═)交替连接构成的复杂大环共轭体系叫卟吩(porphin)环。卟吩本身在自然界中不存在,它的取代物称为卟啉类化合物,却广泛存在。卟吩环中的氮原子能以共价键和配位键与不同的金属原子结合,如叶绿素中结合的是镁离子,血红素中结合的是亚铁原子,血红素与蛋白质结合成为血红蛋白,存在于哺乳动物的红细胞中,是运输氧气的物质。

(二)吡啶的重要衍生物

吡啶的重要衍生物有烟酸、烟酰胺、异烟肼等。

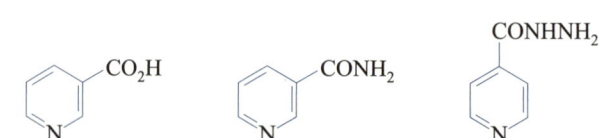

烟酸(3-吡啶甲酸)   烟酰胺(β-吡啶甲酰胺)   异烟肼(γ-吡啶甲酰肼)

烟酸和烟酰胺两者组成维生素 PP。它们是 B 族维生素之一,体内缺乏时能引起糙皮病。烟酸还具有扩张血管及降低血胆固醇的作用。

异烟肼又叫雷米封(Rimifon),为无色晶体或粉末,易溶于水,微溶于乙醇而不溶于乙醚。异烟肼具有较强的抗结核作用,是常用的治疗结核病的口服药。

(三) 嘧啶及其衍生物

嘧啶是含有两个氮原子的六元杂环化合物。它是无色固体,熔点 22 ℃,易溶于水,具有弱碱性。嘧啶的衍生物广泛存在于自然界中,嘧啶的衍生物如胞嘧啶、尿嘧啶和胸腺嘧啶是核酸的组成成分。

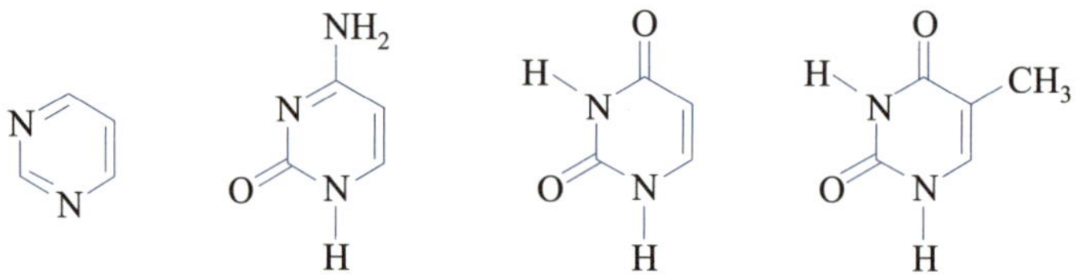

嘧啶   胞嘧啶(C)   尿嘧啶(U)   胸腺嘧啶(T)

上述三种嘧啶都有酮式和烯醇式的互变异构现象,在生理条件下主要以酮式存在,如尿嘧啶的酮式和烯醇式互变异构:

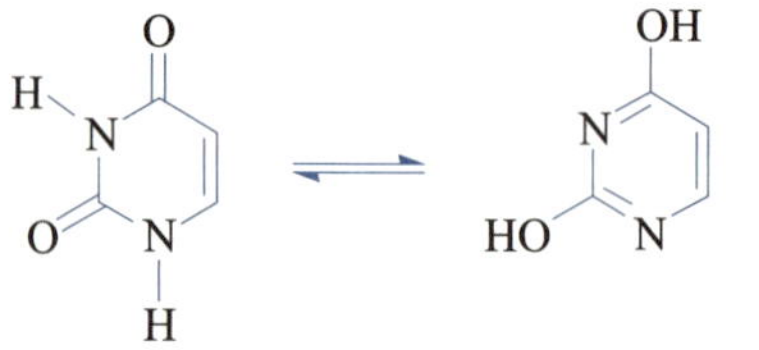

酮式   烯醇式

维生素 B_1 及许多合成药物如巴比妥类药物、磺胺嘧啶等都含有嘧啶环。

(四) 嘌呤及其衍生物

嘌呤是由嘧啶环和咪唑环稠合而成的化合物,为无色晶体,熔点 216～217 ℃,易溶于水,能与强酸或强碱成盐。嘌呤环共有四个氮原子,环的编号比较特殊,它有两种互变异构体,常用标氢法区别。

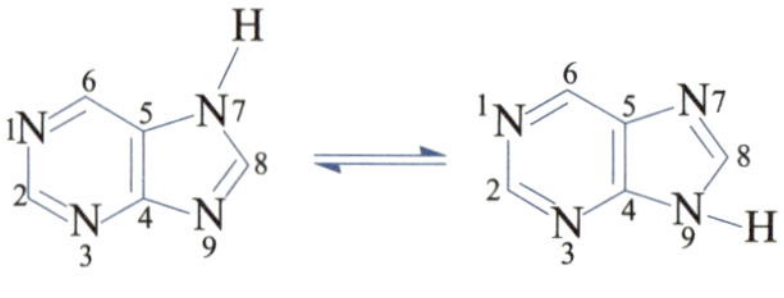

7H-嘌呤(Ⅰ)   9H-嘌呤(Ⅱ)

结晶态嘌呤为(Ⅰ)式,在水溶液中(Ⅰ)式与(Ⅱ)式则以等比例共存。药物分子中一般多为 7H-嘌呤衍生物,9H-嘌呤在生物体中更为常见。

嘌呤本身在自然界并不存在,但它的衍生物却广泛存在于动、植物体内,如腺嘌呤、鸟嘌呤等都是核酸的组成成分。

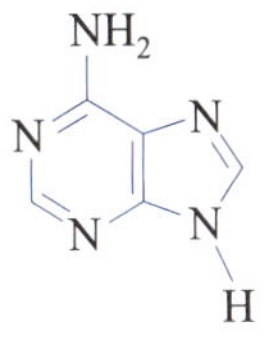

腺嘌呤(A)
(6-氨基嘌呤)

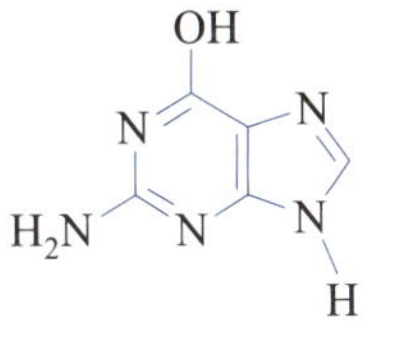

鸟嘌呤(G)
(2-氨基-6-羟基嘌呤)

次黄嘌呤、黄嘌呤和尿酸是腺嘌呤和鸟嘌呤在体内的代谢产物,存在于哺乳动物的尿和血中。尿酸为无色晶体,极难溶于水,有弱酸性。健康的人每天尿酸的排泄量为 0.5~1 g。如代谢紊乱而致尿酸含量过高时,可能沉积形成尿结石。当血中的尿酸含量过高时,可能沉积在关节等处,引起痛风。

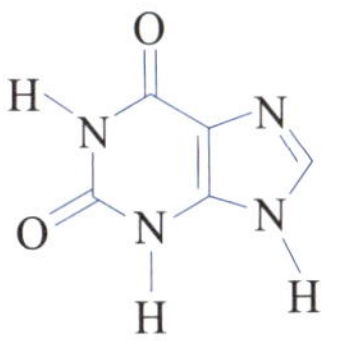

黄嘌呤
(2,6-二氧嘌呤)

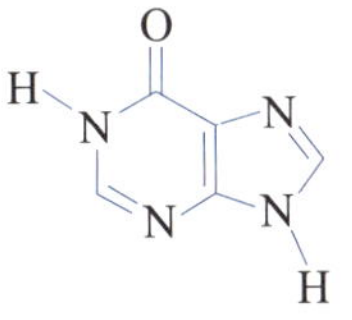

次黄嘌呤
(6-氧嘌呤)

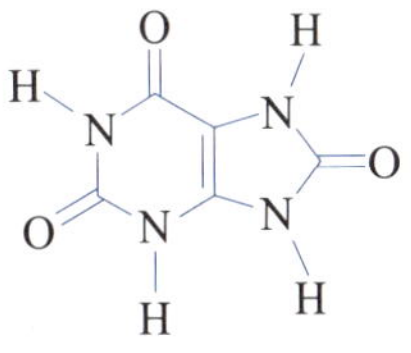

尿酸
(2,6,8-三氧嘌呤)

上述嘌呤衍生物均有酮式和烯醇式的互变异构现象,如尿酸的酮式和烯醇式互变:

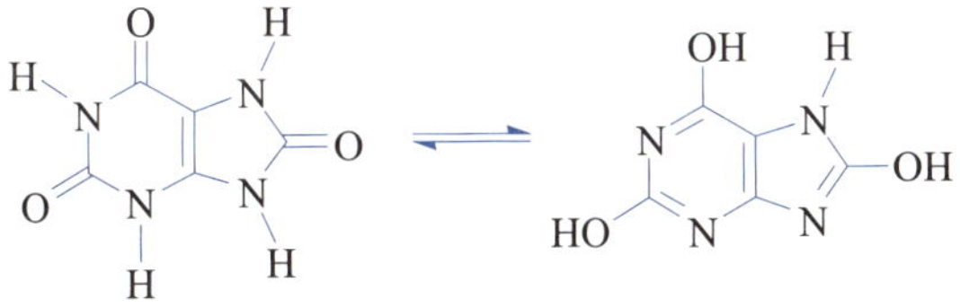

酮式　　　　　　　　　　　烯醇式

案例 17-2　三聚氰胺奶粉事件

三聚氰胺(melamine),俗称密胺,是一种三嗪类含氮杂环有机化合物,也是一种用途广泛的基本有机化工中间产品,最主要的用途是作为生产三聚氰胺甲醛树脂(MF)的原料。它是白色单斜晶体,几乎无味,微溶于水($3.1 \text{ g} \cdot \text{L}^{-1}$,常温)。根据美国食品药品监督管理局的标准,三聚氰胺可容忍摄入量为每日每千克体重 0.63 mg。大量三聚氰胺进入人体后,会发生取代反应(水解),生成三聚氰酸,三聚氰酸和三聚氰胺形成大的网状结构,产成结石,从而造成对人身体的危害。

三聚氰胺曾被不法商人掺杂进食品或饲料中,以提升食品或饲料在检测中的蛋白质含量指标,因此三聚氰胺也被称为"蛋白精"。奶粉事件就是一些奶粉企业为提高蛋白质的检测含量而加入了大量三聚氰胺造成的。

三聚氰胺

第四节　生　物　碱

生物碱(alkaloid)是指一类存在于生物体内,具有极强生物活性的含氮碱性有机化合物;生物碱大多数来自植物,少数也来自动物,如肾上腺素等。许多生物碱是中草药的有效成分,如鸦片中的镇痛成分吗啡、止咳成分可待因、麻黄的抗哮喘成分麻黄碱,以及长春花中的抗癌成分长春新碱等。

一、生物碱的分类和命名

生物碱的分类方法有多种,较常用和比较合理的方法是根据基本碳骨架分类,如:① 苯乙胺及四氢吡咯、六氢吡啶、咪唑等杂环结构体系;② 吲哚、喹啉、异喹啉、嘌呤等苯并杂环结构体系;③ 特殊并合杂环结构体系;④ 萜类与甾族结构体系。

由于生物碱结构一般比较复杂,没有系统的命名,大都取自所在植物而给出专名。例如,从中药麻黄内提取的一种重要生物碱称为麻黄碱,从毒芹草内提取的生物碱称为毒芹碱。

二、生物碱的一般性质

游离生物碱绝大多数是固体,难溶于水,易溶于乙醇等有机溶剂。天然的生物碱多半是左旋的手性化合物。大多数生物碱具有碱性,这是由于它们的分子构造中都含有氮原子,而氮原子上又有一对未共用电子对,对质子有一定吸引力,能与酸结合成盐。有些试剂能与生物碱生成沉淀,如丹宁、苦味酸、盐酸、氢溴酸等,这些试剂称为生物碱沉淀剂。

三、重要的生物碱

(一) 吗啡、可待因和海洛因

划破未成熟的罂粟果,流出的白色乳汁干燥后呈黑色膏状物(鸦片),内含约25种生物碱,其中吗啡含量最高(10%~15%),另外还有可待因(0.5%)、罂粟碱等。吗啡是第一个被提纯的生物碱,属于异喹啉族生物碱。吗啡有强大的镇痛作用,对中枢神经有麻痹作用,但容易成瘾,因此必须严格控制使用。

可待因是吗啡的甲基醚,其药理作用与吗啡相似,活性略低,成瘾性较吗啡差,副作用小,临床上主要用于镇咳。

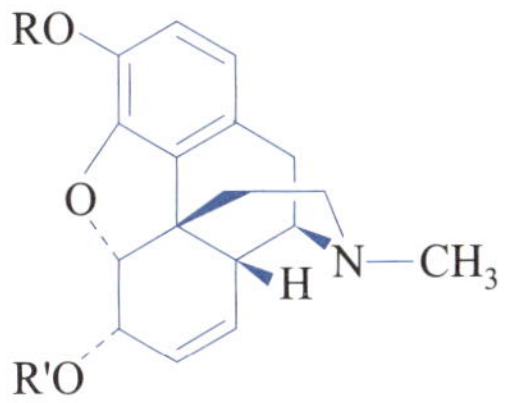

R=R′=H　　　　　吗啡
R=CH₃,R′=H　　　可待因
R=R′=COCH₃　　　海洛因

海洛因(heroin)是吗啡的二乙酰基衍生物,其镇痛作用比吗啡更强,并使人产生欣快和幸福的虚假感觉,但毒性和成瘾性极大,过量能致死。海洛因被列为禁止制造和出售的毒品。

(二) 麻黄碱

麻黄碱(ephedrine)是草药麻黄中的一种生物碱,又称麻黄素,属于苯乙胺体系的生物碱。麻黄是我国的特产,使用已有数千年,明代李时珍的《本草纲目》中记载麻黄可治疗伤寒、头痛、止咳、除寒气等,现在用于增血压、强心、舒展支气管、治疗哮喘等。在麻黄的茎枝内,生物碱的含量达 1.5%,其中 D-(-)-麻黄碱占 80% 左右,L-(+)-假麻黄碱约 20%;在生理作用上,D-(-)-麻黄碱是 L-(+)-假麻黄碱的五倍。它们的结构如下:

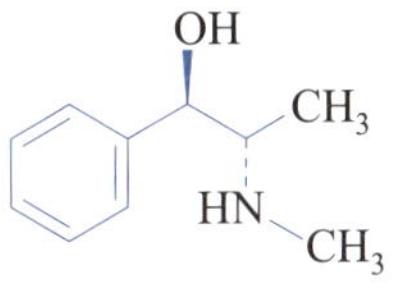

D-(-)-麻黄碱 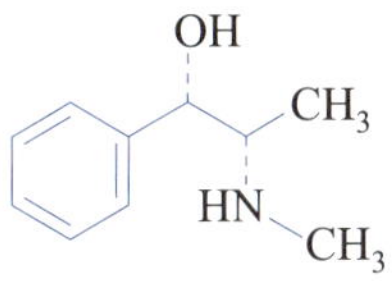　　　　　　L-(+)-假麻黄碱

(三) 长春碱和长春新碱

长春碱(又名长春花碱,vinblastine)和长春新碱(又名醛基长春碱,vincristine)存在于夹竹桃科植物长春花中,属于双聚吲哚类生物碱。长春新碱能抗肿瘤,疗效比长春碱高约 10 倍,临床上用于治疗急性淋巴细胞性白血病,疗效较好,对其他急性白血病、何杰金氏病、淋巴肉瘤、网状细胞肉瘤和乳腺癌也有疗效。

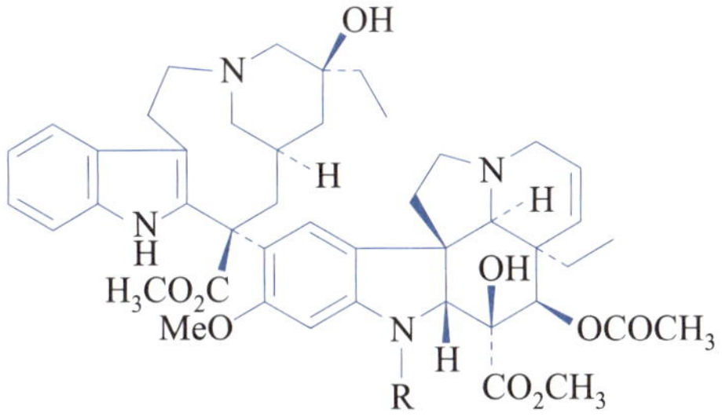

R=CH₃　　长春碱
R=CHO　　长春新碱

案例 17-3　苯丙胺类毒品——冰毒和摇头丸

苯丙胺又称安非他明,是麻黄碱的衍生物,于 1887 年由人工合成得到,属于中枢神经兴奋剂,是国家严格管制的精神类药品。常见的苯丙胺类化合物有苯丙胺、甲基苯丙胺、亚甲基二氧苯丙胺和甲基亚甲基二氧苯丙胺等,它们都属于毒品类。

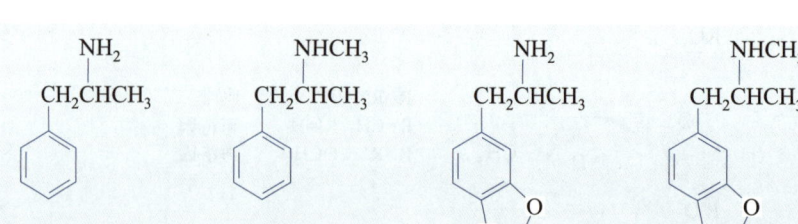

苯丙胺　　　　　甲基苯丙胺　　　　亚甲基二氧苯丙胺　　甲基亚甲基二氧苯丙胺

甲基苯丙胺又称甲基安非他明或去氧麻黄碱，其盐酸盐为无味透明晶体，俗称"冰毒"，属于联合国规定的苯丙胺毒品。冰毒对人体的损伤甚于海洛因，吸食或注射 0.2 g 即可致死。一般吸食 1~2 周，即可产生严重的依赖性而成瘾，对心、肺、肝、肾及神经系统等产生严重毒害作用。

甲基亚甲基二氧苯丙胺属于致幻性毒品，服用后使人产生多种幻觉，表现出摇头晃脑、手舞足蹈和乱蹦乱跳等不由自主的类似疯狂行为，所以被俗称为"摇头丸"。此类毒品具有成瘾性，0.5 g 可致死，具有类似作用的还有亚甲基二氧苯丙胺。

📘 科学家简介　汉斯·费歇尔

汉斯·费歇尔（Hans Fischer，1881—1945），德国化学家。1904 年费歇尔在马尔堡大学获得化学博士学位，然后继续攻读医学，并在 1908 年于慕尼黑大学获得医学博士学位。

在 1908 年至 1921 年间，汉斯·费歇尔先后从事过医学、化学、心理学工作。其间他在埃米尔·费歇尔的指导下在柏林大学进行过科学研究。1916 年他在因斯布鲁克大学首次获得化学教授职位。1921 年后他一直在慕尼黑工业大学担任有机化学教授。

汉斯·费歇尔最重要的科研工作是胆红素与血红素的合成。他合成了超过 130 种卟啉，包括在 1929 年合成血红素。在 1930 年到 1940 年的十年间，他对叶绿素的研究形成了 100 多篇论文，阐明了叶绿素的结构，重点论证叶绿素分子中含有二氢卟吩环系，且中心有 1 个与二氢卟吩环形成配位键的镁原子。由于对血红素和叶绿素结构以及血红素合成等方面的研究成果，汉斯·费歇尔被授予 1930 年诺贝尔化学奖。

📖 习题

1. 命名下列化合物。

（1）$CH_3(CH_2)_2NH_2$　　　　　（2）$(CH_3CH_2)_3N$

（3）H_2N———NH_2　　　　　（4）furan—CHO

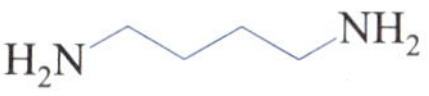

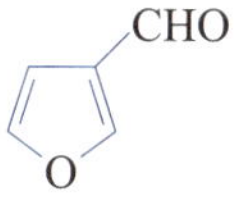

（5）苯—N(C$_2$H$_5$)(C$_2$H$_5$)　　　　（6）甲苯—NH$_2$（邻位CH$_3$）

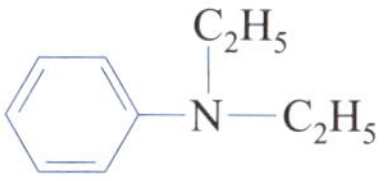

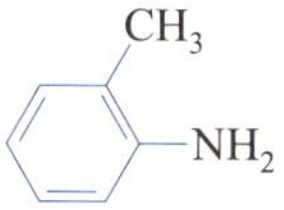

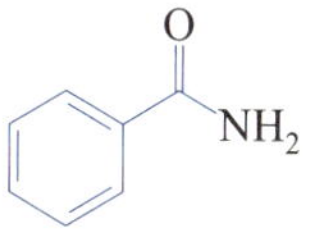

（7）苯—C(=O)NH$_2$　　　　　　（8）H_3C—C(=O)—N(CH$_3$)(CH$_3$)

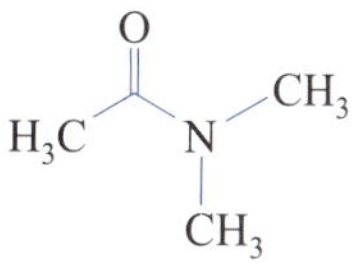

2. 写出下列化合物的构造式。

（1）N-乙基-2-苯乙胺　　　　　（2）2-氨基-4-氯吡啶

（3）丙酰苯胺　　　　　　　　　（4）N-异丙基苯甲酰胺

（5）胞嘧啶　　　　　　　　　　（6）腺嘌呤

第十七章
网络自测题

3. 完成下列反应式。

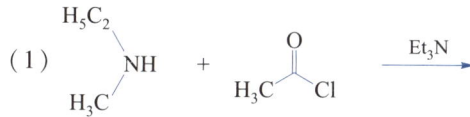

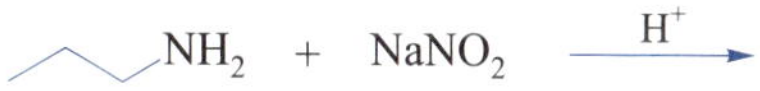

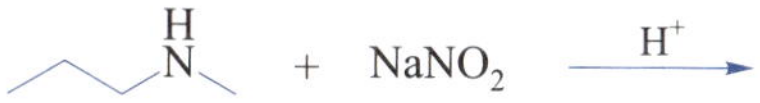

（1）$\begin{array}{c}H_5C_2\\H_3C\end{array}$NH　　+　　H_3C—C(=O)—Cl　$\xrightarrow{Et_3N}$

（2）———NH_2　　+　NaNO$_2$　$\xrightarrow{H^+}$

（3）———$\overset{H}{N}$———　　+　NaNO$_2$　$\xrightarrow{H^+}$

（4）苯—NH_2　　+　NaNO$_2$　$\xrightarrow[0\sim5℃]{HCl}$

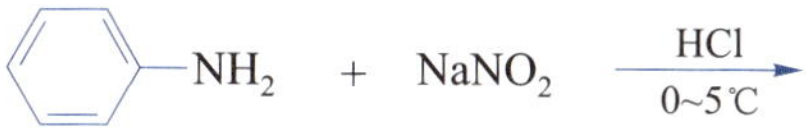

4. 按碱性由弱到强的顺序排列下列各组化合物。

（1）二乙胺，三乙胺，乙酰胺

（2）苯胺，对甲基苯胺，对硝基苯胺，2,4,6-三硝基苯胺

5. 用化学方法鉴别乙二胺、二乙胺、三乙胺。

6. 试解释四氢吡咯的碱性比吡咯强。

第十八章 脂类和甾族化合物

第十八章
课件

脂类（lipid）是油脂和类脂（lipoid）的总称。油脂是甘油与脂肪酸（主要是高级脂肪酸）生成的酯，包括脂肪和油。类脂是结构或理化性质类似油脂的物质，主要有磷脂、糖脂、蜡、甾醇、甾类激素及强心苷等。脂类的共同特点是：① 难溶于水而溶于乙醚、石油、醚、氯仿、四氯化碳及苯等极性小的有机溶剂（油脂溶剂）；② 具有脂的结构或有成脂的可能；③ 都能被生物体所利用，是构成生物体的重要成分。

脂类化合物在生理上具有非常重要的意义。脂类是细胞原生质的重要成分，称为原生质脂。它们在细胞内与蛋白质结合形成脂蛋白，构成细胞的各种膜，如细胞膜、核膜、线粒体膜等。原生质脂在人体组织中的成分和含量较为恒定，即使在饥饿或病理状态时，变化也不大。油脂在人体内存在于皮下结缔组织、腹腔、大网膜及肠系膜等脂肪组织中。脂肪在体内氧化供给一部分能量，并作为能源的储备物。它在脏器周围起保护内脏免受磨损及外力撞击的作用；在皮下有保温作用。

甾族化合物广泛存在于动、植物的组织中，如动物体内的胆固醇、胆汁酸、肾上腺皮质激素和性激素等。它们在生理活动中起着十分重要的作用。本章主要讨论油脂、磷脂及甾族化合物的组成、结构和性质。

第一节 油 脂

微课
油脂

一、油脂的组成、结构和命名

油脂是油（oil）和脂肪（fat）的总称。习惯上把在常温下为液态的油脂称为油，如花生油、豆油及芝麻油等，而在常温下固态或半固态的油脂称为脂肪，常见的如猪油、牛油（也称为猪脂、牛脂）等。从结构来看，油脂是甘油和高级脂肪酸结合生成的三酰甘油，三酰甘油在医学上称为甘油三酯，其通式为

$$
\begin{array}{l}
\mathrm{CH_2-O-\overset{\displaystyle O}{\overset{\|}{C}}-R_1}\\[4pt]
\mathrm{CH-O-\overset{\displaystyle O}{\overset{\|}{C}}-R_2}\\[4pt]
\mathrm{CH_2-O-\overset{\displaystyle O}{\overset{\|}{C}}-R_3}
\end{array}
$$

式中，R_1、R_2、R_3 分别是脂肪酸的烃基，它们都相同者，称为单三酰甘油；不完全相同者称为混三酰甘油。天然的油脂多为混三酰甘油。三酰甘油的命名可按多元醇的命名法称为甘油某酸酯。如果是混三酰甘油，则命名时用 α、β 和 α' 标明脂肪酸的位次。例如：

$$
\begin{array}{l}
\mathrm{CH_2-O-\overset{\displaystyle O}{\overset{\|}{C}}-(CH_2)_{14}-CH_3}\\[4pt]
\mathrm{CH-O-\overset{\displaystyle O}{\overset{\|}{C}}-(CH_2)_{14}-CH_3}\\[4pt]
\mathrm{CH_2-O-\overset{\displaystyle O}{\overset{\|}{C}}-(CH_2)_{14}-CH_3}
\end{array}
$$

甘油三棕榈酸酯或甘油三软脂酸酯

$$
\begin{array}{l}
\mathrm{^{\alpha}CH_2-O-\overset{\displaystyle O}{\overset{\|}{C}}-(CH_2)_{16}-CH_3}\\[4pt]
\mathrm{^{\beta}CH-O-\overset{\displaystyle O}{\overset{\|}{C}}-(CH_2)_7-(CH=CH-CH_2)_2CH_2(CH_2)_2CH_3}\\[4pt]
\mathrm{^{\alpha'}CH_2-O-\overset{\displaystyle O}{\overset{\|}{C}}-(CH_2)_7CH=CH(CH_2)_7CH_3}
\end{array}
$$

甘油-α-硬脂酸-β-亚油酸-α'-油酸酯

组成油脂的脂肪酸种类很多，绝大多数是直链的含偶数碳原子的高级脂肪酸（见表18-1），从 $C_{12}\sim C_{26}$ 不等，其中以含十六和十八个碳原子的高级脂肪酸最多，这些脂肪酸包括饱和脂肪酸和不饱和脂肪酸。饱和脂肪酸主要是软脂酸和硬脂酸。不饱和脂肪酸可分别含有一个、两个、三个或四个双键，顺式居多，主要有油酸、亚油酸和亚麻酸等。

表 18-1　油脂中常见的重要脂肪酸

类别	名称	构造简式
饱和脂肪酸	月桂酸（十二烷酸）	$CH_3(CH_2)_{10}COOH$
	肉豆蔻酸（十四烷酸）	$CH_3(CH_2)_{12}COOH$
	软脂酸（十六烷酸）	$CH_3(CH_2)_{14}COOH$
	硬脂酸（十八烷酸）	$CH_3(CH_2)_{16}COOH$
	花生酸（二十烷酸）	$CH_3(CH_2)_{18}COOH$
	二十四酸（二十四烷酸）	$CH_3(CH_2)_{22}COOH$
不饱和脂肪酸	棕榈油酸（9-十六碳烯酸）	$CH_3(CH_2)_5CH=CH(CH_2)_7COOH$
	油酸（9-十八碳烯酸）	$CH_3(CH_2)_7CH=CH(CH_2)_7COOH$
	蓖麻油酸（12-羟基-9-十八碳烯酸）	$CH_3(CH_2)_5CHOHCH_2CH=CH(CH_2)_7COOH$
	亚油酸（9,12-十八碳二烯酸）	$CH_3(CH_2)_4CH=CHCH_2CH=CH(CH_2)_7COOH$
	亚麻酸（9,12,15-十八碳三烯酸）	$CH_3(CH_2CH=CH)_3(CH_2)_7COOH$
	花生四烯酸（5,8,11,14-二十碳四烯酸）	$CH_3(CH_2)_3(CH_2CH=CH)_4(CH_2)_3COOH$

案例
话说 DHA

趣说化学
DHA 与人类文明

多数脂肪酸能在人体内合成,只有亚油酸、亚麻酸不能合成,必须由食物提供,而花生四烯酸人体只能合成少量,多数需从食物中获得,故这三者又称为必需脂肪酸。常见油脂的脂肪酸组成见表18-2。

表 18-2   常见油脂的脂肪酸组成

油脂	脂肪酸(质量分数)/%						
	月桂酸	肉豆蔻酸	软脂酸	硬脂酸	油酸	亚油酸	亚麻酸
猪油		1～2	25～30	12～16	40～50	5～10	1
奶油①	2～5	8～14		9～12	25～35	2～5	
牛油		3～5		20～30	40～50	1～5	
椰子油②	45～48	16～18	8～10	2～4	5～8	1～2	
橄榄油			8～16	2～3	70～85	5～15	
豆油			10	3	25～30	50～55	4～8
棉籽油		1	20～25	1～2	20～30	45～50	
红花油			6	3	13～15	75～78	
亚麻子油					20～35	15～25	40～60

① 尚含有 3%～4% 丁酸及 C_6、C_8、C_{10} 酸各 1%～3%。

② 尚含有 C_8、C_{10} 酸各 5%～9%。

二、油脂的性质

(一)物理性质

纯净的油脂是无色、无味、无臭的。但一般的油脂常因含有维生素和色素等杂质而有不同的气味和颜色。油脂的密度都小于1,难溶于水,易溶于乙醚、氯仿、苯或丙酮等极性较小的有机溶剂,难溶于冷乙醇而能溶于热乙醇。从动、植物组织中提取油脂,可选用这类溶剂。天然油脂是混合物,没有确定的熔点和沸点,只有一定的熔点范围,如牛脂为 42～49 ℃,猪脂为 36～49 ℃。

(二)化学性质

1. 水解反应

油脂是酯类化合物,在酸、碱或酶(如胰脂酶等水解酶)的催化下可发生水解反应,生成一分子甘油和三分子脂肪酸。

$$
\begin{array}{l}
CH_2-O-\overset{\displaystyle O}{\overset{\|}{C}}-R_1 \\[4pt]
CH-O-\overset{\displaystyle O}{\overset{\|}{C}}-R_2 \;+\; 3H_2O \;\underset{\text{胰酯酶}}{\rightleftharpoons}\; \begin{array}{l} CH_2-OH \\ CH-OH \\ CH_2-OH \end{array} \;+\; \begin{array}{l} R_1COOH \\ R_2COOH \\ R_3COOH \end{array} \\[4pt]
CH_2-O-\overset{\displaystyle O}{\overset{\|}{C}}-R_3
\end{array}
$$

由于油脂在酸催化下的水解是可逆的,所以一般在碱(氢氧化钠或氢氧化钾)溶液中水解,生成甘油和高级脂肪酸盐。这种高级脂肪酸盐即是肥皂的基本成分。油脂在碱性溶液中的水解反应叫作皂化(saponification)反应。

$$
\begin{array}{l}
CH_2-O-\overset{\displaystyle O}{\overset{\displaystyle \|}{C}}-R_1 \\
CH-O-\overset{\displaystyle O}{\overset{\displaystyle \|}{C}}-R_2 \quad + 3NaOH \xrightarrow{\triangle} \\
CH_2-O-\overset{\displaystyle O}{\overset{\displaystyle \|}{C}}-R_3
\end{array}
\quad
\begin{array}{l}
CH_2-OH \quad R_1COONa \\
CH-OH \quad + \quad R_2COONa \\
CH_2-OH \quad R_3COONa
\end{array}
$$

常用的普通肥皂是各种高级脂肪酸钠盐的混合物。在医药上常用于洗净皮肤的叫软肥皂,它是高级脂肪酸钾盐。另外,用于消毒防腐的"来苏儿"是煤酚和肥皂制成的溶液。

皂化值是指 1 g 油脂完全皂化所需要的氢氧化钾的质量(以 mg 为单位)。根据皂化值的大小可以判断油脂中所含甘油三酯的平均相对分子质量。皂化值越小,则表示 1 g 油脂中所含甘油酯的物质的量越少,也表示该油脂中甘油酯的平均相对分子质量较高,含较高级的脂肪酸较多。各种油脂都有一定的皂化值范围,因此也可以用皂化值来检验油脂的纯度。

案例
肥皂和脂
类化合物

人体从食物中摄取的油脂主要在小肠催化水解,此过程称为油脂的消化。水解产物透过肠壁被吸收(少量油脂分子同时被吸收),进一步合成人体自身的脂肪。这种吸收后的脂肪除一部分氧化供给能量(脂肪在体内完全氧化放出的热量为 $28.9 \text{ kJ} \cdot \text{g}^{-1}$)外,大部分储存在皮下、肠系膜处的组织中。

2. 加成反应

(1) 加氢反应　油脂中不饱和脂肪酸的碳碳双键可以氢化催化,转化为含饱和脂肪酸的油脂。含不饱和脂肪酸较多的油脂,因其中的不饱和脂肪酸含有碳碳双键,容易氧化变质。通过催化加氢,可以使天然油脂中的不饱和键转变成饱和键,原来液态的油变为半固态或固态的脂肪。因此,油脂的催化氢化也叫作油脂的硬化。硬化后的油脂不但有利于储存和运输,而且不易氧化变质,还能扩大应用范围。

$$
\begin{array}{l}
CH_2-O-\overset{\displaystyle O}{\overset{\displaystyle \|}{C}}-C_{17}H_{33} \\
CH-O-\overset{\displaystyle O}{\overset{\displaystyle \|}{C}}-C_{17}H_{33} \quad + 3H_2 \xrightarrow[250℃]{Ni} \\
CH_2-O-\overset{\displaystyle O}{\overset{\displaystyle \|}{C}}-C_{17}H_{33}
\end{array}
\quad
\begin{array}{l}
CH_2-O-\overset{\displaystyle O}{\overset{\displaystyle \|}{C}}-C_{17}H_{35} \\
CH-O-\overset{\displaystyle O}{\overset{\displaystyle \|}{C}}-C_{17}H_{35} \\
CH_2-O-\overset{\displaystyle O}{\overset{\displaystyle \|}{C}}-C_{17}H_{35}
\end{array}
$$

(2) 加碘反应　油脂中不饱和脂肪酸的碳碳双键与碘的加成常用来测定油脂的不饱和程度。100 g 油脂所能吸收碘的质量(以 g 为单位)称为碘值。碘值越大,则表示油脂的不饱和程度越高。通常碘与碳碳双键直接加成的速率很慢,所以在实际测定中常用氯化碘(ICl)或溴化碘(IBr)的冰醋酸溶液作试剂与油脂反应,其中的氯原子或溴原子能使碘活化。

3. 酸败

油脂在空气中长期放置会产生难闻的气味,这种现象称为油脂的酸败。引起油脂酸败的主要原因有两个方面。

(1) 氧化分解　油脂中不饱和脂肪酸的碳碳双键,易被空气中的氧氧化,生成过氧化物,过氧化物继续氧化或分解,则产生有臭味的低级醛和羧酸。光、热、湿气或霉菌都能促进油脂的酸败。

(2) 微生物或酶的氧化分解　微生物和酶能使油脂水解成甘油和脂肪酸,再经过各种复杂的变化,脂肪酸转变成 β-酮酸,β-酮酸再经脱羧或氧化生成有臭味的低级酮和酸等化合物。

常用酸值来表示油脂中游离脂肪酸的含量,中和 1 g 油脂中的游离脂肪酸所需氢氧化钾的质量(以 mg 为单位)称为油脂的酸值。测定油脂中游离脂肪酸的含量增加与否是判断油脂酸败的重要依据。若酸值过高,表明油脂中游离的脂肪酸含量较高,油脂酸败严重。一般食用油脂的酸值应在 6.0 以下。密封、冷藏和添加抗氧剂都是防止油脂酸败的方法。

问题互动
脂类化合物酸败发出难闻气味的原因

第二节　磷　　脂

磷脂(phospholipid)是含磷酸酯结构的类脂,它们广泛存在于动物的脑、肝、神经组织、蛋黄及植物的种子中,是细胞的重要组成成分。常见的磷脂多属磷酸甘油酯,有磷脂酰胆碱和磷脂酰乙醇胺等。它们水解后的产物是脂肪酸、磷酸、含氮有机碱和甘油。

一、磷脂酰胆碱

磷脂酰胆碱又称为卵磷脂。它是一种复杂的甘油酯,存在于动物组织与器官中,在脑、神经组织、肝、肾上腺、红细胞中含量较多,尤其在蛋黄中含量最为丰富,占 8% ~ 10%。其结构如下:

$$
\begin{array}{c}
\underset{\text{脂肪酸部分}}{\underbrace{\begin{array}{c} \overset{O}{\underset{\parallel}{}} \\ R\text{—}C\text{—}O\text{—}CH_2 \\ \overset{O}{\underset{\parallel}{}} \\ R'\text{—}C\text{—}O\text{—}CH \end{array}}} \\
\underset{\text{甘油部分}}{\underbrace{CH_2}}\text{—}O\text{—}\underset{\underset{\text{磷酸部分}}{\underbrace{\overset{O^-}{\underset{|}{}}}}}{\overset{\overset{O}{\parallel}}{P}}\text{—}O\text{—}CH_2\text{—}CH_2\text{—}\overset{+}{N}(CH_3)_3 \qquad \text{胆碱部分}
\end{array}
$$

磷脂酰胆碱

卵磷脂完全水解后,得到甘油、磷酸、胆碱和脂肪酸。天然卵磷脂水解后的脂肪酸有硬脂酸、油酸、亚油酸和花生四烯酸等。卵磷脂是白色蜡状固体,极易吸水,以胶体状态在水中扩散,不溶于丙酮,易溶于乙醚、乙醇和氯仿。卵磷脂在空气中放置容易被氧化而变成黄色或者棕色,这是因为其分子中的不饱和脂肪酸在空气中被氧化,形成黄色或棕色的过氧化物。

磷脂中的磷酸部分尚有一个羟基具有较强的酸性,可与含氮的碱性基团反应形成偶极离子。故磷脂的分子结构可分为两部分,一部分是长链的非极性的烃基,为疏水部分;另一部分是亲水的偶极离子$\left[\ -O-\overset{\displaystyle O}{\underset{\displaystyle O^-}{P}}-O-CH_2CH_2N^+(CH_3)_3\ \right]$。如果将磷脂放在水中,可排成两列,它的极性基团指向水面,而疏水性基团因受水的排斥而由 van der waals 力聚集在一起,尾尾相连,与水隔开,形成磷脂双分子层(图 18-1)。磷脂的这种结构和特性,在它们与蛋白质结合成脂蛋白并构成细胞膜时,起着重要的作用。

极性头部 ⟶   H₂O   ⟵ 非极性尾部
H₂O

图 18-1 磷脂双分子层

卵磷脂在肝内能促进脂肪的转运,可作为抗脂肪肝药物。

二、磷脂酰乙醇胺

磷脂酰乙醇胺又称为脑磷脂,它与磷脂酰胆碱共同存在于动、植物的组织和器官中,在动物的脑组织中含量最高。其结构如下:

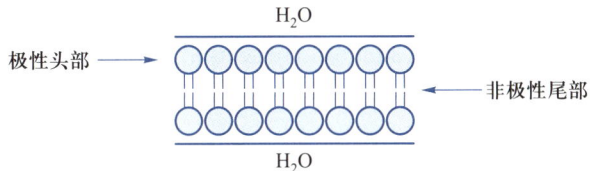

脑磷脂的水解产物是甘油、磷酸、脂肪酸与胆胺或丝氨酸。组成脑磷脂中的脂肪酸主要是软脂酸、硬脂酸和油酸等。脑磷脂的理化性质与卵磷脂很相似,但它在乙醇中的溶解度要比卵磷脂小得多,借此可以将两者分离。脑磷脂不仅是组成组织和器官的重要成分,也是血小板中凝血激活酶的重要成分,因此它与血液的凝固有关。由于卵磷脂和脑磷脂的结构中包括了非极性基团和极性基团两大部分,因此它们是具有生理活性的表面活性剂。

三、鞘磷脂

鞘磷脂又称为神经鞘磷脂。它是动、植物细胞膜的主要组分,在大脑和神经组织中含量较多。鞘磷脂的组成和结构与卵磷脂、脑磷脂不同,其分子中含有一个长链不饱和醇,即(神经)鞘氨(基)醇,而不是甘油。

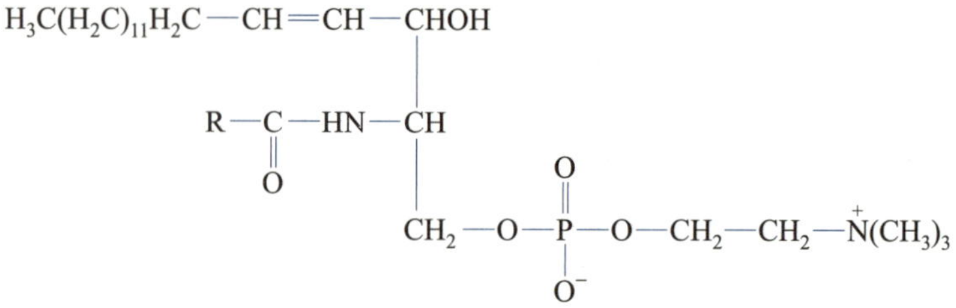

$$H_3C(H_2C)_{11}H_2C-CH=CH-CHOH$$

$$R-\underset{\underset{O}{\|}}{C}-HN-CH$$

$$CH_2-O-\underset{\underset{O^-}{\underset{\|}{}}}{\overset{\overset{O}{\|}}{P}}-O-CH_2-CH_2-\overset{+}{N}(CH_3)_3$$

鞘磷脂

在鞘磷脂中,鞘氨醇的氨基与脂肪酸以酰胺键相连接,以 1 位以上的羟基与磷酸成脂,磷酸又以酯的形式与胆碱相结合。

由于鞘氨醇的前三个碳所连的基团类似于甘油,剩余的烃基长链与高级脂肪酸相近,所以鞘磷脂在大小、形状和极性方面都与卵磷脂、脑磷脂相似。它是神经鞘的主要成分。在机体不同组织中所发现的鞘磷脂的成分不同,水解鞘磷脂可得鞘氨醇、脂肪酸、磷酸和胆碱,其中脂肪酸有棕榈酸、硬脂酸、二十四烷酸、神经酸(二十四碳酸稀酸)等。鞘磷脂是白色结晶,在光的作用下或空气中不易氧化,比较稳定,不溶于丙酮及乙醚,而溶于热乙醚中,这是鞘磷脂与卵磷脂和脑磷脂的不同之处。

第三节　甾族化合物

微课
甾族化合物

一、甾族化合物的基本结构

甾族化合物(steroid)又称类固醇化合物,结构类型及数目繁多,广泛存在于动、植物体内,具有多种生理活性,包括维生素 D、甾醇、胆汁酸、肾上腺皮质激素和性激素等。它们由环戊烷多氢菲和 3 个侧链组成,四个环分别用 A、B、C、D 表示,环上的 17 个碳原子按如下顺序编号:

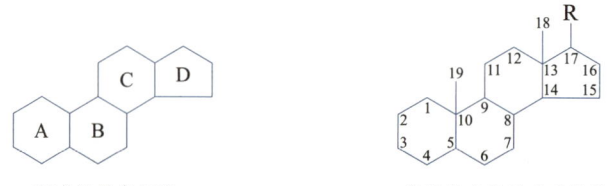

环戊烷并多氢菲　　　　　　　甾族化合物的基本结构

一般在 C_{10} 和 C_{13} 上各连一个甲基,称为角甲基,这两个角甲基碳原子的编号分别为 C_{19} 和 C_{18};在 C_{17} 上连有烃基、含氧基团或其他基团。在 C_3 上一般连有羟基。有的甾族化合物在不同的位置含有碳碳双键,这样就构成了各种不同的甾族化合物。

母体甾环有 7 个手性碳原子,即 C_5、C_8、C_9、C_{10}、C_{13}、C_{14} 及 C_{17},理论上应有 2^7= 128 个旋光异构体,应有 64 对对映异构体,但由于四个环并联在一起而互相牵制,实际上天然的甾族化合物只有少数构型较稳定的异构体。

甾族化合物的四个碳环之间,每两个环若以单键稠合时,由于碳原子所连的原子或原子团在空间排布不同,可形成顺反异构体。目前已知的重要甾族化合物中,B、C 两环都是反式的,C、D 两环也几乎都是反式的,只有 A、B 两环有顺、反两种稠合方式。因此甾族化合物可分为两系,即正系和异系。如 A、B 两环以顺式稠合(相当于顺式十氢化萘的构型),即在 C_5 上的氢原子与 C_{10} 上的角甲基处于同侧,都伸向环系平面的上方,用实线表示时,称为正系(或 5β-),以粪甾烷为代表;如 A、B 两环以反式稠合(相当于反式十氢化萘的构型),即 C_5 上的氢原子与 C_{10} 上的角甲基不在同侧,而是伸向环系平面的下方,用虚线表示,称为异系(或 5α-),以胆甾烷为代表。

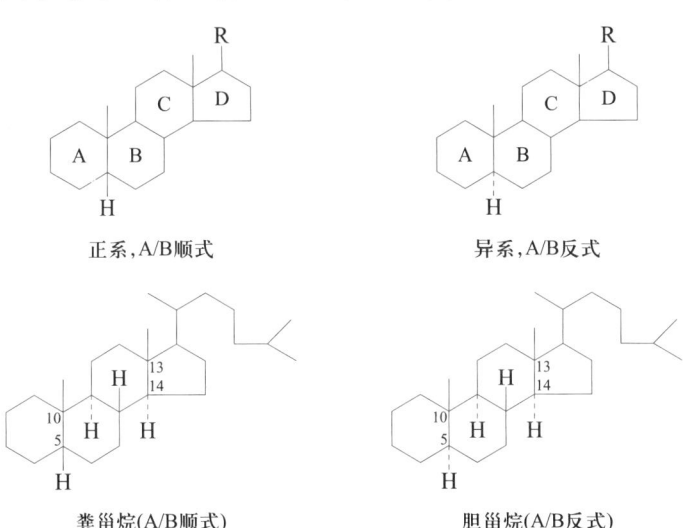

正系,A/B 顺式　　　　　　　　异系,A/B 反式

粪甾烷(A/B 顺式)　　　　　　　胆甾烷(A/B 反式)

甾族化合物除基本骨架稠合的环有顺反异构关系外,环上若有其他取代基,则它们在空间也有两种取向,即有 α 和 β 两种构型。这两种构型在生理活性上差别很大。环上取代基与两个角甲基取向相同的(即都在环平面上方)称为 β 构型,用实线表示;环上取代基与两个角甲基取向相反的(即在环平面下方)则称为 α 构型,用虚线表示。如果取代基的构型未定,则用波纹线"~"表示,称为"ζ"(读 Xi),例如,胆甾醇(胆固醇)的3-羟基属于 β 构型;A/B 顺式胆甾酸(胆酸)的 C_3、C_7、C_{12} 位上三个羟基则属于 α 构型。

胆甾醇(β 构型)　　　　　　　　胆酸(α 构型,A/B 顺式)

二、重要的甾族化合物

在一般情况下,甾族化合物中的 C_{10}、C_{13} 的两个角甲基不变,C_{17} 上的 R 可以是不同基团;分子中所含双键、羟基及其他取代基的数目及位置可以不同;骨架环和取代基的立体构型也有不同的类型。因此,甾族化合物的种类很多,天然存在的甾族化合物按其来源及生理作用不同,一般可以分为甾醇、胆甾醇、甾类激素(性激素和肾上腺皮质激素)和强心苷等。

(一)甾醇

甾醇又称固醇,广泛存在于动、植物组织中,根据其来源不同,甾醇分为动物甾醇和植物甾醇。

1. 胆甾醇

胆甾醇(cholesterol)又名胆固醇,最初是从胆石中发现的固体,因而得名。胆甾醇是人体中含量最多的甾族化合物,主要集中在脑和神经组织中。胆甾醇为无色或浅黄色的蜡状固体,难溶于水,易溶于有机溶剂。血液中的胆甾醇以游离状态和酯的形式存在,当胆甾醇代谢发生障碍时,血液中胆甾醇及其酯的含量增加,并从血浆中析出后,沉积于动脉血管壁上,是造成动脉血管硬化的因素之一。若胆汁中胆甾醇过多或胆汁酸盐过少,胆甾醇会在胆道中沉积,易形成胆结石。

案例
高血脂与
胆固醇

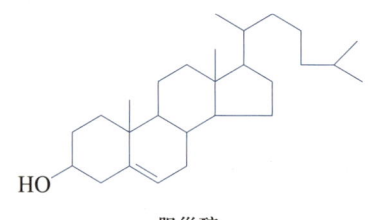

胆甾醇

2. 7-脱氢胆甾醇与麦角甾醇

7-脱氢胆甾醇也是一种动物甾醇,存在于人体的皮下组织,经紫外线的照射,B 环打开,成为维生素 D_3。

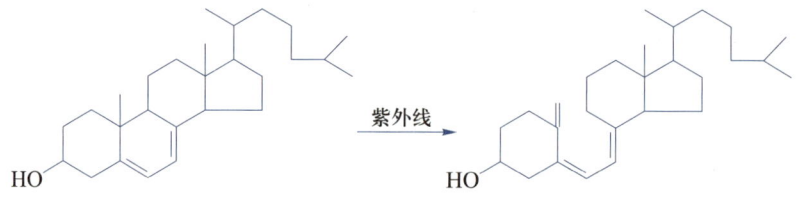

紫外线

7-脱氢胆甾醇   维生素 D_3

麦角甾醇属于植物甾醇,存在于酵母及某些植物中,它的 C_{17} 侧链比 7-脱氢胆甾醇多了一个甲基和一个双键。经紫外线照射后,B 环打开,生成维生素 D_2。

维生素 D_2 和 D_3 都属 D 族维生素,在人体内能促进肠道对钙和磷的吸收,故可用于防治小孩的佝偻病和软骨病。维生素 D_2、D_3 在鱼类的肝、牛奶和蛋黄中含量较高,经常食用这类食品,也能起到防治佝偻病的作用。

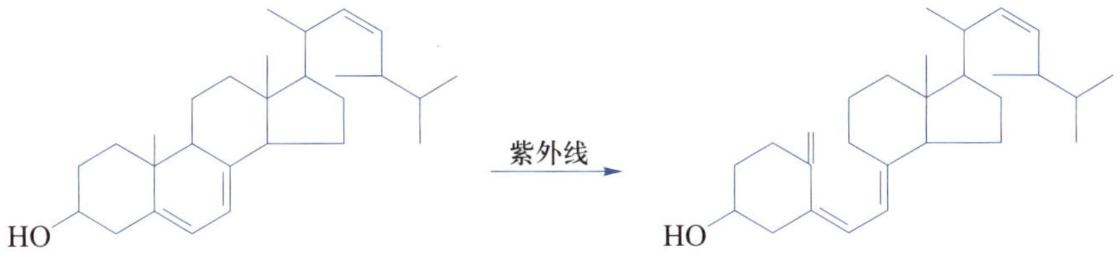

麦角甾醇　　　　　紫外线→　　　　维生素D$_2$

（二）胆甾酸

胆甾酸是人和动物胆汁中的几种甾族化合物，包括胆酸（cholic acid）、脱氧胆酸、鹅胆酸和石胆酸等，其中胆酸最为重要。这几种胆甾酸在胆汁中与甘氨酸或牛磺酸结合后为混合物，总称胆汁酸（bile acid）。在碱性胆汁中，胆汁酸以钠盐或钾盐的形式存在。

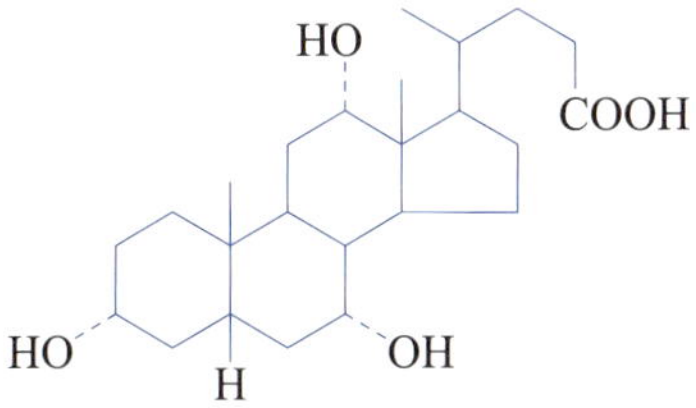

胆酸 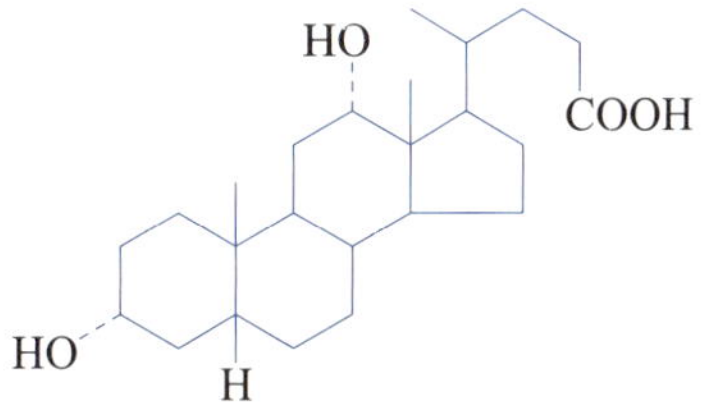　　　　　　　脱氧胆酸

胆汁酸盐分子中有亲水的羟基和羧基，也有疏水的甾环，故能使油脂在肠中乳化，使其易于水解、消化与吸收。利胆药胆酸钠是甘氨胆酸钠和牛磺胆酸钠的混合物，可用于因胆汁分泌不足而引起的疾病。

（三）甾体激素

激素是人体各种内分泌腺分泌的具有很强生理活性的物质，它们包括甾体激素与含氮激素两大类。甾体激素按其来源不同，又可分为肾上腺皮质激素和性激素两类。

1. 肾上腺皮质激素

肾上腺皮质激素是由肾上腺皮质部分所分泌的一类激素。目前已从肾上腺皮质中分离出数十个甾族化合物，其中一些化合物生理活性较强。具有调节糖代谢作用的化合物称为糖皮质激素，如可的松等；能控制体内水和电解质平衡的化合物称为盐皮质激素，如醛固酮等。可的松和氢化可的松等药物具有抗炎症、抗过敏、抗病毒、抗休克的作用，可用于控制严重的中毒性感染和治疗类风湿等疾病。

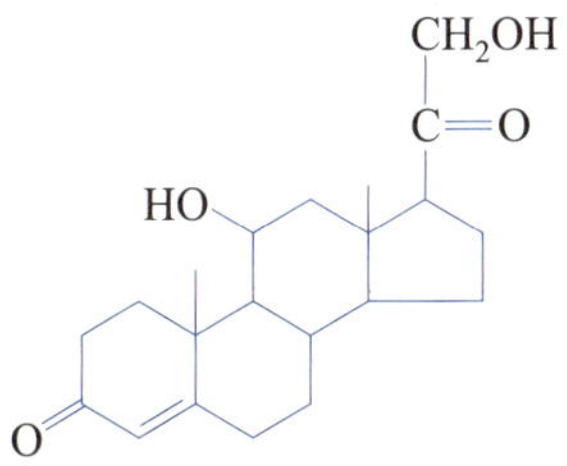

皮质酮 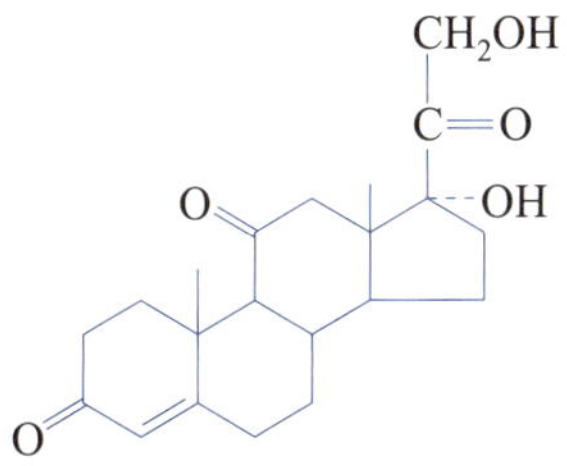　　　　　　可的松 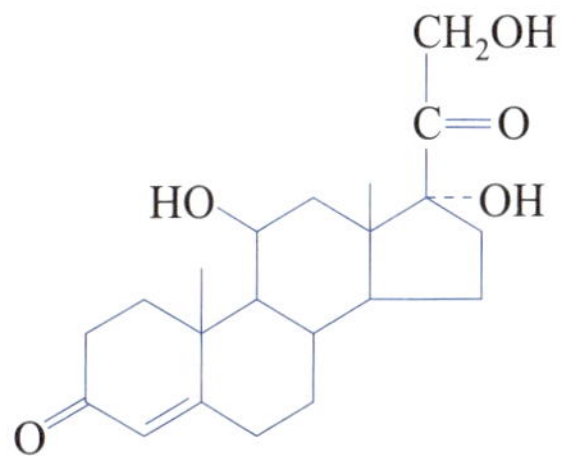　　　　　　氢化可的松

2. 性激素

性激素(sex hormone)是性腺(睾丸或卵巢)所分泌的物质,它们对生育和第二性征如声音、体态等的变化起着决定性的作用。其结构特点是:C_4 与 C_5 间有双键,C_{17} 上是 β-羟基或酮基。

睾酮   脱氢表雄甾酮   雌二醇

雄激素中睾酮的生理活性最强,它能促进和控制雄性器官和第二性征的生长发育。临床上常用人工合成的甲基睾酮和睾酮丙酸酯。雌性激素包括雌激素和孕激素。雌激素由卵巢中成熟的卵泡和黄体所分泌,其中以雌二醇-17β 活性最强,雌酮次之,雌三醇最弱。

雌酮   雌三醇   孕酮

孕激素有很多种,人体内主要是孕酮,由卵巢中的黄体分泌,故又称黄体酮。孕酮的结构与睾酮极为相似,其区别仅在于 C_{17} 上所连的基团,睾酮是羟基,孕酮是乙酰基,但它们的生理作用完全不同。孕酮的作用是抑制排卵,并使受精卵在子宫中发育。临床上用于治疗习惯性流产、子宫功能性出血、痛经和月经失调等。

案例   脂蛋白

血浆和血清中含有的脂肪和类脂成分称为血脂,主要组成包括甘油三酯、磷脂、胆固醇和游离脂肪酸等。血脂与蛋白结合形成的复合物称为脂蛋白,分为乳糜微粒(CM)、极低密度脂蛋白(VLDL)、低密度脂蛋白(LDL)和高密度脂蛋白(HDL)四类。乳糜微粒代谢的主要功能是转运外源性三酰甘油,由于其在血液中代谢快,半衰期短,所以正常空腹血清中不含乳糜微粒。极低密度脂蛋白是体内转运内源性三酰甘油的主要方式。低密度脂蛋白是导致动脉粥样硬化的主要微粒,经氧化或化学修饰的低密度脂蛋白不能被组织利用和被肝清除,便会沉积到动脉管壁上形成斑块,造成动脉粥样硬化。高密度脂蛋白的主要功能是将肝外细胞释放的胆固醇转运到肝进行分解,故高密度脂蛋白水平的增高有利于外周组织清除胆固醇,从而防止胆固醇在血中聚集引起动脉粥样硬化。所以高密度脂蛋白被认为是抗动脉粥样硬化因子。

📖 科学家简介　巴顿

　　德里克·哈罗德·理查德·巴顿（Derek Harold Richard Barton，1918—1998），英国有机化学家。1940 年毕业于伦敦帝国理工学院，1942 年获哲学博士学位。

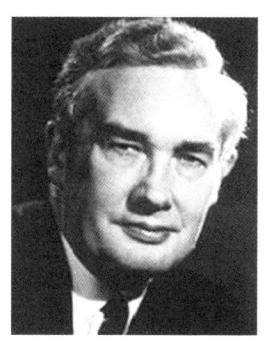

　　巴顿在研究生时代，就对甾族化合物和萜类化合物感兴趣，并着手进行结构方面的分析研究。在这期间曾受到奥德·哈塞尔（Odd Hassel）发表的论文的启示，为了弄清分子内各个原子的空间排布位置和相互间作用的关系，他在 1945 年至 1949 年设计了多种有机化合物的分子模型，以表示三维空间的立体图像。1949 年他应美国哈佛大学之聘，任有机化学客座主讲人。经过多年研究，他阐明了分子的特性与它们的空间构型和构象之间的关系，发展了有机分子立体化学的结构概念和理论；通过对脂环化合物的深入研究，指出了许多复杂有机化合物的立体结构，提出了一些甾族化合物的构象。20 世纪 50 年代初，巴顿关于构象分析的著名论文公开发表，在科学界引起巨大反响，被认为是对立体化学和有机结构理论的又一重大贡献。

　　巴顿在合成甾醇类激素方面发明了著名的合成醛甾酮的一种简便方法，后被称为巴顿式反应。此外，他还发表了一系列有关合成青霉素和各种四环素类抗生素的重要文章。他因测定一些有机化合物的三维构象所做的贡献而与哈塞尔共获 1969 年诺贝尔化学奖。

📖 习题

1. 写出下列化合物的构造式。

（1）软脂酸　　　　　（2）亚油酸

（3）卵磷脂　　　　　（4）胆酸

2. 完成下列反应式。

$$
(1)\quad
\begin{array}{l}
CH_2-O-\overset{\displaystyle O}{\overset{\|}{C}}-R_1 \\[4pt]
CH-O-\overset{\displaystyle O}{\overset{\|}{C}}-R_2 \; +3NaOH \xrightarrow{\;\triangle\;} \\[4pt]
CH_2-O-\overset{\displaystyle O}{\overset{\|}{C}}-R_3
\end{array}
$$

第十八章
网络自测
题

（2）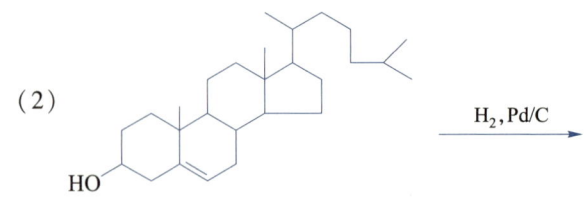 $\xrightarrow{H_2, Pd/C}$

3. 卵磷脂和脑磷脂的结构有何异同？

4. 在甾族化合物中，何谓正系、异系、α 构型、β 构型？

第十九章 糖 类

糖类（saccharides）亦称碳水化合物（carbohydrate），是自然界中广泛分布的一类重要的有机化合物。日常食用的蔗糖、大米、小麦，植物体中的纤维素、血液中的葡萄糖等均属于糖类。糖类在生命活动中起重要作用，它不仅是生物体的结构物质和能量物质，还具有抗病毒、抗肿瘤、免疫调节、降血糖等多种特殊的生理活性，参与体内许多生理、病理过程，如分子识别、细胞分化、信号转导等。因此，糖类对于医学研究意义重大。

第十九章
课件

糖类是多羟基醛或多羟基酮及其缩聚物和某些衍生物的总称；根据能否水解及水解所得基本组成单位的多寡，可分为单糖、低聚糖和多糖。单糖是最简单的糖，它不能再被水解成更小的糖分子，如葡萄糖、果糖等；低聚糖又称寡糖，由 2~9 个单糖分子脱水缩聚而成，如蔗糖、乳糖等；由多于 9 个单糖分子脱水而成的糖类化合物称为多糖，如淀粉、糖原等。

第一节 单 糖

单糖是不能水解的含有 3~6 个碳原子的多羟基醛或多羟基酮。含有醛基的糖称为醛糖，含有酮基的称为酮糖；按碳原子数目多少，单糖又可分为丙糖、丁糖、戊糖、己糖等。例如：

CHO	CH$_2$OH	CHO	CHO	CH$_2$OH
CHOH	C=O	(CHOH)$_3$	(CHOH)$_4$	C=O
CH$_2$OH	CHOH	CH$_2$OH	CH$_2$OH	(CHOH)$_3$
	CH$_2$OH			CH$_2$OH
丙醛糖	丁酮糖	戊醛糖	己醛糖	己酮糖

自然界中最为常见的单糖是戊糖和己糖，如核糖为戊醛糖，果糖为己酮糖。

一、单糖的结构

（一）单糖的链状结构和构型

单糖的结构常用 Fischer 投影式表示,按规定,糖中的碳链处于垂直方向,羰基须写在投影式的上端,碳原子的编号从靠近羰基一端开始,氢原子和羟基位于链的两侧。以 D-葡萄糖为例,其投影式如图 19-1 所示。

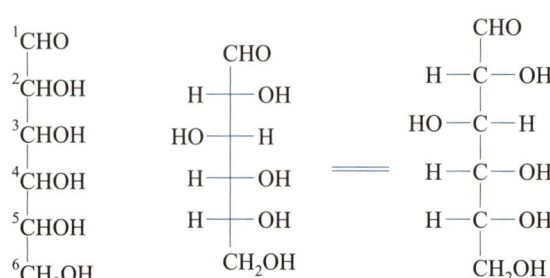

2,3,4,5,6-五羟基己醛　　　　　　D-葡萄糖

图 19-1　D-葡萄糖投影式示意图

以上结构称为葡萄糖的开链式。为了书写方便,将手性碳原子省去[如图 19-2（Ⅰ）所示]。通常,手性碳原子上的氢及羟基可以省去,用短横表示[如图 19-2 中（Ⅱ）（Ⅲ）所示]。

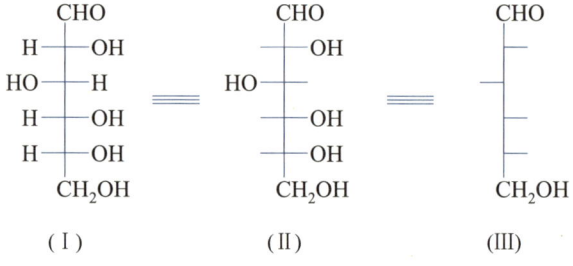

（Ⅰ）　　　　　　（Ⅱ）　　　　　　（Ⅲ）

图 19-2　D-葡萄糖的开链式

单糖从丙糖到庚糖,除二羟丙酮外,都有手性碳原子。己醛糖含有 4 个手性碳原子,己酮糖含有 3 个手性碳原子。单糖的构型常用 D、L 构型来表示,可分为 D 型系列和 L 型系列单糖。甘油醛只含一个手性碳原子,在 Fischer 投影式中,与手性碳原子相连的—OH 在右侧者叫 D 型,左侧者为 L 型(见图 19-3)。

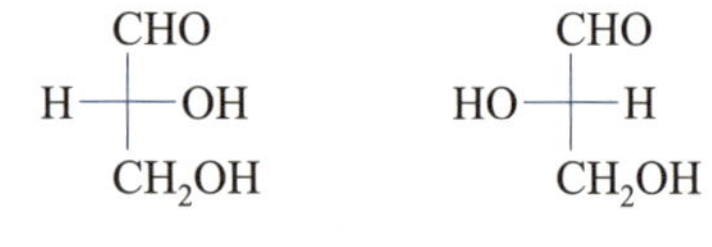

$$
\begin{array}{cc}
\text{CHO} & \text{CHO} \\
\text{H}\!-\!\!-\!\text{OH} & \text{HO}\!-\!\!-\!\text{H} \\
\text{CH}_2\text{OH} & \text{CH}_2\text{OH} \\
\text{D-(+)-甘油醛} & \text{L-(-)-甘油醛}
\end{array}
$$

图 19-3　甘油醛结构示意图

单糖的构型是根据其结构式中离羰基最远的那个手性碳原子的构型与甘油醛比较得到的。因此含有多个手性碳原子的单糖,其 Fischer 投影式中最下面的手性碳原子上的—OH 在右者为 D 型,在左者则为 L 型。D 型糖的对映体是 L 型糖。天然存在的糖均为 D 型糖。

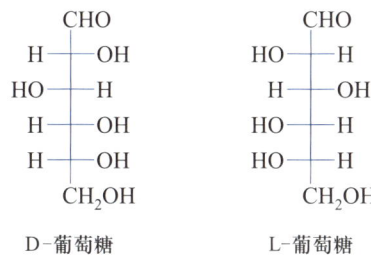

D-葡萄糖   L-葡萄糖

(二) 单糖的变旋光现象和环状结构

在不同条件下获得的 D-(+)-葡萄糖的比旋光度不同。从乙醇中结晶出来的葡萄糖,熔点 146 ℃,其新鲜配制溶液的比旋光度($[\alpha]_D^{20}$)为 +112(°)·mL·dm^{-1}·g^{-1},在放置过程中,比旋光度逐渐下降,直到恒定值 +52.7(°)·mL·dm^{-1}·g^{-1};从吡啶中结晶出来的葡萄糖,熔点 150 ℃,新鲜配制溶液的比旋光度为 +18.7(°)·mL·dm^{-1}·g^{-1},在放置过程中,比旋光度逐渐上升,也达到 +52.7(°)·mL·dm^{-1}·g^{-1} 后维持不变。这种糖在溶液中比旋光度自行转变的现象称为变旋光现象(mutarotation)。

葡萄糖的开链结构不能解释此现象;但可由葡萄糖的环状结构得到解释。葡萄糖分子中既有醛基,又有羟基;而醛和醇可生成半缩醛或缩醛,因此葡萄糖可在分子内生成环状的半缩醛。成环时,C_5 上的羟基与羰基缩合形成含有由六个原子(五个碳和一个氧)组成的类似于吡喃的稳定六元环。

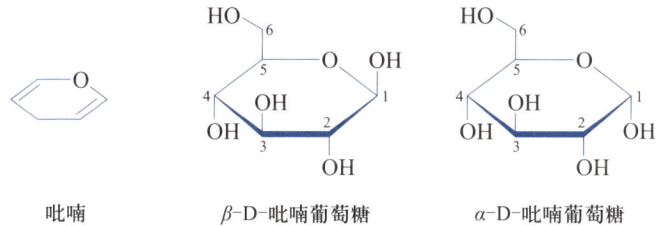

吡喃 β-D-吡喃葡萄糖 α-D-吡喃葡萄糖

上述 D-葡萄糖的环状结构表示方法即为 Haworth 透视式。在吡喃糖中,Haworth 式用一个垂直于纸平面的六角形环(环中省略了构成环的碳原子)表示己醛糖的吡喃环,用粗线表示靠近读者的环边缘,细线(含氧桥)表示远离读者的环边缘,环上碳原子按顺时针方向编号。环上氢原子可省略,也可写出。习惯上,将环上 C_1 位羟基与末端羟甲基处环平面同侧的称为 β 型;异侧的称为 α 型。它们是非对映体,也是差向异构体,但由于它们的差别是在 C_1 位上,因此又被称为异头物或端基异构体(anomer)。D-葡萄糖发生变旋光现象的内在原因就是 α 型和 β 型与其开链结构处于动态平衡中,当三种异构体达到平衡时,其比旋光度亦不再改变。同时由于开链结构含量极低,因此羰基加成的某些反应不易发生。

溶液中 α 型糖与 β 型糖之间的互相转化是产生变旋光现象的原因。α 型与 β 型通过开链式结构相互转化,最终达到平衡,α-D-吡喃葡萄糖约占 37%,β-D-吡喃葡萄糖约占 63%,开链结构占不到 0.01%,其比旋光度不再改变。

α-D-吡喃葡萄糖　　　　　开链D-葡萄糖　　　　　β-D-吡喃葡萄糖

不仅葡萄糖有变旋光现象,凡能形成环状结构的单糖,都会产生变旋光现象。

Haworth 透视式是把环当作平面,事实上,这些环原子并不完全在一个平面上,吡喃糖与环己烷很相似,只是环中一个氧原子代替了环己烷中的一个 CH_2,因此可用环己烷的构象近似地表示吡喃糖分子的构象,因此,为了更合理地反映其结构,常用构象式来表示,通常单糖是以较稳定的椅型构象存在。D-吡喃葡萄糖的构象式见图 19-4。

α-D-吡喃葡萄糖　　　　　　　　　β-D-吡喃葡萄糖

图 19-4　D-吡喃葡萄糖的构象式

在椅型构象中,α-D-吡喃葡萄糖中除 C_1 上的羟基是连在直立键(a 键)外,其他较大的原子团(—OH,—CH_2OH)都连在平伏键(e 键)上;而 β-D-吡喃葡萄糖中的羟基等(—OH,—CH_2OH)较大原子团都处在平伏键(e 键)上,因此 β 型的构象更为稳定。所以在溶液中达到平衡时,β 型的构象所占比例较大。自然界中存在大量以 β-D-吡喃葡萄糖作为结构单位的物质如纤维素等,其原因可能就在于此。

二、单糖的理化性质

（一）单糖的物理性质

单糖都是无色晶体,有吸湿性。味甜,不同单糖的甜度各不相同,通常用蔗糖作为参考,以它为 100,除果糖的甜度为 175 外,其他单糖甜度均小于蔗糖。

除二羟基丙酮外,其他单糖都有旋光性,在溶液中会发生变旋光现象。

由于单糖分子中有多个羟基,因此除甘油醛微溶于水外,其他单糖都易溶于水,微溶于酒精,不溶于乙醚、丙酮等非极性溶剂。

（二）单糖的化学性质

单糖含有两种官能团——羟基和羰基,因此单糖与醇和醛酮的化学性质相似。

1. 差向异构化

单糖对稀酸相当稳定,但在稀碱条件下易发生差向异构化。如 D-葡萄糖用稀碱液处理,部分会转变为 D-甘露糖和 D-果糖,而将 D-果糖或 D-甘露糖用稀碱液处理时,同样也会得到三者混合物。

含有两个或两个以上手性中心的化合物分子中,若只有一个手性中心的构型相反,而其他手性中心的构型完全相同的,则互称为差向异构体(epimer)。两个差向异构体的相互转化,叫差向异构化(epimerization)。如 D-葡萄糖和 D-甘露糖,它们仅只是 C_2 的构型相反,所以互为 C_2 的差向异构体。

单糖的差向异构化是通过烯二醇中间体互相转化的(见图 19-5)。

案例
甜味剂

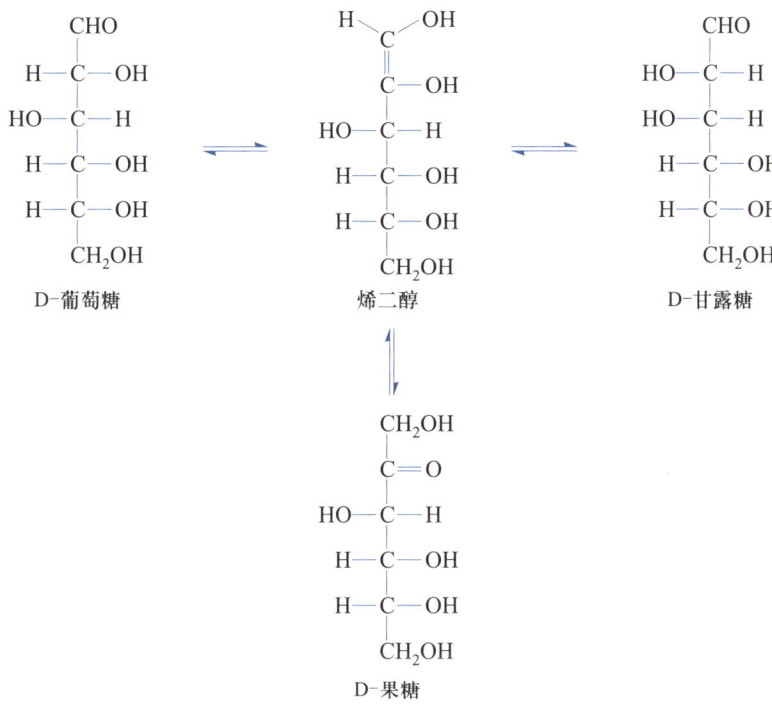

图 19-5 单糖的差向异构化示意图

2. 单糖的氧化

单糖能被多种氧化剂氧化。氧化剂的强弱不同,氧化产物也不同。单糖都能与 Tollens 试剂、Fehling 试剂和 Benedict 试剂等弱氧化剂作用,生成金属或金属的低价氧化物。醛糖氧化为相应的糖酸。

$$\text{单糖} + Cu^{2+} \xrightarrow{\text{加热}} Cu_2O\downarrow + \text{复杂氧化产物}$$
(Fehling 试剂或 Benedict 试剂)

能被上述碱性弱氧化剂氧化的糖,本身具有还原性,称为还原糖(reducing sugar)。酮糖经差向异构化转化为醛糖,因而也能被上面的弱氧化剂氧化,也是还原糖。

Benedict 试剂中含硫酸铜、碳酸钠和柠檬酸钠,本身较稳定,不易受其他物质如尿酸和肌酸等的干扰,临床上常用该试剂检验尿中是否有葡萄糖,并可进行半定量测试。药店出售的某些家用型糖尿病自测试剂盒就是应用 Benedict 反应进行检测的。

案例 血糖试纸

近年来,随着人们生活水平的提高、人口的老龄化、生活方式的改变以及环境污染的加剧,糖尿病的患病率呈逐年上升趋势。为了满足患者的需求,家用型的血糖测试仪和试剂盒已被广泛应用,其中血糖试纸是适用于患者自我检测血糖的常用工具之一。血糖试纸测试区由两片含有敏感化学成分的薄片组成,其中含有的葡萄糖氧化酶、过氧化物酶可与血液中的葡萄糖发生反应。当全血滴到测试区上时,所发生的化学反应可根据血液中葡萄糖的含量差别产生不同程度颜色变化。患者通过与标准比色板的对比即可知道自己的血糖是否偏高或过低。需要注意的是,血糖试纸只能在 18~35 ℃ 温度范围内用于体外诊断使用。只可以用新鲜的指尖毛细血管全血作为血样,不采用静脉血液、血浆或血清。试纸只能一次性使用。如果检测结果过高或低于规定的血糖范围值,应重新检测并进一步寻求专业医务人员的帮助。

溴水为酸性氧化剂,能将醛糖氧化成为糖酸,而酮糖在此条件下不反应,可用来区分醛糖和酮糖。

$$
\begin{array}{c}
\text{CHO} \\
\text{H}\!-\!\text{OH} \\
\text{HO}\!-\!\text{H} \\
\text{H}\!-\!\text{OH} \\
\text{H}\!-\!\text{OH} \\
\text{CH}_2\text{OH}
\end{array}
\xrightarrow{\text{Br}_2\text{-H}_2\text{O}}
\begin{array}{c}
\text{COOH} \\
\text{H}\!-\!\text{OH} \\
\text{HO}\!-\!\text{H} \\
\text{H}\!-\!\text{OH} \\
\text{H}\!-\!\text{OH} \\
\text{CH}_2\text{OH}
\end{array}
$$

D-葡萄糖　　　　　　　　　D-葡萄糖酸

较强氧化剂(如稀硝酸),能将醛糖的醛基和伯醇基都氧化成羧基,生成的二羧酸称为糖二酸。

$$
\begin{array}{c}
\text{CHO} \\
\text{H}\!-\!\text{OH} \\
\text{HO}\!-\!\text{H} \\
\text{H}\!-\!\text{OH} \\
\text{H}\!-\!\text{OH} \\
\text{CH}_2\text{OH}
\end{array}
\xrightarrow{\text{HNO}_3}
\begin{array}{c}
\text{COOH} \\
\text{H}\!-\!\text{OH} \\
\text{HO}\!-\!\text{H} \\
\text{H}\!-\!\text{OH} \\
\text{H}\!-\!\text{OH} \\
\text{COOH}
\end{array}
$$

D-葡萄糖　　　　　　　　　D-葡萄糖二酸

此外,某些醛糖在特定酶的作用下可以只氧化它的一级醇而保留醛基,生成糖醛酸,如葡萄糖醛酸。

$$
\begin{array}{c}
\text{CHO} \\
\text{H}\!-\!\text{OH} \\
\text{HO}\!-\!\text{H} \\
\text{H}\!-\!\text{OH} \\
\text{H}\!-\!\text{OH} \\
\text{CH}_2\text{OH}
\end{array}
\xrightarrow{\text{酶}}
\begin{array}{c}
\text{CHO} \\
\text{H}\!-\!\text{OH} \\
\text{HO}\!-\!\text{H} \\
\text{H}\!-\!\text{OH} \\
\text{H}\!-\!\text{OH} \\
\text{COOH}
\end{array}
$$

D-葡萄糖　　　　　　　　　D-葡萄糖醛酸

3. 单糖的还原

单糖在适当的还原条件下(如硼氢化钠),可被还原成多元醇。

$$D\text{-葡萄糖} \xrightarrow{NaBH_4} D\text{-葡萄糖醇}$$

4. 成苷反应

环状单糖的半缩醛羟基与醇或酚的羟基作用,脱去一分子水而生成缩醛,称为糖苷或苷(glycoside)。

$$D\text{-葡萄糖} + CH_3OH \xrightarrow{HCl} \text{甲基-}\alpha\text{-D-吡喃葡萄糖苷} + \text{甲基-}\beta\text{-D-吡喃葡萄糖苷}$$

糖苷由糖和非糖部分组成,糖部分称为糖基(glycone,glycosyl),非糖部分称为糖苷配基(aglycone)。两者之间的连接键称为糖苷键(glycosidic bond)。糖苷属缩醛,结构中已没有半缩醛羟基,所以糖苷不能还原 Fehling 试剂,无还原性,也没有变旋光现象。糖苷在中性或碱性环境中较稳定,但在酸性溶液中或在酶的作用下,则水解生成原来的糖和糖苷配基。

5. 成脎反应

单糖与苯肼一起加热作用,生成的产物叫糖脎(osazone)。糖脎为黄色结晶,不同糖形成的糖脎结晶形状不同、熔点不同,可用于糖的鉴别。反应中,一分子糖需要三分子苯肼,单糖先与一分子苯肼作用生成苯腙,然后苯肼将苯腙中腙基氧化为羰基,并释放出苯胺,新形成的羰基与苯肼作用生成二苯腙,即糖脎。

三、重要的单糖及其衍生物

(一) 戊糖

常见的戊糖有 D-(+)-木糖、L-(+)-阿拉伯糖、D-(-)-核糖及其脱氧衍生物 D-(-)-2-脱氧核糖,它们都是醛糖。

核糖和脱氧核糖都可与嘌呤碱或嘧啶碱结合成核糖核苷或脱氧核糖核苷,统称为核苷,含核糖的核苷酸统称为核糖核苷酸,是 RNA 的基本组成单位,D-(-)-核糖也是某些酶和维生素的组成成分;含脱氧核糖的核苷酸统称为脱氧核糖核苷酸,是 DNA 的基本组成单位。它们主要以 β-呋喃环结构形式存在,如图 19-6 所示。

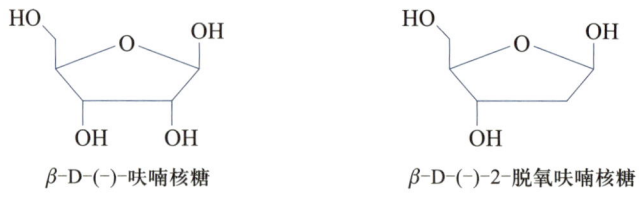

β-D-(-)-呋喃核糖 β-D-(-)-2-脱氧呋喃核糖

图 19-6   D-核糖及脱氧核糖结构示意图

L-阿拉伯糖也称果胶糖,是果胶、树胶、半纤维素等的重要组分,广泛存在于植物和细菌的细胞壁及树胶中。近几年研究发现这种物质是预防"三高一超"(高血压、高血糖、高血脂、糖尿病、肥胖)的重要功能糖。

(二)己糖

1. D-(+)-葡萄糖

D-葡萄糖是自然界中分布最广的己醛糖。葡萄糖是无色结晶或白色结晶性粉末,熔点 146 ℃,易溶于水,微溶于乙醇,不溶于乙醚,有甜味。葡萄糖的水溶液为右旋性,所以也称右旋糖(dextrose)。葡萄糖是蔗糖、麦芽糖、乳糖、淀粉、糖原、纤维素等的组成单元。葡萄糖在生物学领域具有重要地位,植物可通过光合作用产生葡萄糖,而活细胞可通过降解葡萄糖产生能量。葡萄糖是活细胞的能量来源和新陈代谢中间产物。

2. D-(-)-果糖

果糖为白色晶体或粉末,熔点 103～105 ℃,易溶于水、乙醇和乙醚,是最甜的糖。天然的果糖为左旋性,比旋光度为 $-92(°)\cdot dm^2\cdot kg^{-1}$,亦称左旋糖(levulose)。它以游离状态存在于水果和蜂蜜中,与葡萄糖结合生成蔗糖。在菊芋(大丽菊的根)中 D-果糖以聚糖的形式贮存能量,常用菊粉水解制取果糖。果糖磷酸酯是糖代谢重要的中间产物。果糖可用作食物、营养剂和防腐剂。

3. D-(+)-半乳糖

D-半乳糖是无色结晶,熔点 167 ℃,易溶于水和乙醇,微甜味,有还原性,也有变旋光现象,平衡时的比旋光度为 $+83.3(°)\cdot dm^2\cdot kg^{-1}$。半乳糖是乳糖和棉籽糖的组成成分,D-半乳糖与葡萄糖结合成乳糖而存在于哺乳动物的乳汁中,以 D-半乳糖苷的形式存在于大脑和神经组织中,脑髓中有些结构复杂的磷脂中也含有半乳糖,人体内的半乳糖是摄入食物中乳糖的水解产物。

(三)氨基糖

单糖分子中醇式羟基被氨基所取代的化合物统称为氨基糖(aminosugar)。自然界的氨基糖是己醛糖分子中 C_2 上的羟基被氨基取代的衍生物。作为生物体成分最常见的是 2-氨基-β-D-葡萄糖和 2-氨基-β-D-半乳糖,它们常以结合状态存在于体内的黏多糖中。一般来说氨基糖是在各自专性生物合成酶的作用下,在磷酸酯或糖核苷酸的阶段由氨或谷酰胺经氨基转移而形成的。

2-氨基-β-D-葡萄糖　　　　　　2-氨基-β-D-半乳糖

第二节　二　　糖

　　二糖（disaccharide）是最简单最重要的寡糖，也称双糖，它是由一个单糖分子中的半缩醛羟基和另一个单糖分子中的羟基脱水生成的化合物，也可看成是糖苷，只是配基是另外一个单糖。常见的二糖如蔗糖、乳糖、麦芽糖等，分子式都是 $C_{12}H_{22}O_{11}$。

　　二糖的物理性质类似于单糖，能形成晶体，易溶于水，多数具有甜味等。

一、二糖的结构和分类

　　二糖是糖苷，形成糖苷键的两个羟基中，必有一个是半缩醛羟基，另一个可以是半缩醛羟基，也可以是醇羟基。因此，形成二糖时就有两种情况：

（一）非还原性二糖

　　两个单糖分子都以其半缩醛羟基脱水形成二糖，如蔗糖。

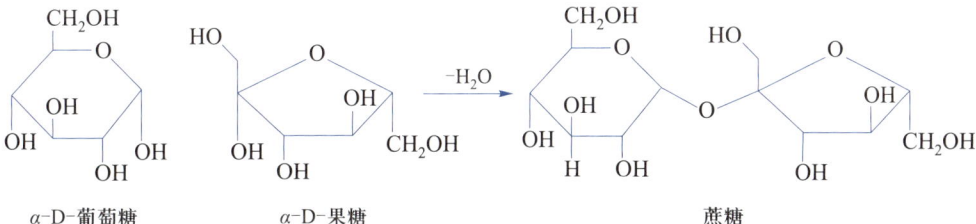

α-D-葡萄糖　　　　　　α-D-果糖　　　　　　　　　　蔗糖

　　这类二糖由于分子中没有半缩醛羟基，在溶液中不能通过互变再出现醛基，称为非还原性二糖。也不能像单糖那样在 α 型糖和 β 型糖之间转化，因而无变旋光现象。

（二）还原性二塘

　　一个单糖分子的半缩醛羟基和另一个单糖的醇羟基之间脱水形成二糖，如麦芽糖、纤维二糖和乳糖等。

CH$_2$OH　　　　CH$_2$OH　　　　　CH$_2$OH　　　CH$_2$OH

半缩醛羟基

OH　　　OH　　　　$-H_2O$　　　　OH　　　　OH

OH　　OH　OH

OH　　　　OH

α-D-葡萄糖　　α-D-葡萄糖　　　　　　麦芽糖

　　这类二糖分子中还有一个半缩醛羟基未参与形成苷键，因此在溶液中可以形成醛基。显示出与一般单糖共同的化学性质,如有变旋光现象、有还原性等,这类二糖称为还原性二糖。

单糖的环状结构有 α 和 β 两种构型,因此,由 α 型的半缩醛羟基形成的苷键,称为 α-苷键;由 β 型半缩醛羟基形成的苷键,称为 β-苷键。上述两种糖苷键都可以被酸水解,且不同的糖苷键还能分别被某种特异性的酶水解。例如,麦芽糖酶能水解 α-D-葡萄糖苷键,而不能水解 β-D-葡萄糖苷键,苦杏仁酶则相反。

二、重要的二糖

(一)蔗糖

蔗糖(sucrose)俗称食糖,是最常见的二糖,广泛地分布在各种植物中,尤其是在甘蔗和甜菜中。蔗糖为无色晶体,熔点 186 ℃,易溶于水,具有旋光性,水溶液的比旋光度为+66.7(°)·mL·dm^{-1}·g^{-1},但无变旋光现象,无还原性,易溶于水较难溶于乙醇,甜味仅次于果糖。蔗糖水解后产生等量的 D-葡萄糖和 D-果糖,$[\alpha]_D^{20}$ 为-19.75(°)·mL·dm^{-1}·g^{-1}。

(二)麦芽糖

麦芽糖是无色或白色晶体,由它的水溶液或稀醇溶液中析出的晶体含一个水分子,易溶于水,微溶于乙醇,有甜味。麦芽糖是淀粉、糖原、糊精等大分子多糖类物质在 β-淀粉酶催化下的主要水解产物,再经麦芽糖酶催化,则被水解成两个 D-葡萄糖分子。麦芽糖是由两分子 D-葡萄糖通过 α-1,4-苷键连接起来的双糖,具有还原性,也有变旋光现象。

(三)乳糖

乳糖为白色的结晶性颗粒或粉末,晶体含一分子结晶水,熔点 202 ℃,味微甜,易溶于水中,不溶于乙醇或乙醚,$[\alpha]_D^{20}$ 为+53.5(°)·mL·dm^{-1}·g^{-1}。乳糖存在于哺乳动物的乳汁中,含量约 5%,某些水果中也含有乳糖。乳糖具有还原性、有变旋光现象等,说明分子中含有半缩醛羟基。将乳糖酸水解后得到一分子 β-D-半乳糖和一分子 β-D-葡萄糖。

乳糖的主要功能是为人体供给热能,儿童和成人的生长发育、新陈代谢、组织的合成等需要大量的热能,尤其是小儿对糖的分解消化吸收利用都比成年人旺盛,乳糖是婴儿体内器官、神经、四肢、肌肉等发育及活动的动力。

第三节　多　　糖

多糖(polysaccharide)亦称聚糖,是由 10 个以上单糖分子以苷键结合形成的高分子糖类化合物,通常由几百甚至几千个单糖分子组成,可用通式($C_6H_{10}O_5$)$_n$ 表示。多糖性质已大大不同于单糖,大多为无定形粉末,无固定的熔点,无甜味、还原性、变旋光现象,不易溶于水,在水中溶解度随相对分子质量增大而降低,也难溶于醇、醚、氯仿等有机溶剂。

一、淀粉

淀粉(starch)是重要的多糖之一,是植物体中贮存的养料,广泛分布于植物种子、根、茎等部位。淀粉为白色粉末,无臭无味,难溶于水和醇、醚等有机溶剂。淀粉水溶液$[\alpha]_D^{20}$为$+19.5(°)\cdot mL\cdot dm^{-1}\cdot g^{-1}$。

淀粉是由许多 α-D-葡萄糖分子间脱水通过 α-1,4-苷键及 α-1,6-苷键连接而成的多糖。天然的淀粉有直链淀粉(amylose)和支链淀粉(amylopectin)两类。直链淀粉是无分支的螺旋结构,支链淀粉是一种具有支链结构的多糖,它们在结构及性质上有一定的区别。通常所说的淀粉是指这两种淀粉的混合物。

直链淀粉是吡喃葡萄糖仅以 α-1,4-苷键连接的长链化合物。直链淀粉以蛇形盘绕构象存在,每一圈大约含有六个葡萄糖单位,直链淀粉遇碘显蓝色,就是因为碘分子陷入直链淀粉分子的孔道中,生成深蓝色配合物(见图 19-7)。

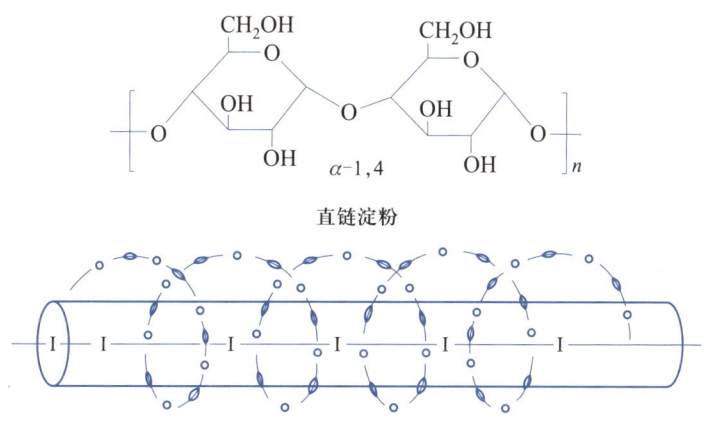

图 19-7 直链淀粉-碘配合物结构示意图

支链淀粉又叫胶淀粉,是一个具有树枝形分支结构的多糖,由 D-葡萄糖以 α-1,4-苷键连接成一直链,此直链上又以 α-1,6-苷键连接形成侧链,在侧链上又会出现另一个分支侧链(见图 19-8)。支链淀粉不溶于冷水,在热水中膨胀而成糊状,与碘作用呈红紫色。

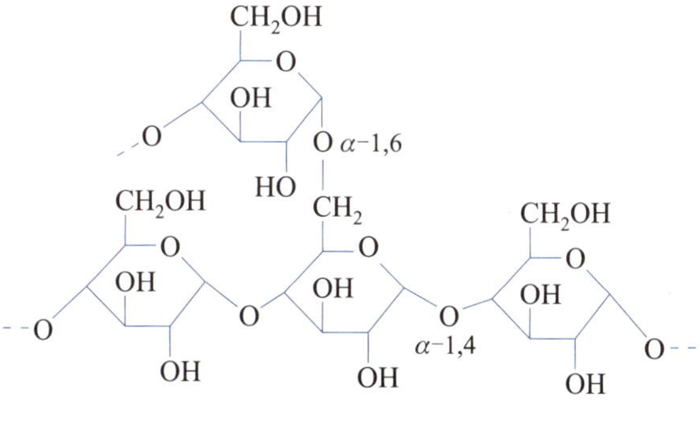

图 19-8 支链淀粉结构图

二、糖原

糖原(glycogen)又称作糖元,由葡萄糖失水缩合而成,是存在于动物体中的一类多糖,又称动物淀粉。糖原主要存在于骨骼肌和肝中,其他大部分组织中,如心肌、脑、肾等,也含有少量糖原。糖原结构与支链淀粉相似,但支链较多,8~12 个葡萄糖就有一个分支,所以结构更复杂,相对分子质量高达 $1×10^8$。提纯的糖原为白色无定形颗粒,还原性极弱,易溶于水而产生乳白色胶体溶液,难溶于醇,与碘反应呈红棕色。

糖原主要作为动物和细菌的能量储存物质。动物将食物消化后所得的葡萄糖以糖原的形式储存在肝和肌肉中。当机体需要时(如血糖浓度低于正常水平或需要能量),糖原可分解成葡萄糖供机体利用。

三、纤维素

纤维素(cellulose)是由葡萄糖组成的大分子多糖,不溶于水及一般有机溶剂。纤维素是分布最广、含量最多的一种多糖,是植物细胞壁的主要成分。棉花的纤维素含量接近 100%,为天然的最纯纤维素来源,脱脂棉和滤纸几乎全部是纤维素,一般木材含纤维素 50%~70%,亚麻和大麻的主要成分也是纤维素。此外,某些动物体内也有动物纤维素。纤维素是 D-葡萄糖以 β-1,4-苷键组成的大分子多糖,相对分子质量 50 000~2 500 000。纤维素的长链与长链之间绞成绳索状(图 19-9)。

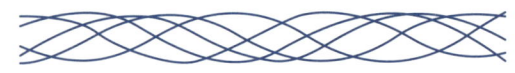

图 19-9　纤维素结构示意图

纤维素为白色固体,不溶于水、稀酸或稀碱,能溶于浓硫酸,具有较强的韧性。

四、右旋糖酐

右旋糖酐(dextran)也称葡聚糖,是酵母和细菌的贮存多糖,一种主要通过 α-1,6-苷键结合的高分子葡萄糖聚合物,根据其平均相对分子质量的不同可分为高分子右旋糖酐(平均分子量 10 万~20 万)、中分子右旋糖酐(平均分子量 6 万~8 万)、低分子右旋糖酐(平均分子量 2 万~4 万)和小分子右旋糖酐(平均分子量 1 万~2 万)。

右旋糖酐为白色或类白色无定形粉末;无臭,无味。易溶于热水,不溶于乙醇。右旋糖酐能提高血浆胶体渗透压,增加血浆容量和维持血压,降低血液黏滞性,改善微循环。临床上常以中分子右旋糖酐作为血浆的代用品,供出血及外伤休克时急救之用,对细胞的功能和结构没有不良的影响,并且在体内可以因水解产生葡萄糖而具有营养作用。

📘 科学家简介　柯里夫妇

卡尔·斐迪南·柯里(Carl Ferdinand Cori,1896—1984)和格蒂·特蕾莎·柯里

（Gerty Theresa Cori，1896—1957）夫妇，均为美籍捷克裔生物化学家。柯里夫妇于1920年同时获布拉格日耳曼大学医学博士学位，毕业后在奥地利工作，1922年共同前往美国，在纽约州州立恶性病研究所工作。

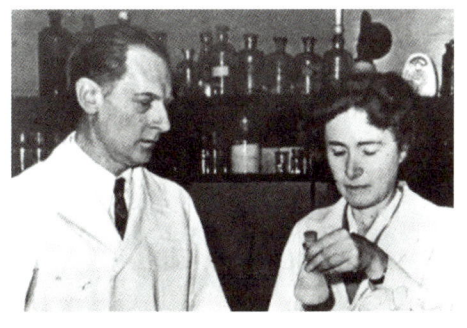

柯里夫妇早期共同探讨了糖类在动物体内的代谢，以及肾上腺素对此过程的作用等课题，证明了肿瘤体内的糖酵解作用。之后，两人将糖代谢研究从完整动物体推进到分离的组织，又进一步推进到组织提取物和分离的酶的研究。柯里夫妇详细研究了糖原的合成和分解代谢途径，阐明了由动物糖原转化为可利用糖的全过程，并分离出了上述过程中的酶和中间化合物，用实验证明上述过程是可逆的。

柯里夫妇还研究了糖代谢与激素的关系。他们阐明了肾上腺髓质激素能促进肝糖原的分解和肌糖原的分解，从而促使血糖上升，并为研究激素对新陈代谢的影响及其机理提供了成功的先例，其研究为后来临床上应用激素防治代谢疾病提供了理论依据。此外，他们对于糖的利用、胰岛素和肾上腺素的作用，肿瘤糖酵解、糖代谢及脑垂体分泌物的作用等研究都作出了重要贡献。

科学家简介
莱洛伊尔

因为发现肝糖的催化转变过程，柯里夫妇和阿根廷科学家伯纳德·豪赛（Bernardo Alberto Houssay，1887—1971）分享了1947年度的诺贝尔生理学或医学奖。其中柯里夫人是第三名获得科学诺贝尔奖的女性，也是第一名获得科学诺贝尔奖的美国女性。

习题

1. 下列化合物中哪些是糖类？

$$
\begin{array}{llll}
(1)\ \begin{array}{c} CH_2OH \\ | \\ CH_2OH \end{array} &
(2)\ \begin{array}{c} CHO \\ | \\ CH_2OH \end{array} &
(3)\ \begin{array}{c} CH_2OH \\ | \\ CHOH \\ | \\ CHOH \\ | \\ CHO \end{array} &
(4)\ \begin{array}{c} CH_2OH \\ | \\ CHOH \\ | \\ COH \\ HOH_2C\quad CH_2OH \end{array}
\end{array}
$$

（5）

2. 在糖的名称之前的 D，L，+，−，α，β 有何意义？

3. 写出 β-D-脱氧核糖和 α-D-甘露糖的 Fischer 投影式及 Haworth 式。

4. 以葡萄糖为例说明什么是变旋光现象。

5. 何谓差向异构体，举例说明。

6. 何谓还原糖、非还原糖？它们在结构上有何区别？是否一切糖都有还原性？是否一切糖都能被还原？

7. 比较成苷反应和成酯反应的不同。

8. 糖苷有无还原性和旋光性，是否存在变旋光现象？为什么？

9. 蜂蜜中的果糖主要是 β-D-吡喃糖。它是已知最甜的一种物质，其甜度大约是葡萄糖的两倍。但 β-D-呋喃型果糖的甜度就低得多了。在温度高时,蜂蜜的甜味逐渐减少。高浓度果糖的玉米糖浆常用来增强冷饮而不是热饮饮料的甜味,这利用了果糖的什么化学性质?

10. 下列化合物中哪些有还原性?哪些化合物有苷键?哪些化合物能水解,水解的产物是什么?

果糖 半乳糖 核糖 蔗糖 乳糖 麦芽糖 糖原 纤维素

11. 试述糖原和支链淀粉在组成、结构及性质上有什么异同。

第十九章
网络自测
题

第二十章　蛋白质和核酸

蛋白质和核酸都是极重要的天然高分子化合物。蛋白质是构成组织和细胞的重要成分,也是生物体内物质代谢、组织更新和修补、免疫作用、信息传递、生理功能调控等生命活动的主要承担者。核酸是生物体遗传信息的主要携带者,指导和管理蛋白质的合成。蛋白质和核酸作为生命的基础物质,有关结构和功能关系的研究,对生命现象的化学本质、疾病的防治、农业科技和环境保护等领域的发展具有重要的意义。

第二十章
课件

第一节　氨　基　酸

蛋白质在酸、碱或酶作用下发生水解反应,最终产物都是 α-氨基酸,所以 α-氨基酸是建筑蛋白的砖石。要讨论蛋白质的结构和性质,首先要研究 α-氨基酸。

一、氨基酸的结构、分类和命名

分子中同时含有氨基和羧基的化合物统称为氨基酸(amino acid)。已发现的天然氨基酸有 500 多种,其中存在人体中用于合成蛋白质的主要有 20 种(表 20-1)。在结构上,这 20 种氨基酸除脯氨酸外,在羧基的 α 位碳上均有一个氨基,因此称之为 α-氨基酸,其结构通式如下:

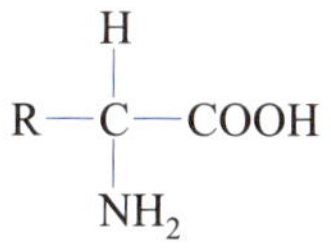

$$R-\overset{\displaystyle H}{\underset{\displaystyle NH_2}{C}}-COOH \qquad H_2N-\overset{\displaystyle COOH}{\underset{\displaystyle R}{|}}-H$$

α-氨基酸 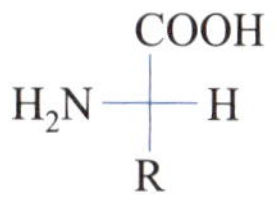　　　　　　　L-氨基酸

除甘氨酸(R = H)外,α-碳原子均为手性碳原子,它们都具有旋光性。通常用 D/L 法标记 α-氨基酸构型,组成蛋白质的氨基酸均为 L 型。

根据分子结构中氨基和羧基的相对数目不同,可将氨基酸分为中性、酸性和碱性氨基酸。分子中氨基和羧基数目相等的为中性氨基酸(如甘氨基);氨基数目少于羧基的为酸性氨基酸(如谷氨酸);氨基数目多于羧基的为碱性氨基酸(如精氨酸)。

表 20-1 列出的 20 种氨基酸中,有 8 种氨基酸(带 * 号)在人体内不能由其他物质自行合成,必须通过食物来供给,称之为必需氨基酸(essential amino acid)。

表 20-1   20 种常见 α-氨基酸的俗名、缩写和等电点

分类	结构式	中文名称(缩写)	英文名称(缩写)	等电点
中性氨基酸	CH_2COOH $\|$ NH_2	甘氨酸(甘)	glycine(Gly)	5.97
	$CH_3CHCOOH$ $\|$ NH_2	丙氨酸(丙)	alanine(Ala)	6.00
	$CH_2CHCOOH$ $\| \quad \|$ $OH \; NH_2$	丝氨酸(丝)	serine(Ser)	5.68
	$CH_2CHCOOH$ $\| \quad \|$ $SH \; NH_2$	半胱氨酸(半胱)	cysteine(Cys)	5.07
	$CH_3CHCHCOOH$ $\| \qquad \|$ $H_3C \; NH_2$	* 缬氨酸(缬)	valine(Val)	5.96
	$CH_3CHCHCOOH$ $\| \quad \|$ $OH NH_2$	* 苏氨酸(苏)	threonine(Thr)	6.16
	$CH_3CHCH_2CHCOOH$ $\| \qquad\qquad \|$ $CH_3 \qquad NH_2$	* 亮氨酸(亮)	leucine(Leu)	5.98
	$CH_3CH_2CHCHCOOH$ $\| \quad \|$ $H_3C \; NH_2$	* 异亮氨酸(异亮)	isoleucine(Ile)	6.02
	$CH_3SCH_2CH_2CHCOOH$ $\|$ NH_2	* 蛋氨酸(蛋)	methionine(Met)	5.74
	⬡—$CH_2CHCOOH$ $\|$ NH_2	* 苯丙氨酸(苯)	phenylalanine(Phe)	5.48
	HO—⬡—$CH_2CHCOOH$ $\|$ NH_2	酪氨酸(酪)	tyrosine(Tyr)	5.66
	⬠—COOH $\|$ N H	脯氨酸(脯)	proline(Pro)	6.30
	⬡⬠—$CH_2CHCOOH$ $\|$ NH_2 N H	* 色氨酸(色)	tryptophan(Trp)	5.89

续表

分类	结构式	中文名称（缩写）	英文名称（缩写）	等电点
中性氨基酸	$\underset{\underset{NH_2}{\mid}}{H_2NCCH_2CHCOOH}$ （O上端）	天冬酰胺（天酰）	asparagines（Asn）	5.45
	$\underset{\underset{NH_2}{\mid}}{H_2NCCH_2CH_2CHCOOH}$ （O上端）	谷氨酰胺（谷酰）	glutamine（Gln）	5.56
酸性氨基酸	$\underset{\underset{NH_2}{\mid}}{HOOCCH_2CHCOOH}$	天冬氨酸（天）	aspartic acid（Asp）	2.77
	$\underset{\underset{NH_2}{\mid}}{HOOCCH_2CH_2CHCOOH}$	谷氨酸（谷）	glutamic acid（Glu）	3.32
碱性氨基酸	$\underset{\underset{NH_2}{\mid}}{\overset{\overset{NH}{\|}}{H_2NCNHCH_2CH_2CH_2CHCOOH}}$	精氨酸（精）	arginine（Arg）	10.76
	$\underset{NH_2}{\overset{\overset{}{}}{CH_2CH_2CH_2CH_2CHCOOH}}\ NH_2$	*赖氨酸（赖）	lysine（Lys）	9.74
	咪唑环 $CH_2CHCOOH\ NH_2$	组氨酸（组）	histidine（His）	7.59

氨基酸可以按照系统命名法，以羧基为主体，氨基为取代基来命名，但 α-氨基酸通常根据氨基酸的来源或性质使用俗名来称呼。例如：

$\underset{\underset{CH_3}{\mid}}{\overset{\overset{NH_2}{\mid}}{CH_3CH_2CHCHCOOH}}$　　　$\underset{\underset{NH_2}{\mid}}{HOOC-CH_2-CH-COOH}$　　　$\underset{\underset{NH_2}{\mid}}{H_2NCH_2CH_2CH_2CH_2CHCOOH}$

2-氨基-3-甲基戊酸(异亮氨酸)　　　2-氨基丁二酸(天冬氨酸)　　　2,6-二氨基己酸(赖氨酸)

二、氨基酸的物理性质

α-氨基酸一般都是无色晶体，易溶于水，难溶于苯、乙醚等非极性有机溶剂，熔点较高（一般在 200 ℃以上），多数氨基酸在 200~300 ℃时发生分解而不熔融。

三、氨基酸的化学性质

氨基酸分子中含有羧基和氨基，它们具有羧基和氨基的典型性质。例如，氨基可发生酰化反应、与亚硝酸作用;羧基可以成酯、脱羧等。因氨基和羧基同时出现在一个分子中,所以还有氨基酸所特有的性质。

(一) 两性与等电点

由于氨基酸同时具有碱性的氨基和酸性的羧基,与强酸和强碱都能生成盐,所以氨基酸是两性物质。实际上氨基酸本身的氨基与羧基之间就能形成内盐(两性离子或偶极离子)。

微课
氨基酸的
两性与等
电点

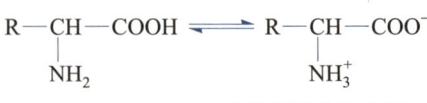

内盐(两性离子或偶极离子)

氨基酸的高熔点、易溶于水而难溶于有机溶剂等物理性质,表明氨基酸在晶体状态是以两性离子形式存在的。

两性离子结构形式的氨基酸,在水溶液中作为碱的—COO^-可结合 H_2O 中 H^+ 形成阳离子,而作为酸的—NH_3^+ 可给出 H^+ 形成阴离子,三种离子在水溶液中达成平衡状态:

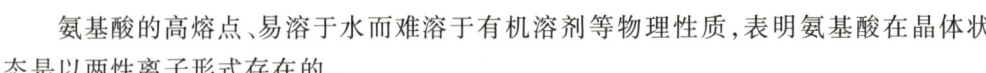

|阳离子|两性离子|阴离子|

因—COO^-结合 H^+ 的能力略小于—NH_3^+ 给出 H^+ 能力,所以中性氨基酸水溶液的 pH 不等于 7,一般略小于 7,氨基酸阴离子形式要多于阳离子形式,可以加一些酸使阴离子的量减少,阳离子的量增加。当加入适量的酸,使氨基酸的阴、阳离子形式数量相等时,溶液的 pH 称为该氨基酸的等电点(isoelectric point,pI)。

酸性氨基酸水溶液的 pH 远小于 7,阴离子形式较多,必须加入较多的酸才能使阴、阳离子的数量相等。同样,碱性氨基酸水溶液的 pH 大于 7,阳离子形式较多,必须加入碱,才能使阴、阳离子的数量相等。所以酸性氨基酸的等电点必小于 7(2.8 ~ 3.2),碱性氨基酸的等电点必大于 7(7.6 ~ 10.8),而中性氨基酸的等电点略小于 7(5.6 ~ 6.3),20 种常见氨基酸等电点见表 20-1。

氨基酸在强酸性溶液中主要以阳离子形式存在,在电场中氨基酸将向阴极移动;在强碱性溶液中主要以阴离子形式存在,在电场中氨基酸将向阳极移动;而在等电点时,阴、阳离子数量相等,且浓度都很低,主要以两性离子存在,在电场中氨基酸不向任何一极移动。

氨基酸在等电点时,溶解度最小,利用这一性质,通过调节溶液的 pH,将等电点不同的氨基酸从其混合溶液中先后沉淀而得到分离。

（二）水合茚三酮反应

在加热条件下，α-氨基酸与水合茚三酮溶液反应生成蓝紫色的化合物。该颜色反应十分灵敏，是鉴定 α-氨基酸的最简便的方法，也常用于比色法测定 α-氨基酸的含量。

$$2\ \text{水合茚三酮} + R-\underset{\underset{NH_3^+}{|}}{CH}-COO^- \xrightarrow{\triangle} \text{蓝紫色} + RCHO + CO_2 + 3H_2O$$

水合茚三酮　　　　　　　　　　　　　蓝紫色

（三）成肽反应

α-氨基酸分子的羧基与另一 α-氨基酸分子的氨基之间脱去一分子水而生成的化合物称为肽（peptide），其中的酰胺键称为肽键。由两分子氨基酸形成的称为二肽，由 3 个氨基酸形成的称为三肽，以此类推，统称为多肽。

$$H_2N-\underset{R}{CH}-C\underset{O}{\|}-OH+H-N\underset{}{H}-\underset{R}{CH}-C\underset{O}{\|}-OH \xrightarrow{\triangle} H_2N-\underset{R}{CH}-\underset{O}{\overset{O}{C}}-\underset{H}{\overset{H}{N}}-\underset{R}{CH}-\underset{O}{\overset{O}{C}}-OH+H_2O$$

肽键　　　　　　　　　二肽

在多肽链中，带有游离氨基的一端称为 N 端，带有游离羧基的一端称为 C 端。

第二节　蛋　白　质

蛋白质（protein）是存在于一切细胞中的高分子化合物，相对分子质量在 10 000 以上，是生物体内一切组织的基础物质。它的功能多种多样，如有在血液中输送氧气的血红蛋白，有在新陈代谢中起催化或调节作用的酶或激素，有能预防疾病发生的抗体，有与生物遗传有关的核蛋白等。

一、蛋白质的组成和分类

元素分析表明，组成蛋白质的主要元素是 C、H、O、N、S、P，少数蛋白质含有 Fe、Cu、Zn、Mn，个别蛋白质还含有 I 或其他元素。组成蛋白质的成分有单纯蛋白和结合蛋白。单纯蛋白是指完全水解后只生成多种 α-氨基酸的蛋白，如卵蛋白、血清蛋白等；结合蛋白是指完全水解后，除生成多种 α-氨基酸外，还有非蛋白质（如糖、脂肪、含磷化合物等）生成的蛋白，如核蛋白、血红蛋白等，其中，非蛋白质部分称为辅基。

蛋白质种类繁多，一般按形状和溶解性，将蛋白质分为纤维蛋白和球蛋白。纤维蛋白的分子为细长形，不溶于水，如指甲、毛发、蚕丝等；球蛋白呈球形或椭圆形，一般能溶于水形成蛋白质的胶体溶液，如酶、血红蛋白、蛋清蛋白等。

微课
蛋白质的分
类和结构

二、蛋白质的结构

组成蛋白质的氨基酸只有 20 多种,但蛋白质的种类繁多,结构相当复杂,蛋白质结构分为一级、二级、三级和四级结构。

(一)一级结构

蛋白质一级结构是指蛋白质分子中多肽链的条数,每条肽链氨基酸的种类、数目和排列顺序(图 20-1),另外还包括多肽链之间或多肽链内二硫键的数目和位置。它是蛋白质最基本的结构。

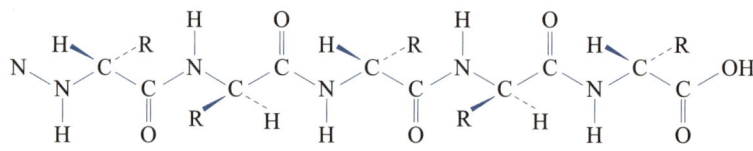

图 20-1　多肽链的结构

我国科学家在世界上首先合成的具有生理活性的蛋白质——结晶牛胰岛素,它一级结构就是 21 肽的 A 肽链与 30 肽的 B 肽链通过二硫键连接形成的(图 20-2)。

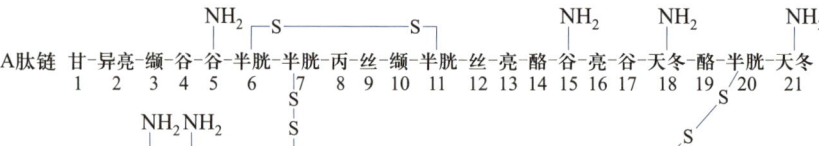

图 20-2　牛胰岛素的一级结构

(二)二级结构

蛋白质的二级结构是指在一级结构基础上,肽链通过链内或链间的氢键使肽链骨架产生的空间构象关系。最主要的二级结构是 α-螺旋和 β-折叠。

1. α-螺旋

由于肽链中有许多肽键,且价键之间有一定的键角,所以一个肽链可以通过肽键中的羰基氧与另一个肽键中氨基氢形成氢键而绕成螺旋形构象,叫作 α-螺旋。天然蛋白大多数是 α-右螺旋(图 20-3)。

2. β-折叠

肽链伸展成锯齿状,相邻肽链平行排列,链间通过氢键交联在一起形成"片"状的结构叫作 β-折叠(图 20-4)。

(三)三级结构

在二级结构基础上,多肽链间凭借静电引力、氢键及 van der Waals 力等发生进一步扭曲、折叠形成具有一定三

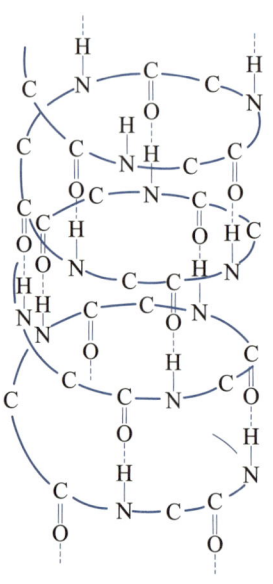

图 20-3　多肽链的
α-右螺旋

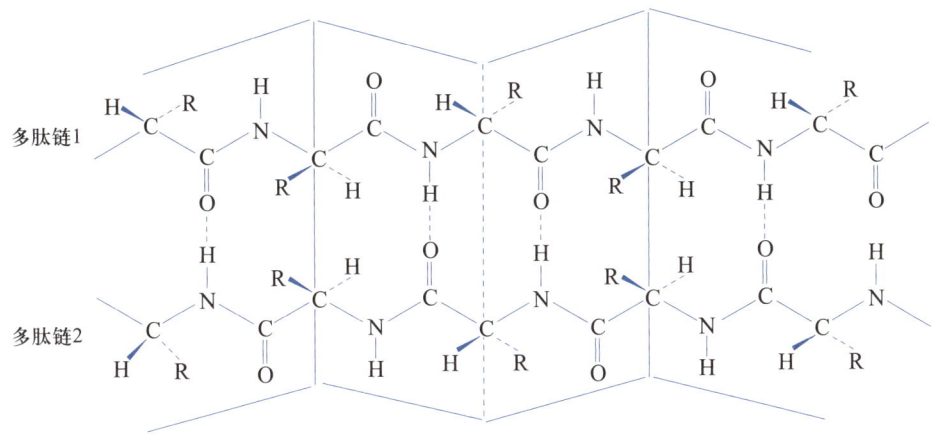

图 20-4 多肽链的 β-折叠结构

维空间构象的紧密型结构,称为三级结构。在扭曲、折叠时,倾向于把亲水基团露于表面,疏水基团包在中间(图 20-5)。

(四)四级结构

具有三级结构的多肽链称为亚基,蛋白质是由许多亚基组成的(简单蛋白只有一个亚基)。亚基和亚基之间通过相互作用(主要是静电引力)形成有序排列的特定空间结构的分子,称为蛋白质的四级结构。例如,血红蛋白是由两条 α-多肽链(每条含有 141 个氨基残基)和两条 β-多肽链(每条含有 146 个氨基残基)组成的一个球状分子,即由四个亚基组成,每个亚基都有一空穴容纳一个血红素,四个亚基间靠氢键、静电引力相互作用而紧密交叉相嵌,形成具有四级结构的球状血红蛋白分子(图 20-6)。具有完整四级结构的蛋白质才有生物学活性。

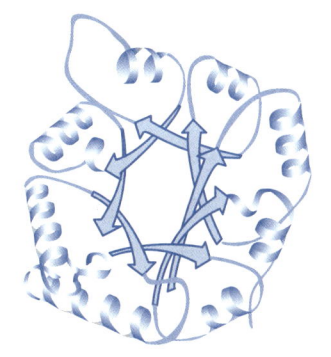

图 20-5 磷酸丙糖异构酶的三级结构

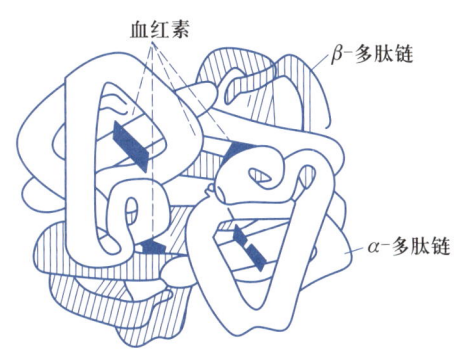

图 20-6 血红蛋白的四级结构

案例 20-1 牛胰岛素的全合成

胰岛素是一种蛋白质,不同生物体中的胰岛素差别甚微。1955 年英国科学家 Sanger 测定了胰岛素的化学结构,指出牛胰岛素分子是由一条 21 个氨基酸组成的 A 链和一条 30 个氨基酸组成的 B 链,通过两对二硫键连接而成的双链分子,其中 A 链本身还有一对二硫键,Sanger 因此获得 1958 年诺贝尔化学奖。1956 年,另一位英国著名的科学家在国际权威杂志《自然》中预言"人工合成胰岛素还有待于遥远的将来"。1958年,中国科学院上海生物化学研究所的科技人员大胆地提出研究"人工合成胰岛素"这一高难度的课题。

从1960年起,中国科学院有机化学研究所汪猷等合成了五肽、九肽、十二肽、十六肽。1965年,北京大学化学系邢其毅等合成了有21个氨基酸的A肽链,并将合成的A肽链与天然牛胰岛素中的B肽链连接成了结晶牛胰岛素。几乎同时,中国科学院生物化学研究所钮经义等合成了有30个氨基酸的B肽链,然后将合成的B肽链与天然牛胰岛素中的A肽链连接成了结晶牛胰岛素。1965年9月,钮经义、汪猷、邢其毅三个研究小组共同合作,将用人工方法合成的A肽链与B肽链连接成了结晶牛胰岛素,其分子结构和生理活性与天然的牛胰岛素相同。

结晶牛胰岛素是世界上第一个用化学方法合成的、有生理活性的结晶蛋白质,牛胰岛素的人工合成是科学上的一次重大飞跃,是生命科学发展史上一个重要的里程碑,也是我国自然科学基础研究的重大成就。

三、蛋白质的性质

(一)胶体性质

蛋白质分子直径 $10^{-9} \sim 10^{-7}$ m,含有大量的—COOH、—NH_2、—OH、—SH等极性基团,蛋白质溶液是一种稳定的亲水性胶体,具有胶体的性质,如 Brown 运动、Tyndall 现象、不能透过半透膜等。

微课
蛋白质的
性质

(二)两性电离和等电点

蛋白质分子中有游离的氨基和羧基,与氨基酸相似,具有两性和等电点。在等电点时,蛋白质主要以两性离子存在,pH<pI 时,主要以阳离子形式存在,pH>pI 时,主要以阴离子形式存在。不同蛋白质有不同的等电点,如血红蛋白为6.8,胰岛素为5.3,卵清蛋白为4.9。在等电点时,蛋白质溶解度最小,易形成沉淀,不同蛋白质等电点不同,据此可用于蛋白质的分离。

(三)盐析

蛋白质溶液中加入大量的中性无机盐(如硫酸铵、氯化钠),使蛋白质沉淀析出过程,称为盐析。盐析过程是可逆的,沉淀后的蛋白质能溶于水,性质不变,不同蛋白质盐析所需盐的浓度不同,利用这种性质可以分离不同的蛋白质。

(四)变性

问题互动
生活中的
洗涤小窍
门

在物理或化学因素影响下,蛋白质的二级、三级及四级结构发生改变(一级结构不变),导致蛋白质的生物活性丧失、物理和化学性质改变,称为蛋白质的变性。例如,高温、高压及紫外灯消毒,就是利用将细菌蛋白质变性来杀灭细菌;重金属盐列为剧毒药品,是因为重金属离子结合蛋白质,使蛋白质发生变性而失活,变性是不可逆的。

(五)颜色反应

有些试剂与蛋白质分子中的酰胺键或不同的氨基酸残基反应,生成特有的颜色,可用于蛋白质的鉴定,举例如下。

1. 缩二脲反应

在蛋白质水溶液中,加入碱和硫酸铜溶液,溶液呈紫色或紫红色,这一颜色反应称为缩二脲反应。凡分子中具有两个或两个以上酰胺键(—CO—NH—)结构的化合物都能发生缩二脲反应。

2. 黄蛋白反应

分子中含有苯环的蛋白质遇浓硝酸即显黄色,黄色溶液再加碱,就会变成橙色。

3. 水合茚三酮反应

蛋白质溶液与水合茚三酮溶液混合后加热,溶液呈蓝色。

（六）水解反应

在酸、碱或酶作用下,蛋白质分子中的酰胺键发生断裂水解,最终产物生成 α-氨基酸。

案例 20-2　多肽类药物

蛋白质是机体内最重要的一类生物大分子,已被广泛地作为药物用于疾病的治疗,如维持机体营养与渗透压的白蛋白,防止因自身免疫性疾病导致重症感染的免疫球蛋白等,但蛋白质具有相对分子质量大、制备困难、存在抗原性、体内易降解等缺点。人们发现某些相对分子质量较小的多肽具有类似蛋白质的活性,在人体中已发现了 1 000 多种具有活性的多肽,仅脑中就存在近 40 种,它们在血液中浓度很低,一般仅有 $10^{-12} \sim 10^{-9}$ mol·L^{-1},但生理活性很强,在人的生长、发育、细胞分化、大脑活动、肿瘤病变、免疫防御、生殖控制、抗衰防老及分子进化等方面具有的特殊功能。目前,已经应用于临床的多肽类药物约有几十种,如治疗糖尿病的胰岛素、治疗骨质疏松的降钙素、刺激生长的生长素、抗利尿和升高血压的加压素、调整机体免疫的胸腺素等。

多肽类药物主要包括多肽疫苗、抗肿瘤多肽、抗病毒多肽、多肽导向药物、细胞因子模拟肽、抗菌性活性肽、诊断用多肽及其他药用小肽等。多肽类药物的研发、增强多肽药物的稳定性及发挥多肽药物在人体内的功能成为化学家和药物学家关注的热点问题。

案例 20-3　国际人类蛋白质组计划

2003 年 4 月,历时 13 年的"国际人类基因组计划"正式完成。但仅仅测绘出基因组序列,并非这一计划的最终目的,必须对其编码产物——蛋白质组进行系统深入的研究,才能真正实现基因诊断和基因治疗。人类蛋白质组计划(HPP)是继国际人类基因组计划之后生物科技发展的又一项大规模的国际性科技工程。首批行动计划包括由中国科学家牵头的"人类肝脏蛋白质组计划"和美国科学家牵头的"人类血浆蛋白质组计划"。"人类肝脏蛋白质组计划"的总部设在中国北京,这是中国科学家第一次领导执行重大国际科技协作计划。

早在 1998 年,我国科学家就开始了肝脏蛋白质组的研究,并于 2002 年国际蛋白质组第一次研讨会上倡导并提出了开展人类肝脏蛋白质组计划的建议。由于中国在蛋白质研究方面的雄厚实力,因而成为"人类肝脏蛋白质组计划"的牵头国。科学目标主要是揭示并确认肝脏的蛋白质,在蛋白质水平上规模化注解与验证人类基因组计划所预测的编码基因,实现肝脏转录组、肝脏蛋白质组、血浆蛋白质组及人类基因组的对接与整合,揭示人类转录、翻译水平的整体、集群调控规律,建立肝脏"生理组""病理组",为重大肝病防、诊、治疗和新药研发的突破,提供重要的科学基础。

人类肝脏蛋白质组计划实施以来,取得了阶段性新进展。围绕人类肝脏蛋白质组的表达谱、修饰谱及其相互作用的连锁图等九大科研任务,我国科学家已经成功测定出 6 788 个高可信度的中国成人肝脏蛋白质,系统构建了国际上第一张人类器官蛋白质组"蓝图";发现了包含 1 000 余个"蛋白质-蛋白质"相互作用的网络图;建立了 2 000 余株蛋白质抗体。

人类肝脏蛋白质组计划的实施,将极大地提高肝病的治疗和预防水平,降低医疗费用,同时,将使我国在肝炎、肝癌为代表的重大疾病的诊断、防治与新药研制领域取得突破性进展,并不断提高我国生物医药产业的创新能力和国际竞争力。

第三节 核   酸

核酸(nucleic acid)是一类重要的生物高分子化合物,存在于一切生物体中,它控制着遗传信息,支配着蛋白质合成,是构成生命最基本的物质。核酸包括核糖核酸(RNA)和脱氧核糖核酸(DNA)两类,RNA 主要分布在细胞质中,其主要功能是将DNA 的遗传信息翻译和表达成具有各种功能的蛋白质。DNA 主要存于细胞核内,是遗传信息的携带者,兼具储存和传递功能。

一、核酸的组成

在生物体中,核酸作为辅基主要与蛋白质结合以核蛋白形式存在。其组成如下:

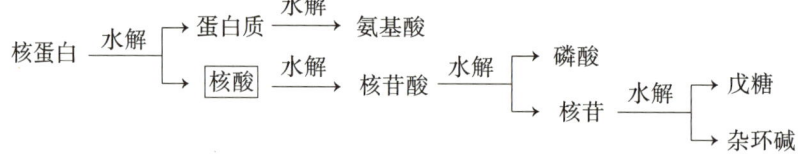

微课
核酸的组成

趣说化学
核酸与核酸检测

(一)戊糖

组成核苷的戊糖有 β-D-核糖和 β-D-2′-脱氧核糖两种。

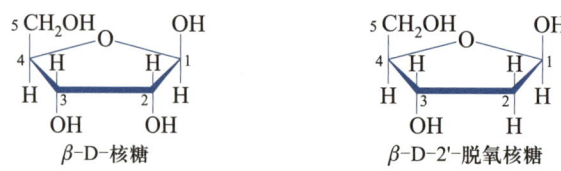

β-D-核糖 β-D-2′-脱氧核糖

（二）杂环碱

杂环碱又称为碱基,是嘌呤和嘧啶的衍生物,包括腺嘌呤、鸟嘌呤、胞嘧啶、胸腺嘧啶和尿嘧啶五种。RNA 和 DNA 所含嘌呤碱相同,即都含有腺嘌呤和鸟嘌呤,但所含的嘧啶碱不完全相同,RNA 含有胞嘧啶和尿嘧啶,而 DNA 含有胞嘧啶和胸腺嘧啶。

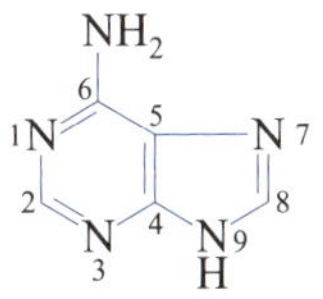

腺嘌呤　　　　　鸟嘌呤　　　　　胞嘧啶　　　　　胸腺嘧啶　　　　尿嘧啶
(adenine,A)　(guanine,G)　(cytosine,C)　(thymine,T)　(uracil,U)

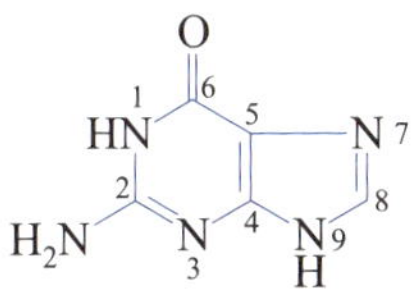

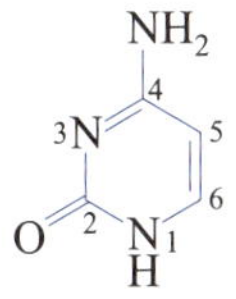

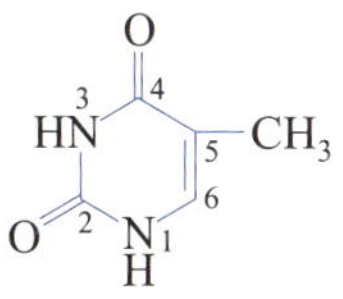

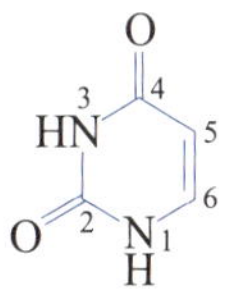

（三）核苷

β-D-戊糖的 $C_{1'}$ 羟基(半缩醛羟基)与嘌呤类碱基的 N_9 或嘧啶类碱基的 N_1 的 H 脱水形成的氮苷叫作核苷(nucleoside)。RNA 的四种核苷为腺嘌呤核苷、鸟嘌呤核苷、胞嘧啶核苷和尿嘧啶核苷,DNA 的四种核苷为腺嘌呤脱氧核苷、鸟嘌呤脱氧核苷、胞嘧啶脱氧核苷和胸腺嘧啶脱氧核苷。例如:

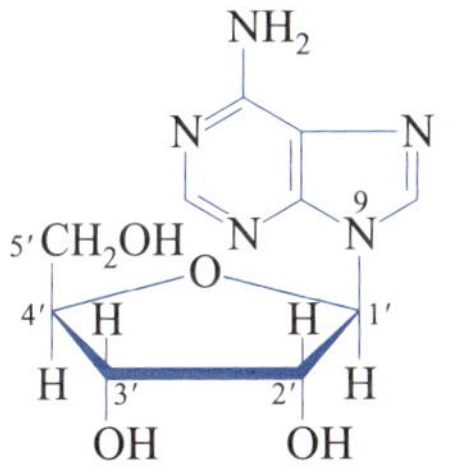

腺嘌呤核苷 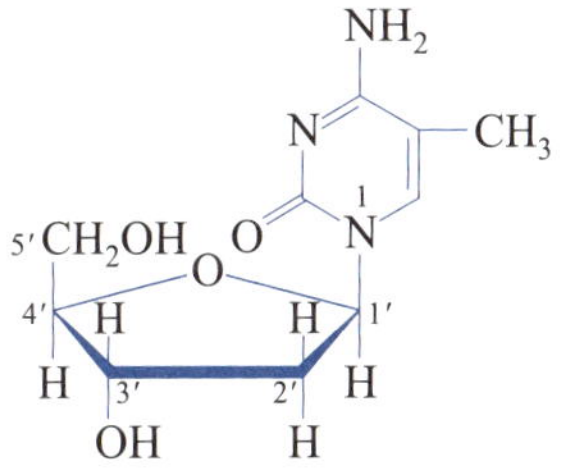　　　　　　　　　　胸腺嘧啶脱氧核苷

（四）核苷酸

核苷中的戊糖部分 $C_{3'}$ 或 $C_{5'}$ 上的羟基与磷酸脱水生成的酯叫作核苷酸(nucleotide)。生物体中主要存在 $C_{5'}$ 上脱水的核苷酸。例如:

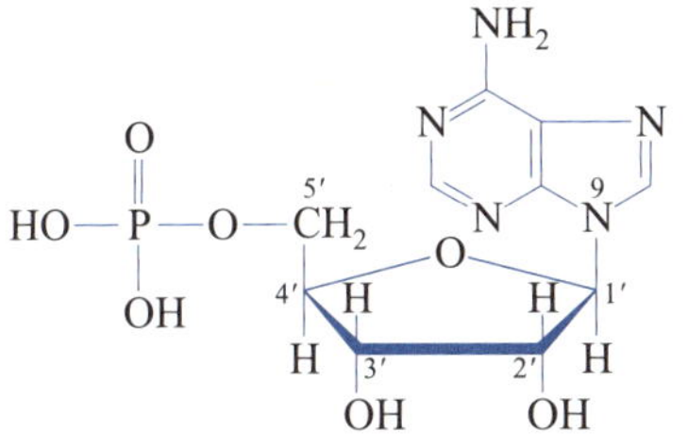

腺嘌呤核苷酸 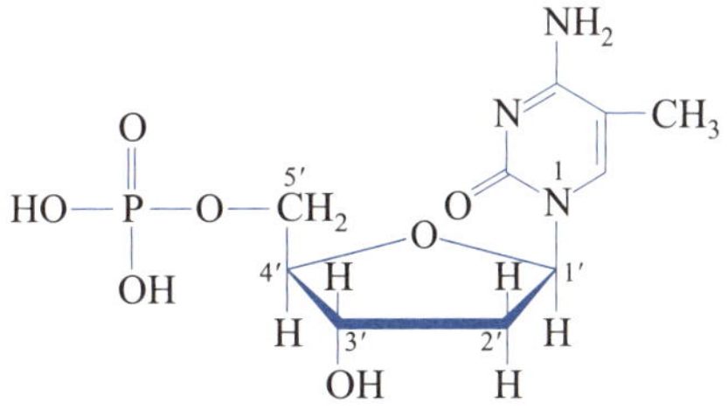　　　　　　　　　　胸腺嘧啶脱氧核苷酸

核苷酸中的磷酸还可与磷酸作用,脱水生成二磷酸核苷和三磷酸核苷。三磷酸腺苷(ATP)是一种"高能量"的化合物,水解时生成二磷酸腺苷和磷酸盐,并放出大量的热量,为生命活动提供能量。

三磷酸腺苷(ATP)

二、核酸的结构

（一）一级结构

与蛋白质的一级结构相类似，核酸的一级结构是将各种核苷酸通过 3′,5′-磷酸二酯键按一定的次序排列而成的多核苷酸链。RNA 和 DNA 的多核苷酸链结构片段如下：

微课　核酸的结构

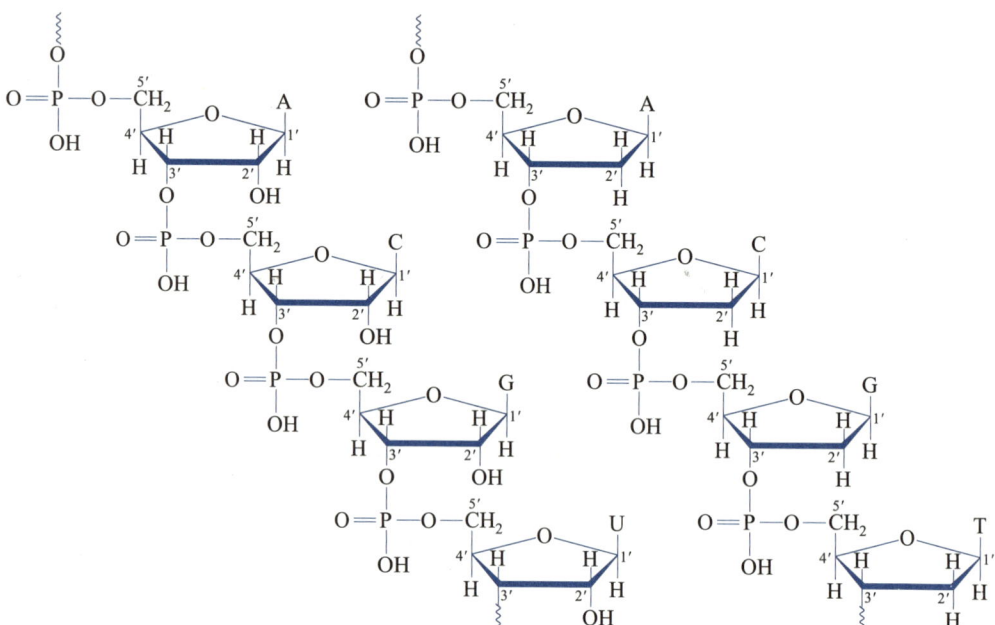

RNA多核苷酸链　　　　　　　　　DNA多核苷酸链

图中表示的 RNA 或 DNA 中的多核苷酸链结构，显然太繁复，现在都用简化了的示意法来表示。如上图可简化如下：

RNA简化图　　　　　　　　　　　DNA简化图

其中"|"表示糖分子，2′、3′、5′表示糖中碳原子，"P"表示磷酸基。

（二）二级结构

物理方法的测定表明,DNA 具有双螺旋的二级结构,两条反向平行的 DNA 链沿着一个轴向右盘旋成双螺旋体,脱氧核糖和磷酸部分位于双螺旋的外侧,碱基位于内侧,如图 20-7 所示。

在双螺旋体中,一条脱氧核苷酸链上碱基与另一条链上碱基之间通过氢键相互配对联结,碱基配对原则是:腺嘌呤(A)与胸腺嘧啶(T)(或 RNA 中的尿嘧啶 U)通过两个氢键配成碱基对,鸟嘌呤(G)与胞嘧啶(C)通过三个氢键配成碱基对,即 A＝T(A＝U),G≡C。

RNA 的二级结构的规律性不如 DNA。有些 RNA 的多核苷酸链,可以形成和 DNA 相似的双螺旋结构。但多数 RNA 的分子是由一条弯曲的多核苷酸链所构成,其中有间隔着的双股螺旋与单股非螺旋体结构部分(图 20-8)。

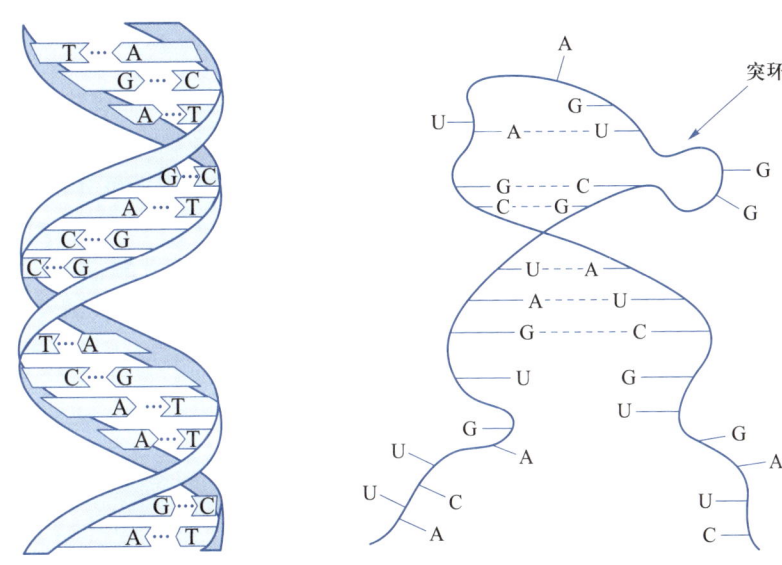

图 20-7　DNA 双螺旋结构示意图　　　　图 20-8　RNA 结构示意图

（三）三级结构

核酸的三级结构是在二级结构的基础上进一步紧缩、扭曲成闭链状环或开链状环及麻花状的一定空间关系。

三、核酸的性质

（一）物理性质

RNA 为白色粉末状固体,DNA 为白色纤维状固体,两者都是极性化合物,均微溶于水,不溶于乙醇、乙醚和氯仿等有机溶剂,其钠盐在水中溶解度较大。RNA 和 DNA 在细胞内常与蛋白质结合成核蛋白形式存在,两种核蛋白在盐溶液中的溶解度不同,DNA 核蛋白难溶于 0.14 mol·L^{-1} NaCl 溶液,可溶于高浓度(1～2 mol·L^{-1})的 NaCl 溶液,而 RNA 核蛋白则易溶于 0.14 mol·L^{-1} NaCl 溶液,因此常用不同浓度的盐溶液分离两种核蛋白。

DNA 相对分子质量为 $10^6 \sim 10^{10}$，RNA 虽小些，但也在 1×10^4 以上。由于是高分子化合物，其溶液的黏度大，即使是极稀的 DNA 溶液，黏度也很大，而 RNA 分子比 DNA 分子短，呈无定形的粉末状，所以 RNA 的黏度较小。当 DNA 被加热或其他因素作用下，使其螺旋结构转为无规则的线团结构时，其黏度再为降低。

（二）化学性质

1. 两性与等电点

核酸分子中含有酸性的磷酸基和碱性的含氮碱基，属于两性化合物。因磷酸基的酸性相对较强，所以核酸通常表现为酸性，等电点（pI）也较低，如酵母 RNA 的等电点为 2.0～2.8。在人体正常生理状态下，核酸带负电荷，易与金属离子结合成可溶性的盐。

2. 水解

核酸在酸、碱或酶的作用下，发生共价键的断裂，多核苷酸链被打断，相对分子质量变小的过程称为降解。

（1）酸水解　在酸和加热条件下，核酸中的糖苷键和磷酸二酯键均可发生水解，但糖苷键比磷酸二酯键更易被酸水解。

（2）碱水解　RNA 在稀碱条件下，很容易发生水解生成 2′-核苷酸和 3′-核苷酸，而 DNA 在同样条件下是稳定的，不会被水解成单核苷酸。因为 RNA 中的核糖具有 2′-OH，在碱催化下 3′,5′-磷酸二酯键断裂，形成 2′,3′-环核苷酸，然后进一步水解生成 2′-核苷酸和 3′-核苷酸的混合物（图 20-9）；而 DNA 中的脱氧核糖没有 2′-OH，不能形成 2′,3′-环核苷酸，所以 DNA 在碱的作用下，只发生变性，不发生磷酸二酯键的水解。

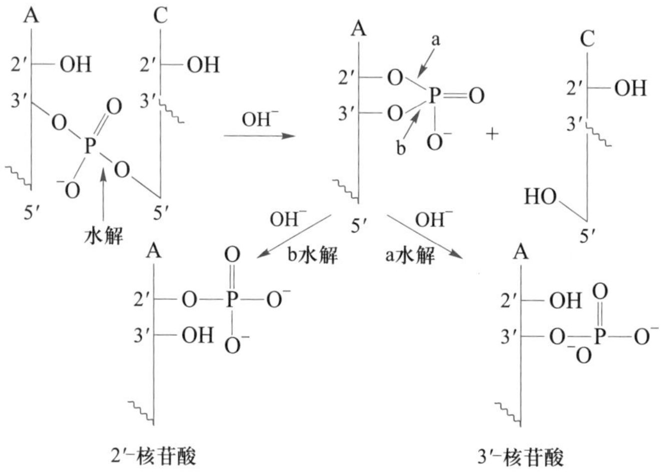

图 20-9　RNA 碱性水解过程

（3）酶水解　能水解核酸的酶称为核酸酶（nucleases）。所有细胞中都含有各种核酸酶，它们都是磷酸二酯酶，催化磷酸二酯键断裂生成核苷酸。由于核酸链是由两个酯键将核苷酸连接而成的，所以将核酸酶切割磷酸二酯键的位置不同分为外切核酯酶和内切核酸酶两种。外切核酯酶只从一条核酸链的一端逐个切断磷酸二酯键释放出单核苷酸,而内切核酯酶在核酸链的内部切割核酸链,产生核酸片段。

（三）核酸的变性、复性与杂交

在热、强酸强碱或有机溶剂等作用下,核酸的双螺旋区的氢键断裂,变成单链,使核酸的理化性质和生物学性质发生改变的现象称为核酸的变性。核酸的变性不涉及磷酸二酯键的断裂,一级结构保持不变。变性 DNA 在适当的条件下,两条彼此分开的单链可以重新缔合成为双螺旋结构,这一过程称为复性。DNA 复性后,一系列的理化性质和生物活性也将得到恢复。若将两条来源不同的单核苷酸链（DNA 或 RNA）,只要它们有大致相同的互补碱基顺序,在适当条件下进行复性,则可形成新的杂种双螺旋结构分子,这一过程称为核酸分子的杂交。核酸的杂交可以是 DNA-DNA,也可以是 DNA-RNA 杂交,在分子生物学和分子遗传学的研究中应用极广,许多重大的分子遗传学问题都是用分子杂交来解决的。

📘 科学家简介　贺福初

贺福初,1962 年 5 月出生,湖南常德人,毕业于复旦大学生物系,军事医学科学院博士。少将军衔,博士生导师。国际著名细胞生物学、遗传学家,中国科学院院士。主要研究领域为细胞因子的分子生物学及基因工程。

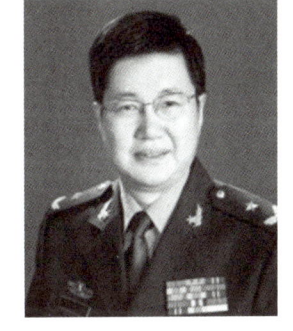

贺福初发现一种能特异刺激肝细胞增殖和肝脏再生的新细胞因子即人肝细胞生成素（HPO）,在国际上首次公布其 cDNA 序列,并率先研制出重组人 HPO 首次揭示了存在于原代肝细胞或肝癌细胞膜上的 HPO 高亲和力特异性受体及 HPO 两条信号转导通路;开展规模化的人胎肝 cDNA 克隆与测序,建立了大规模、系统的基因表达谱,发现与肝脏发育、分化、癌变以及造血系统发育等相关的基因群;提出生长因子的"发育相关进化"、细胞活性因子与受体的"协同进化"、mRNA 编码区与非编码区的"协调进化"、种系发生中的"分子减速进化"等规律性认识,并进行了部分实验验证。其主要成就如下:

1. 发现"细胞活性因子的发育相关进化""相互作用分子的协同进化""mRNA 编码区与非编码区的协同进化"及"物种演化中的分子减速进化"等规律性现象;

2. 发现并克隆肝细胞生成素、揭示其基因调控机制、研制其重组品,发现其受体及其两条信号转导通路;

3. 揭示人胎肝、成体肝转录组及其蛋白质组,从中发现 500 余种新基因、新蛋白质;

4. 发现中国常见恶性肿瘤及慢性肝炎等的易感基因 10 余种;,倡导并领衔了人类第一个组织、器官的"肝脏蛋白质组计划",这也是中国第一次领导大型国际合作计划。

习题

1. 下列氨基酸溶于水后,其溶液是酸性、碱性还是中性,为什么?

(1) 亮氨酸 (2) 天冬酰胺 (3) 赖氨酸 (4) 谷氨酸

2. 写出下列氨基酸在指定 pH 溶液中的主要构造式。

(1) 丝氨酸(pI = 5.68)在 pH = 12 溶液中

(2) 酪氨酸(pI = 5.66)在 pH = 2 溶液中

3. 写出甘氨酸与丙氨酸加热脱水生成二肽的可能构造式。

4. 用简单的化学方法鉴别下列各组化合物。

$$(1) \quad \underset{\text{OH}}{\text{CH}_3\text{CHCOOH}} \text{ 和 } \underset{\text{NH}_2}{\text{CH}_3\text{CHCOOH}}$$

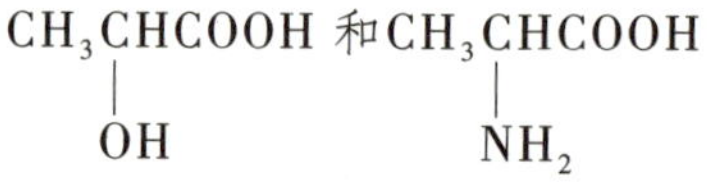

(2) H_2NCH_2COOH 和 $CH_3CONHCH_2COOH$

(3) 精氨酸和蛋白质

5. 维持蛋白质二级、三级和四级空间结构的相互作用力有哪些?

6. 某蛋白质溶于 pH = 7 的纯水中,得到 pH = 8 的蛋白质溶液,回答下列问题:

(1) 该蛋白质的等电点_____8(填<, =, >)

(2) 若要使蛋白质向阳极移动,应加_____(填酸,碱)

7. 核酸完全水解后的产物有哪些?

8. DNA 和 RNA 在组成上有哪些异同?

9. 某 DNA 分子片段的碱基序列为 TAAGCTTAGGCA,请写出与这一片段 DNA 链互补的碱基序列。

第二十章
网络自测题

第二十一章　化学消毒剂

在我们的生活环境中,尤其在患者高度集中的医院,特别是大规模疫情暴发时,周围存在着许多肉眼看不见的致病菌和病毒,它们通过呼吸道、消化系统或皮肤接触侵入人体,引发各种疾病,甚至还会威胁到生命。预防这些疾病的最有效的方法之一就是加强消毒,这是切断传播途径、防止传染病及其他疫病扩散或蔓延的重要措施,也是防止医院内感染的重要环节。

第二十一章
课件

第一节　概　　述

一、基本概念

(一)消毒

消毒(disinfection)是杀灭或清除传播媒介上各种病原微生物,使其达到无害化的过程。

(二)灭菌

灭菌(sterilization)是杀灭或清除传播媒介上一切微生物,使其达到没有任何微生物的过程。灭菌是个绝对的概念,然而事实上很难达到100%的彻底灭菌。目前国际上的统一规定是要求灭菌保证水平达到10^{-6},即经灭菌处理后在100万件物品中最多只能容许有1件物品中存留活的微生物。

消毒与灭菌虽然都是指清除或杀灭传播媒介上的微生物而言,但却代表两个不同的概念,有着本质的区别。消毒处理不一定都能达到灭菌要求,但灭菌一定达到消毒目的。但有时也往往将消毒和灭菌统称为消毒。

(三)消毒剂

消毒剂(disinfectant)是能杀灭传播媒介上的微生物使其达到消毒或灭菌要求的制剂。

二、化学消毒剂的分类

(一)按有效成分分类

按有效成分,化学消毒剂可分为8类。

（1）卤素类：含氯类，如次氯酸钠、漂白粉、氯化磷酸三钠、二氯异氰尿素钠（优氯净）等；含碘类，如碘酊、碘伏；含溴类，如二溴海因等。

（2）过氧化物类：过氧化氢（双氧水）、过氧乙酸、二氧化氯、臭氧等。

（3）醛类：甲醛、戊二醛等。

（4）杂环类：环氧乙烷等。

（5）醇类：乙醇、异丙醇等。

（6）酚类：煤酚皂溶液（来苏儿）等。

（7）胍类：氯己定（洗必泰）等。

（8）季铵盐类：苯扎溴铵（新洁尔灭）等。

（二）按作用水平分类

按杀灭微生物能力，化学消毒剂可分为4类。

（1）灭菌剂：能杀灭一切微生物（包括细菌芽孢），并达到灭菌要求的制剂，如环氧乙烷、甲醛、戊二醛、过氧乙酸、过氧化氢等。

（2）高效消毒剂：能杀灭一切细菌繁殖体（包括分枝杆菌）、病毒、真菌及其孢子等，对细菌芽孢也有一定杀灭作用的消毒剂，如含氯消毒剂、二氧化氯、臭氧等。

（3）中效消毒剂：能杀灭分枝杆菌、真菌、病毒及细菌繁殖体等微生物的消毒剂，如醇类、酚类、碘伏、碘酊、醇类与氯己定的复方制剂、醇类与季铵盐类的复方制剂等。

（4）低效消毒剂：仅能杀灭细菌繁殖体和亲脂病毒的消毒剂，如新洁尔灭、氯己定等。

（三）按用途分类

按用途可分为：物体表面消毒剂、医疗器械消毒剂、空气消毒剂、手消毒剂、皮肤消毒剂、黏膜消毒剂、疫源地消毒剂等。

三、化学消毒剂的使用原则

（1）根据物品的性能及微生物的特性，选择合适的消毒剂。

（2）严格掌握消毒剂的有效浓度、消毒时间及使用方法。

（3）消毒剂应定期更换，易挥发的消毒剂要加盖，并定期检测，调整其浓度。

（4）浸泡前将物品洗净擦干，浸没在消毒液内的物品应注意打开轴节或套盖，管腔内应注满消毒液。

（5）在使用前用无菌生理盐水冲净消毒后的物品，避免消毒剂刺激人体组织。

四、化学消毒剂的使用方法

（1）浸泡法：将洗净擦干后的物品浸没于消毒剂中，消毒剂需达到有效浓度，浸泡达到规定时间方能达到消毒灭菌的效果，取出用灭菌蒸馏水冲洗残留的消毒剂。

（2）擦拭法：用浸有消毒剂的敷料反复擦拭物品表面，适用于光滑表面的消毒。

（3）喷雾法：用喷雾器将消毒剂均匀喷洒在空气中和物体表面进行消毒。

（4）熏蒸法：将消毒剂加热或加入氧化剂，使其产生气体进行消毒，常用于手术室、换药室、病室的空气消毒，以及不耐热、不耐高温物品的消毒。空气熏蒸消毒时需关闭门窗,达到规定时间后打开门窗通风换气,人员方可进入。常用于物品熏蒸消毒的有甲醛气体和环氧乙烷气体。

（5）干粉消毒法:直接用药物粉剂消毒处理。

案例 21-1　新型冠状病毒感染的消毒防护控制

从 2019 年起新冠病毒在世界范围内大流行,已在全球造成近 700 万人死亡。

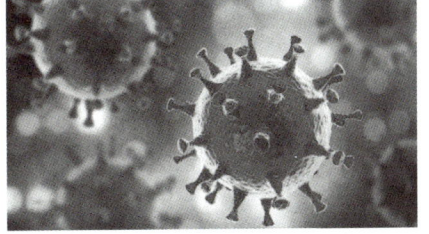

新型冠状病毒的消杀方法有自然通风、环境消毒,要求要做好个人防护、保持手部卫生。消杀过程常用到多种化学消毒剂进行消毒。例如环境物体表面,选择含氯消毒剂、二氧化氯、季铵盐、过氧乙酸、过氧化氢等消毒剂擦拭、喷洒或浸泡消毒;室内空气可选择过氧乙酸、二氧化氯、过氧化氢等消毒剂喷雾消毒;手卫生可使用手消毒剂揉搓双手进行消毒,也可选择75%乙醇、过氧化氢等消毒剂。

不同的消毒剂的化学成分不同,消毒剂的使用应针对不同的消毒对象,选择不同的消毒剂和不同的作用时间及有效使用浓度。例如,75%乙醇能杀灭细菌繁殖体、结核杆菌及大多数真菌和病毒;84 消毒液、漂精片的主要成分是次氯酸钠,对肝炎病毒等可通过浸泡起效,但对空中飘浮的飞沫没有多大作用。

五、化学消毒剂的配制方法

消毒剂的浓度常以消毒剂中有效成分的含量来表示。例如,含氯消毒剂浓度以有效氯含量表示,碘伏浓度以有效碘含量表示,煤酚皂的浓度以甲酚含量表示。其表示方法有以下几种:质量分数,指 100 g 消毒剂中含有效成分的质量(g);体积分数,指 100 mL 消毒剂溶液中含有效成分的体积(mL);质量浓度,指 1L 消毒剂溶液中含有效成分的质量(g)。

固体消毒剂的浓度常以质量分数(%)表示;气体消毒剂的含量则常以每立方米中消毒剂的质量(g·m^{-3})表示。

（一）固体消毒剂的溶液配制

固体消毒剂配制溶液,可直接按照质量分数或质量浓度计算固体消毒剂用量和溶剂(一般为水)的用量。例如,配制含氯消毒剂时,溶质为含氯消毒剂,所需质量应按下式计算:

$$含氯消毒剂质量 = \frac{有效成分质量}{有效氯含量}$$

式中,有效氯含量为测定的实际有效氯含量。

（二）消毒剂溶液稀释方法

消毒剂溶液稀释可按下列方法计算:

$$w_1 \times V_1 = w_2 \times V_2$$

式中,w_1 为原液浓度(%),w_2 为拟稀释液浓度(%),V_1 为原液体积(mL),V_2 为拟稀释液体积(mL)。

例如,用18%过氧乙酸溶液配制成0.2%过氧乙酸18 L,计算如下:

$$18\% \times V_1 = 0.2\% \times 18 \text{ L}$$

$$V_1 = 0.2\% \times 18 \text{ L}/18\% = 0.2 \text{ L}$$

取18%过氧乙酸0.2 L,加水至18 L,即成0.2%过氧乙酸18 L。

第二节　常用化学消毒剂

一、卤素类消毒剂

(一) 含氯消毒剂

含氯消毒剂是指溶于水后能产生次氯酸的消毒剂。含氯消毒剂包括无机氯化合物如次氯酸钠、漂白粉、三合二、漂白粉精、氯化磷酸三钠等,有机氯化合物如二氯异氰尿酸钠、三氯异氰尿酸、氯胺T等。

案例 地震后流行性疾病的预防控制

含氯消毒剂	化学式/构造式	有效氯含量	性质
次氯酸钠	NaClO	10%~12%	相对分子质量74.44,纯品为白色粉末,通常为灰绿色结晶,有很强的氯刺激气味,pH 10~12
漂白粉	$Ca(ClO)_2$	25%~32%	漂白粉、漂白粉精、三合二的有效成分均为次氯酸钙,白色粉末,溶于水,性质不稳定,水溶液呈碱性、有氯味
漂白粉精	$Ca(ClO)_2$	80%~85%	
三合二	$3Ca(ClO)_2 \cdot 2Ca(OH)_2 \cdot 2H_2O$	56%~60%	
氯化磷酸三钠 (氯化磷酸钠)	$Na_3PO_4 \cdot 1/4NaOCl \cdot 12H_2O$	3%~5%	相对分子质量398.5,为无色至白色结晶体或粉状物,有轻微氯味,易吸潮结块,易溶于水,水溶液呈碱性。有良好的去污作用
二氯异氰尿酸钠 (优氯净)	$C_3N_3O_3Cl_2Na$	60%~64%	相对分子质量219.95,为白色晶粉,有氯味,25℃溶解度为25%,溶液呈弱酸性。粉剂性质比较稳定,吸潮后,有效氯含量下降,其水溶液不稳定
三氯异氰尿酸	$C_3N_3O_3Cl_3$	87%~90%	相对分子质量232.42,白色晶粉,有氯味。性质稳定,耐贮存,在水中溶解度较低,水溶液稳定性差

续表

含氯消毒剂	化学式/构造式	有效氯含量	性质
氯胺 T	$\underset{C_7H_7ClNNaO_2S \cdot 3H_2O}{H_3C\text{——}}$	24%~26%	白色微黄晶粉,溶解度为12%,性质稳定,水溶液呈弱碱性

1. 特性

含氯消毒剂属中、高效消毒剂,杀灭微生物有效成分常以有效氯计[与含氯消毒剂氧化能力相当的氯量,含量用 $mg \cdot L^{-1}$ 或%($g/100\ mL$)表示],具有广谱、高效、低毒、价廉、方便等优点。缺点是对人体皮肤,尤其黏膜有刺激性,对织物有漂白作用,对金属有腐蚀作用,受有机物影响大,水溶液稳定性差。

无机氯性质不稳定,易受光、热和潮湿的影响,降低其有效成分;有机氯相对稳定,但是溶于水后均不稳定。

2. 杀菌机理

含氯消毒剂的杀菌作用主要由产生的次氯酸决定,产生的次氯酸浓度越高,杀菌作用越强。

(1)次氯酸易扩散到菌体表面,并穿透细胞膜到菌体内部,使菌体蛋白氧化导致细菌死亡。

(2)次氯酸分解产生新生氧,也可使蛋白氧化。

(3)次氯酸可改变细胞膜的通透性,使细胞内容物外渗,导致细菌死亡。

3. 应用范围

适用于物体表面、织物等污染物品以及水、果蔬和饮食饮具等的消毒。次氯酸消毒剂除上述用途外,还可用于室内空气、二次供水设备设施表面、手、皮肤和黏膜的消毒。也适用于疫源地各种污染物,如分泌物、排泄物、垃圾等的消毒处理。

4. 使用方法

消毒方法	消毒对象	有效氯含量	消毒时间
浸泡法	细菌繁殖体污染物品	500 mg·L^{-1}	≥10 min
	经血传播病原体、分枝杆菌、细菌芽孢污染物品	2 000~5 000 mg·L^{-1}	≥30 min
擦拭法	大件物品或其他不能用浸泡消毒的物品	500 mg·L^{-1}	≥10 min
喷洒法	物品表面	500 mg·L^{-1}	10~30 min
	疫源地消毒	1 000 mg·L^{-1}	60 min
干粉消毒法	分泌物、排泄物	10 000 mg·L^{-1}(混合后)	2 h

5. 注意事项

（1）外用消毒剂，不得口服，置于儿童不易触及处。

（2）配制和分装消毒液时，应在通风良好的场所进行。应戴口罩、手套及护目镜等，避免接触皮肤。如不慎溅入眼睛，应立即用水冲洗，严重者应就医。

（3）阴凉处避光、防潮、密封保存；现配现用，使用时限≤24 h。

（4）对织物有漂白作用，对金属有腐蚀性。

（5）切忌消毒剂与洁厕灵混用：洁厕灵主要成分是盐酸，与消毒液混用会产生氯气，而氯气是具有强烈刺激性气味的有毒气体，能使人出现打喷嚏、咳嗽、流泪不止、窒息等症状，严重时，会发生肺水肿，最后致人死亡。

案例 21-2　泳池常用消毒剂的选择

目前泳池常用的消毒剂，有液氯、漂白粉（次氯酸钙）、漂水（次氯酸钠）、三氯异氰尿酸（强氯精）等。

液氯是一种危险性较大的消毒剂，贮存、运输、使用均需要专用设备和专业人员，使用该药极易发生人身安全事故，且氯气易挥发、有臭味、污染环境，在游泳池消毒中已很少使用。

漂白粉曾是一种普遍使用的游泳池消毒剂，但其性质不稳定，对物品有腐蚀及漂白作用，使用后有残渣，堵塞管道，影响水质，现已逐步被淘汰。

漂水极不稳定，现场不能长期存放，有腐蚀性，贮存和操作很困难。对设备有很高的要求，设备的日常维护也很困难。漂水呈碱性，会增加池水的 pH，需要加大量的酸调节，使用不便。

三氯异氰尿酸（简称 TCCA），不易分解，在水解过程中几乎全部以次氯酸形式存在，在水里释放氯稳定，余氯保持时间长，是目前国际上所推广的一种高效、低毒、广谱的泳池消毒剂。

（二）含碘消毒剂

碘的分子式 I_2，相对分子质量为 253.8。通常状况下为片状结晶，有金属光泽，室温时可逐渐升华成气体，微溶于水。碘化钾可增溶碘，常用其配制碘液。常用的含碘消毒剂有碘酊和碘伏。

1. 碘酊

（1）特性　碘酊俗称碘酒。2%碘酊，由碘 2 g、碘化钾 1.5 g、蒸馏水 48 mL、95%乙醇或异丙醇加至 100 mL 配制而成。碘酊的杀菌作用优于碘水溶液，但碘水溶液刺激性较小。皮肤消毒更多应用碘酊。

（2）杀菌机理　碘酊属中水平消毒剂。使细菌蛋白氧化变性，能杀灭大部分细菌、真菌和原虫。它能与菌体蛋白的氨基酸结合，使其变性而死亡。

（3）应用范围　适用于手术部位、注射和穿刺部位皮肤及新生儿脐带部位皮肤的消毒。

（4）使用方法

消毒方法	消毒对象	消毒剂浓度（有效碘）	作用时间
擦拭法	手和皮肤	2%	1 min
	断脐	2.5%	3 min
浸泡法	小件医用器具	2%	2 min

（5）注意事项

① 碘酊消毒皮肤后，需用乙醇脱碘。

② 不适用于黏膜和敏感部位皮肤消毒。

③ 碘酊和红汞不能同时涂抹在一个伤口上，因为这两种药水混在一起时，会产生一种刺激性很强的碘化汞，不仅失去了原来的灭菌作用，还能腐蚀伤口组织，引起溃烂。

④ 密封、避光，置于阴凉通风处保存。

2. 碘伏

（1）特性　碘伏是由聚乙烯吡咯烷酮碘为主要成分的消毒液。目前我国已有几十种不同配方的碘伏消毒剂，有效碘含量差异较大，一般在 0.2%～1%，常用的有 0.5% 和 1% 两种。固体碘伏通常含有效碘 10%～20%，多为深棕色粉末，溶于水后亦为棕色。溶解度好、性质稳定、能长期贮存。与碘液或碘酊相比，碘伏的刺激性小，毒性较低，对皮肤、黏膜无刺激性，无黄染，还有清洁作用。

（2）杀菌机理　碘伏属中水平消毒剂，在水中缓慢游离出碘而产生杀菌作用。

（3）应用范围　适用于手、皮肤、黏膜及伤口的消毒。

（4）使用方法

消毒方法	消毒对象	使用浓度（有效碘）	作用时间
浸泡法	手和体温计等	250 mg·L^{-1}	30 min
擦拭法	皮肤、黏膜	浸有碘伏消毒液的无菌棉球	2～3 min
	外科手	2 500～5 000 mg·L^{-1}	3～5 min
	手术部位、注射部位的皮肤	2 500～5 000 mg·L^{-1}	2 min, 2 遍
	口腔黏膜及创面	1 000～2 000 mg·L^{-1}	3～5 min
冲洗法	阴道黏膜及创面	250～500 mg·L^{-1}	3～5 min

（5）注意事项

① 皮肤消毒后无须用乙醇脱碘。

② 碘伏对二价金属制品有腐蚀性，不应作相应金属制品的消毒液。

③ 体温计消毒前将唾液揩净，浸泡 30 min 后，用冷开水洗净揩干使用。

④ 密封、避光，置于阴凉通风处保存。

二、过氧化物类消毒剂

此类消毒剂主要包括过氧化氢、过氧乙酸、臭氧和二氧化氯等，具有强大的氧化能力，可将所有微生物杀灭。

（一）过氧化氢

1. 特性

过氧化氢水溶液又称双氧水,分子式 H_2O_2,相对分子质量为 34.0。过氧化氢受热易分解,最终产物是氧和水。过氧化氢纯品性质稳定,稀释液不稳定。

2. 杀菌机理

过氧化氢属于广谱、高效消毒剂,产生的新生态氧将菌体蛋白质氧化,失去活性,导致细菌死亡。

3. 应用范围

适用于外科伤口、皮肤黏膜冲洗消毒,室内空气的消毒。

4. 使用方法

消毒对象	消毒方法
物体表面	3%过氧化氢喷洒或浸泡消毒时间 30 min,然后用清水冲洗去除残留消毒剂
室内空气消毒	3%过氧化氢用气溶胶喷雾方法,用量按 $10\sim20\ mL\cdot m^{-3}$($1\ g\cdot m^{-3}$)计算,消毒作用 60 min 后通风换气
皮肤伤口消毒	3%过氧化氢消毒液,直接冲洗皮肤表面,作用 $3\sim5$ min
医疗器械消毒	耐腐蚀医疗器械的高水平消毒,6%过氧化氢浸泡作用 120 min,消毒结束后应使用无菌水冲洗去除残留消毒剂

5. 注意事项

（1）过氧化氢溶液应避光、避热,室温下贮存。

（2）稀释液不稳定,临用前配制,忌与还原剂、碱、碘化物、高锰酸钾等强氧化剂相混合。

（3）过氧化氢对金属有腐蚀性,对织物有漂白作用。

（4）喷雾时应采取防护措施,谨防溅入眼内或皮肤黏膜上,一旦溅上及时用清水冲洗。

（二）过氧乙酸

1. 特性

过氧乙酸又名过醋酸,分子式 $C_2H_4O_3$,相对分子质量 76.05。无色透明液体,弱酸性,易挥发,有强烈刺激性气味,可溶于水或乙醇等有机溶剂。性质不稳定,易分解,遇热、强碱、有机物或重金属离子可加速其分解。过氧乙酸是强氧化剂,腐蚀性强,有漂白作用。

市售过氧乙酸为加有稳定剂的过氧乙酸水溶液,浓度一般为 20%,消毒前稀释至使用浓度。另一种剂型为二元包装:A 瓶为冰醋酸和硫酸的混合液,B 瓶为过氧化氢,两瓶配套出售。临用前,将 A、B 两瓶液体等体积混合,室温放置 24 h 以上后即可使用。

2. 杀菌机理

过氧乙酸属广谱、高效灭菌剂。依靠强大的氧化作用使酶失去活性,造成微生物死亡;通过改变细胞内的 pH,而损伤微生物。其杀菌作用比过氧化氢强,杀菌作用迅速,消毒后物品上残留的消毒液易洗脱。

3. 应用范围

适用于耐腐蚀物品、环境、室内空气等的消毒。专用机械消毒设备适用于内镜的灭菌。

4. 使用方法

消毒对象	消毒方法
物体表面	0.1%～0.2%过氧乙酸喷洒或浸泡消毒时间 30 min,然后用清水冲洗去除残留消毒剂
室内空气消毒	0.2%过氧乙酸用气溶胶喷雾方法,用量按 10～20 mL·m^{-3}(1 g·m^{-3})计算,消毒作用 60 min 后通风换气
	用15%过氧乙酸加热熏蒸,用量按 7 mL·m^{-3} 计算,熏蒸时间 1～2 h 后通风换气
医疗器械消毒	耐腐蚀医疗器械的高水平消毒,0.5%过氧乙酸冲洗作用 10 min,消毒结束后应使用无菌水冲洗去除残留消毒剂

5. 注意事项

（1）过氧乙酸不稳定,应贮存于通风阴凉处,远离可燃物质。用前应测定有效含量,原液浓度低于 12%时不应使用。

（2）稀释液应现用现配,使用时限≤24 h。

（3）过氧乙酸二元包装两瓶液体在使用前需混合放置 24 h 后,方可配制使用。

（4）过氧乙酸对多种金属和织物有很强的腐蚀和漂白作用,金属制品与织物经浸泡消毒后,及时用符合要求的水冲洗干净。

（5）接触过氧乙酸时,应采取防护措施;不慎溅入眼中或皮肤上,应立即用大量清水冲洗。

（6）空气熏蒸消毒时,室内不应有人。

（三）二氧化氯

1. 特性

二氧化氯分子式 ClO_2,相对分子质量 67.45,常温下为黄绿色气体,有强烈刺激性,有与氯气相似的气味,在空气中的体积分数超过 10%即有爆炸性。溶于水后制成无色、无味、透明的液体,性质不稳定,对温度、压力和光均较敏感。活化后二氧化氯含量≥2000 mg·L^{-1}。

2. 杀菌机理

二氧化氯属广谱、高效消毒剂。具有很强的氧化作用,可有效地氧化菌体蛋白质;还可以快速地抑制微生物蛋白质的合成。

3. 应用范围

适用于物品、环境、物体表面、空气的消毒,以及饮用水消毒。

目前已有二氧化氯发生器、稳定性二氧化氯溶液以及粉剂、片剂等固态含二氧化氯产品。目前二氧化氯发生器主要用于饮用水消毒和污水处理。稳定性二氧化氯溶液及固态含二氧化氯产品主要用于环境、物体表面消毒,也可用于耐腐蚀医疗器械的消毒。

4. 使用方法

二元包装消毒液,使用前需在二氧化氯稳定液中加入活化剂;一元包装的粉剂及片剂,应加入蒸馏水溶解,放置所需时间。根据有效含量按稀释定律,用蒸馏水将二氧化氯稀释成所需浓度。

消毒对象	使用浓度	作用时间
物体表面消毒	$50 \sim 100 \ mg \cdot L^{-1}$	$10 \sim 15 \ min$
生活饮用水消毒	$1 \sim 2 \ mg \cdot L^{-1}$	$15 \sim 30 \ min$
医院污水消毒	$20 \sim 40 \ mg \cdot L^{-1}$	$30 \sim 60 \ min$
室内空气消毒	依据产品说明书	

5. 注意事项

(1) 置于干燥、通风处保存。

(2) 活化液应现配现用,使用时限≤24 h。

(3) 二氧化氯对金属有腐蚀作用,对织物有漂白作用。物品消毒后应及时用符合要求的水冲洗干净、干燥。

(4) 二氧化氯有强烈刺激气味,对呼吸道黏膜有明显刺激作用,消毒时应做好个人防护。

(四) 臭氧

1. 特性

臭氧又名三氧,分子式 O_3,相对分子质量为 48.00。常温下为淡蓝色气体,味臭,有爆炸性,在水中的溶解度较低(3%),稳定性差,常温下可自行分解,分解后无残留毒性。

2. 杀菌机理

臭氧是一种高效广谱杀菌剂。依靠强大的氧化作用使酶失去活性,造成微生物死亡;直接与细菌、病毒作用,破坏它们的细胞器和 DNA、RNA,使细菌的新陈代谢受到破坏,导致细菌死亡;透过细胞膜组织,侵入细胞内,作用于外膜的脂蛋白和内部的脂多糖,使细菌发生通透性畸变而溶解死亡。

3. 应用范围

适用于无人状态下病房、口腔科等场所的空气消毒和物体表面的消毒。

4. 使用方法

用途	消毒对象	消毒剂用量	消毒时间
	诊疗用水	$0.5 \sim 1.5 \ mg \cdot L^{-1}$	$5 \sim 10 \ min$
水的消毒	医院污水	$15 \sim 20 \ mg \cdot L^{-1}$	$10 \sim 15 \ min$
	游泳池水	$2 \ mg \cdot L^{-1}$	$1 \sim 2 \ min$

续表

用途	消毒对象	消毒剂用量	消毒时间
空气消毒	手术室,病房,工厂无菌车间等场所	$20 \text{ mg} \cdot \text{m}^{-3}$	30 min
物品表面消毒	饮食用具、理发工具、食品加工用具、衣物等密闭箱内消毒	$60 \text{ mg} \cdot \text{m}^{-3}$ (相对湿度≥70%)	60~120 min

5. 注意事项

(1)有人情况下室内空气中允许臭氧浓度为 $0.16 \text{ mg} \cdot \text{m}^{-3}$。

(2)臭氧为强氧化剂,使用时对多种物品有损坏,包括使铜片出现绿色锈斑,橡胶老化、变色、弹性降低,织物漂白褪色等。

(3)空气消毒时,必须密闭空间,在无人条件下进行。消毒后应开窗通风≥30 min,人员方可进入室内。

(4)臭氧不能瓶装贮存,只能现制现用。

三、醛类消毒剂

醛类消毒剂主要有甲醛、戊二醛、邻苯二甲醛。甲醛用于消毒已有百余年历史,戊二醛是继环氧乙烷用于冷灭菌之后,化学消毒发展史中的第三个里程碑。近年来,邻苯二甲醛作为一种高效消毒剂,且有替代戊二醛之势。

(一)甲醛

1. 特性

甲醛结构简式 HCHO,相对分子质量为 30.03。为无色可燃气体,具有强烈刺激性气味,易溶于水、醇,易聚合。常用于消毒的溶液为福尔马林液和固体多聚甲醛。

福尔马林液为含甲醛34%~38%的水溶液,有强烈刺激气味,呈弱酸性,能与水或乙醇按任意比例混溶。在冷处久置,可出现浑浊或沉淀,加热又可复清。

多聚甲醛为甲醛聚合物,白色固体,含甲醛91%~99%。加热至150 ℃,可全部蒸发为气体甲醛。

2. 杀菌机理

主要通过醛基作用于菌体蛋白的巯基、羟基、羧基、氨基,使之烷基化,引起蛋白质变性、凝固,导致微生物死亡。

3. 应用范围

用于不易腐蚀、对湿热敏感、不耐高温高压的医疗物品消毒,以及消毒器械和标本组织的固定。

4. 使用方法

消毒方法	消毒对象	消毒剂浓度	消毒时间
浸泡法	消毒器械	10%	30 min
	标本组织的固定	4%	

消毒方法	消毒对象	消毒剂浓度	消毒时间
熏蒸法	不易腐蚀、对湿热敏感、不耐高温高压的医疗物品（消毒）	100 mg·L^{-1}	3 h
	不易腐蚀、对湿热敏感、不耐高温高压的医疗物品（灭菌）	500 mg·L^{-1}	3 h

5. 注意事项

（1）消毒物品需分开摊放或挂起，物品间留有空隙，使甲醛气体与物品充分接触。

（2）甲醛有毒，不宜用于室内空气消毒。

（3）甲醛消毒后，必须用无菌水冲洗，去除残留甲醛后才能应用。

（4）使用甲醛时应注意个人防护。

（二）戊二醛

1. 特性

戊二醛结构简式 CHOCH$_2$CH$_2$CH$_2$CHO，分子式 C$_5$H$_8$O$_2$，相对分子质量为 100.12。为无色或浅黄色液体，有醛气味，易溶于水和醇。戊二醛水溶液呈酸性，在酸性条件下（pH 3.2~4.6）稳定，碱性条件下（pH 7.5~8.3）不稳定。对金属腐蚀性小，受有机物影响小，稳定性好。

2. 杀菌机理

戊二醛属于灭菌剂。戊二醛的醛基与细胞蛋白质或酶的氨基结合而引起一系列反应，导致微生物死亡。

3. 应用范围

适用于不耐热诊疗器械、器具与物品的消毒与灭菌。但灭菌时间较长。

4. 使用方法

消毒方法	消毒对象	消毒剂浓度	消毒时间
浸泡法	诊疗器械、器具与物品的消毒与灭菌	2%	消毒 20~45 min，灭菌 10 h
熏蒸法	内镜		按国家有关要求

5. 注意事项

（1）戊二醛应密封，避光，置于阴凉、干燥、通风的环境中保存。

（2）戊二醛对人有毒性，应在通风良好的环境中使用。对皮肤和黏膜有刺激性，使用时应注意个人防护。不慎接触，应立即用清水连续冲洗干净，必要时就医。

（3）戊二醛不应用于物体表面的擦拭或喷雾消毒、室内空气消毒、手和皮肤黏膜的消毒。

（4）在 20~25 ℃温度条件下，强化酸性戊二醛使用前先加入碳酸氢钠调节 pH 至 7.5~8.3，再加防锈剂（0.5%亚硝酸钠）充分混匀，连续使用时间应≤14 d。

（5）用于浸泡灭菌的容器，应洁净、密闭，使用前应先经灭菌处理。

（三）邻苯二甲醛

1. 特性

邻苯二甲醛 为淡蓝色液体，pH7.5。在 pH 3~9 范围内十分稳定，且无味,对鼻、眼黏膜无刺激,且使用前不需活化,对各种材料有良好的相容性。邻苯二甲醛具有比戊二醛广谱、高效、低腐蚀、刺激性小、使用浓度低等优点,其缺点是对蛋白有着色作用,价格是戊二醛的 3 倍。

2. 杀菌机理

邻苯二甲醛具有广谱、高效杀菌作用,其醛基与细胞蛋白质或酶的氨基结合而引起微生物死亡。

3. 应用范围

适用于不耐热诊疗器械、器具与物品的浸泡消毒。

4. 使用方法

消毒方法	消毒对象	消毒剂浓度	消毒时间
浸泡法	诊疗器械、器具与物品 (消毒容器加盖,pH 7.0~8.0,20~25 ℃)	$5.5 \text{ g} \cdot \text{L}^{-1}$	5~12 min
熏蒸法	内镜	按国家有关要求	

5. 注意事项

(1) 邻苯二甲醛应密封,避光,置于阴凉、干燥、通风的环境中保存。

(2) 使用时应注意通风。直接接触到本品会引起眼睛、皮肤、消化道、呼吸道黏膜损伤。接触皮肤、黏膜会导致着色,处理时应谨慎、戴手套;当溅入眼内时应及时用水冲洗,必要时就诊。

(3) 消毒液连续使用应≤14 d。

四、杂环类化合物消毒剂

最常用杂环类化合物消毒剂是环氧乙烷。

1. 特性

环氧乙烷 $\underset{O}{H_2C \text{——} CH_2}$ 又名氧化乙烯,分子式 C_2H_4O,相对分子质量 44.05。在低温下为无色液体,具有芳香醚味,沸点为 10.8 ℃,常温下为无色气体,易燃易爆,空气中浓度达 3% 即有爆炸危险。气体穿透力强,可穿透玻璃纸、聚乙烯或聚氯乙烯薄膜。

2. 杀菌机理

环氧乙烷是一种广谱、高效的气体灭菌剂,可与蛋白质上氨基、羟基、羧基等发生烷基化作用,使蛋白质的正常的生化反应和新陈代谢受阻,导致微生物死亡。

3. 应用范围

适用于不耐热、不耐湿的诊疗器械、器具和物品的灭菌,如电子仪器、光学仪器、纸质制品、化纤制品、塑料制品、陶瓷及金属制品等诊疗用品。不适用于食品、液体、油脂类、粉剂类等灭菌。

4. 使用方法

环氧乙烷易燃、易爆,且对人有毒,必须在密闭的环氧乙烷灭菌器内进行。

灭菌器	消毒对象	消毒剂用量	温度	相对湿度	时间
大型(>10m³)	大件物品和大量物品	800~1 200 mg·L⁻¹	55~60 ℃	60%~80%	6 h
中型(1~10m³)	一次性使用诊疗用品	800~1 000 mg·L⁻¹	55~60 ℃	60%~80%	6 h
小型(<1m³)	少量医疗器械和用品	灭菌 800 mg·L⁻¹ 消毒 450 mg·L⁻¹	55~60 ℃	60%~80%	6 h

5. 注意事项

（1）环氧乙烷易燃易爆，气体存放和使用需严格按照要求执行。

（2）有一定毒性，需使用专门的密闭灭菌容器，加强监测和人员培训。

（3）环氧乙烷灭菌器工作环境的环氧乙烷浓度应低于 $2\ mg\cdot m^{-3}$，灭菌后应通风去除环氧乙烷残留。

（4）环氧乙烷通水后形成有毒的乙二醇，故不可用于食品的消毒灭菌。

（5）环氧乙烷灭菌时可采用 100% 纯环氧乙烷或环氧乙烷和二氧化碳混合气体。

五、醇类消毒剂

最常用的醇类消毒剂是乙醇和异丙醇。

1. 特性

乙醇又称酒精，结构简式 CH_3CH_2OH，相对分子质量 46.07；异丙醇的结构简式为 $H_3C-\underset{\underset{OH}{|}}{CH}-CH_3$，相对分子质量 60.10。二者均为无色透明液体，易挥发，易燃烧，能与水以任意比例混溶。醇是良好的有机溶剂，常用于有些复方消毒剂的配制，如醇与碘、氯己定、新洁尔灭等复配，具有协同杀菌作用。乙醇是目前医院普遍使用的一种消毒剂，属中效消毒剂，具有速效、无毒、对皮肤黏膜有刺激性、对金属无腐蚀性等特点，但易挥发，消毒效果受有机物影响大。

2. 杀菌机理

乙醇能破坏蛋白质的肽键，使之变性；侵入菌体细胞，解脱蛋白质表面的水膜，使之失去活性，引起微生物新陈代谢障碍；溶菌作用。

乙醇最有效浓度为 75%（体积分数），含醇手消毒剂有效浓度>60%，浓度过高或过低都会影响其消毒效果，无水或浓度过高的乙醇会使菌体细胞迅速脱水，表面蛋白质凝固，在菌体表面形成保护膜，阻止乙醇分子进一步渗入；浓度过低，如低于 30% 时基本已无杀菌作用。

异丙醇的杀菌活性比乙醇稍强，但对人的毒性作用亦大于乙醇。

3. 应用范围

主要用于手和皮肤消毒，也可用于较小物体表面的消毒。

4. 使用方法

消毒方法	消毒对象	使用浓度	作用时间
擦拭法	手	70%~80%	3 min,2 遍
	皮肤	70%~80%	3 min,2 遍
	较小物体表面	70%~80%	3 min,2 遍

5. 注意事项

（1）因不能杀灭细菌芽孢，不能用于手术器械灭菌。

（2）不可用于黏膜和创面的消毒。

（3）不宜用于脂溶性物体表面的消毒，不可用于空气消毒。

（4）醇类消毒剂易燃、易挥发，需加盖避火保存，并定期测试有效浓度。

（5）醇类过敏者慎用。

（6）如单一使用乙醇进行手消毒，建议消毒后使用护手霜。

六、酚类消毒剂

最常用的酚类消毒剂是煤酚皂溶液。

1. 特性

煤酚皂溶液又名来苏儿，主要成分甲基苯酚（甲酚）。甲酚分子式 C_7H_8O，相对分子质量 108.14。煤酚皂溶液是甲基苯酚与肥皂配制成的复方消毒剂，含甲酚 50%，为无色或黄色液体，有特殊气味，溶解度好、性质稳定、能长期贮存。因其杀菌作用较弱，生物降解性差，大量使用会造成环境污染，现已很少应用。

2. 杀菌机理

来苏儿是广谱、中效消毒剂，通过与蛋白质作用杀灭细菌、霉菌和病毒。

3. 应用范围

适用于物体表面和织物等消毒。

4. 使用方法

消毒对象	使用浓度	作用时间
物体表面和织物擦拭消毒	有效成分 $1\,000\sim2\,000\ mg\cdot L^{-1}$	$15\sim30\ min$

5. 注意事项

（1）苯酚、甲酚对人体有毒性，在对环境和物体表面进行消毒处理时，应做好个人防护，如有高浓度溶液接触皮肤，可用乙醇擦去或大量清水冲洗。消毒结束后，应对所处理的物体表面、织物等对象用清水进行擦拭或洗涤，去除残留的消毒剂。

（2）苯酚、甲酚为主要杀菌成分的消毒剂不适用于皮肤、黏膜消毒。

（3）酚类消毒以复合酚使用最为广泛，呈酸性反应，具有很浓的来苏水味。由于显酸性，因此，禁止与碱性药物及其他消毒药物混用。

七、胍类消毒剂

胍类消毒剂因其化学结构式中具有生物活性的烷基胍而得名，主要分为双胍类消毒剂和单胍类消毒剂两大类。其中双胍类消毒剂有氯己定、聚六亚甲基双胍盐、聚亚己基双胍、聚胺丙基双胍等；单胍类消毒剂有聚六亚甲基胍盐酸盐、聚六亚甲基胍硬脂酸盐、聚六亚甲基胍丙酸盐、聚六亚甲基胍磷酸盐等。

$$\overset{\displaystyle NH}{-HN-\underset{\displaystyle}{C}-NH-}$$

胍的基本结构

$$Cl-\langle\bigcirc\rangle-NH-\overset{NH}{C}-NH-\overset{NH}{C}-NH-(CH_2)_6-NH-\overset{NH}{C}-NH-\overset{NH}{C}-NH-\langle\bigcirc\rangle-Cl$$

氯己定

$$\left(C_6H_{12}-NH-\overset{NH}{C}-NH\right)_n \cdot xHCl$$

聚六亚甲基胍盐酸盐

$$\left(C_6H_{12}-NH-\overset{NH}{C}-NH-\overset{NH}{C}-NH\right)_n \cdot xHCl$$

聚六亚甲基双胍盐酸盐

氯己定

1. 特性

氯己定俗称洗必泰,分子式 $C_{22}H_{30}N_{10}Cl_2$,相对分子质量 578.4,碱性物质,难溶于水。一般多制成醋酸盐与葡萄糖酸盐使用。

醋酸氯己定为白色晶粉,无臭,味苦,非吸湿性,稳定。20 ℃时在水中的溶解度为 1.9%,在有非离子表面活性剂存在时溶解度增加,溶于醇。

葡萄糖酸氯己定易溶于水,通常为 20% 水溶液。其水溶液无色或淡黄色,无臭,味苦,能与水、醇、甘油等互溶。性质稳定,耐贮存。

国外多使用葡萄糖酸氯己定,国内则以醋酸氯己定居多。

2. 杀菌机理

氯己定属低效消毒剂,具有速效杀菌作用。氯己定是一种阳离子型化合物,对细菌有明显的亲和力,能破坏细菌细胞膜,抑制细菌代谢酶,从而对细菌产生杀灭作用。

3. 应用范围

适用于手、皮肤、黏膜的消毒。

4. 使用方法

消毒方法	消毒对象	消毒剂浓度	作用时间
擦拭法	手术部位及注射部位皮肤和伤口创面	0.2% 乙醇溶液	2 min,2~3 遍
	外科手	0.2% 乙醇溶液	2 min
冲洗法	口腔、阴道或伤口创面	0.2% 水溶液	遵循产品使用说明

5. 注意事项

(1)不宜用于外科手术器械的消毒。

(2)不应与肥皂、洗衣粉等阴性离子表面活性剂混合使用或前后使用。

(3)醋酸洗必泰溶液对光较敏感,应避光保存。

八、季铵盐类消毒剂

1. 种类

季铵盐可分为单链季铵盐、双链季铵盐、三链季铵盐和复方季铵盐。季铵盐类消毒剂的特点是对皮肤黏膜无刺激,毒性小,稳定性好,对消毒物品无损害等。

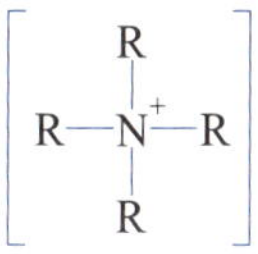

季铵盐 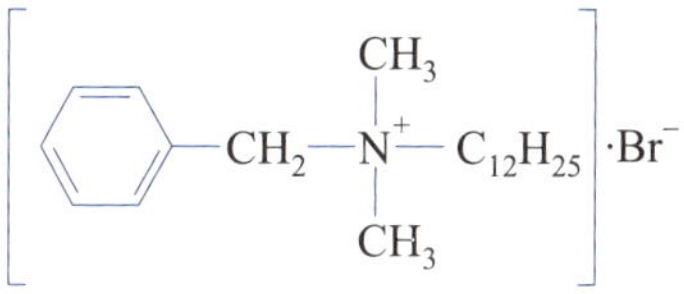　　　　　苯扎溴铵 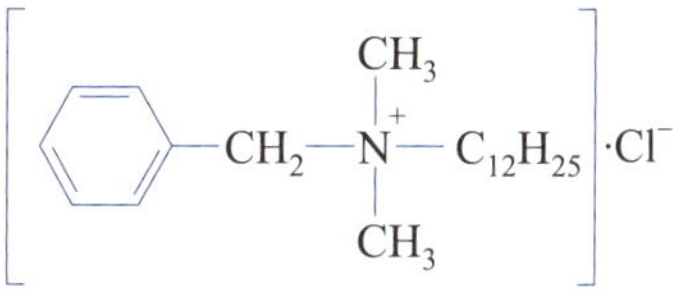　　　　　苯扎氯铵

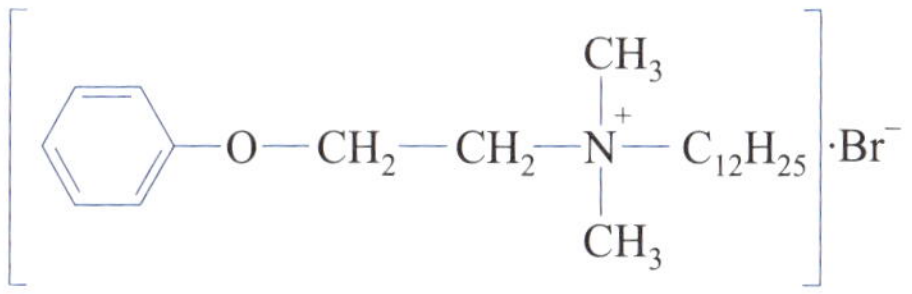

度米芬(杜美芬、消毒宁、杜灭芬) 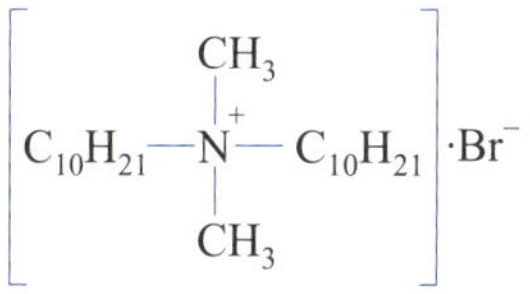　　　癸甲溴铵(二癸基二甲基溴化铵)

（1）单链季铵盐消毒剂　常见的是氯型的洁尔灭、溴型的新洁尔灭、度米芬等,此类季铵盐消毒剂属于低效消毒剂,只能杀灭细菌和部分真菌,对带孢子的真菌无效,消毒效能与酒精相当。

（2）双链季铵盐消毒剂　常见的是二癸基二甲基氯(溴)化铵和二辛基二甲基氯(溴)化铵,此类季铵盐消毒剂属于中效消毒剂,可以杀灭细菌、真菌、亲酯病毒,但对芽孢无效,消毒效能与碘酊相当。

（3）复方季铵盐消毒剂　复方季铵盐是指由季铵盐与其他至少一种非季铵盐成分进行配制,杀菌性能和安全性必须优于组成季铵盐,目前已知的复方季铵盐产品是由六亚甲基四胺和苯扎溴铵的复方,可以杀灭细菌、真菌、芽孢和病毒,属于高效消毒剂,而且无毒无刺激、稳定性好。

（4）三链季铵盐消毒剂　以过氧化苄基烷基甲基季铵盐、硫酸甲酯化烷基甲基季铵盐为代表,通过最新的合成技术将特定的功能基团链接到双链季铵盐上,其特有的三链空间结构,使其不仅具有平面剪切力,还有双链季铵盐和单链季铵盐所不具备的立体扭力。三链季铵盐不仅增加了立体扭力,而且还使其在改变微生物细胞膜的通透性的同时,利用功能基团使微生物细胞膜上的酶失活,从而彻底杀灭微生物,属于新型高效安全的消毒剂,使用成本低于复方季铵盐。

2. 杀菌机理

通过阴阳离子基团之间在空间结构中产生线性吸引力或非线性剪切力,拉伸或扭转微生物细胞,以改变微生物细胞的细胞膜的通透性,使得微生物的细胞内物质向细胞外迁移,从而导致微生物失活,所以其碳链的数量及长短就决定了杀菌效能的高低。碳链数量越多,吸引力和剪切力越强,杀菌效能就越高,即三链季铵盐杀菌效能大于双链季铵盐,双链季铵盐杀菌效能大于单链季铵盐。碳链越短,吸引力和剪切力越强,杀菌效能就越高,当碳链小于 12 个碳原子时,季铵盐具备杀菌作用,当碳链大于 14 个碳原子时,季铵盐就没有了杀菌作用,而是应用于纺织品的柔顺调理。

3. 应用范围

适用于皮肤黏膜消毒和环境物品消毒,与醇复配的消毒剂可用于外科手消毒。

4. 使用方法

消毒方法	消毒对象	使用浓度	作用时间
擦拭法/浸泡法	皮肤	单链季铵盐 500~1 000 mg·L^{-1}	3~5 min
		双链季铵盐 500 mg·L^{-1}	2~5 min
擦拭法	黏膜	单链季铵盐 500 mg·L^{-1}	3~5 min
		双链季铵盐 100~500 mg·L^{-1}	1~3 min
浸泡法/擦拭法/喷洒法	环境表面	单链或双链季铵盐 1 000~2 000 mg·L^{-1}	30 min

5. 注意事项

（1）溶液易被微生物污染，现用现配，放置时间一般≤3 d。

（2）不宜与阴离子表面活性剂如肥皂、洗衣粉等同用，也不能与碘或过氧化物（如高锰酸钾、过氧化氢、磺胺粉等）同用。

第三节 复方化学消毒剂

在化学消毒剂长期应用的实践中，单方消毒剂使用时存在一定的不足，已不能满足各行业消毒的需要。近年来，国内外相继有数百种新型复方消毒剂问世，提高了消毒剂的质量、应用范围和使用效果。

一、复方化学消毒剂配伍与禁忌

（一）复方化学消毒剂配伍类型

复方化学消毒剂配伍类型主要有两大类。

（1）消毒剂与消毒剂的复配   例如季铵盐类与碘的复配、戊二醛与过氧化氢的复配其杀菌效果达到协同和增效，即 1+1>2。

（2）消毒剂与辅助剂的复配   一种消毒剂加入适当的稳定剂和缓冲剂、增效剂，以改善消毒剂的综合性能，如稳定性、腐蚀性、杀菌效果，即 1+0>1。

复配一般应遵循一定的配伍原则：

（1）协同或相加的消毒杀菌作用。

（2）完善或改变消毒剂性能。

（3）主要成分明确。

（4）不配入无效成分。

（5）掌握配伍禁忌。

（二）复方化学消毒剂的配伍禁忌规律

（1）氧化剂与还原剂之间不能发生复配，否则会发生剧烈的氧化还原反应。

（2）卤素类消毒剂之间不能复配，它们之间会发生取代反应，改变消毒剂的成分。

（3）酸性消毒剂不能与碱性消毒剂和阴离子表面活性剂复配,碱性消毒剂不能与酸性消毒剂和阳离子表面活性剂复配。

（4）氧化剂中氧化电势差别很大的同类消毒剂不能复配。

（5）复配后造成消毒剂分解或造成环境污染或毒性增加,不能复配。

二、常用的复方化学消毒剂

类型	复配方法	特点
醛类复方消毒剂	戊二醛与新洁尔灭复配	杀芽孢作用明显增强,随着作用时间延长而杀菌作用增强
	戊二醛与洗涤剂复配	腐蚀作用减小,对皮肤黏膜无刺激性,属实际无毒
	戊二醛和过氧化氢复配	杀菌效果比单独使用好
	戊二醛、复合醇、亚硝酸钠与表面活性剂复配成复方器械消毒液	杀菌效果可靠,除对铝有轻度腐蚀外,对其他金属无腐蚀
醇类复方消毒剂	醇与醇复配:55%乙醇、10%丙醇、5.9%异丙醇、5.7%1,3-丁二醇和0.7%磷酸	提高杀灭微生物的作用,缩短有效作用时间,特别对病毒更有优势
	醇与洗必泰复配:2%葡萄糖洗必泰和70%异丙醇溶液	主要用于手及皮肤的消毒,消毒效果优于碘类消毒剂
	醇与过氧乙酸复配:2%过氧乙酸和96%乙醇	灭活病毒
	醇与含氯消毒剂复配:50%甲醇溶液和含2000mg·L^{-1}有效氯的次氯酸钠	缩短消毒时间,消毒效果比单独使用好
	醇与戊二醛复配:3.5%戊二醛和20%异丙醇、8%乙酸钾	杀灭分枝杆菌和芽孢
	洗手液配方:① 80%乙醇、1.45%甘油、0.125%过氧化氢;② 75%异丙醇、1.45%甘油、0.125%过氧化氢	用于手部消毒
含氯类复方消毒剂	二氯异氰尿酸钠与多聚甲醛复配	杀灭细菌芽孢和真菌等
	二氯异氰尿酸钠与高锰酸钾和酸性增效剂复配	
	二氯异氰尿酸钠与洗涤剂复配	用于食具的消毒
	二氯二甲基海因与表面活性剂、稳定剂、缓蚀剂等复配	杀菌效果明显优于单独作用效果,但受有机物的影响较大,腐蚀性较小
	氯胺与二氧化氯复配	二者联合消毒比单独使用消毒效果好

续表

类型	复配方法	特点
含碘类复方消毒剂	碘伏与乙醇或异丙醇复配	两者有协同作用,增加消毒效果
	安尔碘:成分包括有效碘、醋酸氯己定和酒精,属强力、高效、广谱的皮肤、黏膜消毒剂	常用于口腔炎症消毒杀菌,伤口与疖肿消毒,肌肉注射前皮肤消毒,还适用于伤口换药及瓶盖、体温表消毒,对黏膜和伤口有一定的刺激性
	碘伏与苯扎溴铵复配	用于皮肤和黏膜消毒效果好
季铵盐类复方消毒剂	季铵盐与戊二醛复配	
	季铵盐和60%~75%乙醇或异丙醇复配	用于注射部位、手术切口部位和手部等皮肤消毒,杀菌和持续效果好
	季铵盐类与碘伏	消毒效果好

三、发展方向

　　理想的消毒剂应具备杀菌谱广、杀菌能力强、作用速度快、稳定性好、毒性低、腐蚀性小、刺激性小(应该是无毒、无残留、无腐蚀、无刺激)、易溶于水、对人和动物安全及价廉易得、对环境污染程度低等特点。有关科研、生产单位应根据市场需要从合成新化合物、溶媒选择、合理复配、生产工艺等多方位、多角度研发新型消毒剂,全面提高我国消毒剂的科技含量,在发展壮大消毒剂行业的同时,向社会提供更多更好的产品,满足疫病控制工作需要和市场需求,为人类造福。

📘 科学家简介   巴斯德

　　路易·巴斯德(Louis Pasteur,1822—1895),法国微生物学家与化学家。巴斯德被世人称颂为"进入科学王国的最完美无缺的人",他不仅是个理论上的天才,还是个善于解决实际问题的人,一生进行了多项探索性的研究,开创了多个重要研究领域,是19世纪最有成就的科学家之一。

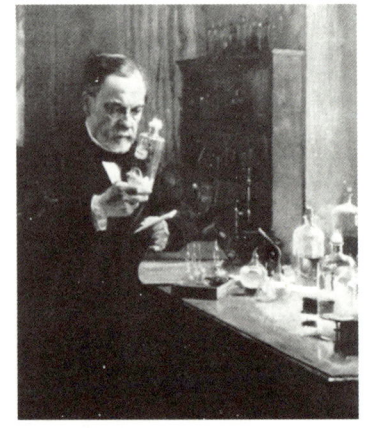

　　巴斯德开创了微生物领域的研究,创立了一整套独特的微生物学基本研究方法,开始用"实践—理论—实践"的方法进行研究。他否定了微生物自然发生说,提出了疾病的病菌学说,并发明了加热灭菌的巴氏消毒法。巴斯德强调医生要使用消毒法,首先提出在手术中使用消毒法的约瑟夫·辛斯特便是受了巴斯德的影响。

　　他于1843年发表的两篇关于酒石酸盐类结晶结构与旋光性关系的论文——《双

晶现象研究》和《结晶形态》，首次揭示了物质旋光性的本质。1856 年至 1860 年,他提出了以微生物代谢活动为基础的发酵本质新理论,1857 年发表的《关于乳酸发酵的记录》是微生物学界公认的经典论文。1880 年后又成功地研制出鸡霍乱疫苗、狂犬病疫苗等多种疫苗,其理论和免疫法引起了医学实践的重大变革。此外,巴斯德的工作还成功地挽救了法国处于困境中的酿酒业、养蚕业和畜牧业。

为表彰巴斯德在科学研究领域做出的贡献,法国政府于 1888 年在巴黎建立了巴斯德研究所,目前巴斯德研究所已成为世界最著名的生物医学研究中心之一。

习题

1. 名词解释

（1）消毒　　　　（2）灭菌　　　　（3）消毒剂　　　　（4）有效氯

2. 列举常用的消毒剂的名称和用途。

3. 常用于空气或物体表面的消毒剂有哪些？

4. 可用于手消毒的消毒剂有哪些？

5. 碘酊与碘伏有何不同？

6. 某含氯消毒剂的有效氯含量为 0.5%,需要配制有效氯含量为 1 000 mg · L^{-1} 的消毒剂 10 L,应取消毒剂原液多少？加水多少？

7. 将下列消毒对象、消毒剂、消毒方法进行连线。

第二十一章
网络自测题

诊疗器械　　　　　　漂白粉　　　　　　浸泡法

物体表面　　　　　　2%戊二醛　　　　擦拭法

黏膜、伤口　　　　　2%碘酊　　　　　喷雾法

皮肤　　　　　　　　3%H$_2$O$_2$溶液　　　冲洗法

空气　　　　　　　　过氧乙酸　　　　　干粉消毒法

患者排泄物　　　　　75%乙醇

84 消毒液

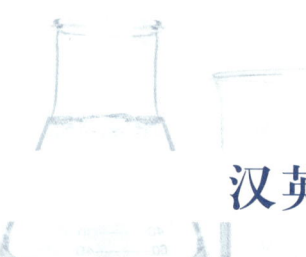

汉英索引

读者意见反馈

为收集对教材的意见建议,进一步完善教材编写并做好服务工作,读者可将对本教材的意见建议通过如下渠道反馈至我社。

咨询电话　400-810-0598

反馈邮箱　hepsci@pub.hep.cn

通信地址　北京市朝阳区惠新东街 4 号富盛大厦 1 座
　　　　　高等教育出版社理科事业部

邮政编码　100029

防伪查询说明

用户购书后刮开封底防伪涂层,使用手机微信等软件扫描二维码,会跳转至防伪查询网页,获得所购图书详细信息。

防伪客服电话　(010) 58582300